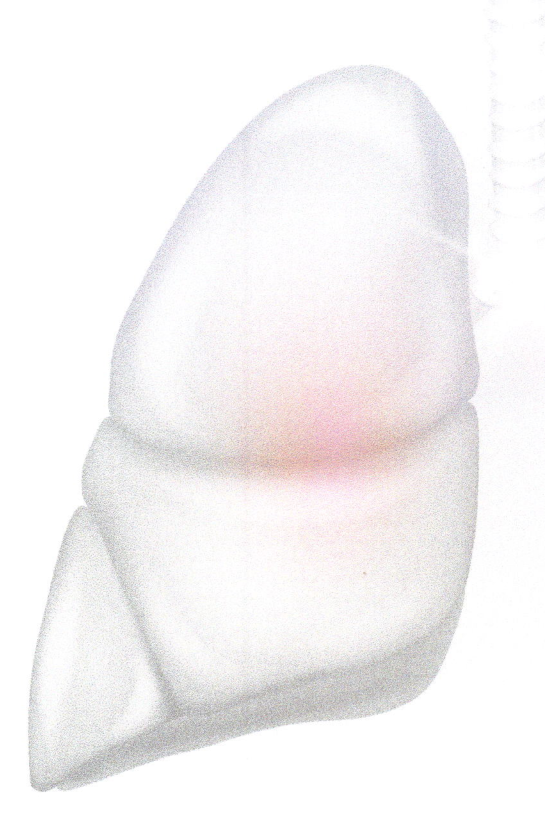

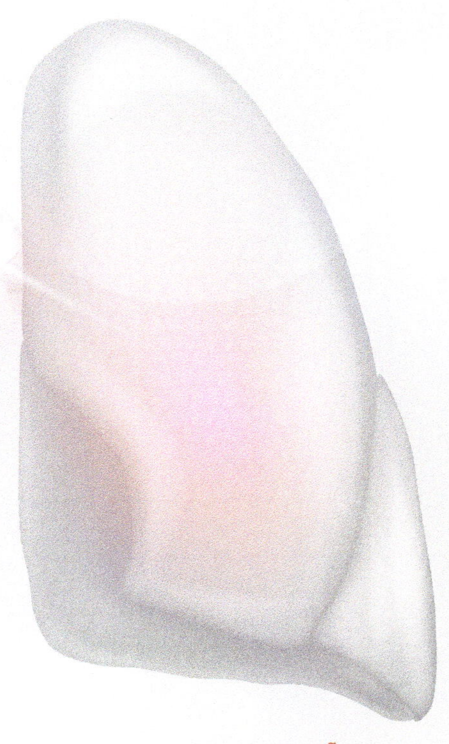

VOLUME 2 | COLEÇÃO

Ventilação Pulmonar Mecânica em Neonatologia e Pediatria

LIVRO INTERATIVO®

São Paulo – 2020

Produção editorial: *Villa d'Artes Soluções Gráficas*
Capa: *Villa d'Artes Soluções Gráficas*
Estruturação pedagógica: *Carol Vieira*
Ilustração: *Margarete Baldissara*

Criação do Livro Interativo®: *Simão Rzezinski*

Dados Internacionais de Catalogação na Publicação (CIP)
Angélica Ilacqua CRB-8/7057

Carvalho, Werther Brunow de
Ventilação pulmonar mecânica em neonatologia e pediatria : livro interativo : volume 2 / Werther Brunow de Carvalho. -- 2. ed. -- São Paulo : Editora dos Editores, 2020.
352 p. : il.

Bibliografia
ISBN 978-65-86098-04-4

1. Respiração artificial 2. Tratamento intensivo neonatal 3. Tratamento intensivo pediátrico 4. Tratamento respiratório para crianças I. Título

20-2076 CDD 615.8362

Índices para catálogo sistemático:

1. Respiração artificial 615.8362

Este livro foi criteriosamente selecionado e aprovado por um Editor científico da área em que se inclui. A ***Editora dos Editores*** assume o compromisso de delegar a decisão da publicação de seus livros a professores e formadores de opinião com notório saber em suas respectivas áreas de atuação profissional e acadêmica, sem a interferência de seus controladores e gestores, cujo objetivo é lhe entregar o melhor conteúdo para sua formação e atualização profissional.

Desejamos-lhe uma boa leitura!

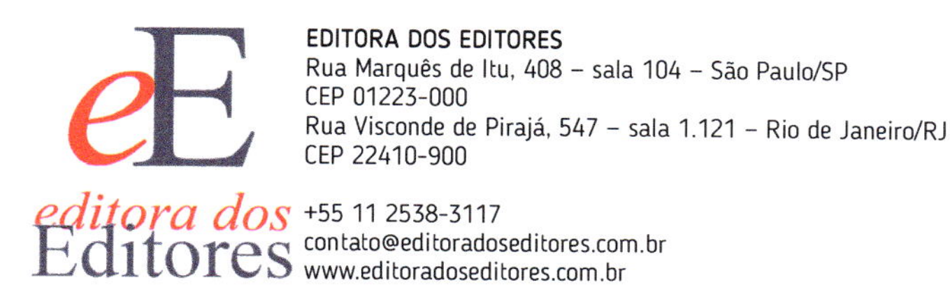

EDITORA DOS EDITORES
Rua Marquês de Itu, 408 – sala 104 – São Paulo/SP
CEP 01223-000
Rua Visconde de Pirajá, 547 – sala 1.121 – Rio de Janeiro/RJ
CEP 22410-900

+55 11 2538-3117
contato@editoradoseditores.com.br
www.editoradoseditores.com.br

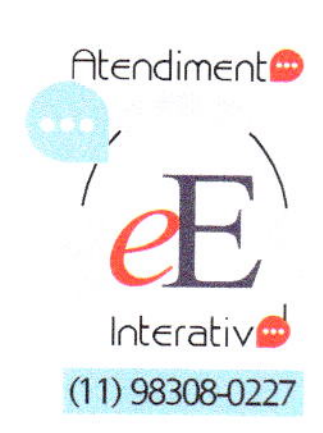

VOLUME 2 | COLEÇÃO

Ventilação Pulmonar Mecânica em Neonatologia e Pediatria

LIVRO INTERATIVO®

WERTHER BRUNOW DE CARVALHO

São Paulo – 2020

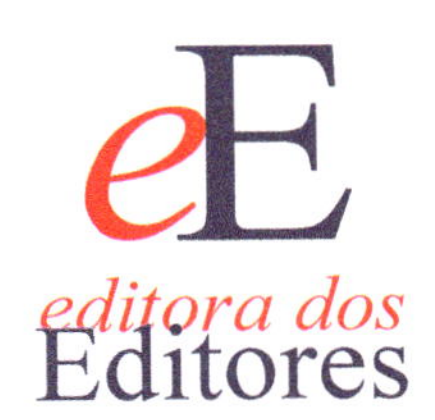

AGRADECIMENTOS

Agradecimento especial a minha esposa, Cintia Johnston, por seu companheirismo, amizade e amor. Ninguém foi mais influente na confecção deste livro.

WERTHER BRUNOW DE CARVALHO

Professor Titular Terapia Intensiva/Neonatologia do Instituto da Criança do Hospital das Clínicas da Faculdade de Medicina da Universidade de São Paulo.
Coordenador da Pediatria do Hospital Santa Catarina de São Paulo.
Fellow da *Critical Care Medicine Society*.

INTRODUÇÃO

O segundo volume do livro *Ventilação Pulmonar Mecânica em Pediatria/ Neonatologia* segue a mesma estrutura técnica e pedagógica do primeiro volume, procurando explicar princípios complexos em uma linguagem mais compreensível.

O estilo em todos os capítulos mantém os padrões de aulas ministradas por mim, sendo escritos de maneira compreensível. É um grande desafio escrever sobre o tema de ventilação mecânica devido ao rápido crescimento de pesquisas e inovações tecnológicas existentes na área, apesar de existirem ainda lacunas relacionadas ao conhecimento.

Portanto, neste volume mantive a mesma organização, objetivando a possibilidade de utilização de seu conteúdo à beira da luta, mas estimulando o leitor a estudar e se atualizar em ventilação mecânica.

A harmonia do livro depende da intenção e opinião de muitas pessoas, inclusive das análises que recebi após o lançamento do primeiro volume. A todas as pessoas que participaram do livro, meus agradecimentos.

Foi mantido o objetivo de que este volume seja útil aos profissionais da área de saúde (fisioterapeutas, enfermeiros, estudantes, residentes) e não somente aos médicos de terapia intensiva pediátrica e neonatal.

Entenda a itemização pedagógica dos capítulos:

ATENÇÃO – Este ícone representa alguma informação de destaque no texto, indicação de perigo ou risco e serve como guia para situações que necessitam de uma leitura mais atenta.

CONTRAINDICAÇÃO – Este ícone foi utilizado no livro para destacar contraindicações totais ou relativas, indicando a necessidade de estar alerta a esses casos.

LEMBRAR – O objetivo da utilização deste ícone é reforçar algum conceito que estiver sendo apresentado no texto ou oferecer dicas e macetes que não podem ser esquecidos.

PARÂMETROS - Este ícone foi utilizado para identificar condutas e padrões a serem utilizados em situações que apresentam variáveis.

EXEMPLO – A descrição de uma situação, bem como suas possibilidades e melhores indicações de manejo, serão apresentadas em *box* de exemplo.

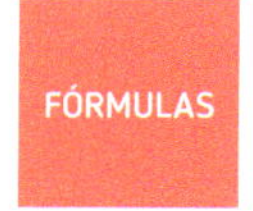

FÓRMULAS – Alguns procedimentos e prescrições necessitam de fórmulas para sua adequação ao paciente. Este ícone será uma indicação dessas situações.

SUMÁRIO - VOLUME 1

SUMÁRIO - VOLUME 2

SUMÁRIO - VOLUME 3

1 ALTERAÇÕES RESPIRATÓRIAS RELACIONADAS AO EQUILÍBRIO ACIDOBÁSICO

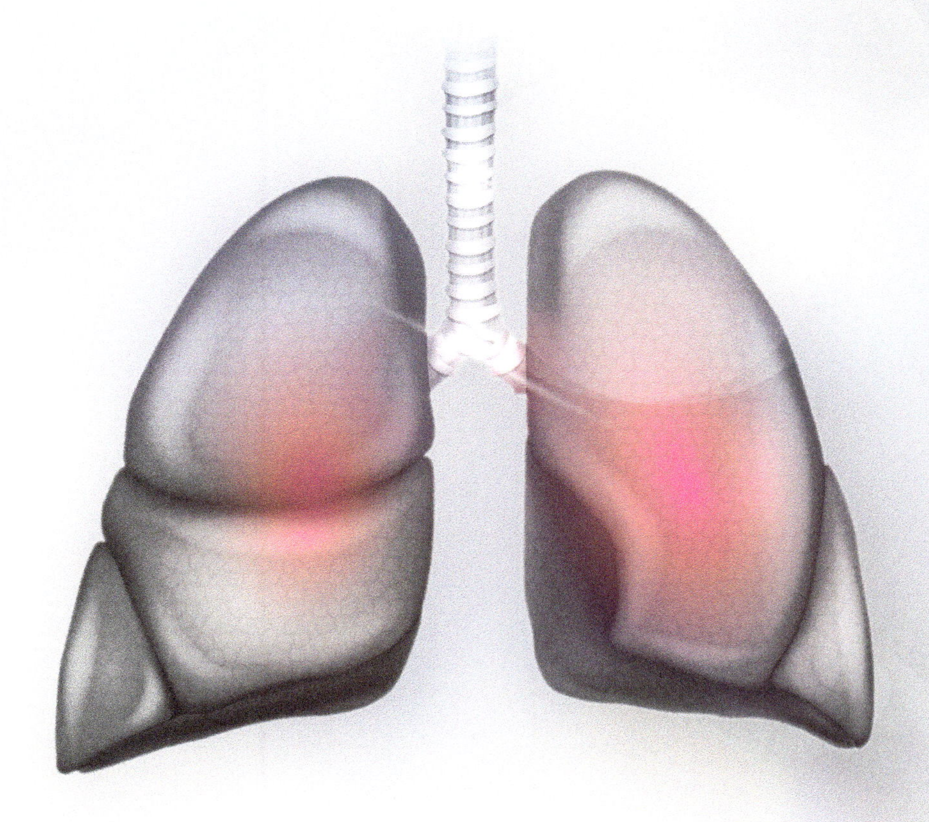

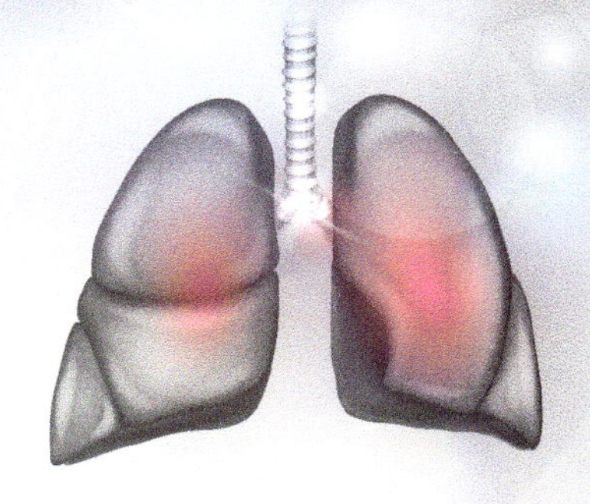

1 Alterações Respiratórias Relacionadas ao Equilíbrio Acidobásico

INTRODUÇÃO

A interpretação adequada dos testes laboratoriais em crianças com alterações acidobásicas é importante para o entendimento da fisiopatologia, a possibilidade de realização do diagnóstico, monitoração e tratamento efetivos. Daremos maior ênfase às alterações acidobásicas que acompanham os distúrbios respiratórios na criança gravemente enferma (acidose respiratória e alcalose respiratória), embora possa ocorrer nesses pacientes também a acidose e a alcalose metabólica.

FISIOLOGIA ACIDOBÁSICO

Concentração de íon hidrogênio e pH

A concentração de hidrogênio é mais habitualmente expressa como pH, definido como o logaritmo negativo da [H+] (Figura 1.1).

O pH arterial normal é, portanto: −log (40 x 10−9) = 7,40. A concentração do íon hidrogênio entre 16-160 mEq/L (pH entre 6,8-7,8) é compatível com a vida.

O principal problema em termos dos mecanismos de controle da homeostase é a ação contra uma carga diária maciça de aço. A produção de aço pelo organismo pode ocorrer por um componente volátil ou não volátil. O ácido volátil é, principalmente, o ácido carbônico (H2CO3), que é produzido pela incorporação de água ao CO2.

A fórmula que representa essa homeostase é:

$$CO_2 + H_2O \rightleftharpoons H_2CO_3 \rightleftharpoons H^+ + HCO_3^-$$

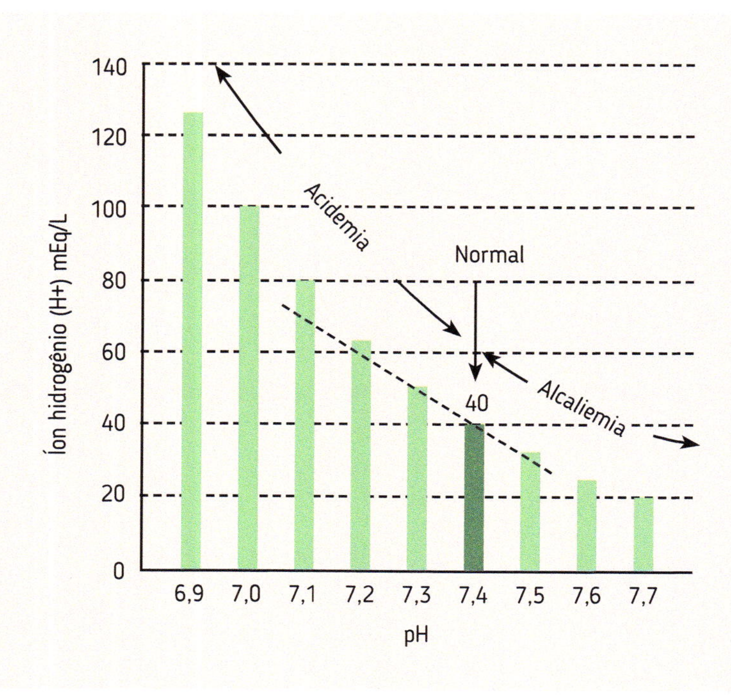

FIGURA 1.1. Relações entre o pH e a [H+]. Observar que entre um pH de 7,10 e 7,50 a relação entre o pH e a concentração H+ é aproximadamente linear.
Fonte: Adaptado de Narins RG, et al., 1980.

O CO_2 por si só não é um ácido, não contendo um íon hidrogênio para doar, apresentando o potencial de criar uma quantidade equivalente de ácido carbônico.

Os ácidos não voláteis contribuem com menor intensidade para a produção ácida diária. Esses ácidos são produzidos pelo metabolismo incompleto dos carboidratos (p. ex.: lactato), gorduras (p. ex.: acetoacetato) e proteínas (p. ex.: sulfato, fosfato).

Defesas do organismo

Existem dois componentes de defesa acidobásica do organismo:

- tamponamento físico-químico;
- excreção ácida a partir dos pulmões (como CO_2) e rins.

Os mecanismos multissistêmicos que regulam o balanço acidobásico são processos integrativos similares que não apenas envolvem a troca gasosa como sofrem alterações simultâneas na concentração de íons fortes e fracos com os fluidos extracelular e intracelular (Figura 1.2).

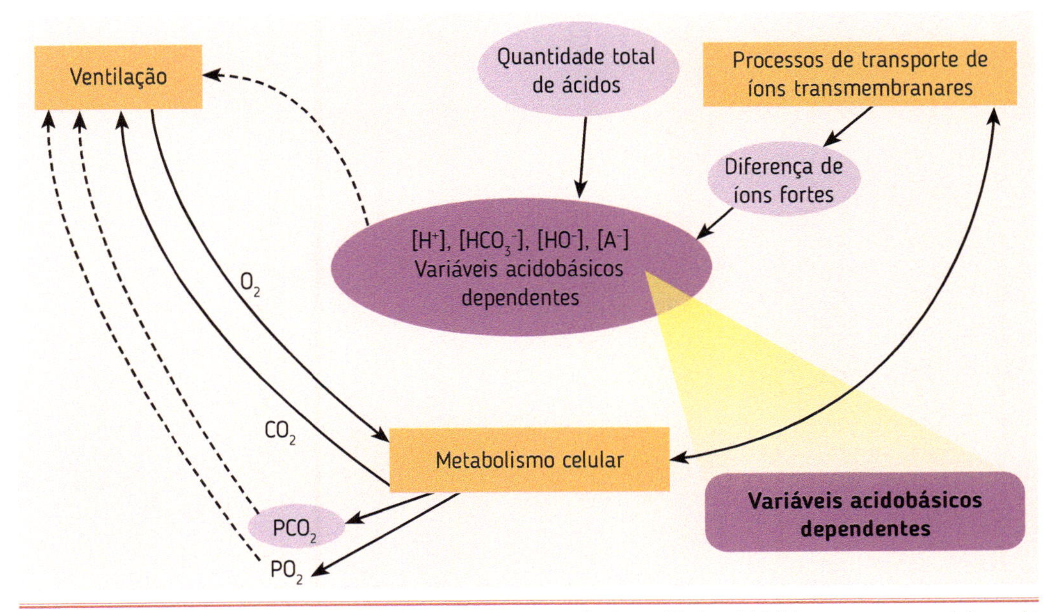

FIGURA 1.2. Diagrama demonstrando as inter-relações entre ventilação, variáveis acidobásicas e processos celulares. As setas tracejadas indicam as vias através dos quimiorreceptores periféricos centrais, que conduzem a ventilação de acordo com a produção acidobásica.

Fonte: Adaptado de Lindinger MI, et al., 2012.

Portanto, o balanço acidobásico é o efeito de transferência de íon através das membranas celulares, sendo musculoesquelética a principal massa tecidual do corpo, e também inclui mecanismos envolvidos na regulação de eletrólitos e água pelo intestino e rins. As trocas de íons e gás ocorrem na interface entre os ambientes, incluindo entre o ambiente e os pulmões.

Tamponamento físico-químico

Um tampão é uma solução que resiste a alterações no pH quando um ácido ou base é adicionado a ele. Consiste em um ácido fraco não dissociado e sua base conjugada. O corpo tem capacidade de tamponamento que ocorre instantaneamente, sendo os tampões físico-químicos a primeira defesa contra as alterações acidobásicas.

Os principais sistemas tampão nos diferentes compartimentos fluídicos são apresentados no Quadro 1.1.

Quadro 1.1. Sistemas tampão	
Sangue	Hemoglobina: $HHb \rightleftharpoons H^+ + Hb^-$ Bicarbonato: $H_2CO_3 \rightleftharpoons H^+ + HCO_3^-$
Fluido intersticial	Bicarbonato: $H_2CO_3 \rightleftharpoons H^+ + HCO_3^-$
Fluido intracelular	Proteínas $HPr \rightleftharpoons H^+ + Pr^-$ Fosfato $H_2PO_4^- \rightleftharpoons H^+ + H_2PO_4^{2-}$

A equação de Henderson-Hasselbalch é a base para o manejo tradicional do balanço acidobásico, conforme a demonstração:

$$pH = pK + \log [(HCO_3^-) / (\alpha \ PCO_2)]$$

Portanto, o pH é uma função $(HCO_3^-) / (\alpha \ PCO_2)$.

O organismo pode, portanto, ser regulado pela concentração de bicarbonato e PCO_2.

As alterações na homeostase acidobásica podem ser determinadas por alterações no componente metabólico ou respiratório ou ainda por uma combinação dos dois (Figura 1.3).

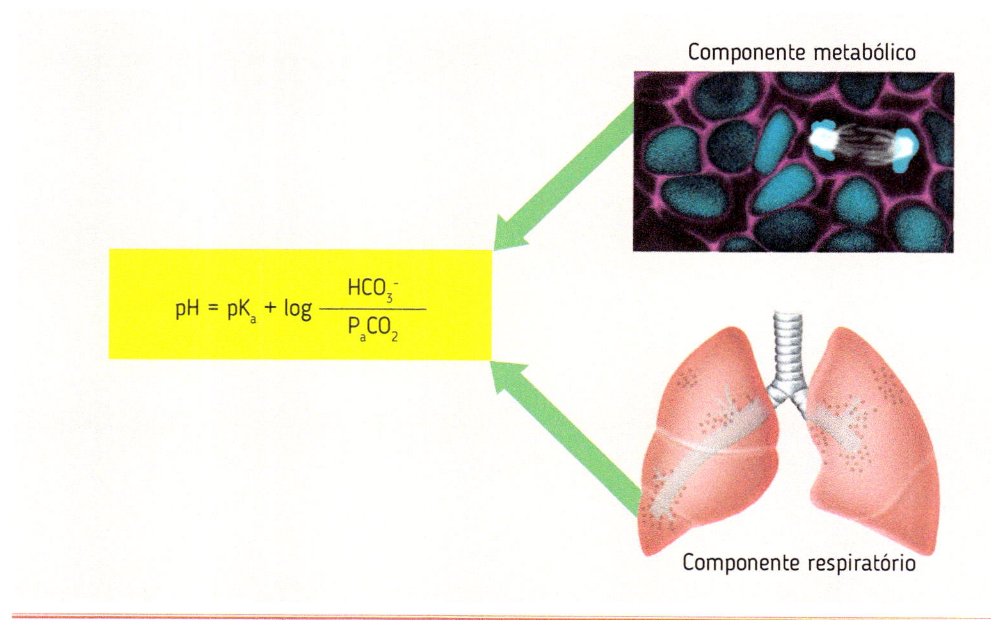

FIGURA 1.3. Alterações na homeostase acidobásica.
Fonte: Adaptado de Advanced paediatric life support, 2016.

Na equação de Henderson-Hasselbach o pH está relacionado com os componentes metabólico (HCO_3^-) e respiratório $(PaCO_2)$.

O controle a longo prazo da homeostase acidobásico é obtido pelo controle respiratório da PCO_2 plasmática, através de alterações na ventilação alveolar (ocorrem em minutos), e pelo controle da excreção de bicarbonato pelos rins (ocorre em horas a dias).

Não abordaremos um manejo alternativo por meio do método de Stuart, que propõe a compreensão completa da fisiologia acidobásica; é necessário considerar os fluidos biológicos como um sistema dinâmico em que se devem avaliar todas as espécies químicas envolvidas e como elas interagem quimicamente entre si.

ANÁLISE LABORATORIAL ATRAVÉS DA GASOMETRIA ARTERIAL

Os componentes da gasometria arterial são:

- pH = balaço acidobásico mensurado do sangue arterial;
- PaO_2 = pressão parcial de oxigênio mensurado no sangue arterial;
- $PaCO_2$ = pressão parcial de gás carbônico mensurado no sangue arterial;
- HCO_3 = concentração calculada de bicarbonato no sangue arterial;
- Excesso/déficit de base = excesso ou déficit relativo de base calculada no sangue arterial;
- SaO_2 = saturação calculada de oxigênio arterial.

As variações normais aceitáveis dos valores da gasometria arterial são:

- pH (7,35-7,45);
- PaO_2 (75-100 mmHg);
- $PaCO_2$ (35-45 mmHg);
- HCO_3 (22-26 mEq/L);
- Excesso/déficit de base (−4 para +2);
- SaO_2 (95-100%).

Pode existir uma diferença quando se avaliam os dados da gasometria de recém-nascidos comparativamente às crianças maiores.

A gasometria de sangue venoso é raramente analisada, mas nos casos em que a criança apresenta sepse, choque e febre quando existe alteração da microcirculação é essencial avaliar a saturação venosa mista de oxigênio, que deve ser colhido da artéria pulmonar e possível de ser analisado em alguns casos.

Os parâmetros de normalidade no sangue venoso misto são:

- 7,36 (7,31-7,41);
- 35-40 mmHg;
- 70-75%;
- 41-51 mmHg;
- 22-26 $mEqL^{-1}$;
- -2 para +2.

- **O primeiro passo** consiste em olhar para o valor do pH e avaliar a presença de acidemia (pH < 7,35) ou alcalemia (pH > 7,45). Em outras palavras, dependendo da situação clínica, os pacientes são classificados com acidose ou alcalose, dependendo dos valores do pH.
- **O segundo passo** avalia o componente respiratório ($PaCO_2$) e metabólico (HCO_3). A $PaCO_2$ indica se a acidose ou a alcalemia são primárias a partir de uma

acidose respiratória ou metabólica ou de uma alcalose respiratória. Uma $PaCO_2$ > 40 mmHg com pH < 7,4 indica acidose respiratória, e com valores < 40 mmHg e 7,4 indica alcalose respiratória (frequentemente devido à hiperventilação por ansiedade ou à compensação de uma acidose metabólica).

- **O terceiro passo** avalia a evidência de compensação da acidose ou alcalose primária, avaliando os valores da $PaCO_2$ ou HCO_3 que não estão consistentes com o pH. O grau esperado de compensação para cada alteração simples tem sido determinado pelo estudo dos pacientes com alteração simples isolada e dos indivíduos normais com alterações acidobásicas induzidas. Esses dados têm sido utilizados para criar vários nomogramas gráficos acidobásicos, simples relações matemáticas e métodos para predizer a compensação esperada. A Figura 1.4 apresenta a possibilidade de avaliar a variação da compensação esperada.

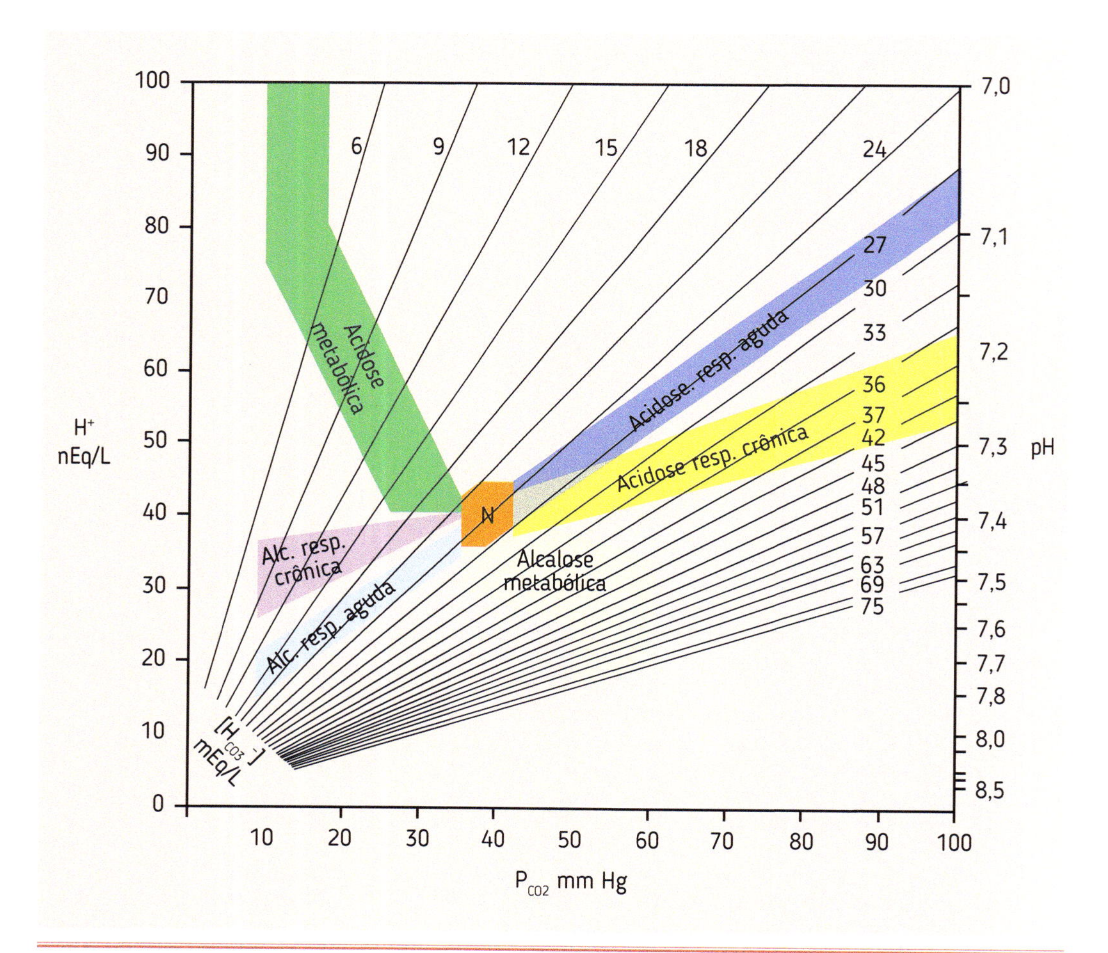

FIGURA 1.4. Mapa acidobásico. As áreas coloridas representam o limite de confiança de 95% para zonas de compensação para uma alteração acidobásica simples. As linhas diagonais numeradas representam a concentração de bicarbonato plasmático. Os valores laboratoriais que caem na zona colorida são consistentes com uma alteração acidobásica simples. Os valores que caem fora da zona colorida são prováveis alterações acidobásicas mistas.
Fonte: Adaptado de Goldberg M, et al., 1973.

Uma compensação adequada deve geralmente estar presente em todos os paciente com uma alteração acidobásica, e quando ela não é identificada deve-se considerar uma alteração complexa ou mista.

- **O quarto passo** consiste no cálculo dos ânions não mensuráveis (ânion *gap*). Esse passo deve ser realizado mesmo se todos os parâmetros forem normais, utilizando-se a seguinte fórmula:

Ânions não mensuráveis = $(Na^+ + K^+) - (Cl^- + HCO_3^-)$
[Normal = 14 - 16 mEq/L]
Correção dos ânions mensuráveis para hipoalbuminemia =
(4 - concentração sérica de albumina) x 2,5 + ânions não mensuráveis calculados

Ânion *gap*

Considerando o seguinte perfil eletrolítico normal: sódio 136 mEq/L, potássio mEq/L, cloro 100 mEq/L, bicarbonato 25 mEq/L, o ânion *gap* calculado seria de 11 mEq/L. Caso o potássio seja incluído no cálculo, o valor será 15 mEq/L. Na Figura 1.5 estão delineadas várias possibilidades de alteração dos ânions não mensuráveis com alterações dos ânions e cátions não mensuráveis, além do bicarbonato.

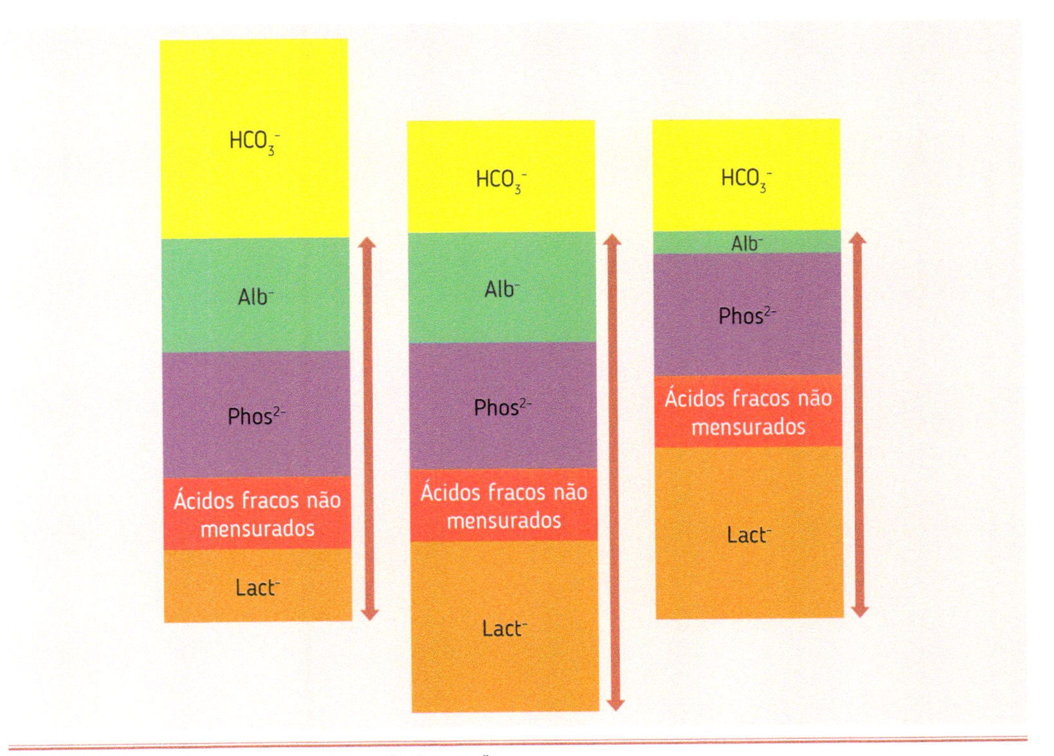

FIGURA 1.5. Expansão dos componentes no "ânion *gap*".
Fonte: Adaptado de Advanced paediatric life support, 2016.

Um valor dos ânions não mensuráveis > 16 mEq/L sugere a presença de acidose metabólica. O cálculo dos ânions não mensuráveis é particularmente útil nos casos de acidose metabólica, pois auxilia o diagnóstico diferencial (ADROGUÉ HJ, et al., 2010). As formas de acidose e alcalose metabólicas não serão delineadas neste capítulo, sendo abordadas as questões respiratórias.

ALTERAÇÕES RESPIRATÓRIAS PRIMÁRIAS

Acidose respiratória

Quando se avalia a produção e a eliminação de CO_2, a hipoventilação alveolar é o principal mecanismo de hipercapnia. Uma diminuição rápida da ventilação alveolar tem uma tolerância ruim pelo organismo. Entretanto, quando o processo é crônico, a hipercapnia e a hipoxemia podem ser toleradas pelo corpo.

Em termos de produção e eliminação de CO_2, a hipoventilação é o principal mecanismo da hipercapnia, entretanto frequentemente outro mecanismo se manifesta: o aumento do espaço morto. Veja-se a análise apresentada no Quadro 1.2.

Quadro 1.2. Mecanismos da hipercapnia

Causas de hipercapnia aguda	Causas de hipercapnia crônica

Depressão central da condução respiratória
• Medicações
  • sedativos, opiláceos, anestésicos
• Lesões do sistema nervoso central
  • trauma, encefalite, acidente vascular
	Depressão central da condução respiratória
	• Hipoventilação alveolar primária

Neuromuscular • Lesões da coluna espinal, tétano, poliomielite, esclerose lateral amiotrófica, miastenia grave, intoxicação por organofosforado, botulismo, relaxantes neuromusculares	Neuromuscular • Poliomielite, má nutrição, neuromiopatias crônicas
Parede torácica • Tórax flácido, disfunção diafragmática, acometimento da pleura com pneumotórax com derrame pleural, edema pulmonar, SDRA, pneumonia	Parede torácica • Cifoescoliose, obesidade, toracoplastia
Vias aéreas • Obstrução da via aérea superior, aspiração, asma	Pleura • Grandes derrames pleurais crônicos
Outros • Sepse, hipertermia maligna, insuflação de CO_2 no corpo	Parênquima pulmonar • Doença pulmonar intersticial grave Vias aéreas • Doença pulmonar crônica grave, bronquiectasia

Fonte: Adaptado de Hasan A, 2008.

A hipercapnia aguda pode desviar transitoriamente a curva de dissociação da hemoglobina para a direita. Os mecanismos de compensação respiratória e renal da acidose respiratória estão colocados na Figura 1.6 e os achados clínicos no Quadro 1.3.

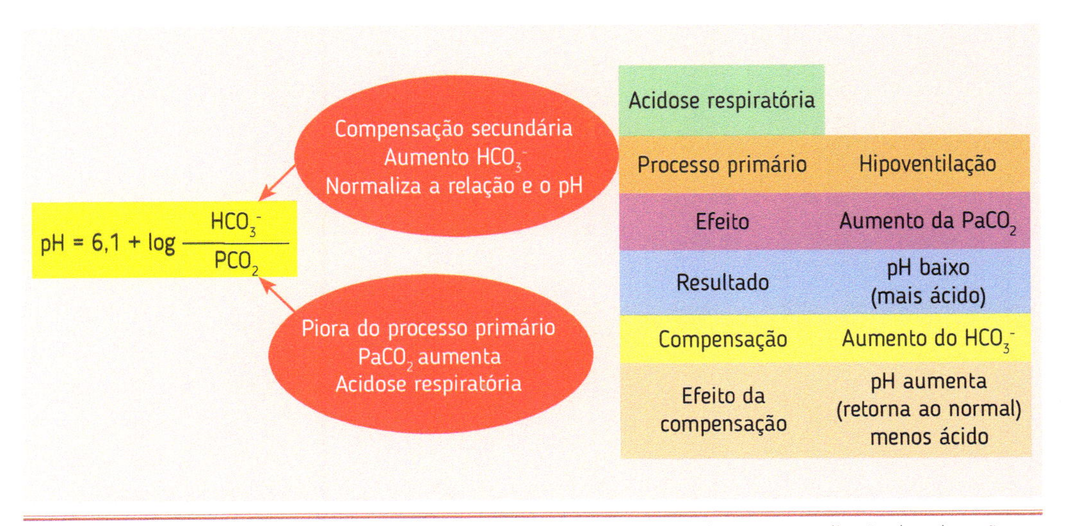

FIGURA 1.6. Alterações primárias e de compensação da acidose respiratória. Observe que a direção das alterações no numerador ($HCO3^-$) e no denominador (PaCO2) se realiza na mesma direção (setas), objetivando normalizar a relação.
Fonte: Adaptado de Advanced paediatric life support, 2016.

Quadro 1.3. Achados clínicos de uma hipercapnia

Estimulação simpática	Vasodilatação periférica	Depressão do sistema nervoso central	Diminuição da contratilidade e resistência do diafragma	Vasodilatação: aumento da pressão intracraniana
• Taquicardia • Arritmias • Sudorese • Vasoconstrição reflexa periférica	• Ocorre como um efeito direto da hipercapnia • Dor de cabeça • Hipotensão (se a hipercapnia é grave)	• Ocorre com altos níveis de CO_2 • Sonolência, coma		• Confusão, dor de cabeça, perda da consciência (caso seja grave), hiperventilação

A resposta renal devido à acidose respiratória por elevação do CO_2 vai ocorrer de acordo com a fisiopatologia descrita na Figura 1.7.

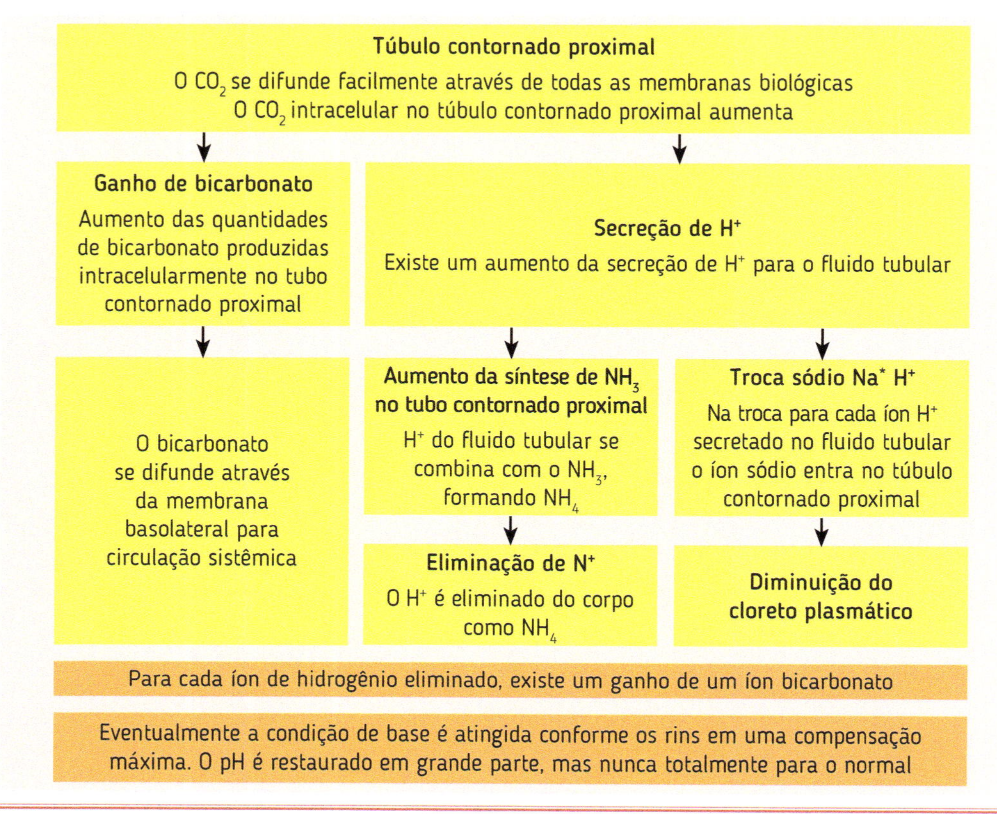

FIGURA 1.7. Fisiopatologia da acidose respiratória (resposta renal).
Fonte: Adaptado de Brackett NC, et al., 1969.

Uma série de eventos ocorre na acidose respiratória conforme apresentado nas Figuras 1.8 a 1.12, demonstrando as alterações no nível celular.

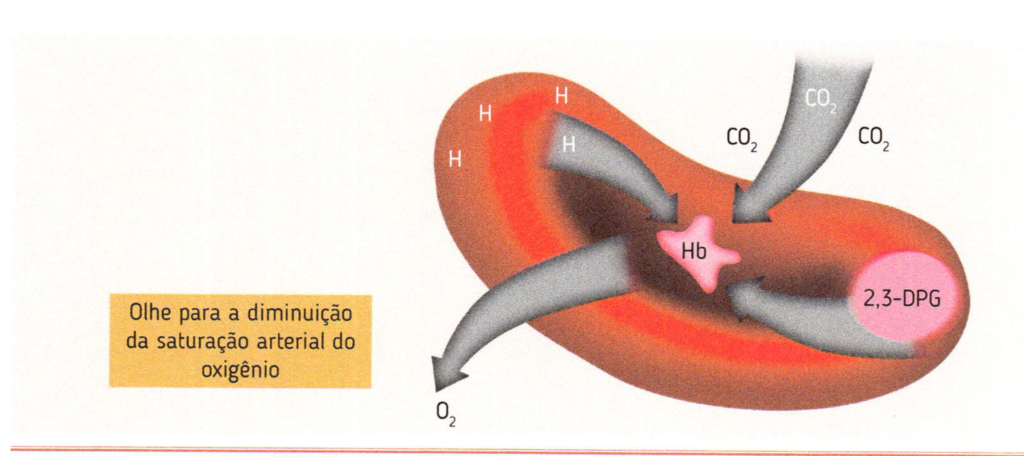

FIGURA 1.8. Diminuição da saturação arterial de oxigênio.
Fonte: Adaptado de Fluids & electrolytes made incredibly easy, 2010.

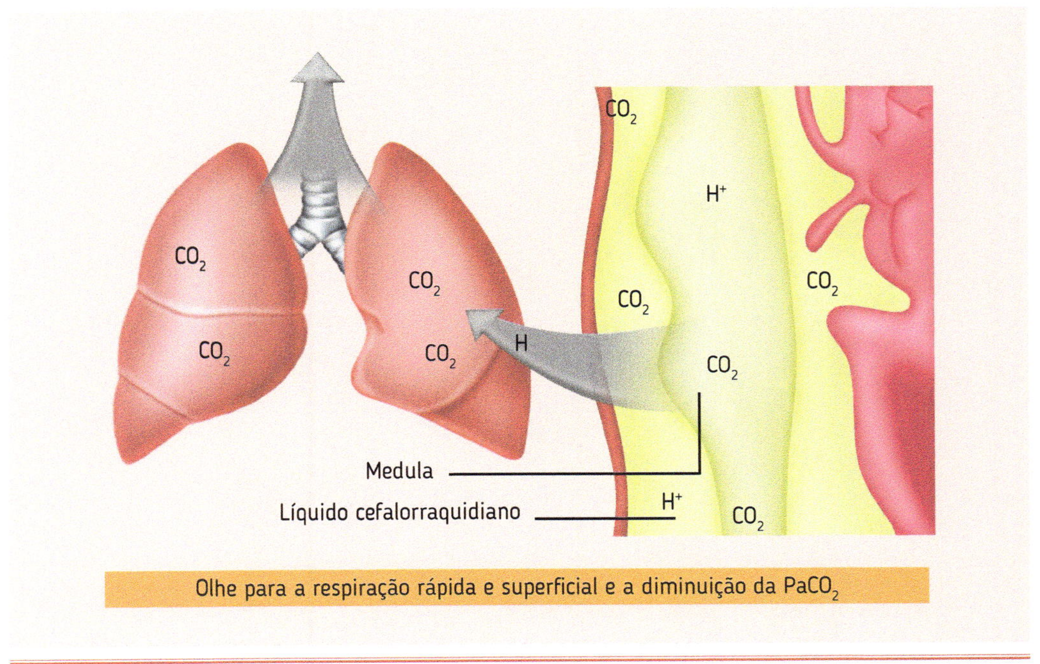

FIGURA 1.9. Respiração rápida e superficial e diminuição da $PaCO_2$.
Fonte: Adaptado de Fluids & electrolytes made incredibly easy, 2010.

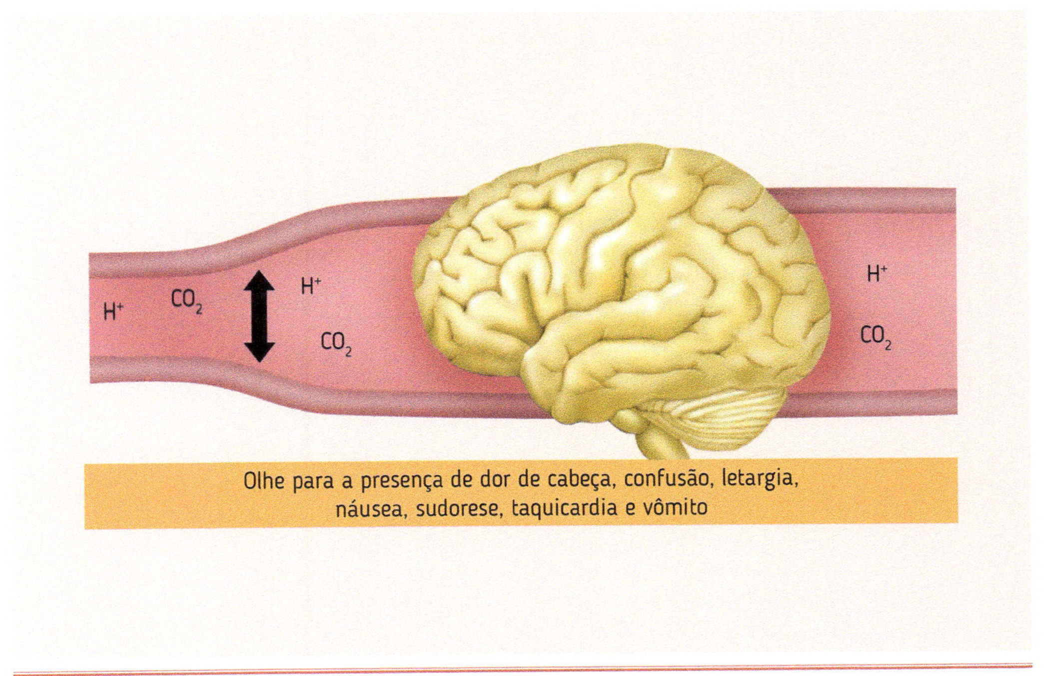

FIGURA 1.10. Dor de cabeça, confusão, letargia, náusea, sudorese, taquicardia e vômito.
Fonte: Adaptado de Fluids & electrolytes made incredibly easy, 2010.

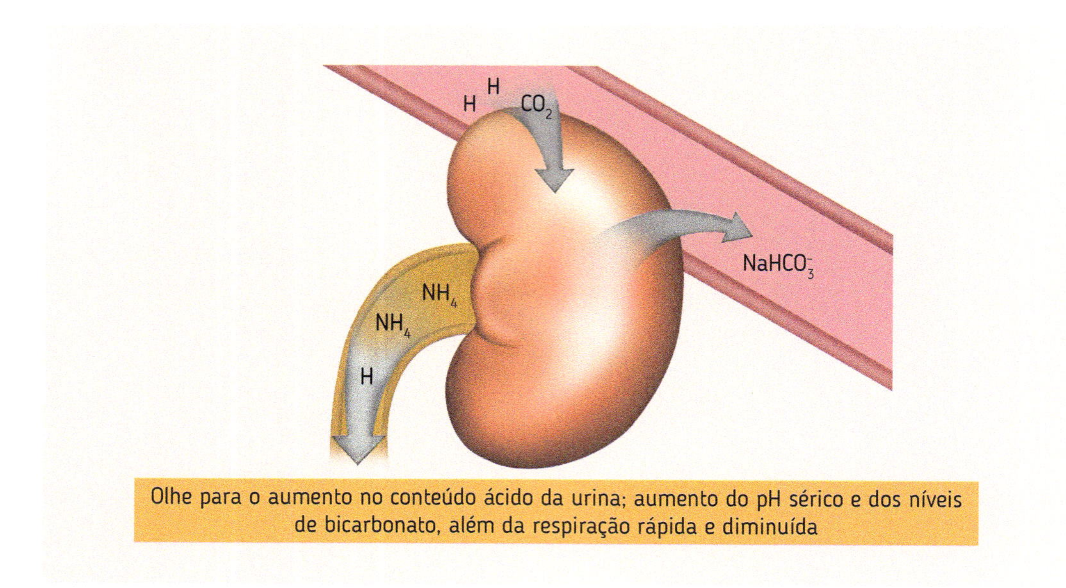

FIGURA 1.11. Aumento do conteúdo ácido na urina; aumento do pH sérico e dos níveis de bicarbonato, além da respiração rápida e diminuída.
Fonte: Adaptado de Fluids & electrolytes made incredibly easy, 2010.

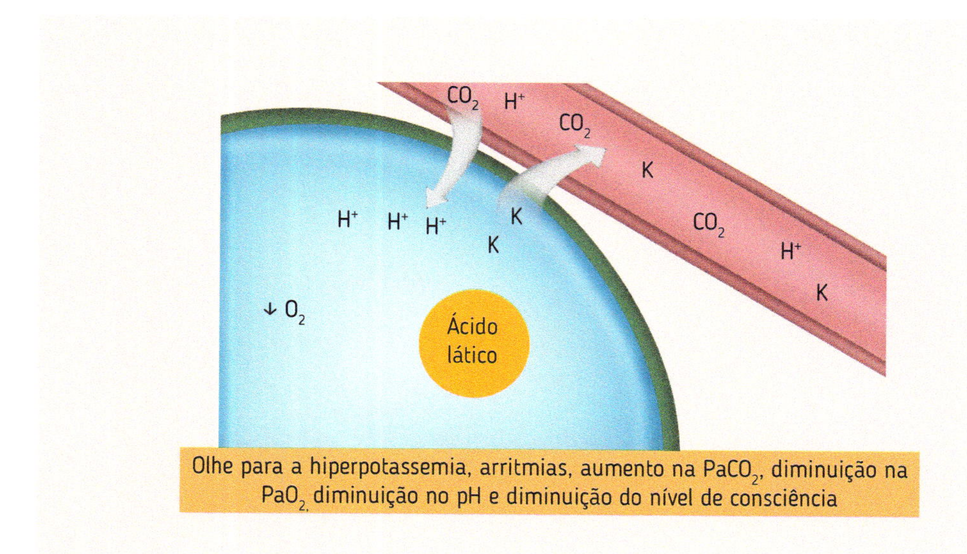

FIGURA 1.12. Hiperpotassemia, arritmias, aumento na $PaCO_2$, diminuição do pH sérico e do nível de consciência.
Fonte: Adaptado de Fluids & electrolytes made incredibly easy, 2010.

Após uma hipercapnia mais prolongada pode ocorrer uma alcalose metabólica pós-hipercápnica com lavagem do CO_2, de acordo com a sequência da Figura 1.13.

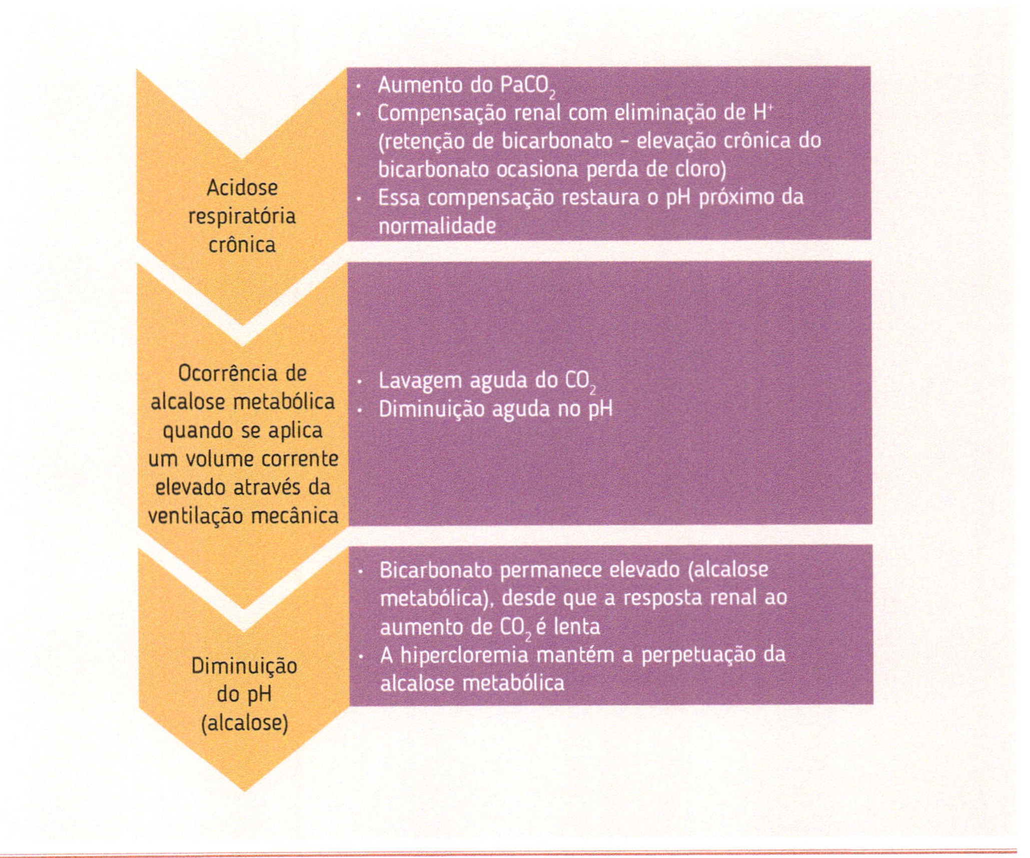

FIGURA 1.13. Sequência da hipercapnia prolongada
Fonte: Adaptado de Schwartz WB, et al., 1961.

A Tabela 1.1 descreve a compensação aguda e crônica da acidose respiratória.

Tabela 1.1. Compensação aguda e crônica da acidose respiratória

Acidose respiratória aguda (< 24 horas)	Acidose respiratória crônica (> 24 horas)
$\Delta\downarrow$*pH = 0,008 x $\Delta\uparrow$ $PaCO_2$	$\Delta\downarrow$pH = 0,003 x $\Delta\uparrow$ $PaCO_2$
ΔH + 0,8 x $\Delta PaCO_2$	ΔH^+ = 0,3 x ΔPaCO2
HCO_3 aumenta de 0,1 mEq/L para cada mmHg de aumento na CO_2	HCO_3 aumenta de 0,a mEq/L para cada mmHg de aumento na CO_2
H^+ = (0,8 x $PaCO_2$) + 8	H^+ = (0,3 x $PaCO_2$) + 27

Os limites de compensação na acidose respiratória são o processo de compensação, geralmente completado com 2-4 dias, e o aumento do bicarbonato para o máximo de 45 mmol/L. Caso o valor seja maior do que esse, pode haver uma alcalose metabólica primária coexistente.

Tratamento/manejo

Desde que o diagnóstico tenha sido realizado, a causa básica da acidose respiratória precisa ser tratada. A terapêutica farmacológica pode ser utilizada para melhorar a ventilação, e broncodilatadores como medicações betagonistas, anticolinérgicos e metilxantinas podem ser utilizados para tratar os pacientes com doenças obstrutivas das vias aéreas.

O naloxone pode ser utilizado nos pacientes com utilização de doses excessivas de opioides. Deve-se utilizar ventilação mecânica para as alterações neuromusculares, diminuição do uso de sedativos ou mesmo cirurgia nas crianças que apresentam cifoescoliose.

Pode ser necessária a utilização de antibioticoterapia para tratar o quadro infeccioso, utilização de medicação para controle da dor, promovendo uma respiração efetiva, remoção de corpo estranho de via aérea caso haja necessidade e fisioterapia torácica para remoção de secreções dos pulmões.

Alcalose respiratória

A alcalose respiratória persiste enquanto a patologia desencadeante é ativa. A alcalose respiratória aguda pode determinar o desvio de eletrólitos, conforme o diagrama da Figura 1.14.

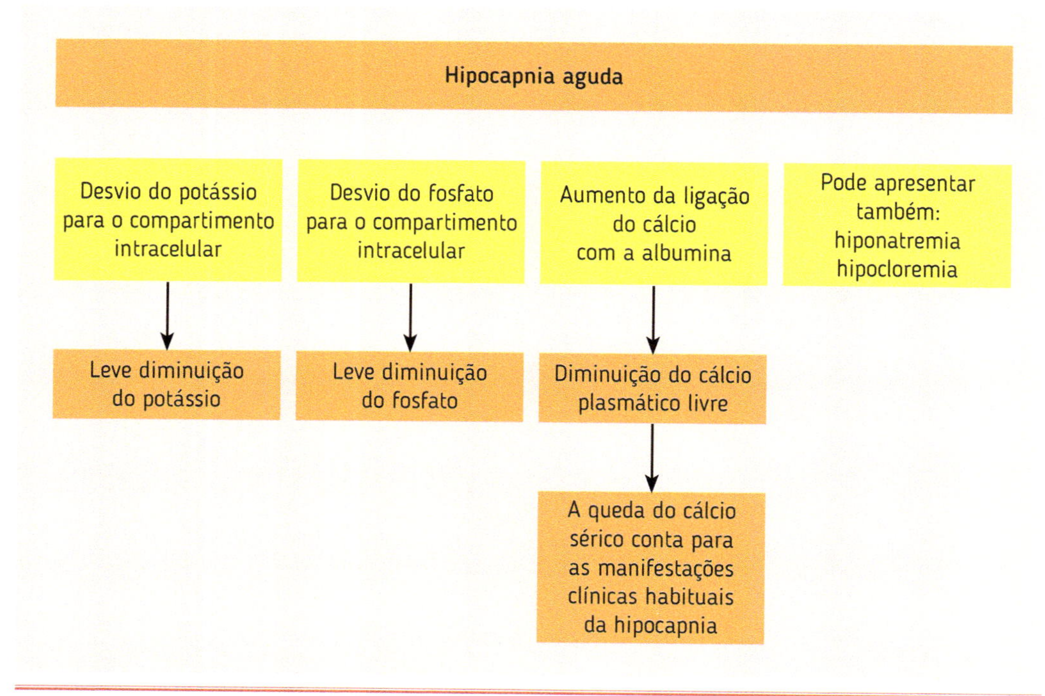

FIGURA 1.14. Desvios da alcalose respiratória.
Fonte: Adaptado de Wiseman AC, et al., 2005.

Na Figura 1.15 descrevemos algumas causas de alcalose respiratória, de acordo com a origem.

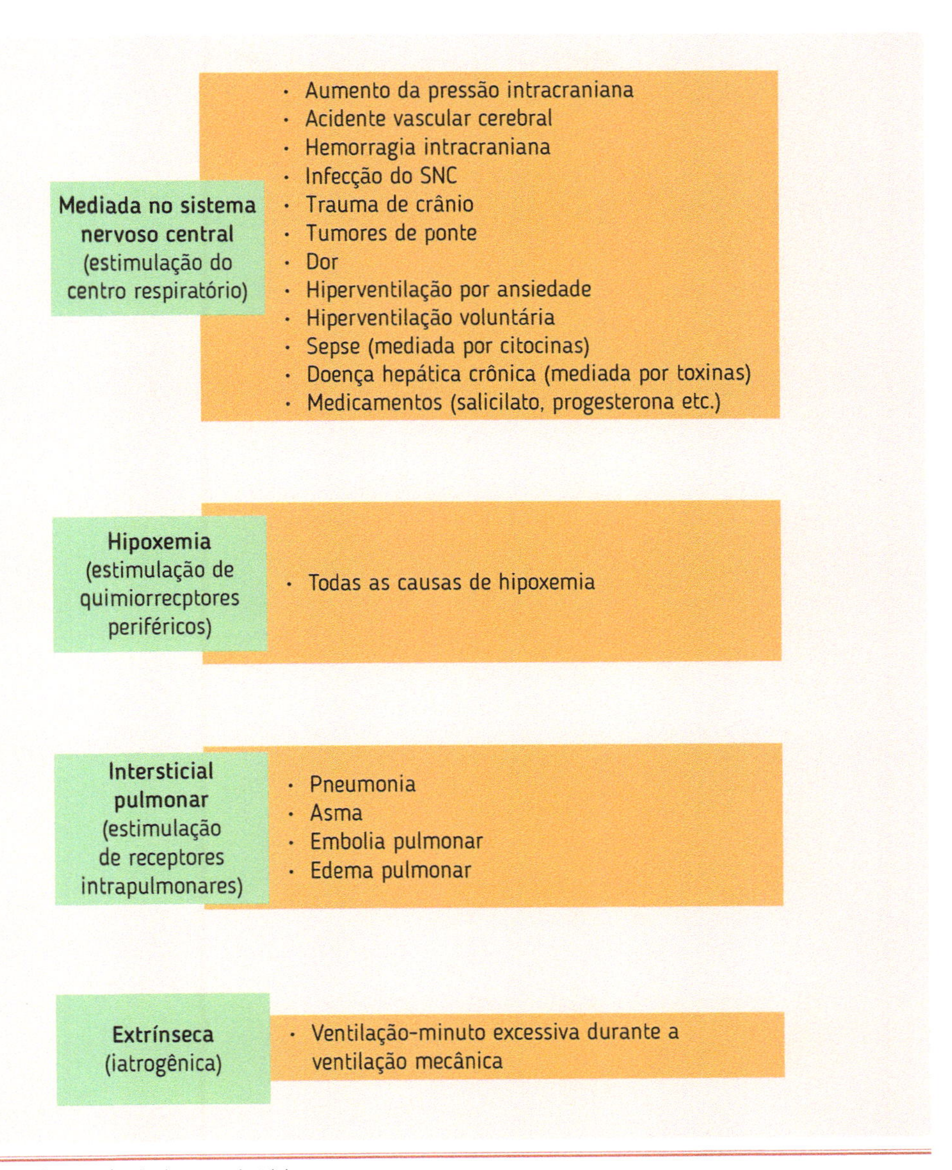

FIGURA 1.15. Causas de alcalose respiratória.
Fonte: Acervo do autor.

Na Figura 1.16 é possível observar um esquema de identificação de achados clínicos para alcalose respiratória.

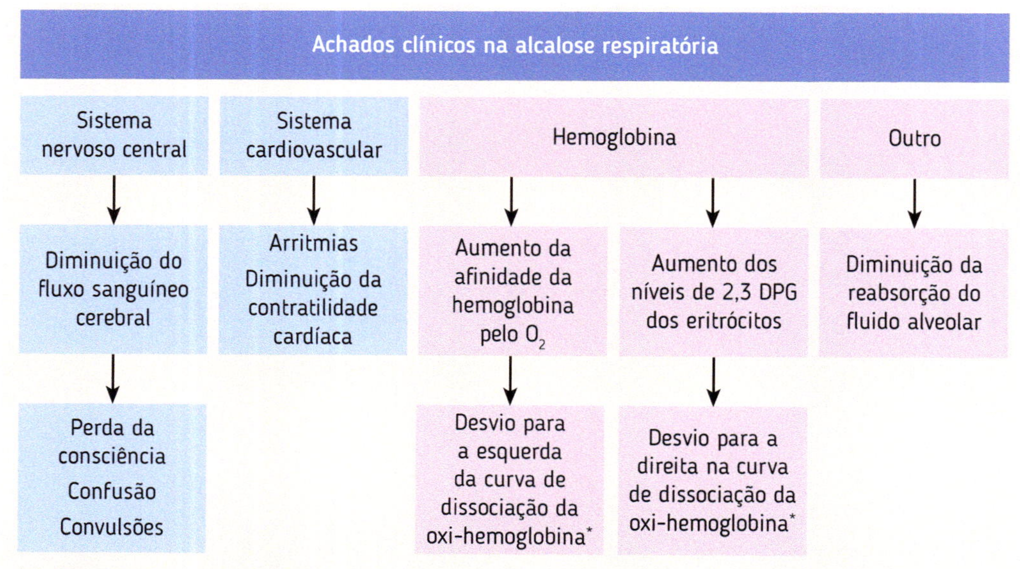

FIGURA 1.16. Achados clínicos para alcalose respiratória.
Fonte: Adaptado de Kazmaier S, et al., 1998; Kirsch DB, et al., 2002, Myrianthefs PM, et al., 2005.

Na Figura 1.17 verificam-se as alterações primárias e compensatórias na alcalose respiratória.

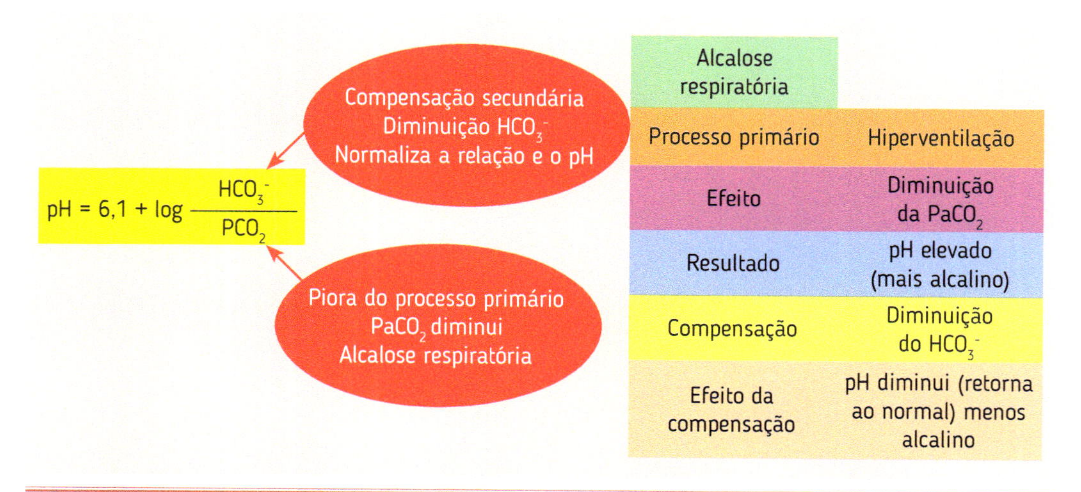

FIGURA 1.17 Alterações primárias e compensatórias na alcalose respiratória. Observe-se que a direção das alterações no numerador ($HCO3^-$) e no denominador ($PaCO_2$) se realiza na mesma direção (setas), objetivando normalizar a relação.
Fonte: Adaptado de Advanced paediatric life support, 2016.

As Figuras 1.18 a 1.23 demonstram o que acontece na alcalose respiratória.

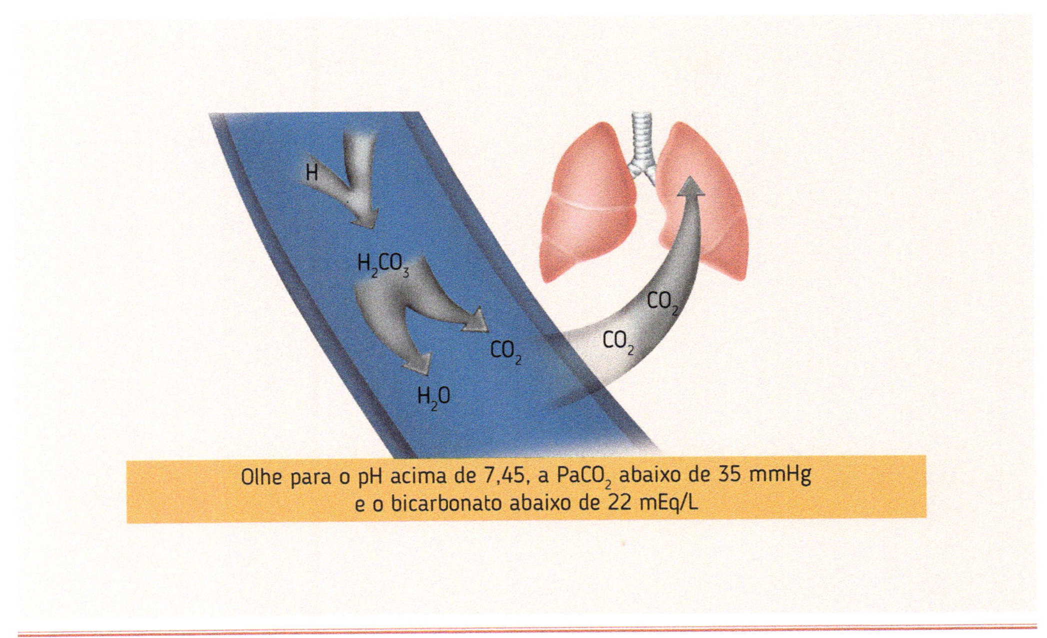

FIGURA 1.18. pH acima de 7,45, $PaCo_2$ abaixo de 35 mmHg e bicarbonato abaixo de 22 mEq/L.
Fonte: Adaptado de Fluids & electrolytes made incredibly easy, 2010.

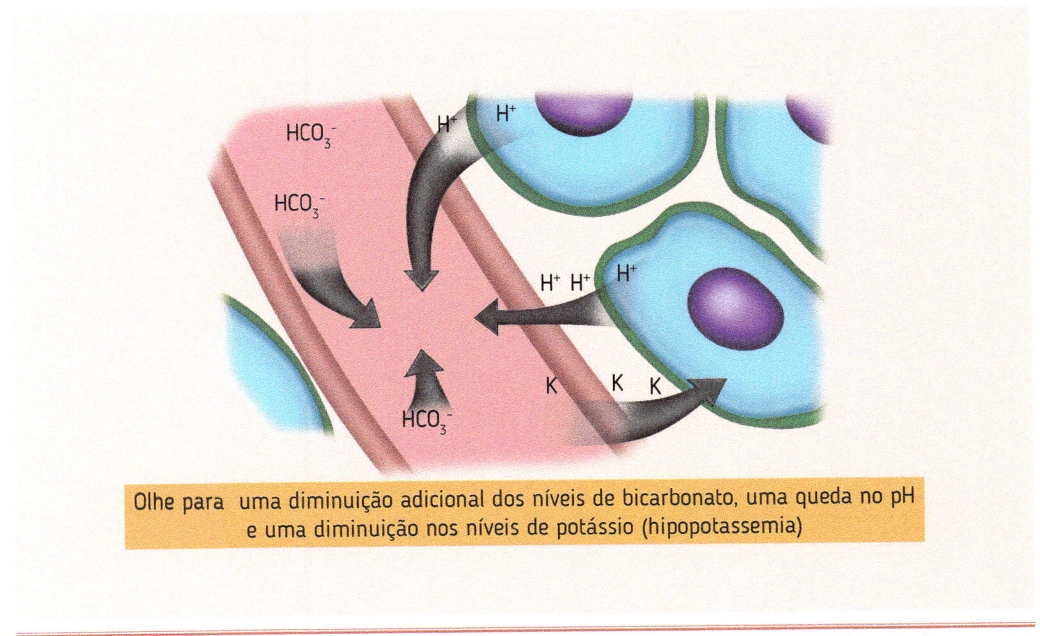

FIGURA 1.19. Diminuição adicional dos níveis de bicarbonato, queda de pH e redução dos níveis de potássio.
Fonte: Adaptado de Fluids & electrolytes made incredibly easy, 2010.

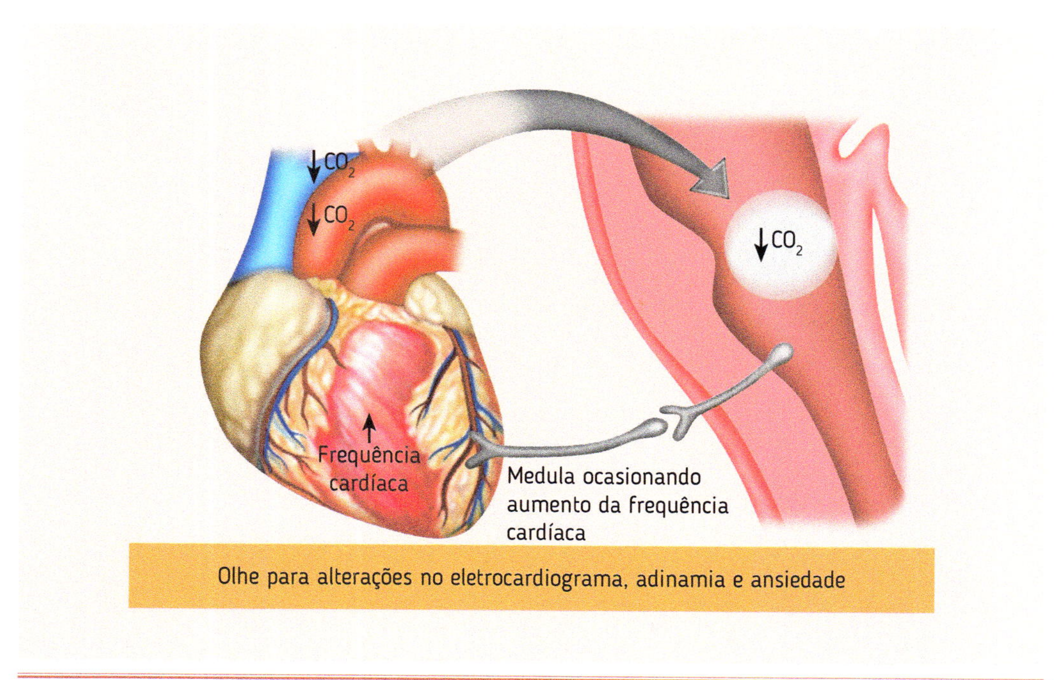

FIGURA 1.20. Alterações no eletrocardiograma, adinamia e ansiedade.
Fonte: Adaptado de Fluids & electrolytes made incredibly easy, 2010.

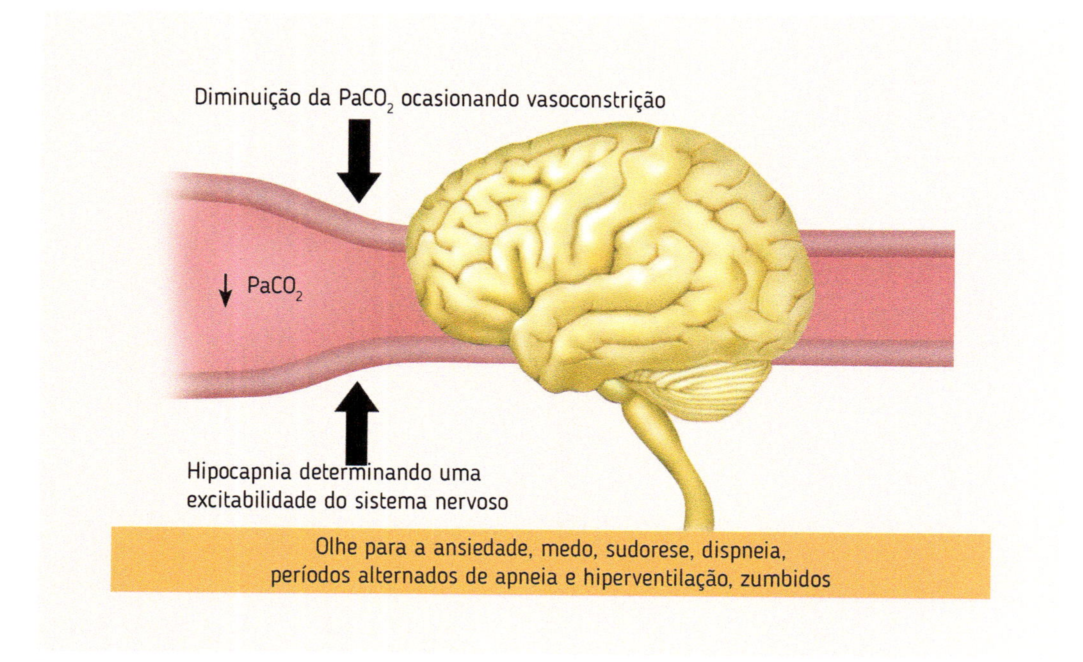

FIGURA 1.21. Ansiedade, medo sudorese, dispneia, períodos alternados de apneia e hiperventilação, zumbidos.
Fonte: Adaptado de Fluids & electrolytes made incredibly easy, 2010.

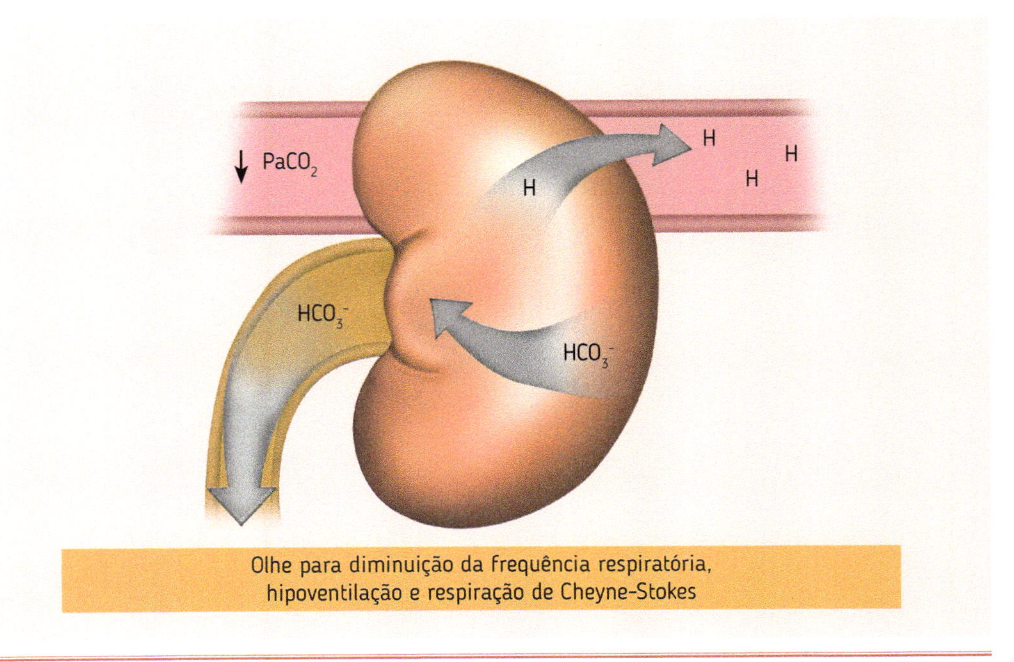

FIGURA 1.22. Diminuição da frequência respiratória, hipoventilação e respiração de Cheyne-Stokes.
Fonte: Adaptado de Fluids & electrolytes made incredibly easy, 2010.

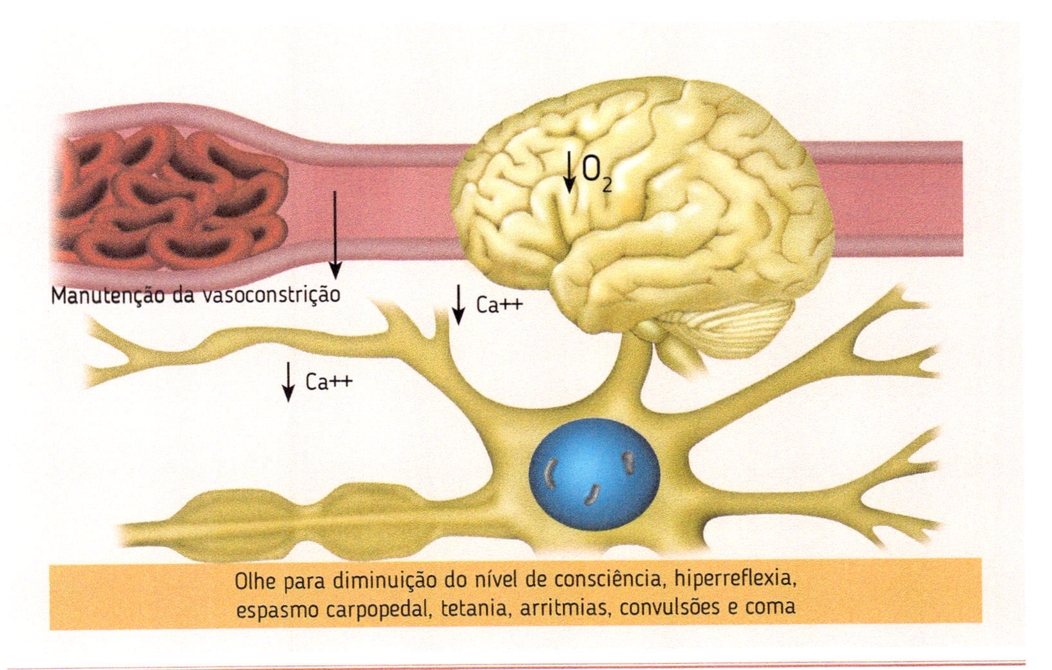

FIGURA 1.23. Diminuição do nível de consciência, hiper-reflexiva, espasmo carpopedal, tetania, arritmias, convulsões e coma.
Fonte: Adaptado de Fluids & electrolytes made incredibly easy, 2010.

Manejo

A terapêutica clínica prioriza a correção da condição que ocasionou a hiperventilação. A terapêutica de reposição renal pode ser útil nos casos de hipóxia ou intoxicação por salicilatos (deve-se remover do organismo a medicação quando essa é a etiologia). Ansiolíticos devem ser utilizados para tratar a ansiedade. Em termos de cuidados de enfermagem, deve-se manter o controle da dor, promover a adequação da função respiratória, manter a condição fluídica e fornecer supervisão caso a criança esteja em *home care*.

O nível de PaO_2 deve ser avaliado antes de qualquer terapêutica dirigida para a alcalose respiratória, pois existe o risco de se interromper a hiperventilação no caso de uma oxigenação ruim. Quando a PaO_2 é baixa, a hiperventilação pode ser um mecanismo de proteção para melhorar a oxigenação sanguínea. Outras medidas: oxigenoterapia ou ventilação mecânica podem ser o suporte de primeira linha após o tratamento da causa da alcalose respiratória.

CONCLUSÕES

O entendimento e a avaliação do processo fisiopatológico que ocasionou a alteração do equilíbrio acidobásico trazem dados importantes, uma vez que esses conhecimentos indicam diretamente o tratamento. Independentemente do modelo empregado para avaliar o equilíbrio acidobásico, cada um deles é preditivo da evolução, mesmo utilizando a equação de Henderson-Hasselbach.

Os termos "acidemia" e "alcalemia" indicam a alteração do pH, enquanto "acidose" e "alcalose" determinam a condição clínica associada à alteração do pH. Desde que o diagnóstico realizado seja de acidose respiratória, a hipercapnia deve ser corrigida gradualmente, uma vez que a alteração rápida de alcalinização no fluido sericoespinal pode ocasionar convulsões.

ORIENTAÇÃO DO AUTOR

Acessando o conteúdo deste QR code você ouvirá orientações do autor sobre este capítulo.

REFERÊNCIAS

- Adrogue HJ, Madias NE. Secondary responses to altered acid-base status: the rules of engagement. J Am Soc Nephrol. 2010;21(6):920-3.
- Advanced paediatric life support: a practical approach to emergencies. 6th ed. Willey Blackwell; 2016.
- Brackett NC Jr, Wingo CF, Muren O, Solano JT. Acid-base response to chronic hypercapnia in man. N Engl J Med. 1969;280(3):124-30.
- Effros RM, Swenson ER. Acid-base balance: Murray and Nadel's textbook. 6th ed.; 2016. P.111-35.
- Fluids & electrolytes made incredibly easy. 5th ed. Lippincott Williams & Wilkins; 2010.
- Goldberg M, Green SB, Moss ML, et al. Computer-based instruction and diagnosis of acid-base disorders: a systemic approach. JAMA. 1973;223(3):269-7.
- Hsu BS, Lakhani SA, Wilhelm M. Acid-base disorders. Pediatr Rev. 2016;37(9):361-9.
- Kazmaier S, Weyland A, Buhre W, et al. Effects of respiratory alkalosis and acidosis on myocardial. Anesthesiology. 1998;89(4):831-7.
- Kazmaier S, Weyland A, Buhre W, Stephan H, Rieke H, Filoda K, et al. Effects of respiratory alkalosis and acidosis on myocardial blood flow and metabolism in patients with coronary artery disease. Anesthesiology. 1998;89(4):831-7.
- Kirsch DB, Józefowicz RF. Neurologic complications of respiratory disease. Neurol Clin. 2002;20(1):247-64.
- Lindinger MI, Heigenhauser GJ. Effects of gas exchange on acid-base balance: comprehensive physiology. Compr Physiol. 2012;2(3):2203-54.
- Myrianthefs PM, Briva A, Lecuona E, et al. Hypocapnic but not metabolic alkalosis impairs alveolar fluid reabsorption. Am J Respir Crit Care Med. 200;171(11):1267-71
- Narins RG, Emmett M. Simple and mixed acid-base disorders: a practical approach. Medicine. 1980;59(3):161-87.
- Schwartz WB, Hays RM, Polak A, et al. Effects of chronic hypercapnia on electrolyte and acid-base equilibrium. II. Recovery, with special reference to the influence of chloride intake. J Clin Invest. 1961;40:1238-49.
- Wiseman AC, Linas S. Disorders of potassium and acid-base balance. Am J Kidney Dis. 2005;45(5):941-9.

2 TRANSIÇÃO RESPIRATÓRIA E SUPORTE VENTILATÓRIO NA PRIMEIRA HORA DE VIDA

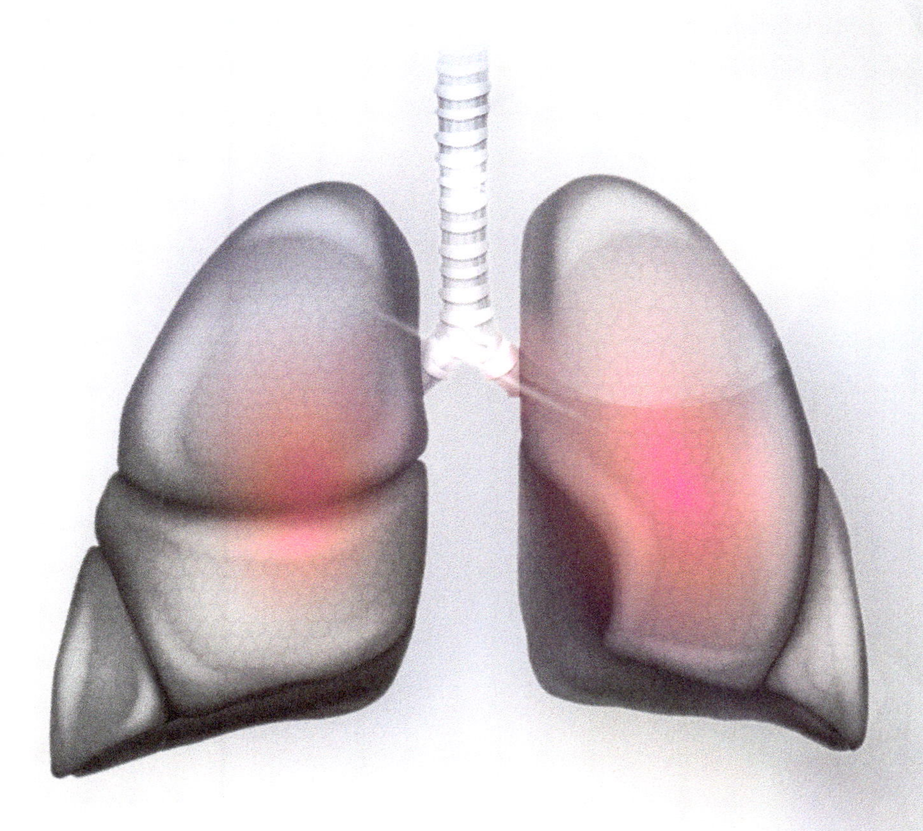

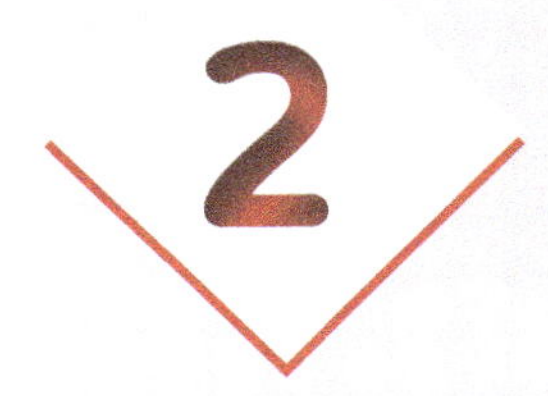

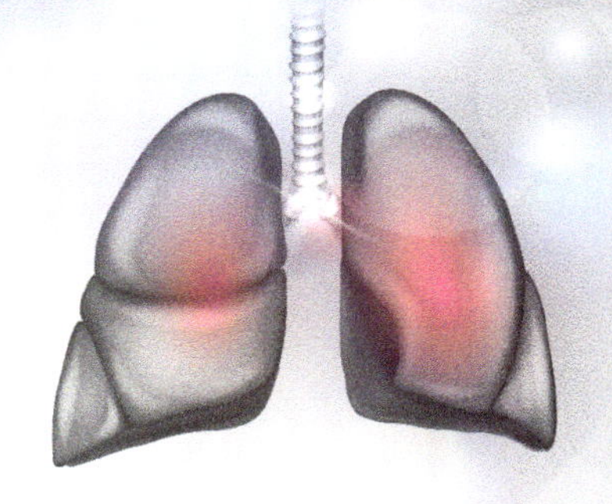

2 Transição Respiratória e Suporte Ventilatório na Primeira Hora de Vida

INTRODUÇÃO

Estudos indicam que aproximadamente 10% dos recém-nascidos (RN) precisam de algum suporte com estimulação física simples ao nascimento, embora apenas 3-6% deles necessitem de ventilação com pressão positiva (VPP) para iniciar as respirações espontâneas. Uma pequena proporção dos RNs (< 1%) necessitam de suporte avançado, incluindo, em 0,1% deles, as compressões torácicas ou a utilização de medicações (Figura 2.1).

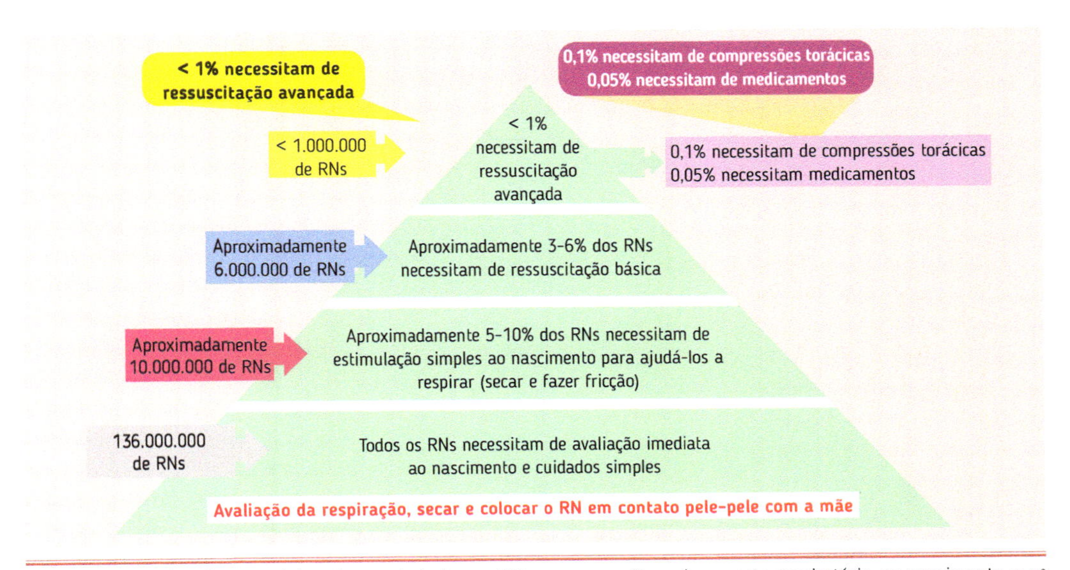

FIGURA 2.1. Estimativa anual do número de todos os RNs que necessitam de suporte respiratório ao nascimento e os vários níveis de ressuscitação neonatal.
Fonte: Adaptado de Lee AC, et al., 2011.

Esses dados podem hipoestimar de maneira importante a necessidade de suporte em cenários com recursos limitados, nos quais a morbidade e mortalidade neonatal são mais elevadas (ERSDAL HL, et al., 2013; GILL CJ, et al., 2011; MSEMO G, et al., 2013).

FUNÇÕES DA PLACENTA E TRANSIÇÃO DA VIDA INTRAUTERINA PARA EXTRAUTERINA

A transição da vida intrauterina para a extrauterina é realizada após alterações fisiológicas importantes que ocorrem no nascimento. Na maioria dos casos os RNs não necessitam qualquer assistência médica especial, sendo que aproximadamente 1% requer medidas mais extensas de ressuscitação (WYCKOFF MH, et al., 2015). Antes do nascimento, o feto depende da placenta para a troca de gases e nutrientes, sendo dependente da concentração sanguínea materna de oxigênio, do fornecimento de sangue uterino, da transferência placentária e do transporte de gás fetal (KITHER, at al., 2019) (Figura 2.2).

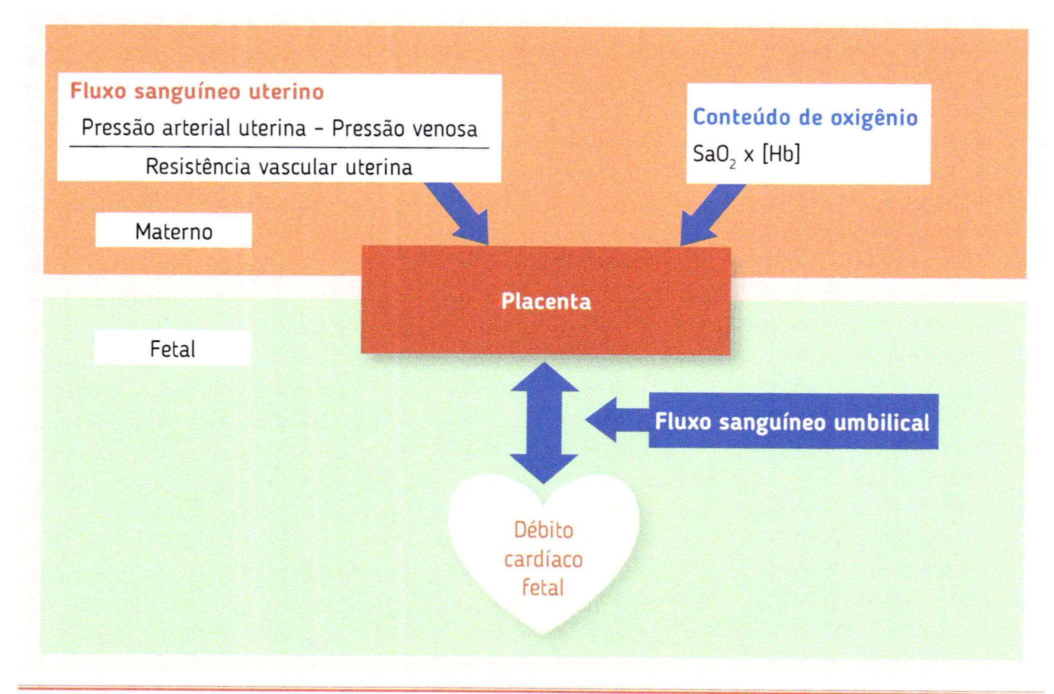

FIGURA 2.2. Fatores determinantes no transporte de oxigênio para o feto.
Fonte: Adaptado de Kither, et al., 2019.

Qualquer alteração isolada ou combinada nos fatores elucidados na Figura 2.2 pode ocasionar hipóxia fetal progressiva e acidose. As circulações fetal e materna são separadas em áreas de transferência especializadas entre as células citotrofoblásticas e finas áreas de sinciotrofoblástico (DONNELLY, et al., 2019) (Figura 2.3).

Progressivamente e de modo temporário, a placenta assume as funções eventuais dos pulmões do feto (troca gasosa), trato gastrointestinal (utilização de nutrientes) e rins (regulação do volume de fluidos e eliminação de metabólitos) enquanto esses órgãos estão se desenvolvendo. Ela age também como órgão endócrino liberando hormônios esteroides e hormônios peptídeos para ambas as circulações.

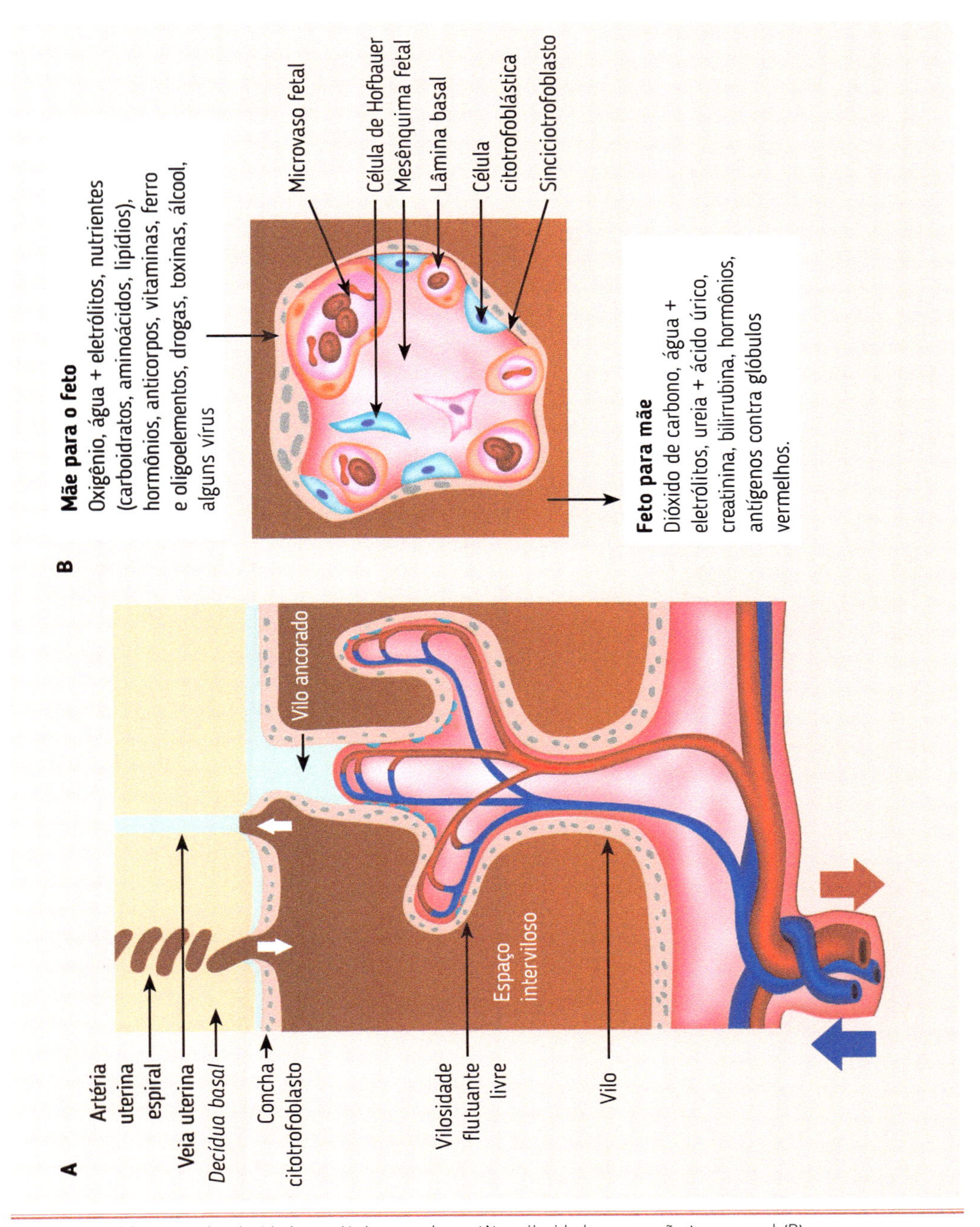

FIGURA 2.3. Diagrama de vilosidades coriônicas maduras (A) e vilosidades em seção transversal (B).
Fonte: Adaptado de Donnelly et al., 2019.

A presença de resistência vascular baixa da placenta e de resistência vascular elevada no nível pulmonar (pulmões preenchidos de fluido) determina *shunts* da direita para a esquerda, que são característicos da circulação fetal (Figura 2.4).

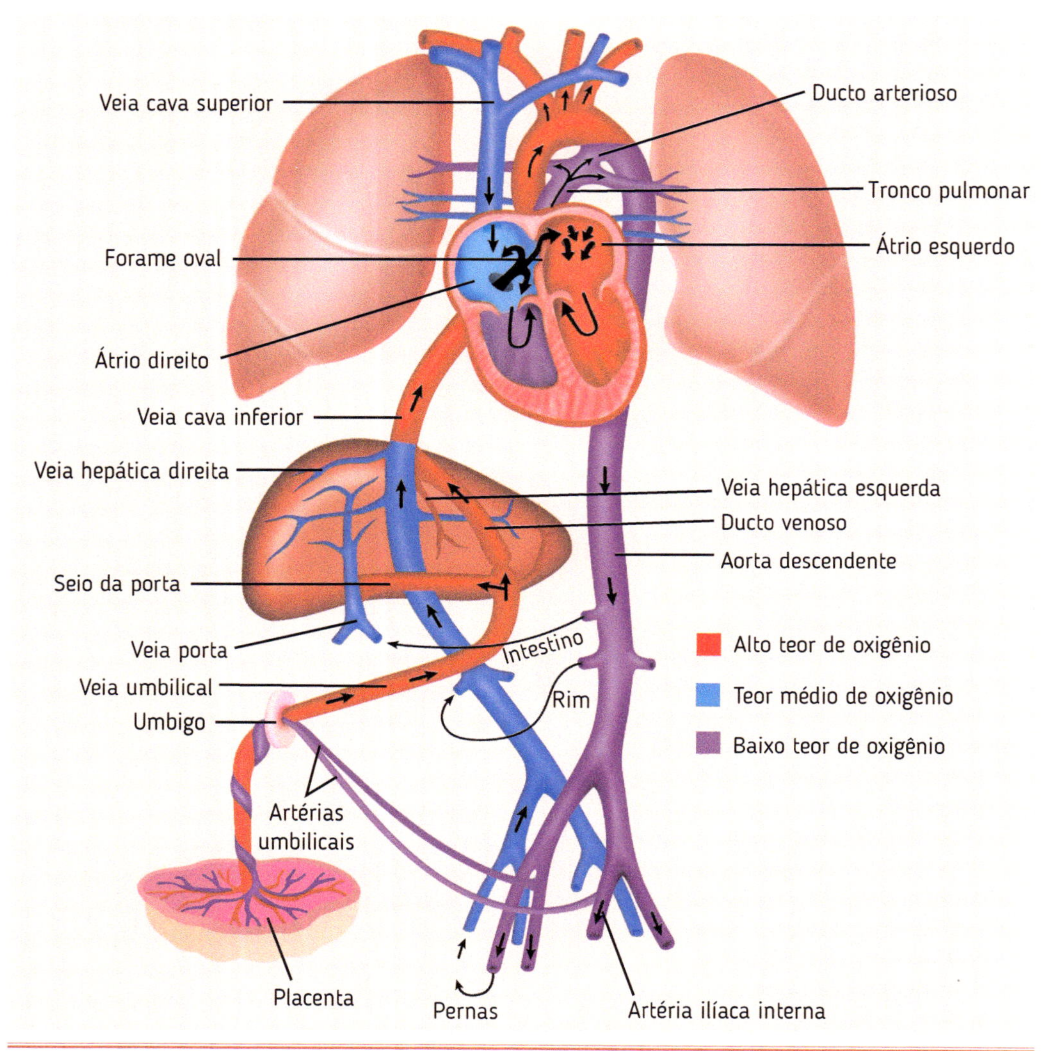

FIGURA 2.4. Circulação fetal. Os graus de saturação de oxigênio estão indicados por cores.
Fonte: Acervo do autor

Na vida fetal, a placenta apresenta resistência vascular mais baixa e recebe 40% do débito cardíaco fetal, determinando uma pressão sistêmica baixa. Já os pulmões do feto apresentam resistência vascular elevada, com menos de 10% do débito cardíaco, que é direcionado para os pulmões. Existe a presença de *shunts* através do forame oval (desvio de sangue do átrio direito para o esquerdo); e do ducto arterioso (desvio de sangue da artéria pulmonar para a aorta). O fluxo de sangue oxigenado a partir da placenta é dirigido para o abdome do feto (ver Figura 2.2).

A tensão de oxigênio (O_2) intrauterina é baixa comparativamente à vida extrauterina. Apesar desse fato, existe uma oxigenação tecidual adequada no feto devido aos seguintes fatores:

- hemoglobina fetal (aumenta a afinidade de O_2, facilitando o transporte de O_2 através da placenta, necessário para preencher as necessidades do feto);
- diminuição do consumo de O_2 pelo feto (o metabolismo e o consumo de O_2 deste são menores);
- fluxo sanguíneo diferencial (o fluxo sanguíneo é dirigido para órgãos vitais [fígado, coração e cérebro], recebendo sangue com saturação relativamente alta de O_2).

MANEJO DO CORDÃO UMBILICAL

Nos últimos anos, o manejo relacionado ao cordão umbilical tem recebido atenção especial para que pudéssemos atingir uma conduta de acordo com a evidência dos dados existentes em termos de transfusão placentária. Katheria A, et al., 2018 discutem as alternativas relacionadas ao manejo do cordão umbilical (como, quando e quem), incluindo a ordenha (secção e manutenção do cordão intacto) do cordão e a ventilação durante o atraso do clampeamento do cordão (Figura 2.5).

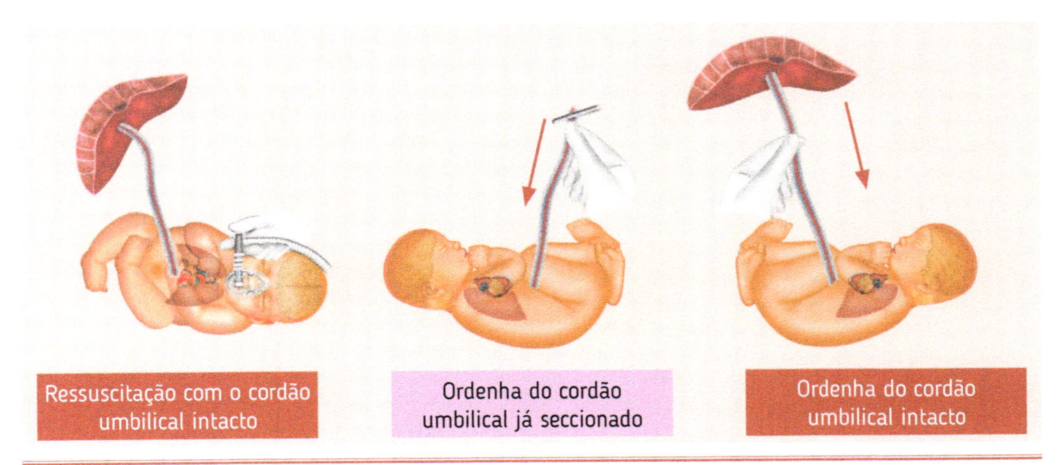

FIGURA 2.5. Três métodos para implementar a transfusão placentária no nascimento.
Fonte: Adaptado de Katheria A, et al., 2018.

TRANSIÇÃO RESPIRATÓRIA NO NASCIMENTO

O estabelecimento da aeração pulmonar e da ventilação é uma fase crítica fundamental na transição do RN após o nascimento. As intervenções respiratórias realizadas durante essa transição devem ser individualizadas de acordo com vários fatores, como: fisiologia de base da criança; fase da aeração pulmonar e resposta do RN à ressuscitação inicial.

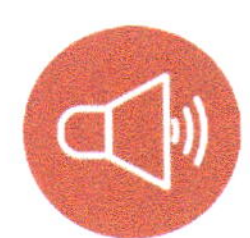

Apesar dos dados escassos relacionados aos melhores cuidados durante essa fase, os médicos neonatologias e/ou intensivistas devem tomar cuidado com as limitações em relação às técnicas disponíveis, monitoração e equipamentos para suporte respiratório na sala de reanimação e durante a primeira hora de vida.

Fases da aeração pulmonar

No nascimento, os pulmões do RN estão preenchidos com fluido, alterando as trocas gasosas pulmonares. Na **primeira fase**, o suporte respiratório deve ser focado na depuração do líquido pulmonar (Figura 2.6). Um gradiente de pressão transpulmonar desempenha papel central ao conduzir o líquido pulmonar para as vias aéreas distais terminais, onde este é clareado através da parede da via aérea distal, entrando no espaço intersticial (SIEW ML, et al., 2009).

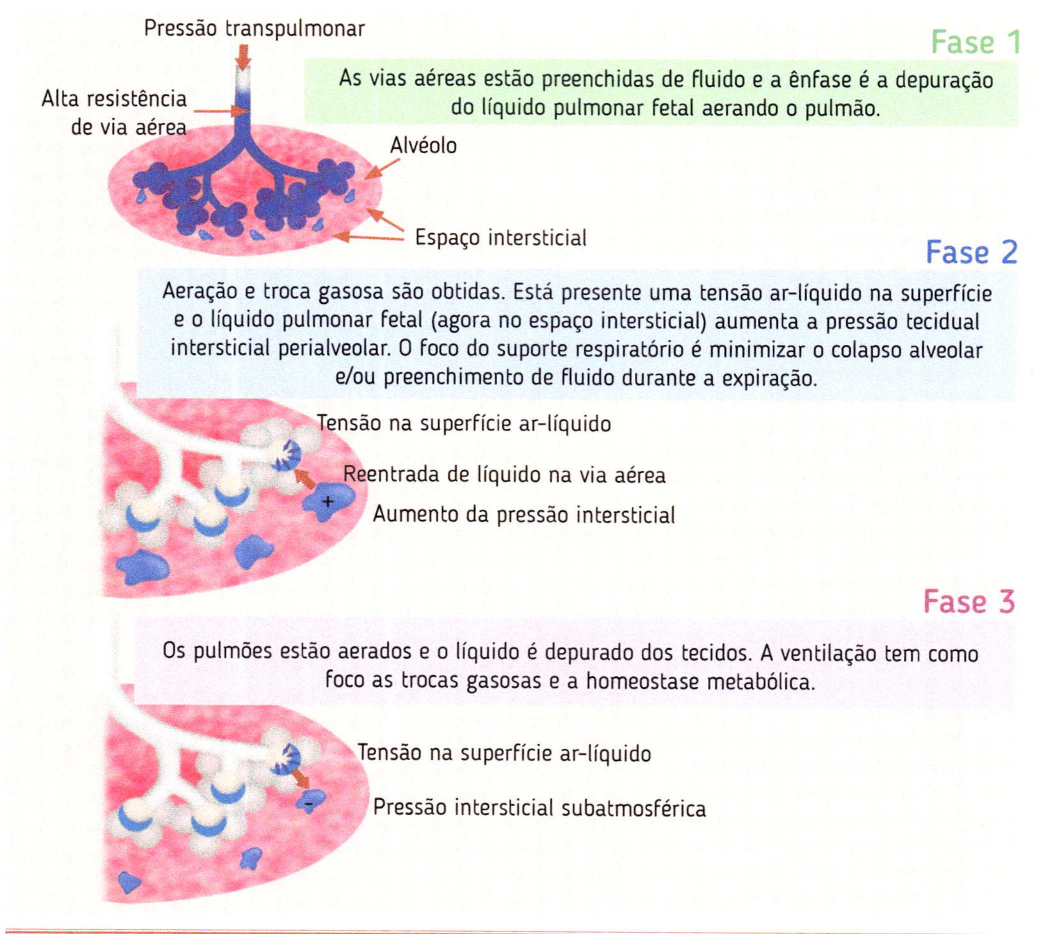

FIGURA 2.6. Fases da aeração pulmonar durante a transição do recém-nascido.
Fonte: Adaptado de Foglia EE, et al., 2018.

O líquido pulmonar possui resistência mais elevada do que o ar, portanto é provável que a pressão necessária para abrir o alvéolo seja maior ou precise ser fornecida por um período mais prolongado. Existe pouca troca gasosa durante essa fase, e se trata de uma proposição lógica quando se aplica a insuflação pulmonar.

Após a depuração da maior parte do líquido pulmonar começa uma **segunda fase,** quando é possível a troca gasosa. Aumenta a força de tensão entre o ar e o líquido no alvéolo, e, dependendo da quantidade de surfactante presente, o alvéolo terá uma tendência ao colapso. Adicionalmente, o líquido depurado a partir das vias aéreas durante a primeira fase acumula-se e estará inicialmente presente no tecido intersticial pulmonar, aumentando as pressões teciduais perialveolares, com possibilidade de reentrada do líquido de volta para as vias aéreas (MCGILLICK EV, et al., 2017). Na segunda fase, o suporte respiratório deve minimizar o colapso alveolar e/ou a reentrada de fluido no alvéolo durante a expiração. Deve-se aplicar níveis adequados de pressão expiratória final positiva (PEEP) ou pressão positiva contínua em vias aéreas (CPAP). Na **terceira fase**, os pulmões estão aerados, existindo depuração do líquido do tecido. A ventilação nessa situação deve objetivar a troca gasosa e a homeostase metabólica, que dependerão da maturidade estrutural e funcional dos pulmões, dos músculos respiratórios e da parede torácica.

O sucesso relacionado à transição para a vida extrauterina pode ser definido como o sucesso da transição em termos de respiração, remodelação vascular e manejo independente de glicose/energia. Entretanto, esses padrões de evolução não ocorrem em todos os RNs, pois vários deles não completam o processo como um todo. A oxigenação, bem como a estabilidade hemodinâmica, são tão importantes nessa fase de transição como os níveis de hormônios (hormônio tireoidiano, insulina, epinefrina e cortisol). Esses fatores influenciam e estão acoplados a outros, como a idade gestacional e o modo de nascimento. Adicionalmente, eventos de transição podem influenciar os níveis de biomarcadores, como cortisol e lactato, e esses biomarcadores também podem alterar os eventos de transição (ATASAY, et al., 2013; Helve O, 2009).

A Figura 2.7 descreve os processos relacionados ao sucesso da transição para a vida extrauterina, revisando os antecedentes que potencialmente podem alterar a transição, descrevendo as consequências desses processos e avaliando o manejo relacionado à transição do RN.

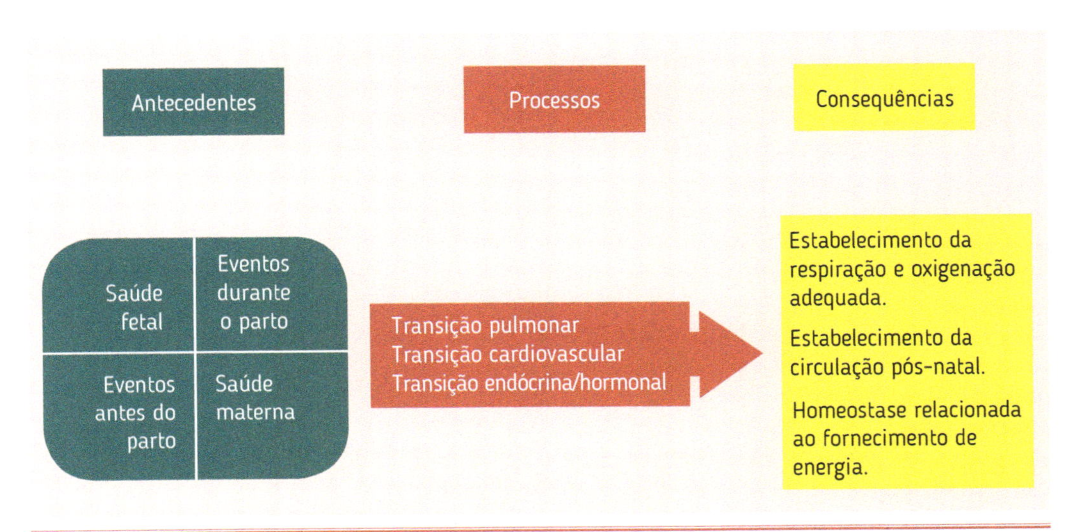

FIGURA 2.7. Transição do feto para a vida extrauterina.
Fonte: Adaptado de Michel A, et al., 2017.

TRANSIÇÃO DO SISTEMA CARDIOVASCULAR E DO CORAÇÃO DO RN

A transição do sistema cardiovascular e do coração do RN apresenta várias características hemodinâmicas únicas, e durante o período fetal ocorre uma discrepância entre a artéria pulmonar principal e os ramos da artéria pulmonar proximal. Essa discrepância parece criar um ângulo agudo, que contribui com uma estenose fisiológica do ramo periférico da pulmonar (DANILOWICZ DA, et al., 1972). Adicionalmente ao nascimento, os ramos das artérias pulmonares se assemelham às artérias sistêmicas, possuindo uma camada média espessa e o lúmen relativamente pequeno. As alterações em relação ao tempo demoram aproximadamente 6 meses em RNs com corações normais, tornando-se a artéria pulmonar com um lúmen maior e uma camada média mais fina, como observado nas crianças e adultos (DAMMANN JF Jr, et al., 1953; CORDES TM, 2018) (Figura 2.8).

Mais pesquisas são necessárias para esclarecer as alterações transicionais na função miocárdica nos primeiros dias, semanas e meses após o nascimento.

A resistência vascular pulmonar (RVP) apresenta modificação temporal durante a gestação, sendo elevada na fase ductal de desenvolvimento pulmonar, devido a uma densidade menor da vascularização. Na etapa sacular, com o aparecimento de uma rede vascular maior, existe uma diminuição da RVP. Durante a fase alveolar, apesar de haver o aumento rápido do número de artérias pulmonares de pequeno calibre, a RVP mantém-se elevada devido à manutenção de uma vasoconstrição ativa (LAKSHMINRUSIMHA S, 2012) (Figura 2.9).

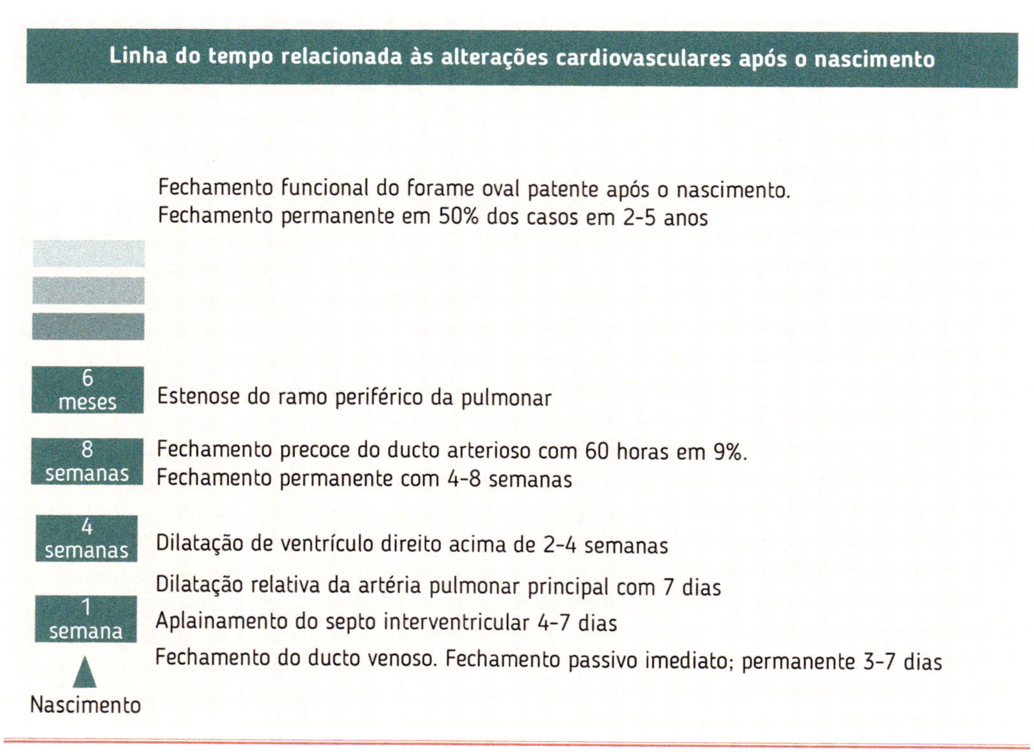

FIGURA 2.8. Resumo das alterações cardiocirculatórias do recém-nascido em relação à linha do tempo.
Fonte: Cordes TM, 2018.

Após o nascimento, com a aeração dos alvéolos pulmonares, existe diminuição da RVP, e o tipo de parto influencia essa alteração. No parto normal, por via vaginal, existe uma redução rápida da RVP (linha contínua na Figura 2.9), enquanto no parto cesárea essa diminuição é mais lenta (linha tracejada na Figura 2.9).

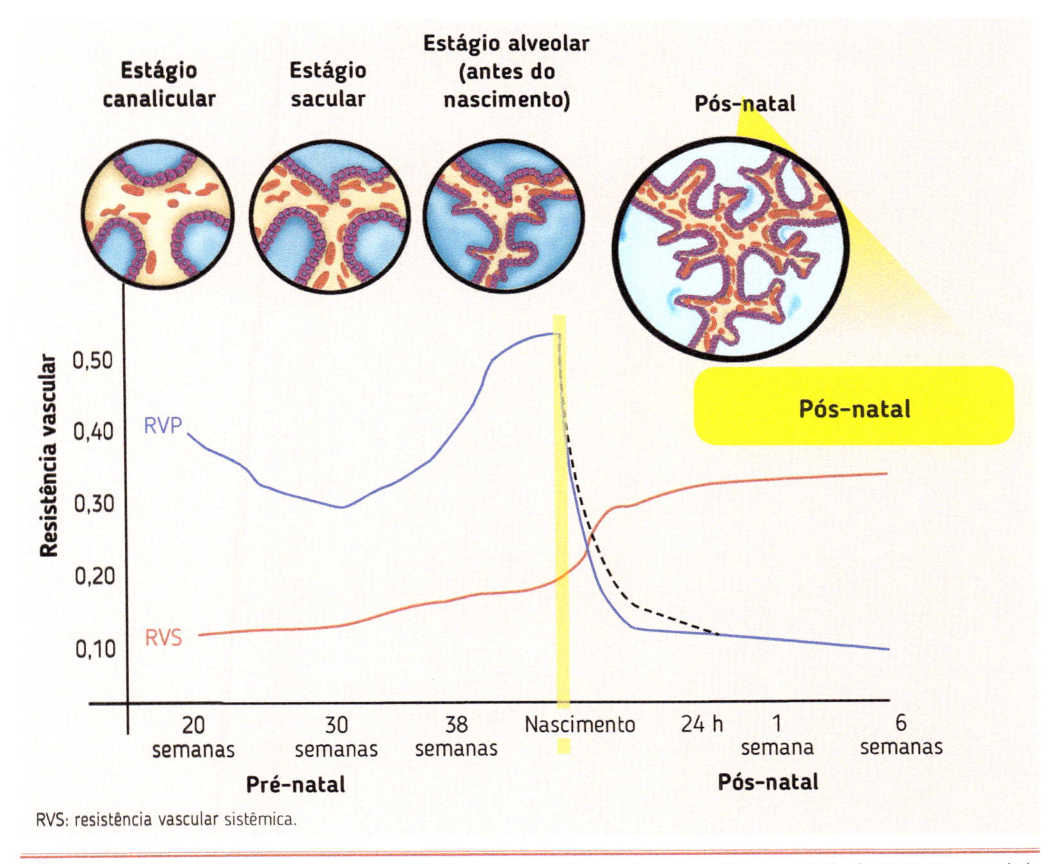

FIGURA 2.9. Alterações na resistência vascular pulmonar e sistêmica durante a última metade da gestação e período pós-natal.
Fonte: Adaptado de Lakshminrusimha S, 2012.

RESPOSTA À ASFIXIA

A encefalopatia hipoxicoisquêmica e a asfixia são caracterizadas pela diminuição da quantidade de oxigênio e pelo fornecimento inadequado do volume de sangue para os tecidos, potencialmente podendo ocasionar lesão cerebral caso o fornecimento de oxigênio e de glicose diminua abaixo de níveis críticos (WACHTEL EV, et al., 2019). A encefalopatia hipoxicoisquêmica é um subtipo de encefalopatia neonatal cuja causa é considerada uma limitação de oxigênio e de fluxo sanguíneo próximo ao momento do nascimento. O termo "asfixia" descreve o processo de variação da gravidade e a duração progressiva da hipoxemia, hipercapnia e acidose metabólica significante, sendo caracterizada por alteração importante da troca gasosa pulmonar, ocasionando hipoxemia celular e lesão de órgãos.

O entendimento da resposta do feto ou do RN à asfixia é a base do processo de ressuscitação inicial. Na presença de asfixia contínua, existe uma ausência de respiração que é conhecida como apneia primária (DAWES GS, 1968; PHIBBS RH, 1987) (Figura 2.10).

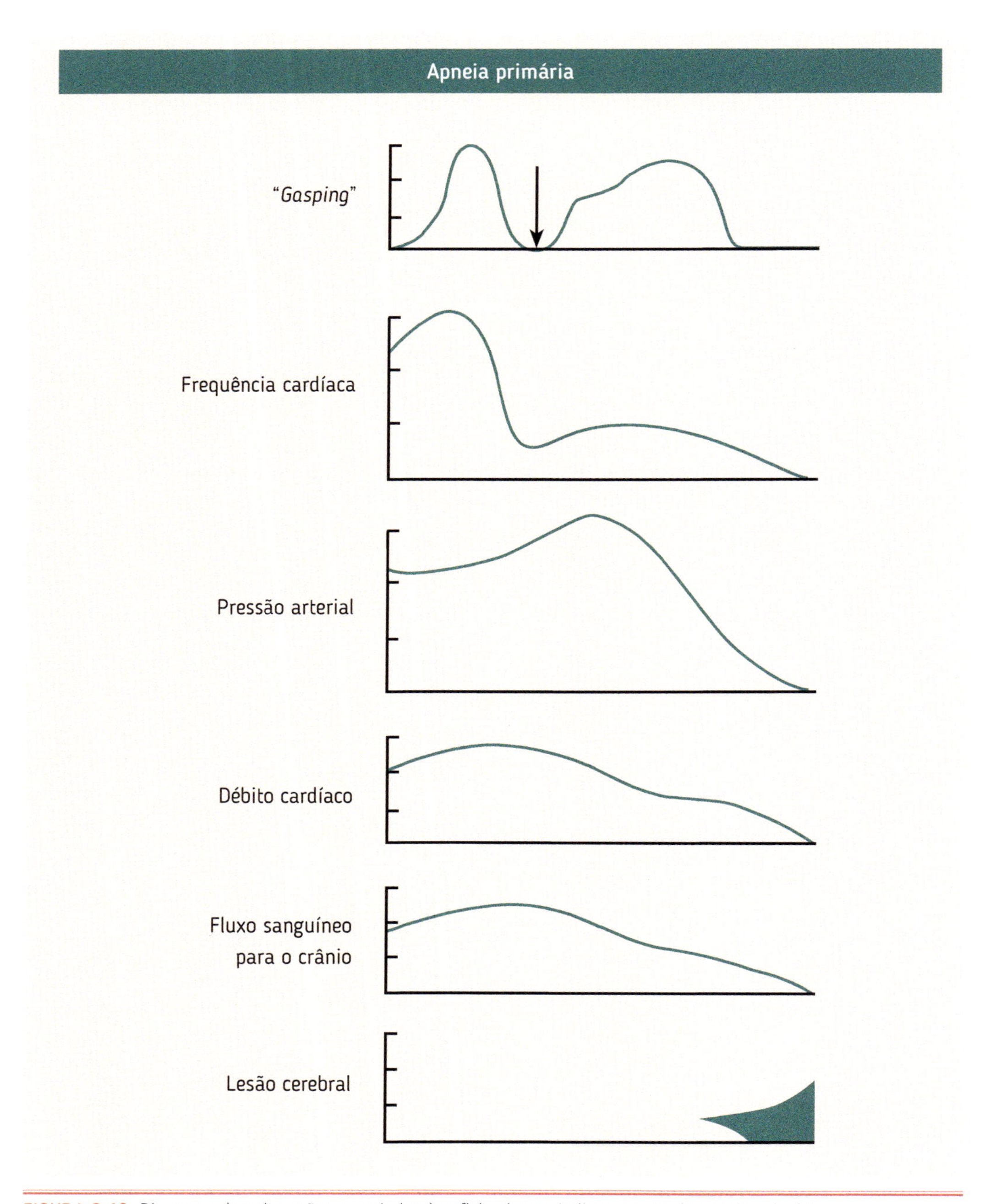

FIGURA 2.10. Diagrama das alterações associadas à asfixia. A seta indica o ponto da apneia primária.
Fonte: Adaptado de Dawes GS, 1968; Phibbs RH, 1987.

Caso não haja correção da asfixia, a criança inicia "*gasps*" irregulares com a parada dos movimentos respiratórios (apneia secundária), sendo necessário VPP.

Tem-se como objetivo, na ressuscitação, que seja iniciada no tempo ideal, de maneira efetiva para evitar lesões devidas à hipóxia, isquemia e acidose, que podem causar um dano permanente (GOLDSMITH JP, 2015) (Quadro 2.1).

Quadro 2.1. Consequências da asfixia
Sistema nervoso central
Hemorragia cerebral Edema cerebral Encefalopatia hipoxicoisquêmica Convulsões Acidente vascular cerebral
Pulmões
Atraso do início da respiração Deficiência adquirida de surfactante (SDR) Síndrome da aspiração de mecônio
Sistema cardiovascular
Falência miocárdica Necrose do músculo papilar Hipertensão pulmonar persistente do RN
Sistema renal
Necrose cortical/tubular/medular
Trato gastrointestinal
Enterocolite necrosante
Sangue
Coagulação intravascular disseminada

Fonte: Adaptado de Goldsmith JP, 2015.

ESPÉCIES REATIVAS DE OXIGÊNIO

O oxigênio é um medicamento e é o elemento essencial da vida, mas possui efeitos adversos. Demonstrou-se há dois séculos a toxicidade ao sistema nervoso com altas tensões de oxigênio em animais. Em 1899, James Lorrain Smith demonstrou a lesão pulmonar ocasionada pela elevação da tensão de oxigênio em animais de experimentação. Com a descoberta das espécies reativas de oxigênio em 1969, houve um aumento das pesquisas relacionadas à toxicidade do oxigênio. A Figura 2.11 resume os mecanismos dos radicais livres e a toxicidade pelo oxigênio, condição fundamental no cuidado do RN.

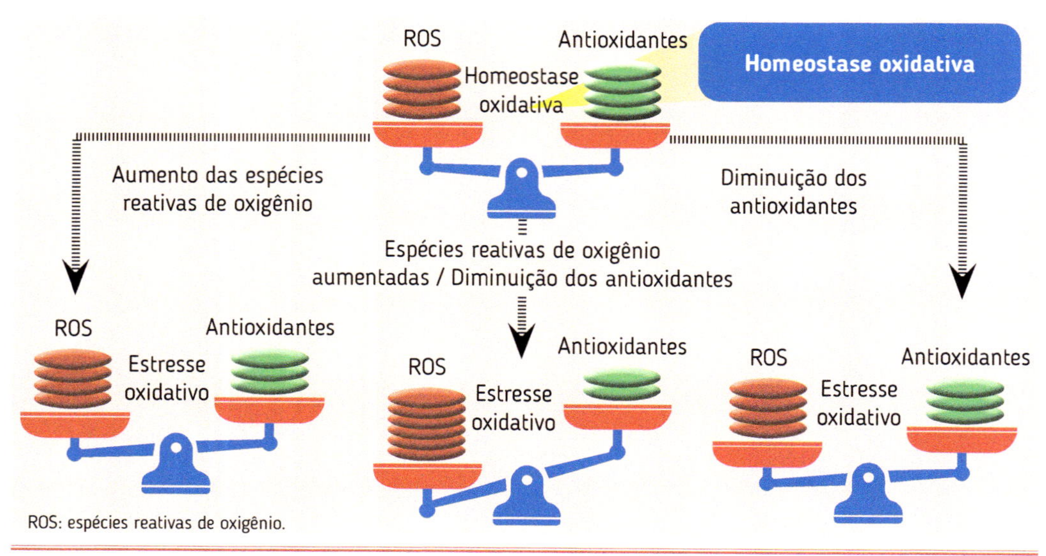

FIGURA 2.11. Ilustração esquemática do estresse oxidativo.
Fonte: Adaptado de Li R, et al., 2016.

Em condições fisiológicas, as espécies celulares reativas de oxigênio e os antioxidantes estão em balanço, assegurando uma homeostase fisiológica. O estresse oxidativo se refere a uma condição na qual os níveis das espécies reativas de oxigênio sobrepujam a capacidade das defesas antioxidantes em um sistema biológico. O estresse oxidativo moderado ocasiona disfunção celular e um ambiente alterado, enquanto o estresse oxidativo excessivo habitualmente induz à morte celular.

A ressuscitação de RNs pré-termo < 35 semanas de idade gestacional deve ser iniciada com uma FiO_2 entre 21-30% (SAUGSTAD OD, et al., 2014; WYLLIE J, et al., 2010). A administração da concentração de oxigênio deve ser titulada para se obter uma saturação de oxigênio pré-ductal aceitável aproximadamente no percentil 25th em RNs sadios de termo imediatamente após o nascimento (WYLLIE J, et al., 2015) (Figura 2.12).

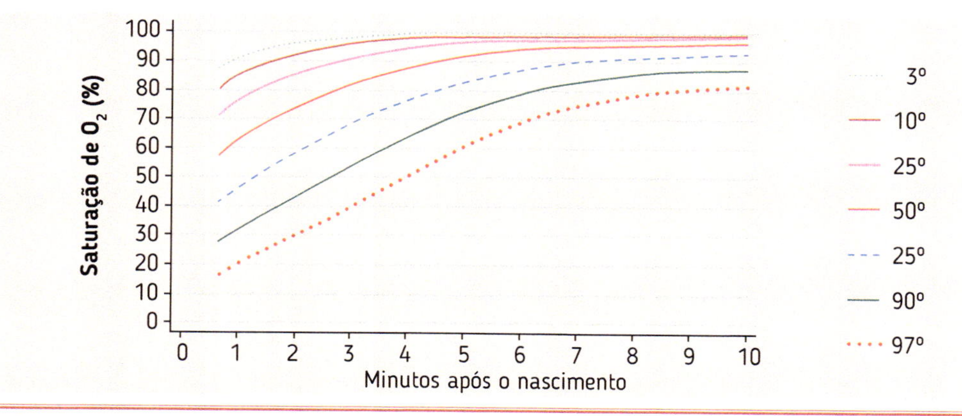

FIGURA 2.12. Saturações de O_2 em RNs sadios no nascimento sem intervenção médica.
Fonte: Adaptado de Wyllie J, et al., 2015.

Em uma metanálise de 7 pesquisas randomizadas utilizando concentração de oxigênio elevadas, não se demonstrou qualquer melhora na sobrevida, displasia broncopulmonar, hemorragia intraventricular ou retinopatia da prematuridade, existindo um aumento dos marcadores de estresse oxidativo (VENTO M, et al., 2009).

A Figura 2.13 demonstra os valores de PO_2 ou o grau de lesão pelos radicais livres de acordo com o tempo de nascimento do RN e a utilização de FiO_2 a 100% e a 21%.

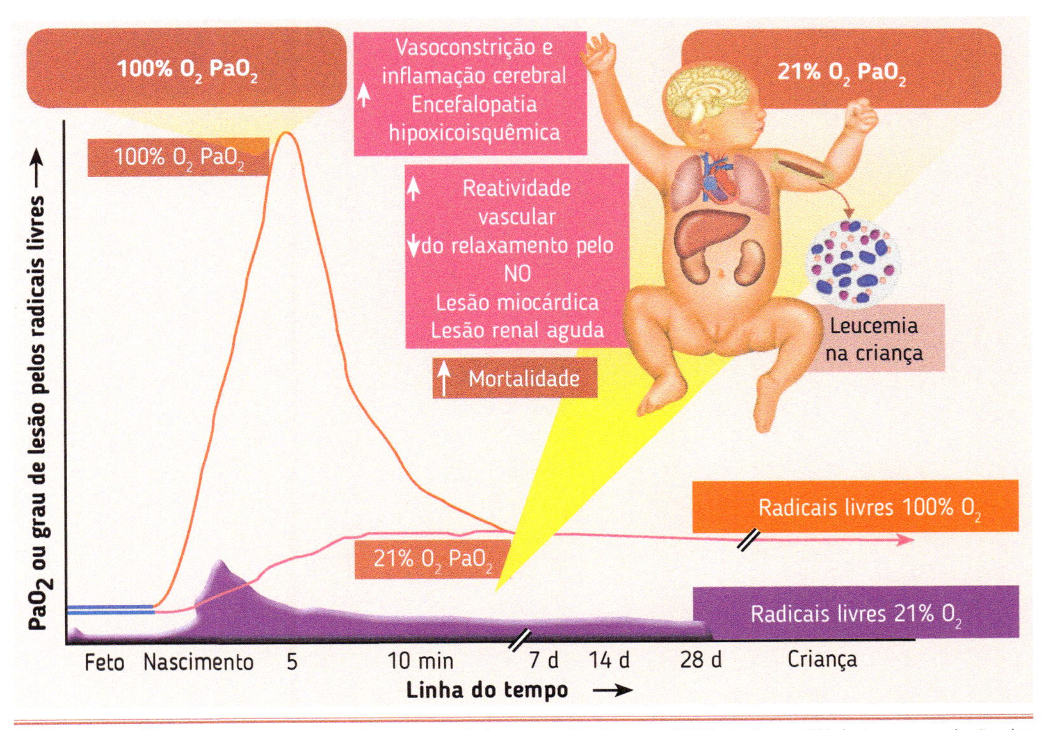

FIGURA 2.13. Consequências (a curto e longo prazos) da ressuscitação com 100% de O_2 em RN de termo: evolução dos eventos após a ressuscitação de RNs com O_2 a 21 ou 100%.
Fonte: Adaptado de Lakshminrusimha S, et al., 2016.

A produção de radicais livres é muito maior empregando FiO_2 a 100%, assim como a mortalidade do RN, podendo inclusive ser uma causa posterior de leucemia na criança.

A suplementação de oxigênio no RN pré-termo extremo na sala de reanimação tem sido objeto de controvérsias (LARA-CANTÓN I, et al., 2019). Esses RNs têm força respiratória ruim no nascimento, sendo incapazes de estabelecer uma capacidade residual funcional (CRF) ou obter uma saturação de O_2 e/ou frequência cardíaca fisiológica adequada. Várias pesquisas randomizadas multicêntricas objetivam avaliar a minimização do estresse oxidativo desses RNs pré-termo extremo através da transfusão placentária, pelo retardo no clampeamento do cordão ou ordenha do cordão, limitando a FiO_2, objetivando saturações de O_2 menores e estabelecendo a CRF através de insuflação sustentada. Algumas dessas pesquisas têm de fato demonstrado ser perigosas em relação às saturações-alvo de oxigênio nesses RNs muito imaturos (WEDGWOOD S, et al., 2019) (Figura 2.14).

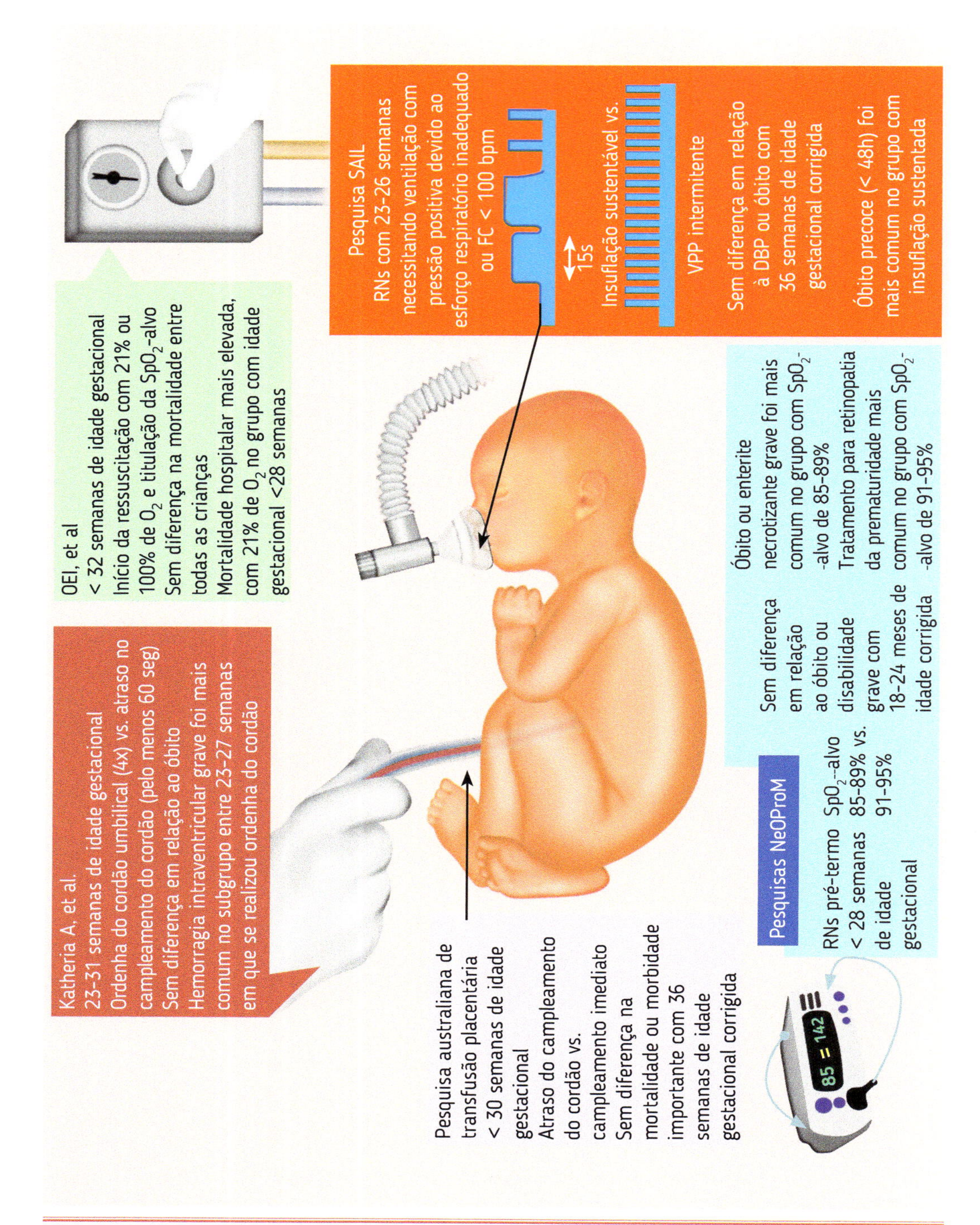

FIGURA 2.14. Pesquisas randomizadas controladas em RNs pré-termo com intervenções que podem potencialmente diminuir o estresse oxidativo e a análise de sua evolução. A população estudada, intervenções, evolução primária e achados negativos nos subgrupos são demonstrados nos boxes.

Fonte: Adaptado de Wedgwood S, et al., 2019.

Sugere-se a utilização de FiO_2 entre 0,21-0,3 em RNs pré-termo, mantendo a PaO_2 nos valores fisiológicos e a saturação de pulso de O_2 (SpO_2) entre 91-95% (mantendo os limites de alarme entre 90-96%).

DIRETRIZES PARA RESSUSCITAÇÃO NEONATAL DE ACORDO COM AS RECOMENDAÇÕES DE 2016

O conceito neonatal de "hora de ouro" foi adotado a partir das recomendações aplicadas do manejo da primeira hora do paciente adulto com trauma.

A primeira hora de vida neonatal inclui a ressuscitação neonatal, o cuidado pós-ressuscitação, o transporte do RN doente para a unidade de cuidado intensivo, o suporte respiratório e cardiovascular e o atendimento inicial.

Os estudos que avaliam o conceito da "hora de ouro" em RN pré-termo demonstram acentuada redução na hipotermia, hipoglicemia, hemorragia intraventricular, displasia broncopulmonar (DBP) e retinopatia da prematuridade.

Os 60 minutos de ouro de vida do recém-nascido

O conceito de hora de ouro foi introduzido mais recentemente em neonatologia, enfatizando a importância dos cuidados neonatais nos primeiros 60 minutos de vida. O manejo neonatal na primeira hora de vida tem um efeito importante para a evolução imediata e a longo prazo de todos os RNs. Existem muitas intervenções que necessitam ser aplicadas nessa primeira hora, objetivando minimizar as complicações no RN. O manejo padrão que se deve seguir é derivado de melhores evidências com o objetivo de uma atuação gentil, mas com intervenções efetivas e baseadas no tempo. Existem vários componentes nesse manejo da primeira hora de vida em cuidado neonatal do RN pré-termo e de termo (SHARMA D, 2017) (Quadro 2.2).

Quadro 2.2. Componentes dos "60 minutos de ouro" para RN pré-termo e de termo

Número	Componentes
1	Aconselhamento antenatal e informação da equipe
2	Retardo do clampeamento do cordão
3	Prevenção de hipotermia/manutenção da temperatura
4	**Suporte do sistema respiratório**
5	Suporte do sistema cardiovascular
6	Cuidado nutricional precoce
7	Prevenção da hipoglicemia
8	Iniciar alimentação no seio

(continua)

Quadro 2.2. Componentes dos "60 minutos de ouro" para RN pré-termo e de termo (continuação)	
9	Prevenção da infecção
10	Iniciar a terapêutica com hipotermia na asfixia do RN
11	Investigação laboratorial
12	Monitoração/registro dos dados
13	Comunicação com a família

Fonte: Adaptado de Sharma D, 2017.

Um dos aspectos mais importantes na ressuscitação neonatal é a intervenção efetiva relacionada à ventilação dos pulmões. A utilização de O_2 é um dos pilares da ressuscitação neonatal, devendo-se ter como objetivo-alvo a saturação de pulso pré-ductal.

A saturação de oxigênio do RN normalmente apresenta alterações significantes nos primeiros 10-15 minutos após o nascimento. Convenciona-se clinicamente mensurar a saturação de oxigênio pré-ductal com o probe na mão direita (MARIANI G, et al., 2007) (Figura 2.15).

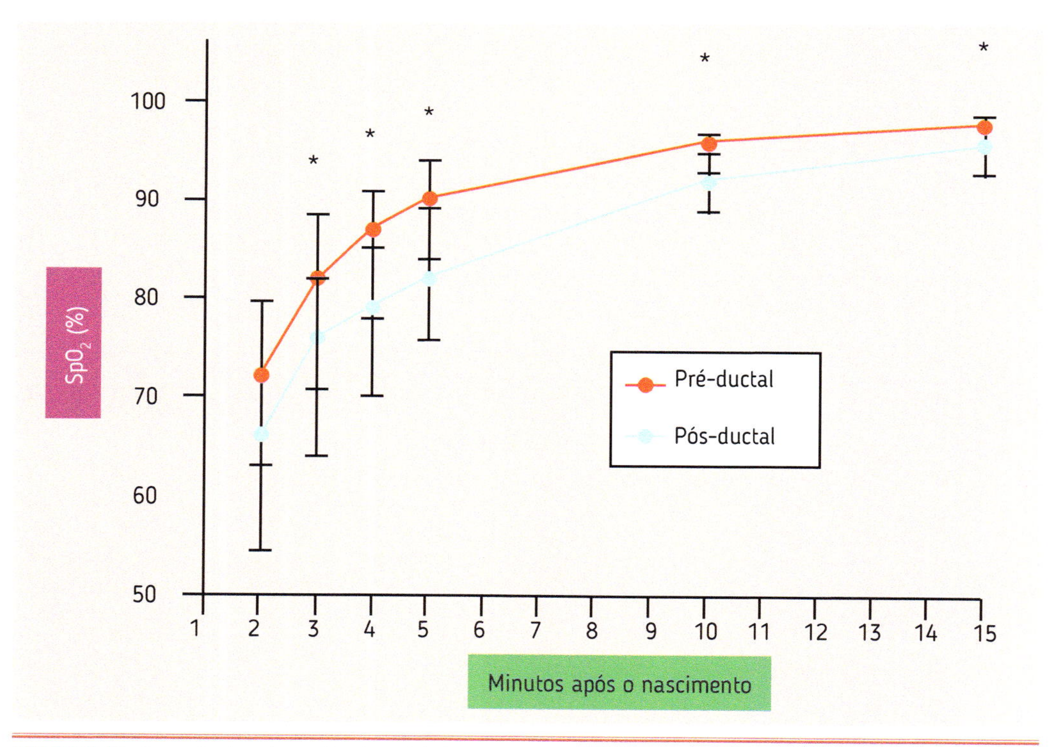

FIGURA 2.15. Aumento da oxigenação pós-natal durante a transição do feto no nascimento.
Fonte: Adaptado de Mariani G, et al., 2007.

O objetivo do suporte do sistema respiratório é propiciar uma transição adequada das trocas gasosas no nível dos órgãos, sendo um componente importante do manejo na primeira hora de vida. Tanto o RN de termo quanto o pré-termo estão sujeitos a desenvolver desconforto respiratório imediatamente após o nascimento. Recomenda-se a utilização da oximetria de pulso, que ajuda a prever a necessidade de ressuscitação na sala de reanimação, quando existir a possibilidade de uso de oxigenioterapia e a administração de VPP.

AVALIAÇÃO DA OXIGENAÇÃO E ADMINISTRAÇÃO DO O_2

Desde que o RN inicia a respiração, o conteúdo de O_2 no sangue é maior do que na condição intraútero. Essa diminuição da hipóxia determina a vasoconstrição da artéria umbilical, e, devido ao fato de o O_2 ser um excelente vasodilatador pulmonar, existe também uma diminuição da RVP, havendo aumento do fluxo sanguíneo pulmonar e incremento do fornecimento de O_2 para o corpo. Em aproximadamente 10 minutos, existe um aumento da saturação do O_2 do RN dos níveis da condição fetal de aproximadamente 60% para valores > 90% (American Academy of Pediatrics and American Heart Association, 2016) (Tabela 2.1).

Tabela 2.1. Objetivo-alvo da saturação pré-ductal de O_2

1 min	60-75%
2 min	65-70%
3 min	70-75%
4 min	75-80%
5 min	80-85%
10 min	85-95%

Fonte: Adaptado de American Academy of Pediatrics and American Heart Association, 2016. p. 244.

Um oxímetro de pulso colocado em uma extremidade acrocianótica pode fornecer níveis falsos (baixos) de saturação. Apenas a cianose central (membranas mucosas azuladas) necessita de intervenção.

Adicionalmente ao aumento da oxigenação, são ativados os canais de cálcio na musculatura lisa do ducto arterioso, ocasionando constrição deste e determinando o fechamento funcional do ducto. Como a RVS aumenta e a RVP diminui, ocorrem alterações do gradiente de pressão no nível atrial e o forame oval se fecha fisiologicamente, cessando o *shunt* da direita para a esquerda.

Recomenda-se a utilização de ar ambiente (FiO_2 = 21%) no início da ressuscitação de RNs com idade gestacional > 32 semanas. Nos RNs sadios, a suplementação de O_2 deve ser utilizada de acordo com a necessidade para atingir os alvos relacionados à saturação de pulso de O_2 (WYCKOFF MH, et al., 2015). Para RNs < 32 semanas e com idade gestacional > 28 semanas, recomenda-se iniciar a ressuscitação com uma FiO_2 de 21-30%. Uma revisão recente realizada por Lara-Cantón I, et al. (2019) indica sugestões para a utilização de O_2 na sala de ressuscitação nos primeiros 10 minutos após o nascimento, de acordo com a Tabela 2.2 (SAUGSTAD OD, et al., 2018).

Tabela 2.2. Sugestões de como fornecer O_2 na sala de reanimação em recém-nascidos em várias idades gestacionais

Idade gestacional	FiO_2 inicial	SpO_2-alvo com 5 min
< 37 semanas	0,21	85-90%
33^{+0} para 36^{+6} semanas	0,21	85%
29^{+0} para 32^{+6} semanas	0,21-0,30	80-85%
≤ 28 semanas	0,3	80%

Fonte: Adaptado de Saugstad OD, et al., 2018.

Oxigenioterapia para recém-nascido na sala de reanimação

Atualmente, devido a um entendimento do potencial tóxico relacionado à utilização de oxigênio (ofertas elevadas ou baixas), especialmente em RNs asfixiados e pré-termo, com emprego nos primeiros minutos de vida e após na unidade de cuidado intensivo, realizam-se pesquisas com o objetivo de responder a esse problema.

No caso dos RNs pré-termo existe uma questão ainda maior em relação aos valores da FiO_2 (Figura 2.16) para iniciar a ressuscitação independentemente da ausência de evidências relacionadas à evolução a curto e longo prazos.

Aspiração de vias aéreas

A aspiração da oro/nasofaringe é utilizada para diminuir a quantidade de secreções, aplicando-se uma pressão negativa com a utilização de um cateter. Esse procedimento tem sido utilizado de rotina em RNs que se apresentam ativos ou não no nascimento. Entretanto, questões relacionadas a eventos adversos devidos à aspiração determinaram uma revisão das práticas relacionadas a essa rotina, estabelecendo-se que não seria mais recomendada a aspiração nas crianças ativas (vigorosas). Uma revisão realizada pela Cochrane (2017) concluiu que são necessários mais estudos de alta qualidade para suportar ou refutar os benefícios ou os riscos da aspiração de rotina da oro/nasofaringe, comparativamente à não aspiração das vias aéreas (FOSTER JP, et al., 2017).

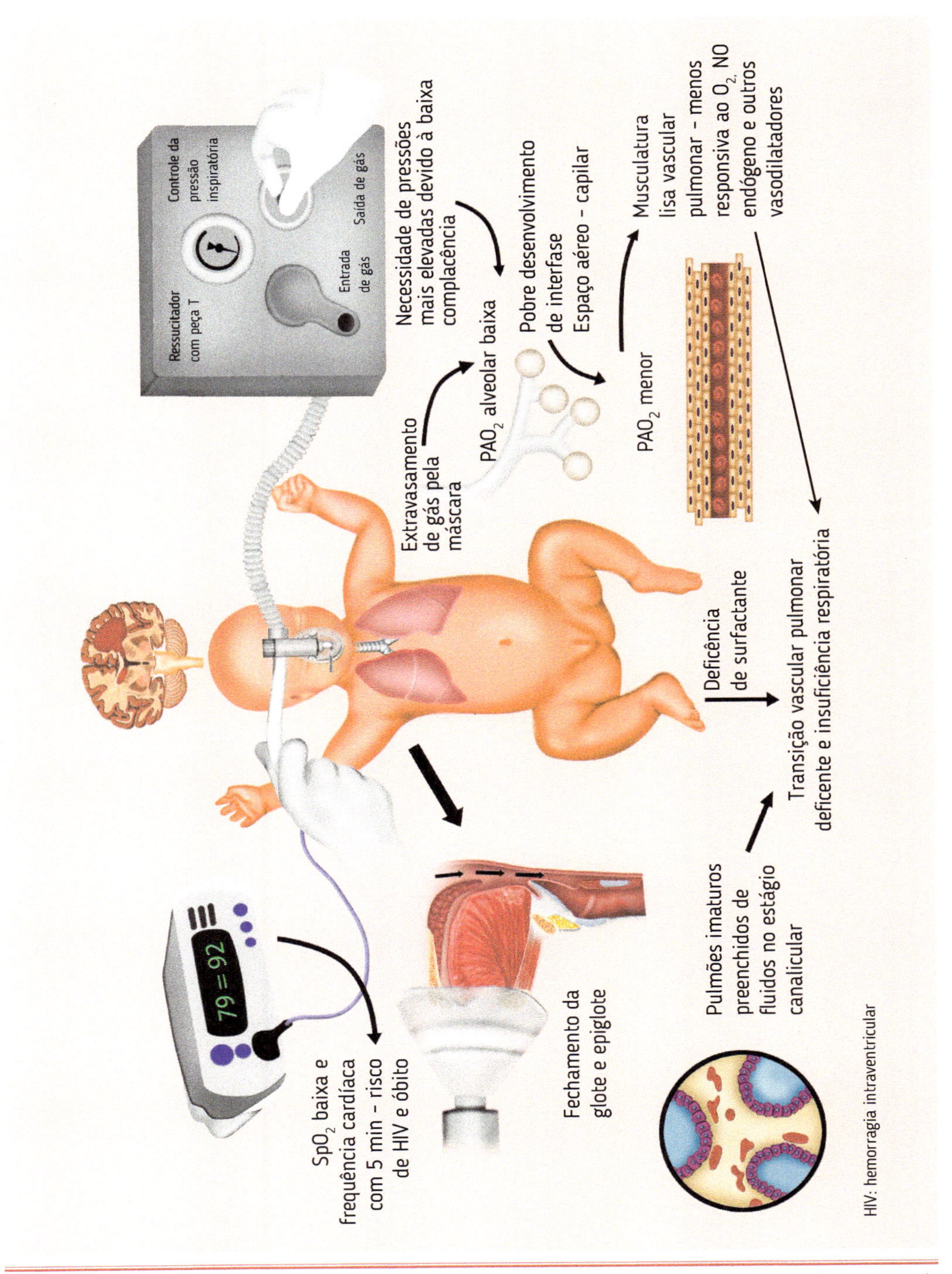

FIGURA 2.16. Possíveis mecanismos para explicar as necessidades de uma FiO_2 mais elevada em RNs pré-termo na sala de reanimação. Uma troca gasosa inadequada, a falta de sensibilidade vascular ao oxigênio e uma defesa antioxidante ruim podem aumentar o risco de falência respiratória.

Fonte: Saugstad OD, et al., 2018.

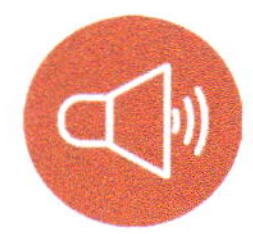

A aspiração de RNs que apresentam fluido amniótico com mecônio não deve ser realizada e está indicada apenas no caso de a via aérea estar obstruída ou se houver necessidade de VPP (WEINER GM, et al., 2016). Nos RNs com mecônio e que se apresentem não vigorosos, recomenda-se atualmente a intubação traqueal e a aspiração apenas para aqueles que necessitam de ventilação ou que apresentem obstrução da via aérea (PERLMAN JM, et al., 2015). Esse procedimento deve ser realizado por um médico treinado na intubação traqueal.

FORNECIMENTO DE SUPORTE VENTILATÓRIO INICIAL

O suporte respiratório pode ser fornecido por uma máscara facial aplicada na face da criança e conectada a um sistema de peça-T ou a uma bolsa autoinflável. Vários estudos têm demonstrado que a ventilação com máscara facial pode se complicar com a obstrução da via aérea e que o extravasamento da máscara ocorre comumente e com frequência não é detectado pelo reanimador (SCHMOLZER GM, et al., 2010; O'SHEA JE, et al., 2015). Portanto, o suporte respiratório efetivo utilizando máscara facial pode se um desafio.

Os sistemas que fornecem suporte respiratório no período neonatal incluem as **bolsas autoinfláveis**, as **bolsas com insuflação de fluxo** e os sistemas de ressuscitação com pressão limitada conhecidos como **peça-T**. O princípio comum desses sistemas é fornecer gás oxigênio preferencialmente com o controle da FiO_2 através de um misturador ar-oxigênio (Figura 2.17), além de fornecer pressão inspiratória positiva, PEEP e volume corrente, com a frequência de insuflação sendo dependente do reanimador.

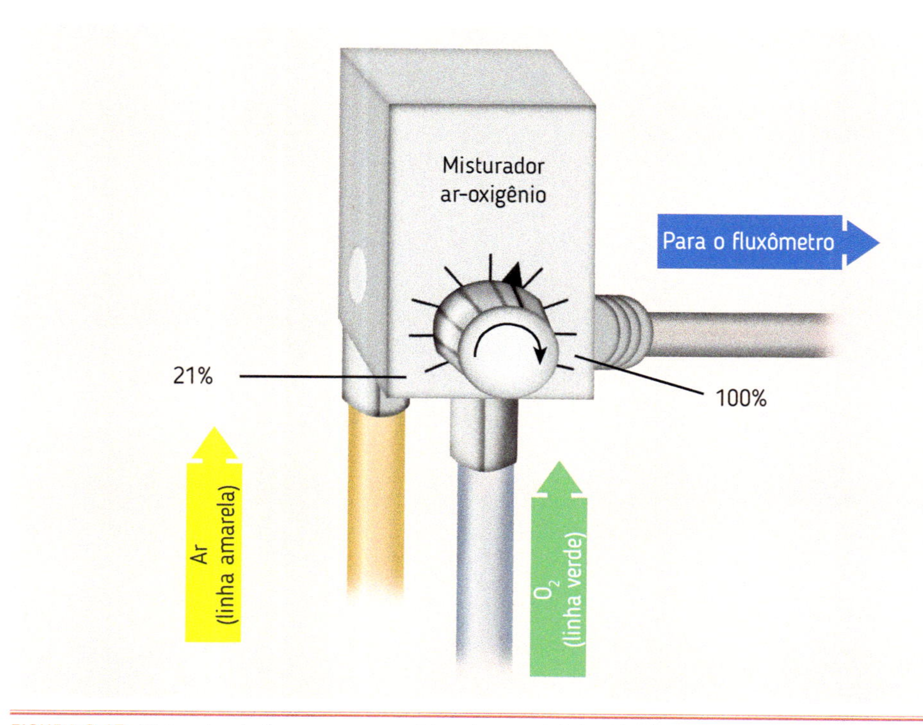

FIGURA 2.17. Misturador de O_2 e ar com um misturador ar-oxigênio (Blender).
Fonte: Acervo do autor.

Os sistemas utilizando **bolsas autoinfláveis** fornecem fluxos intermitentes através da compressão manual de uma bolsa. O procedimento dependerá da manobra realizada pelo reanimador na bolsa, o qual poderá fornecer pressões variáveis e, consequentemente, volumes correntes também variáveis, particularmente devido ao fato de que existem diversos volumes (variam de 220-500 ml para pacientes no período neonatal) nas bolsas nesses sistemas. Devido a esse fato, é comum a aplicação de volumes correntes suprafisiológicos, que podem ocasionar lesão pulmonar iatrogênica. As bolsas autoinfláveis podem ser utilizadas em conjunto com válvulas de PEEP, entretanto o processo de esterilização desses sistemas pode determinar mau funcionamento nessas válvulas e diminuir significantemente sua confiabilidade (HARTUNG JC, et al., 2013). Os sistemas utilizando **peça -T** se tornaram o padrão aceito para utilização no suporte respiratório do RN na sala de reanimação, pois fornecem pressões de ventilação constante (pressão inspiratória positiva – PIP e PEEP), sendo sistemas robustos e relativamente fáceis de serem utilizados mesmo por pessoas inexperientes (Figura 2.18).

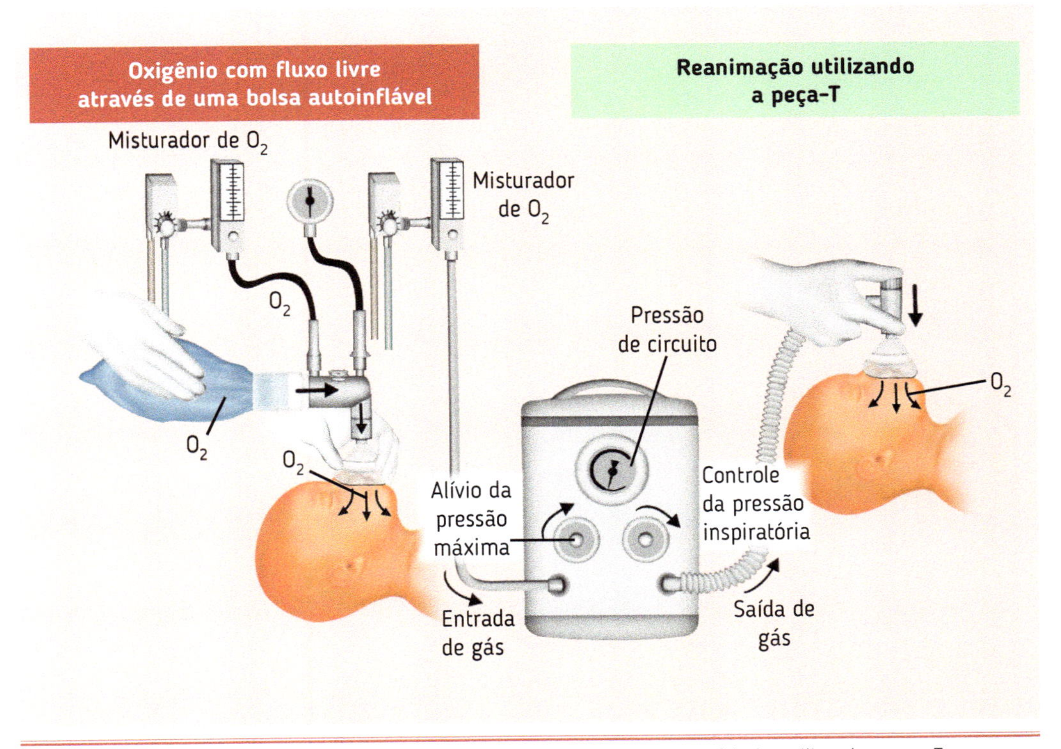

FIGURA 2.18. Demonstração do fornecimento de oxigênio através de bolsa autoinflável e utilizando a peça-T.
Fonte: Acervo do autor.

Diversos outros adjuntos da via aérea são disponíveis para suporte respiratório não invasivo, fornecendo uma alternativa à intubação traqueal do RN, incluindo a máscara laríngea (ROEHR C, et al., 2018) (Quadro 2.3). Esta pode ser utilizada para fornecer surfactante exógeno sem a necessidade de intubação traqueal.

Quadro 2.3. Sistemas utilizados para o suporte respiratório na sala de reanimação neonatal: vantagens e desvantagens		
Sistema com bolsa autoinflável	• Fornecimento de ar independentemente da fonte de gás • Pequeno, fácil e rápido para alterar a pressão da ventilação aplicada • Relativamente barato • Fácil para transportar e armazenar	• Não tão confiável para fornecer as pressões de ventilação (PIP e PEEP) • Não pode ser utilizado para fornecer insuflação pulmonar sustentada • Necessita de treinamento contínuo para guiar o fornecimento das pressões de ventilação • Dificuldade de umidificação dos gases respiratórios
Sistema com peça-T	• Fornece pressões de ventilação constantes (PIP e PEEP) • Possibilita o fornecimento de insuflação pulmonar sustentada • Robusto • Relativamente fácil de utilizar mesmo em mãos inexperientes	• Dependente da fonte externa de gás • Custo relativamente moderado
Aparelho de VPM	• Fornece pressões de ventilação constantes (PIP e PEEP) • Possibilita o fornecimento de insuflação pulmonar sustentada • Umidificação e aquecimento fáceis	• Custo elevado • Necessita de fonte elétrica e dos gases medicinais • Risco de ventilação prolongada e de lesão pulmonar induzida pelo aparelho de VPM
Máscara facial	• A adaptação adequada da máscara melhora a ventilação	• Tamanho da máscara frequentemente inadequado
Pronga nasal	• Boa para utilização de CPAP com pronga binasal	• Desafio para fixação • Risco de obstrução, deslocamento e trauma nasal
Cânula de Guedel	• Potencialmente útil para manter a via aérea patente	• Desafio para fixação, deslocamento frequente
Máscara laríngea	• Fornecimento bom da PIP e Volume corrente (VC) • Fácil de utilizar e de inserir	• Disponível apenas para RN > 1200 g

Fonte: Adaptado de Roehr C, et al., 2018.

As diretrizes internacionais recomendam, para a estabilização da respiração do RN, a utilização de suporte respiratório não invasivo. O emprego de suporte respiratório não invasivo imediatamente após o nascimento é fornecido através de uma máscara facial adaptada a um sistema de ventilação com pressão controlada. Surgem novas evidências de que a utilização de máscara laríngea pode trazer benefícios também nesse cenário de suporte respiratório na sala de reanimação.

Para facilitar a transição neonatal e a adaptação pós-natal, existem várias intervenções (VENTO M, et al., 2015) (Figura 2.19) que podem ser consideradas, como:

- Manutenção de temperatura corpórea adequada.

- Clampeamento do cordão após 30-60 segundos. Se o RN necessitar de ressuscitação, realizar a ordenha do cordão 4 vezes.

Caso o RN apresente respiração espontânea em CPAP utilizando máscara facial ou pronga nasal e o esforço respiratório não seja suficiente para obter uma CRF adequada, indicar a utilização de VPP com o emprego de PEEP. A utilização de insuflação pulmonar sustentada ainda é sujeita a debate e não deve ser utilizada de rotina.

Nos pacientes que não respiram espontaneamente, fornecer incialmente VPP + PEEP. Casos estas não sejam suficientes, considerar a possibilidade de empregar a intubação traqueal.

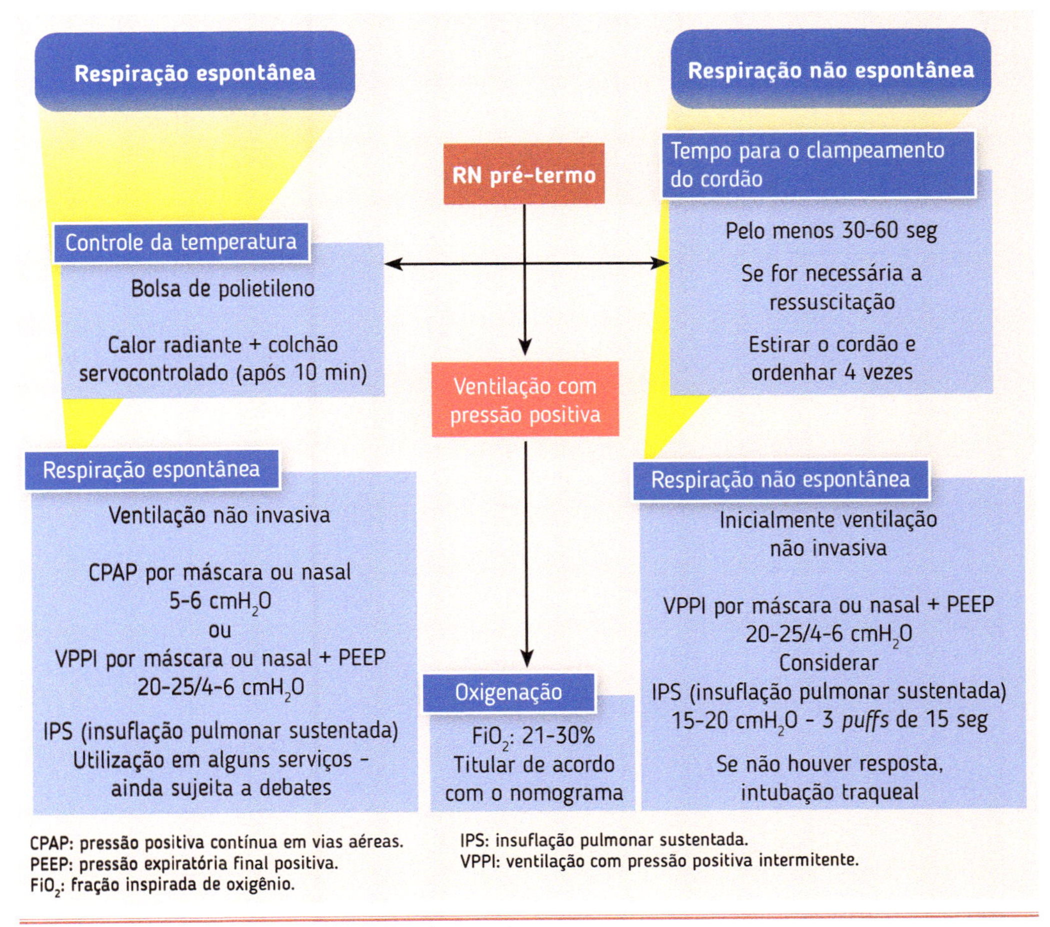

FIGURA 2.19. Intervenções no RN pré-termo após o nascimento.
Fonte: Adaptado de Vento M, et al., 2015.

Reanimação do recém-nascido pré-termo nos primeiros 60 minutos de vida

A adaptação do RN pré-termo é um processo complexo e necessita de intervenções de cuidadores de saúde treinados, e a base do sucesso é fornecer uma ventilação pulmonar adequada. O recrutamento alveolar e a obtenção de uma CRF adequada são essenciais para uma boa troca gasosa, caso seja necessário utilizar ventilação não invasiva, além de titular a oxigenoterapia de acordo com a saturação de oxigênio.

Os cuidados de ressuscitação nessa hora de ouro incluem intervenções que objetivam melhor evolução a longo prazo do RN pré-termo, especialmente o prematuro extremo e o RN de muito baixo peso (SHARMA D, 2017) (Figura 2.20).

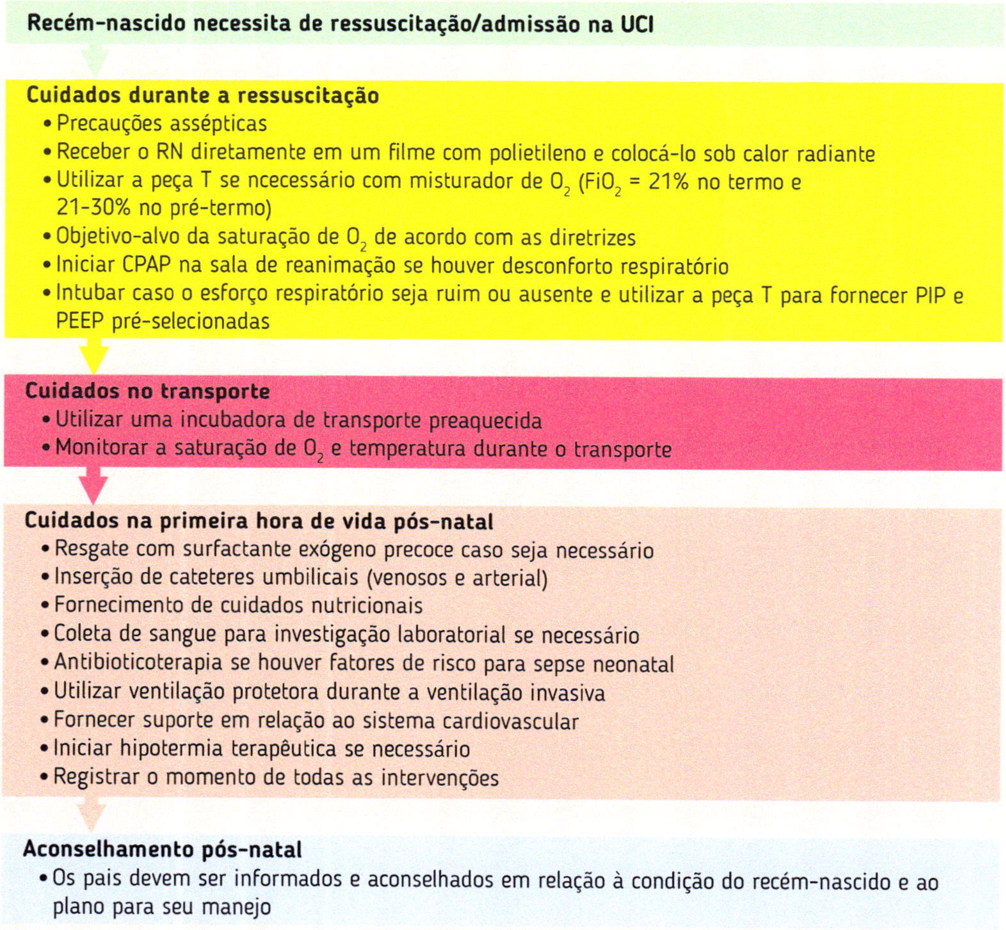

Recém-nascido necessita de ressuscitação/admissão na UCI

Cuidados durante a ressuscitação
- Precauções assépticas
- Receber o RN diretamente em um filme com polietileno e colocá-lo sob calor radiante
- Utilizar a peça T se ncecessário com misturador de O_2 (FiO_2 = 21% no termo e 21-30% no pré-termo)
- Objetivo-alvo da saturação de O_2 de acordo com as diretrizes
- Iniciar CPAP na sala de reanimação se houver desconforto respiratório
- Intubar caso o esforço respiratório seja ruim ou ausente e utilizar a peça T para fornecer PIP e PEEP pré-selecionadas

Cuidados no transporte
- Utilizar uma incubadora de transporte preaquecida
- Monitorar a saturação de O_2 e temperatura durante o transporte

Cuidados na primeira hora de vida pós-natal
- Resgate com surfactante exógeno precoce caso seja necessário
- Inserção de cateteres umbilicais (venosos e arterial)
- Fornecimento de cuidados nutricionais
- Coleta de sangue para investigação laboratorial se necessário
- Antibioticoterapia se houver fatores de risco para sepse neonatal
- Utilizar ventilação protetora durante a ventilação invasiva
- Fornecer suporte em relação ao sistema cardiovascular
- Iniciar hipotermia terapêutica se necessário
- Registrar o momento de todas as intervenções

Aconselhamento pós-natal
- Os pais devem ser informados e aconselhados em relação à condição do recém-nascido e ao plano para seu manejo

FIGURA 2.20. Proposição para o cuidado do RN pré-termo e de termo durante os primeiros 60 minutos de vida.
Fonte: Adaptado de Sharma D, 2017.

Os profissionais que realizarão os cuidados de saúde no nascimento dos RNs pré-termo têm papel fundamental na implementação da hora de ouro, devendo ser realizada antes do nascimento uma avalição de *checklist*. Os estudos até o momento têm demonstrado resultados positivos na implementação da hora de ouro, apesar de existirem dúvidas a respeito da implementação adequada desse conceito (MCGRATH JM, 2012).

Os RNs pré-termo, por questões fisiológicas, têm dificuldade para aerar os pulmões após o nascimento. Uma metanálise de pesquisas randomizadas comparou o suporte respiratório não invasivo na sala de reanimação com a utilização de CPAP *versus* a intubação traqueal e a ventilação, demonstrando que a CPAP foi associada à diminuição do risco de DBP ou óbito (SUBRAMANIAM P, et al., 2016). A manutenção de um volume pulmonar adequado, de maneira rápida, pode diminuir o risco de DBP, e a insuflação pulmonar sustentada (IPS) parece benéfica em modelos animais (TE PAS AB, et al., 2009; SOBOTKA KS, et al., 2011). O Conselho Europeu de Ressuscitação recomenda 5 ou mais insuflações com duração de 2-3 segundos se o RN apresenta apneia ou "*gasping*" na sala de reanimação (WYLLIE J, et al., 2015). Entretanto, a Academia Americana do Coração recomenda mais pesquisas e dados para sua aplicação (WYCKOFF MH, et al., 2015). Uma pesquisa recente avaliou a aplicação de insuflação sustentada comparativamente à VPP intermitente em uma pesquisa clínica randomizada (Estudo SAIL) (KIRPALANIM H, et al., 2019) em RNs pré-termos extremos, concluindo que não houve diminuição do risco de DBP ou de óbito com 36 semanas de idade pós-menstrual. Portanto, a partir desses achados não existem evidências para a utilização da IPS em RNs pré-termo. Outra pesquisa sugere avaliar as compressões torácicas durante a insuflação sustentada em RNs na vigência de ressuscitação cardiopulmonar com uma relação compressão: ventilação de 3:1 (SCHMOLZER GM, 2019), desde que pesquisas clínicas randomizadas com métodos alternativos na parada cardiorrespiratória do RN não têm sido realizados. Recentemente, Hunt KA, et al. (2019) utilizaram a insuflação sustentada por 15 segundos, comparativamente a 5 insuflações repetidas com duração de 2-3 segundos, para estabilização de RN pré-termo (< 34 semanas de gestação) na sala de reanimação, concluindo que esta estava associada à menor duração da VPM nas primeiras 48 horas após o nascimento.

Na Figura 2.21 demonstramos o manejo dos RNs de muito baixo peso na sala de reanimação, enumerando o passo a passo com as recomendações atuais existentes na literatura.

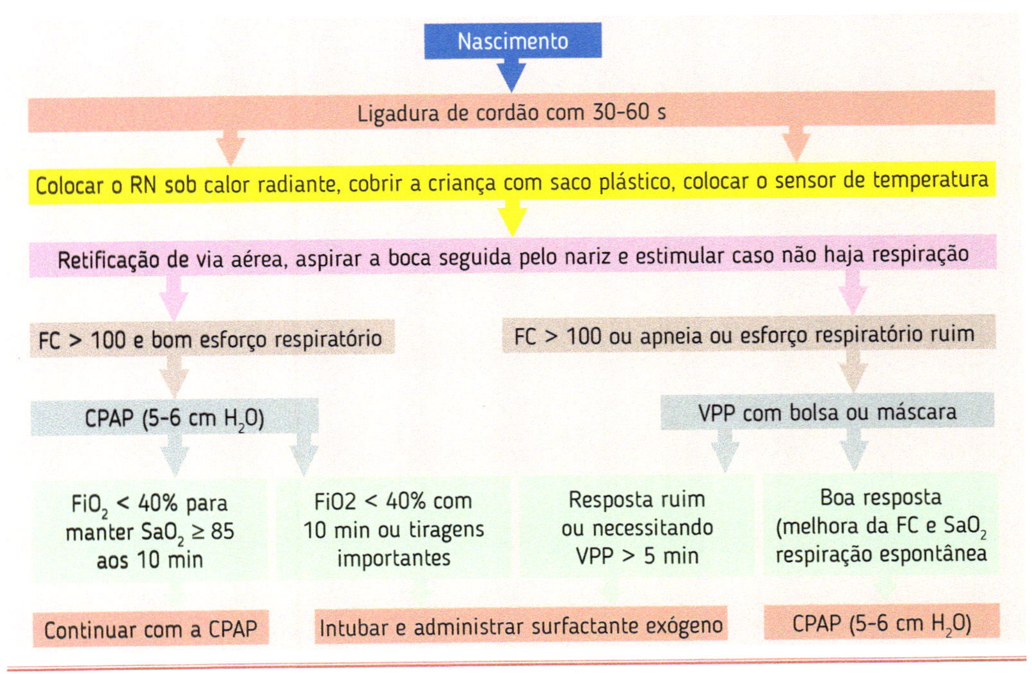

FIGURA 2.21. Manejo de RNs de muito baixo peso na sala de reanimação.
Fonte: Adaptado de Rajiv PK, et al., 2018.

Observe-se que existe a indicação de uso de CPAP = 5-6 cm/H_2O nos RNs de muito baixo peso com FC > 100 bpm e com esforço respiratório, e a indicação de intubação traqueal e administração de surfactante exógeno quando o RN necessita de $FiO_2 > 0,4$ com 10 minutos de vida, ou se apresenta com tiragens importantes. Caso o RN evolua com uma necessidade $FiO_2 < 0,4$ mantendo uma saturação ≥ 85% com 10 minutos de vida, continuar com o uso da CPAP.

VENTILAÇÃO NA SALA DE REANIMAÇÃO

Para os RNs que não apresentem respiração espontânea ou que apresentem frequência cardíaca abaixo de 100 bpm, deve-se aplicar VPP, seguindo os passos abaixo:

- Colocar o RN em posição supina. Considerar a colocação de um pequeno rolo de toalha sob os ombros para prevenir a flexão do pescoço.
- Manter o pescoço na posição neutra, aplicando uma máscara de tamanho apropriado na face da criança. Utilizar uma ou duas mãos para sustentá-la de modo adequado.
- Iniciar a VPP:
  - Insuflar os pulmões com 20 cmH_2O de pressão. As primeiras respirações podem necessitar de pressão mais elevada (30 cmH_2O). A PEEP (5 cmH_2O) ajuda a estabelecer e manter a CRF.
  - A frequência da ventilação é de 40-60 rpm.
  - Existe evidência de hipoplasia pulmonar, hérnia diafragmática congênita, embolia pulmonar ou choque hemorrágico/séptico?
  - Iniciar a ventilação com 21% de O_2 para RN de termo e 21-30% para RN < 35 semanas de gestação.
  - Avaliar a oxigenação utilizando a oximetria de pulso pré-ductal (mão direita), ajustando a concentração de O_2 de acordo com as saturações-alvo de O_2.

Um dos procedimentos básicos da ressuscitação neonatal consiste na insuflação e na ventilação dos pulmões do RN. O fornecimento de VPP é uma intervenção fundamental durante a ressuscitação (WYCKOFF MH, et al., 2015; WEINER GM, 2016). A insuflação pulmonar efetiva pela VPP é demonstrada pelos movimentos torácicos, assim como pelo aumento da frequência cardíaca. Quando existe a necessidade de VPP, os passos seguintes são determinados pela avaliação da frequência cardíaca (Figura 2.22).

Os métodos de avaliação da frequência cardíaca incluem a ausculta e a utilização da oximetria de pulso e do monitor cardíaco.

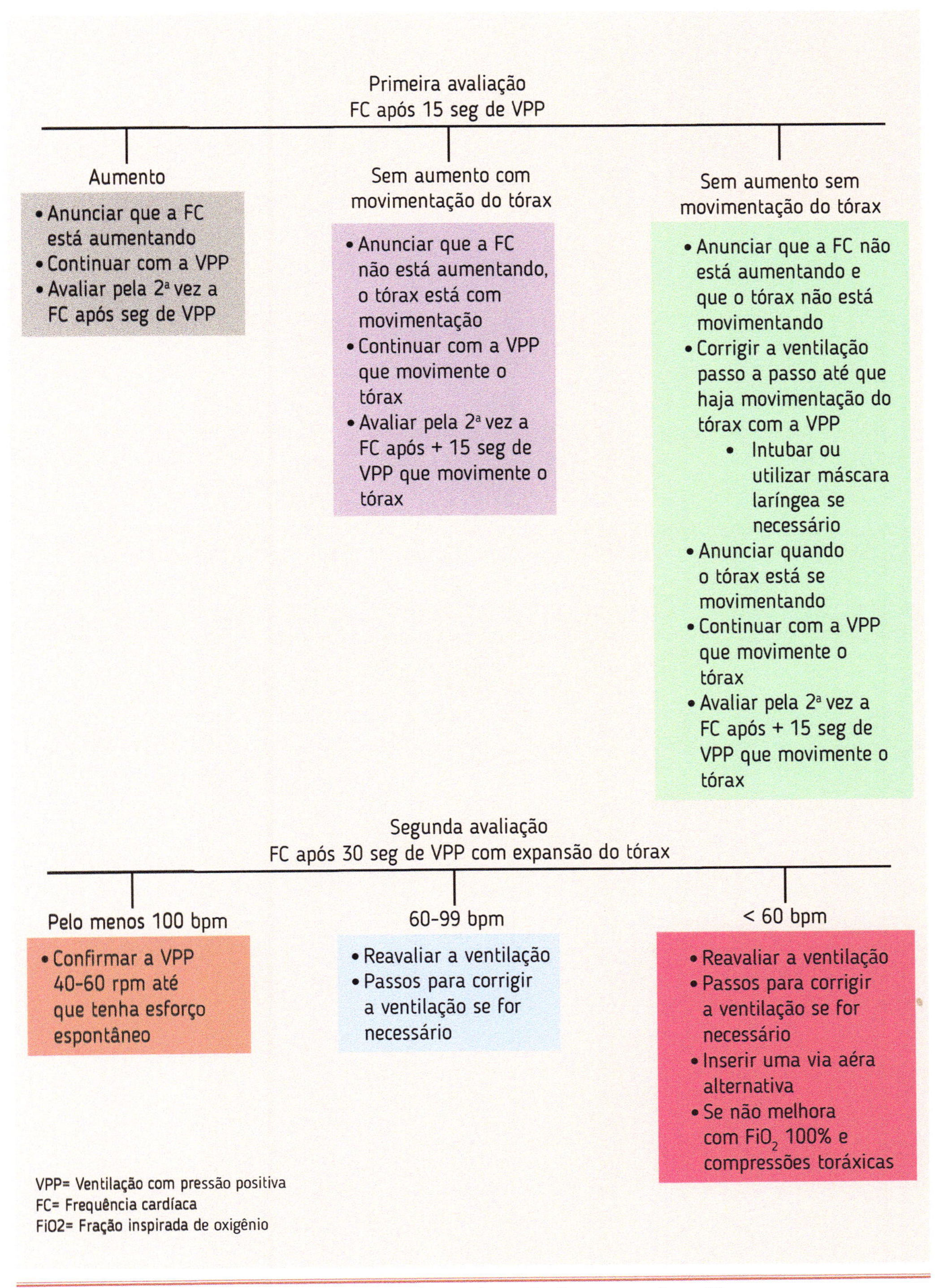

FIGURA 2.22. Avaliação da frequência cardíaca e utilização de ventilação com pressão positiva.
Fonte: Adaptado de Weiner GM, 2016, p. 84.

Caso a frequência cardíaca não aumente e não haja movimentação do tórax após 15 segundos de VPP, deve-se iniciar os passos relacionados à correção da ventilação (regra mnemônica MR. SOPA) (Quadro 2.4).

Quadro 2.4. Seis passos para corrigir a ventilação: MR. SOPA	
Passos para correção	**Ações**
M: ajuste da máscara	Reaplicar a máscara
R: reposicionamento da via aérea	Colocar a cabeça em posição neutra ou levemente estendida
Tentar a VPP por várias respirações e reavaliar o movimento do tórax	
S: aspiração da boca e nariz	Utilizar uma seringa com bulbo ou cateter de aspiração
O: abertura da boca	Abrir a boca e realizar manobra de elevação da mandíbula
Tentar a VPP por várias respirações e reavaliar o movimento do tórax	
P: aumento da pressão	Aumentar a pressão em incrementos de 5-10 cmH_2O até o máximo de 30 cmH_2O para o RN de termo
Tentar a VPP por várias respirações e reavaliar o movimento do tórax	
A: via aérea alternativa	Colocar uma máscara laríngea ou tubo intratraqueal
Tentar a VPP e avaliar o movimento do tórax e os sons respiratórios	

Fonte: Adaptado de Weiner GM, 2016.

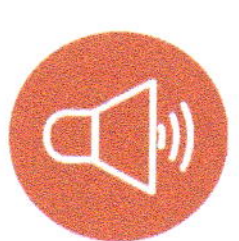

Nenhum passo adicional, como compressão torácica e medicação, deve ser realizado durante uma ventilação efetiva com movimentação do tórax por 30 segundos. A VPP deve ser descontinuada antes dos 30 segundos se a criança apresentar respiração espontânea e a frequência cardíaca for > 100 bpm.

Ao comparar as intervenções na sala de reanimação de acordo com a frequência, as recomendações estão demonstradas na Figura 2.23 (VENTO M, et al., 2010).

Os RNs devem ser colocados em ambiente aquecido. Evitar a aspiração como regra geral, ajustar as pressões positivas fornecidas, fornecer o mínimo de oxigênio para obter a estabilização sem causar estresse oxidativo e aplicar todas as tecnologias disponíveis antes de realizar o transporte para a UTI neonatal.

Intubação traqueal

A intubação traqueal está indicada durante a ressuscitação do RN em algumas situações:

- quando existe a presença de mecônio espesso em um RN não vigoroso (ativo);
- caso haja necessidade de VPP prolongada devido a doença pulmonar subjacente;
- nos casos de prematuridade extrema e de necessidade de administração de surfactante exógeno;
- caso se torne necessário realizar compressões torácicas;
- na suspeita de hérnia diafragmática, objetivando prevenir a distensão abdominal

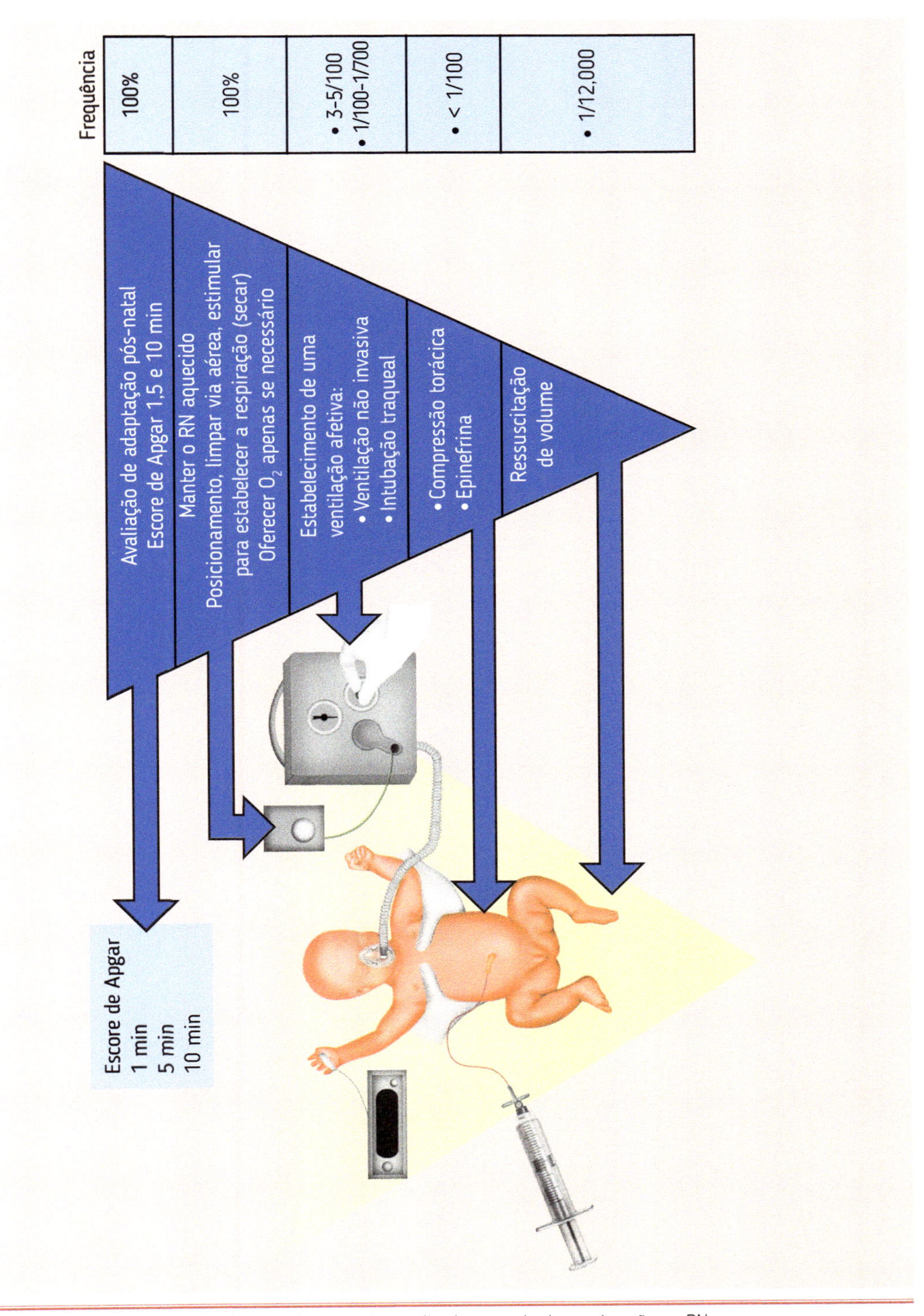

FIGURA 2.23. Frequência de diferentes intervenções realizadas na sala de reanimação no RN.
Fonte: Adaptado de Vento M, et al., 2010.

Todos os itens necessários para a ressuscitação devem estar disponíveis com acesso fácil pelos membros da equipe. Os tamanhos adequados dos tubos intratraqueais estão colocados na Tabela 2.3.

Tabela 2.3. Seleção adequada dos tamanhos dos tubos intratraqueais

Tamanho do tubo intratraqueal (DI mm)	Peso	Idade gestacional
2,5	< 1.000 g	< 28 semanas
3,0	1.000-2.000 g	28-34 semanas
3,5	2.000-3.000 g	34-38 semanas
3,5-4,0	> 3.000 g	> 38 semanas

DI: diâmetro interno.
Fonte: Adaptado de Whitaker KB, et al., 2015.

Deve-se utilizar uma lâmina de tamanho 1 para a intubação traqueal de RNs de termo e uma lâmina 0 para RNs prematuros. Quando da intubação traqueal, as pressões para aspiração das vias aéreas devem estar selecionadas entre 80-100 mmHg para minimizar o risco de complicações.

O RN é preparado para a intubação traqueal sendo colocado na posição supina ou com leve extensão do pescoço (Figura 2.24).

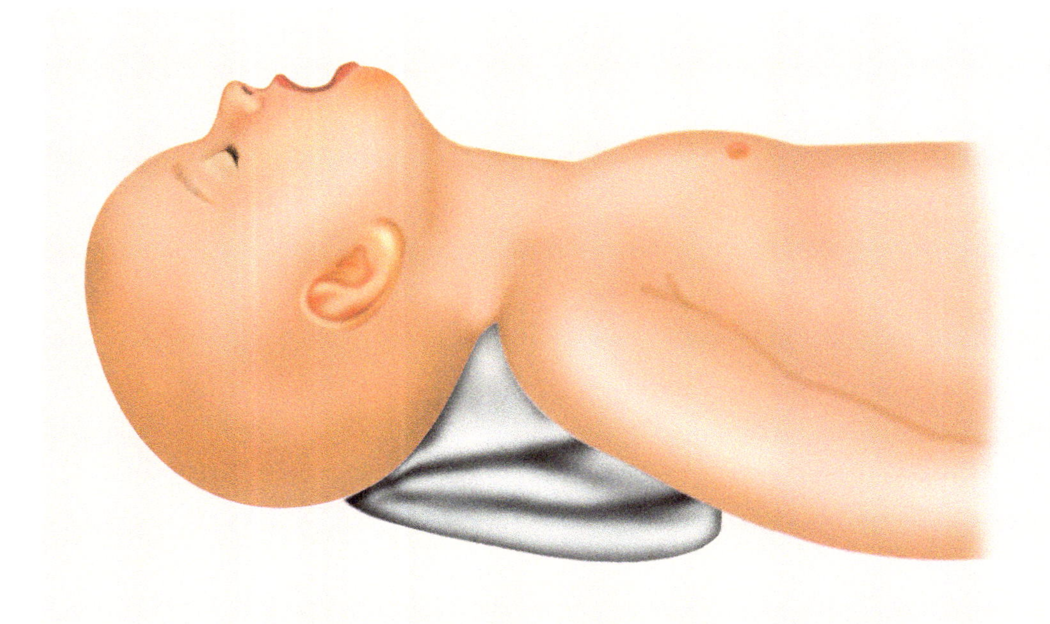

FIGURA 2.24. Elevação dos ombros para abertura e extensão da via aérea.
Fonte: Adaptado de Whitaker KB, et al., 2015.

A sequência rápida de intubação traqueal nunca é indicada imediatamente após o nascimento.

Para a leve extensão do pescoço, pode-se utilizar um rolo de toalha sob os ombros. Inserir a lâmina no lado direito da boca, desviando a língua para a esquerda. A seguir, a lâmina é levantada para cima e para a frente a partir da base da boca, para visualizar a abertura da glote, de acordo com a Figura 2.25.

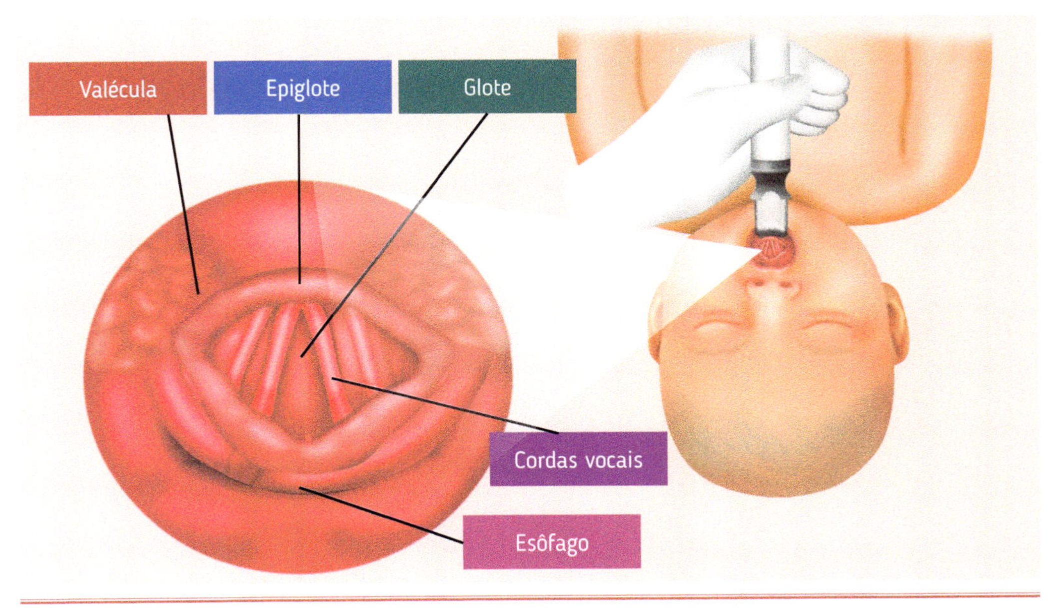

FIGURA 2.25. Visão, através do laringoscópio, da abertura da glote e da aérea epiglótica.
Fonte: Adaptado de Whitaker KB, et al., 2015.

A intubação traqueal deve ser realizada apenas por um médico treinado para o procedimento (habitualmente o líder da ressuscitação cardiorrespiratória). O procedimento deve ser interrompido caso ocorra bradicardia grave e/ou dessaturação, devendo-se, a seguir, providenciar a ventilação e a oxigenação para que haja retorno da frequência cardíaca e da saturação de oxigênio aos limites de normalidade.

As tentativas de intubação devem ser limitadas a 30 segundos para minimizar a hipóxia. Caso a intubação seja realizada para a remoção de mecônio, lembrar de minimizar o tempo de aspiração da via aérea. Se caso o mecônio for removido na primeira tentativa, não reintubar o paciente.

Os RNs que nascem com fluido amniótico apresentando mecônio e que se mostram vigorosos ao exame físico (apresentam esforço respiratório e tônus muscular normais) devem seguir os cuidados de rotina. Caso o RN não esteja em condição clínica vigorosa (depressão dos esforços respiratórios e tônus muscular ruim), realizar os passos iniciais da ressuscitação. Não se recomenda de rotina a intubação traqueal para aspiração no RN não vigoroso, e a

VPP deve ser iniciada se a criança não respira ou apresenta frequência cardíaca < 100bpm após serem completados os passos iniciais.

Os objetivos do suporte respiratório são:

- manter a capacidade residual funcional (CRF) fornecendo um volume corrente (4-6 ml/kg) e uma ventilação-minuto adequados;
- diminuir o trabalho respiratório;
- evitar episódios de apneia;
- evitar a ventilação invasiva utilizando sistemas de ventilação não invasiva.

O sistema respiratório pode ser mantido por meio da utilização, na sala de reanimação, de CPAP, oxigênio umidificado aquecido com acoplamento de misturador de ar-oxigênio, uso de ressuscitação utilizando a peça-T para o fornecimento de PEEP e PIP, terapêutica de resgate precoce com surfactante exógeno e utilização de estratégias de ventilação gentis, evitando sempre a possibilidade de hipóxia e hiperóxia.

Reanimação neonatal: falha na resposta do RN

Caso o RN não responda às medidas de ressuscitação, examinar a criança, assegurar a ventilação e a compressão torácica efetivas, realizar a intubação traqueal, caso não tenha sido feita, e a seguir solicitar um raio X de tórax. Avaliar cada um dos itens seguintes:

- O tubo intratraqueal está no esôfago?
- Existe extravasamento de gás no sistema respiratório ou alguma desconexão?
- A via aérea está obstruída?
- Existe pneumotórax hipertensivo?
- Existe derrame pleural ou pericárdico?
- Existe evidência de hipoplasia pulmonar, hérnia diafragmática congênita, embolia pulmonar ou choque hemorrágico/séptico?

Reanimação neonatal: considerações especiais

Nem todos os casos seguem as mesmas sequências de reanimação apresentadas anteriormente. Existem situações em que devem ser consideradas ações especiais, conforme as descritas a seguir:

- Hérnia diafragmática congênita (desconforto respiratório, abdome escavado, presença de alças intestinais acima do diafragma ao raio X de tórax):
  - evitar ventilação prolongada utilizando máscara facial;
  - intubar imediatamente a traqueia e colocar uma sonda orogástrica larga para prevenir a distensão gasosa do intestino herniado.
- Gastrosquise (evisceração do intestino através de um defeito da parede abdominal sem a presença de um saco protetor):
  - cobertura do intestino com uma gaze embebida em solução salina a 0,9% e posteriormente com uma bolsa plástica;
  - evitar tocar no intestino;
  - colocação de uma sonda nasogástrica para descompressão.

- Onfalocele (evisceração do intestino através de um defeito da parede abdominal com a presença de um saco protetor):
  - cobertura do intestino com uma gaze embebida em solução salina a 0,9% e posteriormente com uma bolsa plástica;
  - evitar tocar o intestino;
  - colocação de uma sonda nasogástrica para descompressão.
- Atresia de coanas (desconforto respiratório, impossibilidade de passar uma sonda nasogástrica).
  - Intubação intratraqueal, caso o desconforto respiratório seja grave.

Descontinuação ou suspensão da ressuscitação do recém-nascido

É uma questão difícil a avaliação para suspender os cuidados de ressuscitação, porém existem tempos adequados para interromper os esforços respiratórios (DRAPER ES, et al., 2003; JAIN L, et al., 1991; HADDAD B, et al., 2000). Em RN sem esforço respiratório ou pulso após 10 minutos de ressuscitação, existe aumento do risco de óbito e de acometimento neurológico grave. Várias anomalias congênitas, como a anencefalia e a trissomia do cromossomo 13, também são incompatíveis com a vida. Nessas circunstâncias, a decisão de suspender as medidas de ressuscitação deve ser discutida com os pais ou responsáveis, e essa questão deve ser conduzida por médicos experientes, que tenham condição de explicar e orientar sobre o prognóstico do RN.

CONCLUSÕES

É essencial realizar uma reunião de avaliação para uma boa ressuscitação neonatal e se antecipar às questões antes do nascimento do RN. A equipe deve contar um líder, que fornecerá os cuidados relacionados às vias aéreas respiratórias, e com assistentes médicos, que prestarão os cuidados relacionados à monitoração e, caso seja necessária, à utilização de medicações. Utilizar oxigênio: no RN de termo e pré-termo com idade gestacional > 32 semanas, com FiO2 de 21%; no RN pré-termo entre 28-32 semanas de idade gestacional, com FiO2 de 21-30%; no RN pré-termo < 28 semanas, utilizar FiO2 de 30%, titulando a FiO2 de acordo com a saturação de pulso de oxigênio e a resposta da frequência cardíaca; iniciar suporte respiratório com ventilação não invasiva (via nasal ou por máscara).

Acessando o conteúdo deste QR code você ouvirá orientações do autor sobre este capítulo.

REFERÊNCIAS

- American Academy of Pediatrics and American Heart Association; 2016. p.244.
- Wyckoff MH, Aziz K, Escobedo MB et al. Part 13: neonatal resuscitation: 2015 American Heart Association guidelines update for cardiopulmonary resuscitation and emergency cardiovascular care. Circulation. 2015;132(18 suppl 2):S543-60.
- Atasay B, Ergun H, Okulu E, et al. The association between cord hormones and transient tachypnea of newborn in late preterm and term neonates who were delivered by cesarean section. J Matern Fetal Neonatal Med. 2013;26(9):877-80.
- Cordes TM. The transitional and neonatal heart and cardiovascular system. In: Alboliras ET, Hijazi ZM, Lopez L, et al. (eds.). Visual guide to neonatal cardiology. 1st ed. John Wiley & Sons Ltda.; 2018, p.48-52.
- Dammann JF Jr, Muller WH Jr. The role of the pulmonary vascular bed in congenital heart disease. Pediatrics. 1953;12(3:1):307-25.
- Danilowicz DA, Rudolf AM, Hoffman JI et al. Physiologic pressure differences between main and branch pulmonary arteries in infants. Circulation. 1972;45(2):410-9.
- Dawes GS. Birth asphyxia, resuscitation, brain damage. In: Fetal and neonatal physiology. Chicago: Year Book Medical Publishers; 1968.
- Donnelly L, Campling G. Functions of the placenta. Anaesthesia and Intensive Care Med. 2019;1-5.
- Draper ES, Manktelow B, Field DJ, James D. Tables for predicting survival for preterm births are updated. BMJ. 2003;327(7419):872.
- Ersdal HL, Singhal N. Resuscitation in resource-limited settings. Semin Fetal Neonatal Med. 2013;18(6):373-8.
- Foglia EE, Te Pas AB. Effective ventilation: the most critical intervention for successful delivery room resuscitation. Semin Fetal Neonatal Med. 2018;23(5):340-6.
- Foster JP, Dawson JA, Davis PG, et al. Routine oro/nasopharyngeal suction versus no suction at birth. Cochrane Database Syst Rev. 2017;4:CD010332.
- Gill CJ, Phiri-Mazala G, Guerina NG, et al. Effect of training traditional birth attendants on neonatal mortality (Lufwanyama Neonatal Survival Project): randomized controlled study. BMJ. 2011; 342:d346.
- Goldsmith JP. Overview and initial management of delivery room resuscitation. In: Martin RJ, Fanaroff AA, Walsh MC, et al. (eds). Fanaroff and Martin's neonatal-perinatal medicine: diseases of the fetus and infant. 10th ed. Elsevier; 2015. p.460-70.
- Haddad B, Mercer BM, Livingston JC, et al. Outcome after successful resuscitation of babies born with Apgar scores of 0 at both 1 and 5 minutes. Am J Obstet Gynecol. 2000;182(5):1210-4.
- Hartung JC, Schmolzer G, Schmalisch G, et al. Repeated termo-sterilisation further affects the reliability of positive end-expiratory pressure valves. J Paediatr Child Health. 2013;49:741-5.
- Helve O, Pitkänen O, Janér C, et al. Pulmonary fluid balance in the human newborn infant. Neonatology. 2009;95(4):347-52.
- Hunt KA, Ling R, White M, et al. Sustained inflations during delivery suite stabilisation in prematurely-born infants: a randomised trial. Early Hum Dev. 2019;130:17-21.
- Jain L, Ferre C, Vidyasagar D, et al. Cardiopulmonary resuscitation of apparently stillborn infants: survival and long-term outcome. J Pediatr. 1991;118(5):778-82.
- Katheria A, Hosono S, El-Naggar W. A new wrinkle: umbilical cord management (how, when, who). Semin Fetal Neonatal Med. 2018;23(5):321-6.
- Kirpalani H, Ratcliffe SJ, Keszler M, et al. Effect of sustained inflations vs intermittent positive pressure ventilation on bronchopulmonary dysplasia or death among extremely preterm infants: The SAIL Randomized Clinical Trial. JAMA, 2019;321(12):1165-75.

- Kither H, Monaghan S. Intrauterine fetal resuscitation. Anaesthesia and Intensive Care Med. 2019; 1-4.Lakshminrusimha S. The pulmonary circulation in neonatal respiratory failure. Clin Perinatol. 2012;39(3):655-83.
- Lakshminrusimha S, Saugstad OD. The fetal circulation, pathophysiology of hypoxemic respiratory failure and pulmonary hypertension in neonates, and the role of oxygen therapy. J Perinatol. 2016;36(S2):S3-S11.
- Lara-Cantón I, Solaz A, Parra-Llorca A, et al. Optimal inspired fraction of oxygen in the delivery room for preterm infants. Children (Basel). 2019;6(2):29.
- Lee AC, Cousens S, Wall SN et al. Neonatal resuscitation and immediate newborn assessment and stimulation for the prevention of neonatal deaths: a systematic review, meta-analysis and Delphi stimulation of mortality effect. BMC. 2011;11(Suppl 3):S12.
- Li R, Jia Z, Trush MA. Defining ROS in biology and medicine. React Oxyg Species (Apex). 2016;1(1):9-21.
- Mariani G, Dik PB, Ezquer A, et al. Pre-ductal and post-ductal O2 saturation in healthy term neonates after birth. J Pediatr. 2007;150(4):418-21.
- McGillick EV, Lee K, Yamaoka S, et al. Elevated airway liquid volumes at birth: a potential cause of transient tachypnea of the newborn. J Appl Physiol (1985). 2017;123(5):1204-13.
- McGrath JM. Is evidence-based practice routine in the golden hour? J Perinat Neonatal Nurs. 2012;26:109-11.
- Michel A, Lowe NK. The successful immediate neonatal transition to extrauterine life. Biol Res Nurs. 2017;19(3):287-94.
- Msemo G, Massawe A, Mmbando D, et al. Newborn mortality and fresh stillbirth rates in Tanzania after helping babies breathe training. Pediatrics. 2013;131(2):e353-60.
- O'Shea JE, Thio M, Owen LS, et al. Measurements from preterm infants to guide face mask size. Arch Dis Child Fetal Neonatal Ed. 2016;101(4):F294-8
- Perlman JM, Wyllie J, Kattwinkel J, et al. Part 7: Neonatal Resuscitation: 2015 International Consensus on Cardiopulmonary Resuscitation and Emergency Cardiovascular Care Science with Treatment Recommendations. Circulation. 2015;132(16 Suppl 1):S204-41.
- Phibbs RH. Delivery room management of the newborn. In: Avery G (ed.). Neonatology 3rd. Philadelphia: Lippincott; 1987:2015.
- Rajiv PK, Lakshminrusimha S, Vidyasagar D. Essentials of neonatal ventilation. 1st ed. India: Elsevier; 2018.
- Roehr CC, O'Shea JE, Dawson JA, et al. Devices used for stabilisation of newborn infants at birth. Arch Dis Child Fetal Neonatal Ed. 2018;103(1):F66-F71.
- Saugstad OD, Aune D, Aguar, M, et al. Systematic review and meta-analysis of optimal initial fraction of oxygen levels in the delivery room at ≤ 32 weeks. Acta Paediatr. 2014;103:744-51. Saugstad OD. Resuscitation of the newborn. In: Buonocore G et al. (eds). Neonatology. Springer International Publishing ASG part of Springer Nature; 2018. p.423-39.
- Schmölzer GM, Kamlin OC, O'Donnell CP, et al. Assessment of tidal volume and gas leak during mask ventilation of preterm infants in the delivery room. Arch Dis Child Fetal Neonatal Ed. 2010;95(6):F393-7.
- Schmölzer GM. Chest compressions during sustained inflation during cardiopulmonary resuscitation in newborn infants translating evidence from animal studies to the bedside. JACC Basic Transl Sci. 2019;4(1):116-21.
- Sharma D. Golden 60 minutes of newborn's life: Part 1: Preterm neonate. J Matern Fetal Neonatal Med. 2017;30(22):2716-27.
- Sharma D. Golden hour of neonatal life: need of the hour. Matern Health Neonatol Perinatol. 2017;3:16.

- Sharma D, Sharma P, Shastri S. Golden 60 minutes of newborn's life: Part 2: Term neonate. J Matern Fetal Neonatal Med. 2017;30(22):2728-33.
- Siew ML, Wallace MJ, Kitchen MJ, et al. Inspiration regulates the rate and temporal pattern of lung liquid clearance and lung aeration at birth. J Appl Physiol (1985). 2009;106(6):1888-95.
- Sobotka KS, Hooper SB, Allison BJ, et al. An initial sustained inflation improves the respiratory and cardiovascular transition at birth in preterm lambs. Pediatr Res. 2011;70(1):56-60.
- Subramaniam P, Ho JJ, Davis PG. Prophylactic nasal continuous positive airway pressure for preventing morbidity and mortality in very preterm infants. Cochrane Database Syst Rev. 2016 Jun 14;(6):CD001243.
- te Pas AB, Siew M, Wallace MJ, et al. Establishing functional residual capacity at birth: the effect of sustained inflation and positive end-expiratory pressure in a preterm rabbit model. Pediatr Res. 2009;65(5):537-41.
- Vento M, Moro M, Escrig R, et al. Preterm resuscitation with low oxygen causesless oxidative stress, inflammation, and chronic lung disease. Pediatrics. 2009;4.
- Vento M, Saugstad OD. Resuscitation of the term and preterm infant. Semin Fetal Neonatal Med. 2010;15(4):216-22.
- Vento M, Lista G. Managing preterm infants in the first minutes of life. Paediatr Respir Rev. 2015;16(3):151-6
- Wedgwood S, Steinhorn RH, Lakshminrusimha S. Optimal oxygenation and role of free radicals in PPHN. Free Radic Biol Med. 2019;142:97-106.
- Wachtel EV, Verma S, Mally PV. Update on the current management of newborns with neonatal encephalopathy. Curr Probl Pediatr Adolesc Health Care. 2019;49(7):100636.
- Weiner GM. Textbook of neonatal resuscitation. 7th ed. Village EG. American Academy of Pediatrics and American Heart Association; 2016.
- Whitaker K, Eberle P, Trujillo L. Techniques of resuscitation and stabilization of the neonatal patient. In: Whitaker K, Eberle P, Trujillo L. comprehensive perinatal and pediatric respiratory care. 4th ed. Cengage Learning; 2015. p.89-125.
- Wyllie J, Bruinenberg J, Roehr CC, et al. European Resuscitation Council Guidelines for Resuscitation 2015: Section 7. Resuscitation and support of transition of babies at birth. Resuscitation. 2015;95:249-63.
- Wyllie J, Perlman JM, Kattwinkel J, et al. Part 11: neonatal resuscitation: 2010 international consensus on cardiopulmonary resuscitation and emergency cardiovascular care science with treatment recommendations. Resuscitation. 2010;81:Se260–87 [Suppl 1].

3 VENTILAÇÃO NÃO INVASIVA: PRESSÃO POSITIVA CONTÍNUA E PRESSÃO POSITIVA INTERMITENTE EM VIAS AÉREAS NO RECÉM-NASCIDO

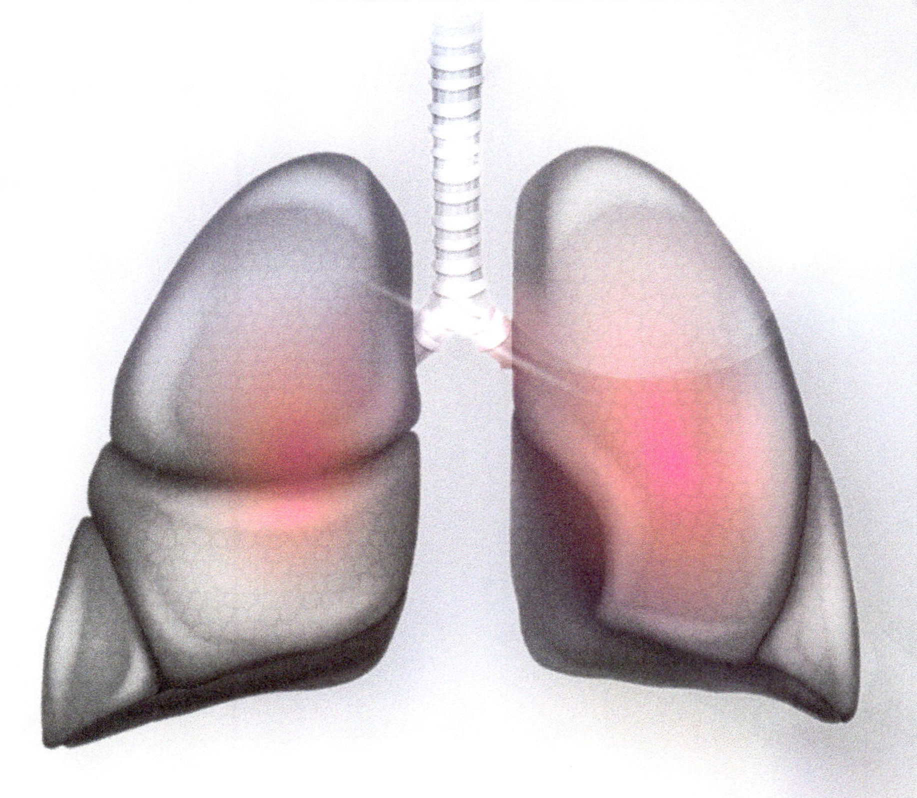

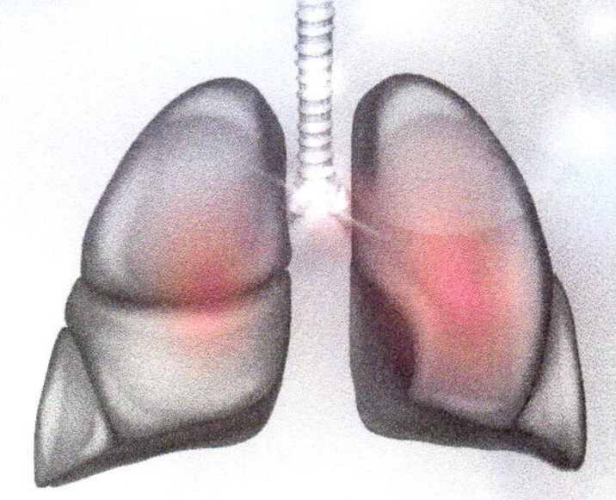

3 Ventilação Não Invasiva: Pressão Positiva Contínua e Pressão Positiva Intermitente em Vias Aéreas no Recém-Nascido

INTRODUÇÃO

Progressivamente, tem aumentado a utilização de suporte respiratório não invasivo com pressão positiva continua em vias aéreas (CPAP) e com o modo intermediário, ventilação com pressão positiva intermitente nasal (VPPIn) para manejo de RNs com falência respiratória e com o objetivo de diminuir o emprego da ventilação mecânica invasiva e, consequentemente, a lesão pulmonar induzida pela ventilação mecânica.

VENTILAÇÃO COM PRESSÃO POSITIVA CONTÍNUA EM VIAS AÉREAS

Nesta seção, você verá a fisiologia, a história e a aplicação da CPAP.

Fisiologia no emprego da pressão positiva contínua em vias aéreas

Uma função importante do suporte não invasivo é a possibilidade de fornecimento dos gases aquecidos (próximo da temperatura corpórea) e umidificados. Sem o aquecimento e a umidificação existe desconforto do paciente e maior possibilidade de lesão da mucosa nasal, bem como de lesão faríngea e da via aérea inferior.

Os recém-nascidos com desconforto respiratório frequentemente apresentam eventos obstrutivos que ocasionam dificuldade para desmame destes para o ar ambiente e a possibilidade de alta hospitalar.

A terapêutica habitual para apneia obstrutiva objetivando melhorar a patência da via aérea superior é o emprego de pressão positiva contínua nasal em vias aéreas (CPAPn), em níveis de 4-6 cmH_2O (MILLER MJ, et al., 1985).

A via aérea pequena do recém-nascido (RN) de muito baixo peso predispõe a obstrução e dificuldade de ventilação. Sabemos que a resistência ao fluxo de gás é inversamente proporcional à 5ª potência do raio na via aérea superior e à 4ª potência do raio, além da 5ª divisão bronquial.

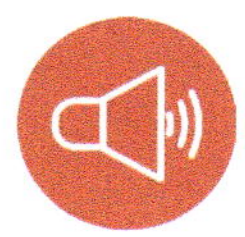

Quando se coloca um tubo intratraqueal, existe um aumento da resistência associado a maior trabalho respiratório, principalmente quando se utilizam cânulas de diâmetro interno muito pequenos (2,5-3 mm), comparativamente a lactentes maiores, crianças ou adultos, conforme a Figura 3.1.

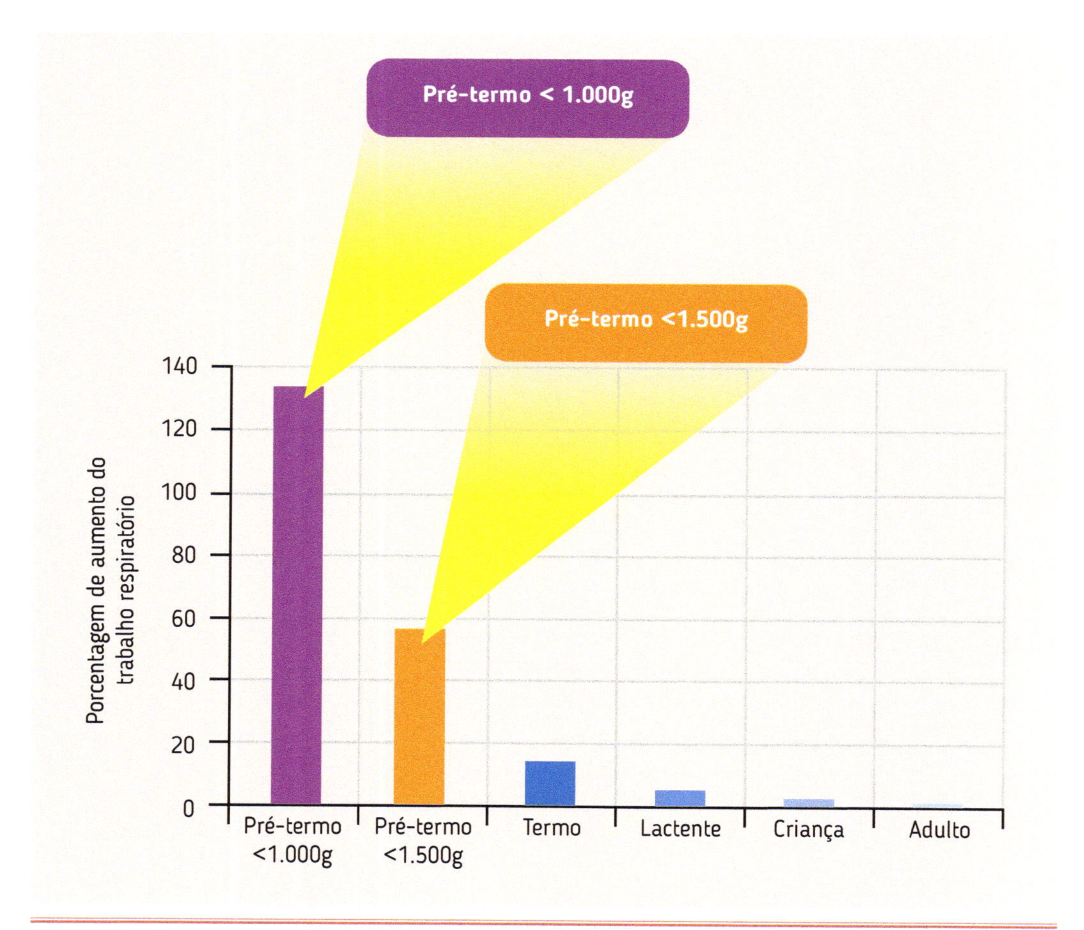

FIGURA 3.1. Alteração no trabalho respiratório após a colocação de um tubo intratraqueal de tamanho adequado em RNs de extremo baixo peso (< 1.000 g), pré-termo (< 1.500 g), de termo, crianças e adultos.
Fonte: Adaptado de Spaeth JP, et al, 1998.

As doenças que provocam estreitamento da via aérea (traqueobronquiomalácia, estenose traqueal etc.) estão associadas com diminuição do diâmetro e aumento da resistência ao fluxo de gás, que ocasionam um incremento do trabalho respiratório. A aplicação de pressão positiva contínua em vias aéreas (CPAP) ou de pressão expiratória final positiva (PEEP) age permitindo uma abertura da via aérea.

Evolução da ventilação no recém-nascido

Existem várias novas formas de suporte respiratório para o RN que permitem melhor evolução das crianças. O aumento da utilização de CPAP nasal (CPAPn) ocasionou uma diminuição da utilização da ventilação pulmonar mecânica (VPM) convencional, entretanto com um incremento da ventilação com oscilação de alta frequência (VOAF) (Figura 3.2).

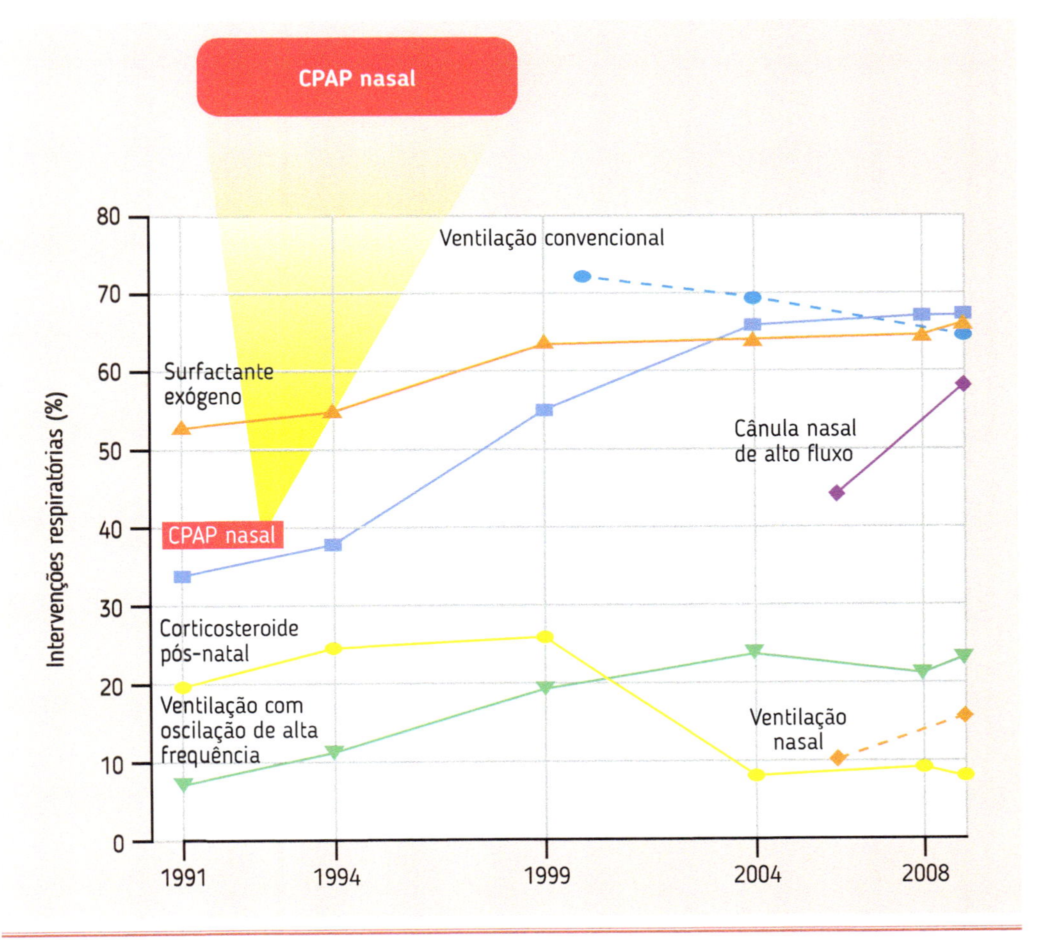

FIGURA 3.2. Alterações na utilização de intervenções respiratórias no RN de muito baixo peso.
Fonte: Adaptado de Lissauer T, et al, 2011.

Um resumo da evolução da ventilação no RN está demonstrado na Figura 3.3.

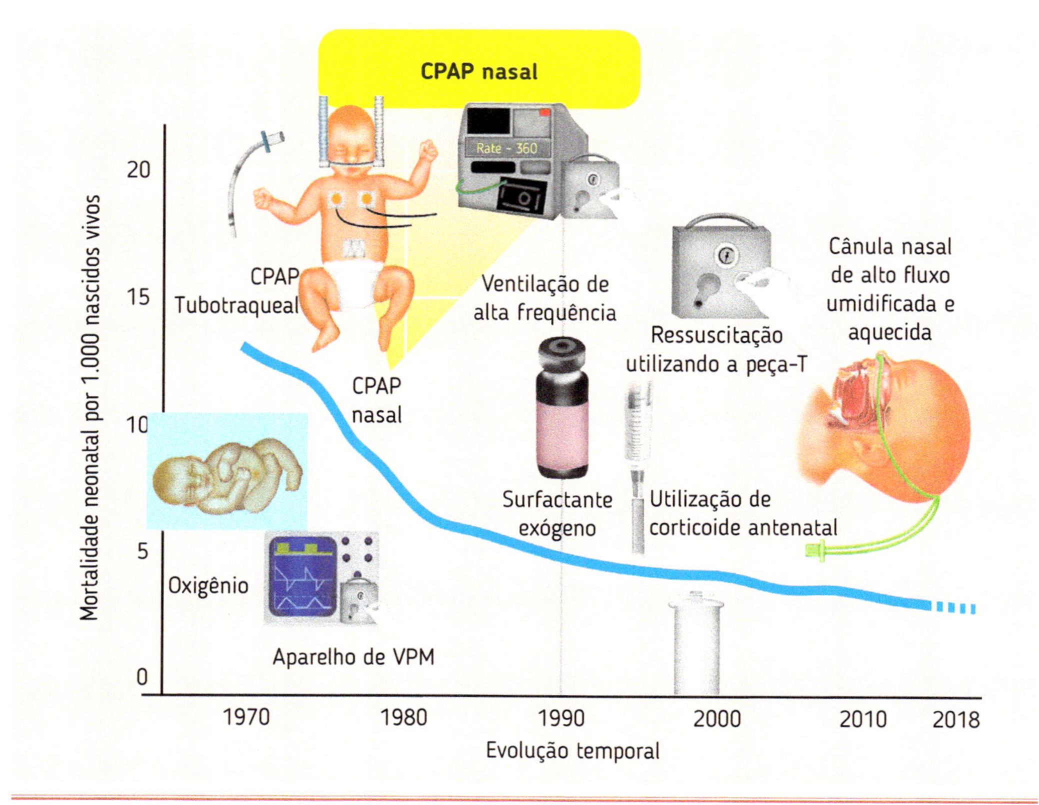

FIGURA 3.3. Gráfico demonstrando as taxas de mortalidade e a introdução de novos sistemas de cuidado respiratório no período neonatal.
Fonte: Adaptado de Vidyasagar D, 2018.

A história da ventilação no RN está interligada à própria evolução da neonatologia. O sistema de ação positiva contínua na via aérea sem a utilização de tubo traqueal surgiu após a modificação do aparelho de pressão negativa, sendo utilizado inicialmente com sucesso no manejo da falência respiratória no RN. Atualmente temos disponíveis vários aparelhos de ventilação desenhados especificamente para os RN, incluindo os prematuros.

Nem todos os aparelhos utilizados em pacientes adultos servem para uso em neonatologia, especialmente em prematuros.

A aplicação de CPAP tem sido realizada abrangendo RNs pré-termo até o RN de termo através de vários métodos empregando diferentes sistemas: CPAPn utilizando fluxo contínuo nas vias aéreas, CPAPn em bolhas (Figura 3.4), CPAP com condutor de fluxo empregando fluxo variável e CPAPn com jato nasal.

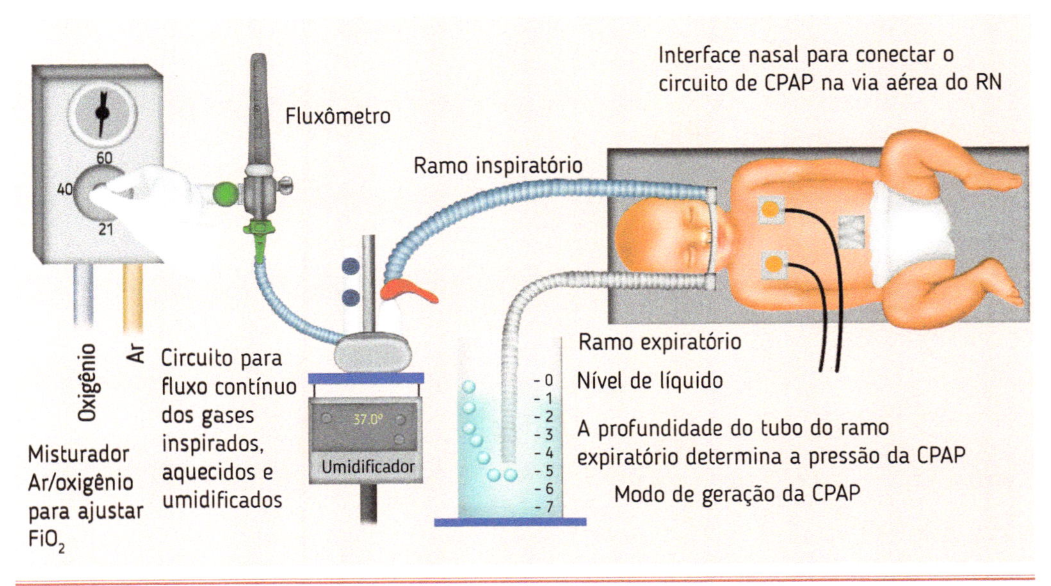

FIGURA 3.4. Vários componentes do sistema de fornecimento de CPAP através da pronga nasal.
Fonte: Adaptado de Sahni R, et al, 2018.

Como se pode observar na Figura 3.4, existe um circuito para fluxo contínuo dos gases inspirados, aquecidos e umidificados, associado a uma interface para se conectar um circuito de CPAP na via aérea da criança (prongas nasais), além do modo de geração de pressão no circuito de CPAP (recipiente contendo fluido e um tubo imerso à profundidade de 5 cm para gerar uma CPAP de 5 cmH_2O).

Uma descrição dos tipos de CPAP está delineada no Quadro 3.1.

Quadro 3.1. Tipos de CPAP nasal

Fluxo contínuo: o fluxo de gás é fixo e não flutua durante o ciclo respiratório	Fluxo variável
Aparelho de VPM (CPAP convencional): a válvula de exalação aberta altera a base da pressão que é medida pelo aparelho de VPM para fornecer um nível de CPAP selecionado; o fluxo é constante; a pressão é alterada	Condutor de fluxo (*infant flow driver*): uma movimentação aciona fluidicamente os ajustes do fluxo de gás do condutor de fluxo através do ciclo respiratório; o fluxo se altera e a pressão é constante
CPAP com bolhas: o fluxo de gás entra através do circuito por meio de prongas nasais ou pela máscara; o ramo expiratório é uma câmara de água inserida com mensuração em cmH_2O, o qual representa a CPAP selecionada	Jato nasal: consiste de um tubo coaxial para um gerador com uma válvula que ajusta o fluxo com base na pressão e resistência sentida para criar a CPAP desejada

Dados de pesquisas randomizadas e controladas demonstram que a utilização de rotina da CPAP diminui de maneira significativa a evolução combinada de displasia broncopulmonar (DBP) avaliada com 36 semanas de gestação ou óbito em RNs pré-termo de risco, com um número necessário para tratar de 17,7 (WRIGHT C, et al., 2016).

Se a aplicação de CPAP previne a DBP por limitar a exposição do RN à VPM invasiva, os esforços para prevenir a falha da CPAP poderão provavelmente indicar aumento de seus efeitos protetivos. No RN pré-termo com risco aumentado para desenvolver DBP é comum haver falha da CPAP. Dados de 3 pesquisas randomizadas controladas avaliando a utilização rotineira da CPAP, comparativamente à intubação traqueal, indicam que 45-50% dos RNs têm falha da CPAP na primeira semana de vida (Tabela 3.1).

Tabela 3.1. Incidência da falha de CPAP em grandes pesquisas randomizadas controladas avaliando a CPAP de maneira isolada como modo de suporte respiratório

Pesquisa	Ano	Nº de pacientes	Idade gestacional	Corticoide antenatal (%)	Falha da CPAP (%)
COIN	2008	610	25 0/7 - 28 6/7	94	46
SUPPORT	2010	1.316	24 0/7 - 27 6/7	> 95	51,2
CURPAP	2010	208	25 0/7 - 28 6/7	> 95	33
Dunn MS	2011	648	26 0/7 - 29 6/7	> 98	45,1

Fonte: Adaptado de Wright CJ, et al, 2018.

Dados de estudos observacionais e randomizados controlados demonstram que a falha da CPAP era maior em RNs menores, sendo de aproximadamente 60% naqueles com idade gestacional de 25-26 semanas ((DARGAVILLE PA, et al, 2013; Fuchs H, et al, 2011).

Efeitos da aplicação

Os efeitos fisiológicos benéficos da CPAPn são:

- aumento da pressão transpulmonar, ocasionando aumento da capacidade residual funcional (CRF) e possibilidade de diminuição das demandas de oxigênio;
- estabilização da parede torácica;
- melhora da complacência pulmonar;
- diminuição da resistência das vias aéreas;
- diminuição do trabalho respiratório;
- diminuição da oclusão da via aérea superior pela diminuição aérea superior e aumento da área de secção transversal e da faringe;
- diminuição do *shunt* direita para a esquerda;
- melhora da relação ventilação-perfusão;
- preservação do surfactante endógeno por manutenção da CRF, melhorando a síntese e a liberação de surfactante;

- pode expandir as estruturas das vias aéreas superiores, prevenindo o colapso e a obstrução da via aérea;
- utilizada após a extubação, diminui a proporção de RNs que necessitam de ventilação.

A aplicação da CPAP distende a pleura e os pulmões, estimulando os receptores de distensão, tendo um efeito benéfico na apneia central e mista.

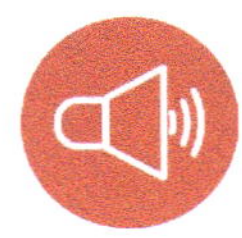

A aplicação da CPAP pode diminuir a necessidade de VPM, mas deve ser utilizada com cautela, pois níveis elevados (10-12 cmH_2O) podem determinar o aparecimento de efeitos colaterais (extravasamento de gás, diminuição da complacência pulmonar, do retorno venoso, aumento da resistência vascular pulmonar e retenção de CO_2). No sistema renal, a aplicação de CPAP pode diminuir a taxa de filtração glomerular e, consequentemente, o débito urinário. No sistema gastrintestinal, pode haver distensão abdominal com distensão das alças intestinais, o que pode ocasionar comprometimento respiratório por uma pressão para cima exercida no diafragma. Em termos do sistema nervoso central, existe a possibilidade de aumento da pressão intracraniana, não havendo evidências atualmente dessa alteração com os sistemas empregados no momento. Entretanto, níveis mais elevados de CPAP podem aumentar a pressão venosa central, coincidentemente com a diminuição dos níveis da PaO_2 e aumento da $PaCO_2$.

Os cuidados no manejo do RN empregando um sistema de CPAP consomem boa parte do tempo relacionado aos cuidados na unidade de terapia intensiva, sendo importante ressaltar junto aos cuidadores e à própria família os dados relacionados ao sucesso da manutenção da CPAPn. Os benefícios da utilização da CPAPn estão resumidos no Quadro 3.2 e, sem dúvida, são muito maiores que os riscos de lesão da pele e nariz ou falha do suporte, que podem ser minimizados com um trabalho conjunto de cuidado interdisciplinar do binômio paciente-sistema de CPAPn.

Quadro 3.2. Benefícios da CPAP no RN prematuro e doente	
Para o desenvolvimento/ crescimento	• Promove o contato pele/pele • Permite a estimulação oral e a sucção • Melhora o desenvolvimento neurocognitivo comparativamente ao RN em VPM • Mantém a capacidade residual funcional e diminui a resistência da via aérea superior e inferior, melhora a tolerância relacionada aos cuidadores e a possibilidade de manipulação do RN • Melhora o crescimento
Para a função respiratória	• Diminui a necessidade de reposição de surfactante exógeno • Diminui a incidência de complicações a longo prazo, como displasia broncopulmonar, chiado crônico sem infecção do trato respiratório superior e doenças respiratórias

(continua)

Quadro 3.2. Benefícios da CPAP no RN prematuro e doente (continuação)	
Para a função respiratória	• Evita trauma, inflamação e a lesão associada com a VPM • Melhora a função diafragmática, aumenta a complacência pulmonar e diminui o edema alveolar • Diminui o trabalho respiratório e o consumo de oxigênio, minimizando a exposição ao oxigênio • Mantém a insuflação pulmonar e promove o crescimento de um novo tecido pulmonar • Mantém um suporte em relação ao trabalho respiratório e permite ao RN manter a respiração espontânea, ocasionando um padrão respiratório mais confortável • Diminui a incidência de pneumotórax
Financeiros	• Diminui o tempo de internação hospitalar • Diminui os custos hospitalares

Fonte: Adaptado de Guay, JM, et al, 2018.

CPAPn: Indicações e manejo

A CPAPn tem sido amplamente utilizada nas unidades de terapia intensiva (UTI) neonatal, principalmente com aplicação de sistemas nasais de prongas como Hudson, Argyle e INCA. A CPAPn consiste na aplicação de uma pressão positiva contínua através de todo o ciclo respiratório, sendo utilizada como modo primário, assim como para desmame do suporte respiratório. Atualmente, é uma indicação na sala de nascimento, pois se provou ser benéfica no manejo de RNs pré-termo nesse cenário, podendo diminuir a incidência de DBP.

As principais indicações de acordo com exame físico, gasometria arterial e raio X de tórax são:

- trabalho respiratório aumentado com frequência respiratória > 30% do normal, retrações subesternal e supraesternal, gemido e/ou batimento de asa do nariz. Cianose e agitação são outros sintomas não específicos que podem estar presentes quando do aumento do trabalho respiratório;
- impossibilidade de manter uma PaO_2 > 50 mmHg com fração inspirada de oxigênio (FiO_2) < 0,60;
- $PaCO_2$ > 50 mmHg e pH ≥ 7,25;
- infiltrado pulmonar ou atelectasia ao raio X de tórax.
- Já as indicações clínicas são (DONN SM, et al, 2015):
- ressuscitação na sala de parto;
- manejo da síndrome do desconforto respiratório;
- suporte pós-extubação traqueal após o uso de VPM;
- tratamento da apneia;
- obstrução leve das vias aéreas superiores;

- traqueomalácia ou outras alterações das vias aéreas, predispondo ao colapso das vias aéreas;
- paralisia do nervo frênico.

As estratégias gerais para o manejo do RN pré-termo na sala de parto estão apresentadas na Figura 3.5.

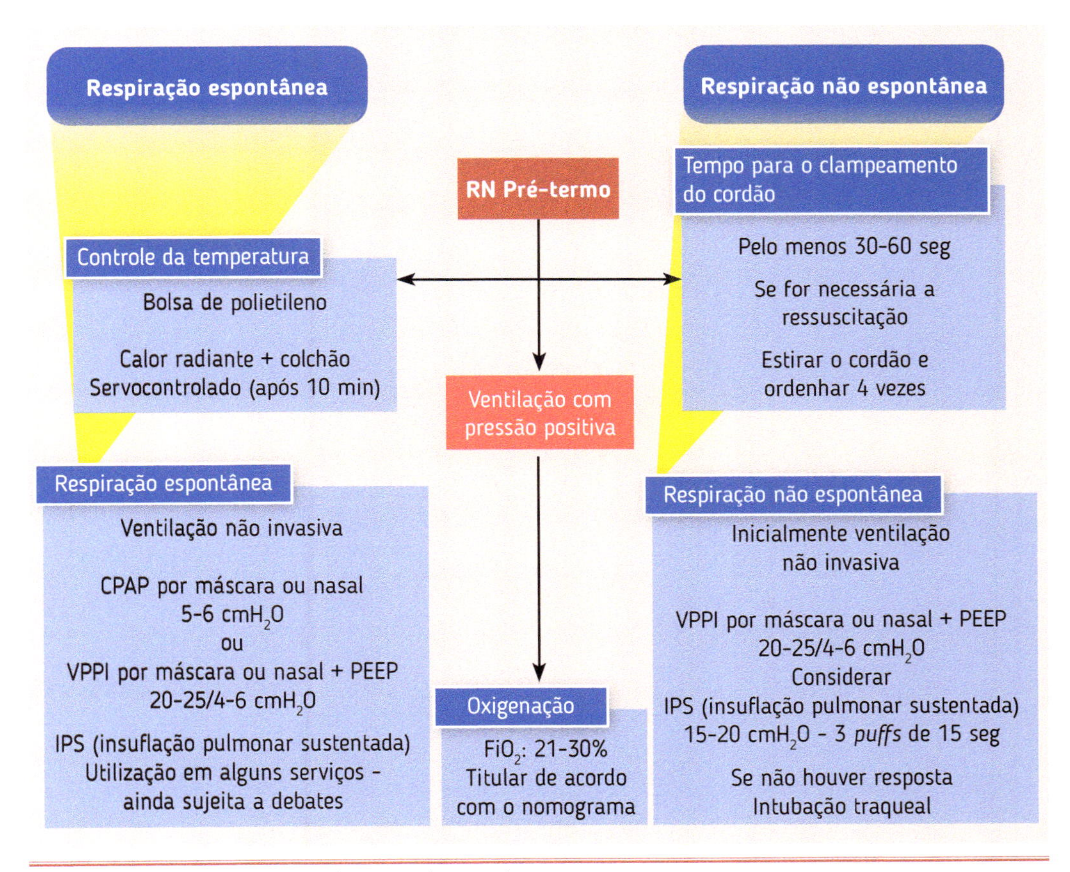

FIGURA 3.5. Intervenções no RN pré-termo após o nascimento.
Fonte: Adaptado de Vento M, et al, 2015.

Os manejos apontados na Figura 3.5 têm o objetivo de melhorar a transição do RN pré-termo para a vida extrauterina. Frequentemente, os RNs pré-termo apresentam respiração espontânea inefetiva, necessitando de suporte respiratório para aerar os pulmões, depurar o fluido pulmonar e estabelecer uma CRF que permita uma troca gasosa (HILLMAN N, et al, 2012). Os RNs pré-termo com frequência necessitam de intubação traqueal e suporte respiratório invasivo na sala de parto, que pode ocasionar lesão para a estrutura tecidual pulmonar e consequente doença pulmonar crônica (AUTEN RL, et al., 2001).

Atualmente, indica-se a utilização de CPAP com pressão de distensão de 5-6 cmH_2O para promover a expansão pulmonar e melhorar a CRF (SCHMÖLZER GM, et al., 2008; ROEHR CC, et al, 2012). Entretanto, o emprego da CPAP na sala de parto nem sempre apresenta sucesso, especialmente nos RNs abaixo de 1.000 g. A aplicação de protocolos de manobras de insuflação sustentada tem sido empregada antes da intubação traqueal dos RNs pré-termo (utilização de pressão de insuflação ao redor de 20-25 cmH_2O por um período de tempo mais prolongado que o tempo inspiratório (p. ex.: 15-25 seg), mas essa conduta necessita de maiores evidências e está sujeita a debates.

As contraindicações para a aplicação da CPAPn incluem:

- necessidade de ventilação devido à falência respiratória - impossibilidade de manter a oxigenação e a ventilação com um pH > 7,25;
- alterações das vias aéreas superiores (atresia de coanas, fenda palatina);
- fistula traqueoexofágica;
- instabilidade cardiovascular grave.

Avaliação do RN utilizando sistema de CPAP

A avaliação frequente, objetivando vários aspectos relacionados à touca, tamanho da pronga nasal e posicionamento correto do RN, contribui com o sucesso da utilização da CPAP. Um pacote de cuidados baseado na evidência está delineado no Quadro 3.3.

Quadro 3.3. Pressão positiva contínua em vias aéreas utilizando o sistema de bolhas: guia clínico para prevenção de lesão nasal
Avaliações frequentes com foco nas narinas
Racionalização: não complacência com as avaliações frequentes pode ocasionar lesão renal e necrose. • Frequência recomendada: a cada 4-6 horas. • Pontos-chave da avaliação: pele ao redor das narinas, cor da pele, qualidade da perfusão e locais de pressão.
Alternância da pronta binasal curta e máscara nasal
Racionalização: alterar a pronta nasal e a máscara para modificar os pontos de pressão no septo nasal, reduzindo a incidência de trauma nasal. • Frequência: mínimo 2 vezes/dia. • Integridade da pele: monitoração estrita durante os primeiros 3 dias (a pressão das prongas nasais pode ocasionar lesão da columela em um período precoce).
Aplicação de barreiras de proteção
Racionalização: a lesão nasal e a necrose de columela podem diminuir de maneira significante com a utilização de gel de silicone. • Gel de silicone: material macio e flexível. • Diminui a pressão da columela, distribuindo a pressão ao redor das narinas e a diminuição da fricção ocasionada pelo sistema de CPAP na pele.

(continua)

Quadro 3.3. Pressão positiva contínua em vias aéreas utilizando o sistema de bolhas: guia clínico para prevenção de lesão nasal (continuação)
Tamanho adequado da pronga e da touca
Racionalização: a escolha adequada da touca e do tamanho da pronga pode diminuir as sequelas físicas e fisiológicas da fixação inadequada. • Touca de CPAP grande: lesão da mucosa nasal e septo devido ao movimento excessivo das prongas. • Touca de CPAP pequena: a moldagem na cabeça aumenta os pontos de pressão e determina plagiocefalia. • Prongas nasais grandes: palidez, erosão e necrose da columela nasal. • Prongas nasais pequenas: selamento inefetivo para gerar um nível de CPAP, aumento da resistência de via aérea e lesão do septo nasal.
Posicionamento correto do recém-nascido
Racionalização: o posicionamento é fundamental na manutenção da CPAP, prevenindo movimentos da interface nasal e diminuindo a probabilidade da lesão nasal. • Recomendam-se intervalos com alterações do posicionamento: a cada 3-6 horas. • Promover a flexão, contenção e conforto pode prevenir o deslocamento do sistema de CPAP nasal e diminuir também a chance de lesão nasal.

Fonte: Adaptado de Casey JL, et al, 2016.

Quando se utiliza a pronga nasal de Hudson, pode-se avaliar o tamanho da pronga com base na seguinte orientação:

- tamanho 0 para < 700 g;
- tamanho 1 para 700-1.000 g;
- tamanho 2 para 1.000-2.000 g;
- tamanho 3 para 2.000-3.000 g;
- tamanho 4 para 3.000-4.000 g;
- tamanho 5 para > 4.000 g.

Linhas gerais para a utilização da CPAP

Nesta seção, apresentamos alguns itens que devem ser observados antes e durante a utilização da CPAP.

Nível de pressão

Para avaliar o nível de pressão, devemos considerar o seguinte protocolo (SWEET DG, et al, 2017):

- iniciar o nível da CPAP entre 5-7 cmH_2O;
- o nível deve ser individualizado de acordo com a dinâmica respiratória, frequência respiratória, gemido e tiragens torácicas;
- selecionar valores mais elevados caso haja diminuição do volume pulmonar;

- manter a PaO_2 entre 60-80 mmHg e a saturação de pulo de oxigênio entre 90-95% em RNs pré-termo;
- diminuir o nível conforme haja melhora da complacência pulmonar, e oxigenação procurando evitar a hiperdistensão e transmissão da pressão positiva transalveolar.

Monitoração

É imprescindível monitorar frequentemente a condição clínica do RN. Além disso, deve-se:

- observar o RN após 1 hora da instalação do sistema e posteriormente a cada 3-4 horas enquanto permanecer em CPAPn;
- observar estritamente qualquer alteração na condição clínica do paciente (piora do desconforto respiratório).

Recomenda-se a seguinte monitoração:

- frequência respiratória, trabalho respiratório;
- saturação de oxigênio pré-ductal;
- frequência cardíaca, pressão arterial, perfusão;
- distensão abdominal, ruídos hidroaéreos;
- tônus, atividade;
- temperatura;
- análise dos gases sanguíneos;
- oximetria de pulso;
- raio X de tórax para avaliar a evolução da doença e o desenvolvimento de complicações como hiperdistensão ou pneumotórax.

Além disso, outras ações se fazem necessárias, conforme a seguir.

- Aspiração da boca, nariz e faringe de acordo com a avaliação clínica. Não é necessário aspirar de maneira regular o RN.
- Manutenção de umidificação adequada do circuito, prevenindo o ressecamento da via aérea e acúmulo de secreções:
  - manter a umidificação próxima de 100%;
  - selecionar a temperatura do umidificador em 36,8-37,3 °C. A temperatura muito baixa favorece a formação de secreções secas. É importante assegurar-se de que o sensor de temperatura esteja colocado fora de entubadora. Caso o sensor esteja sob um sistema de aquecimento, o sensor deve ter um isolamento térmico.

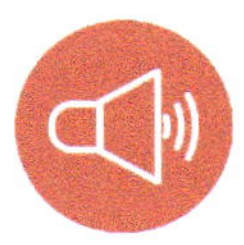

Manter a criança com a boca fechada, evitando a perda de pressão e consequentemente a instabilidade da CPAP, diminuindo o trabalho respiratório; evitando o ressecamento da mucosa e a formação de secreções densas; evitando a queda da língua, garantindo uma patência das vias aéreas. O uso de chupeta favorece a deglutição e diminui a produção de saliva, ajudando também o posicionamento da mandíbula para trás.

Alimentação

Deve-se encorajar a oferta alimentar (via orogástrica ou mamadeira, assim como o seio materno). Os RNs alimentados estão menos propensos à deglutição de ar, diminuindo a distensão abdominal. Não é sempre necessário utilizar sonda nasogástrica.

Desmame

O desmame deve se iniciar desde que as condições gerais do RN e a doença subjacente apresentem melhora, com o paciente mantendo a saturação de pulso de oxigênio e os gases sanguíneos dentro dos limites de normalidade. Não se deve ter pressa em diminuir os parâmetros da CPAP.

Diminuir o nível da CPAP a cada 1 cmH_2O e da FiO_2 a cada 0,05-0,1 até valores de 0,3-0,4. Atingir um valor de CPAP de 4-5 cmH_2O e FiO_2 de 0,3, após o qual, caso o RN não tenha apneia ou bradicardia, institui-se o cateter nasal de alto fluxo aquecido e umidificado ou a oxigenoterapia.

Deve-se considerar a retirada da CPAP com o RN apresentando valores normais dos eletrólitos e da hemoglobina. Realizar o esvaziamento do estômago antes da retirada da CPAP. Aspirar o nariz e a boca da criança antes e após a remoção da CPAPn. Monitoração cuidadosa após a remoção do sistema avaliando tacpneia, tiragens, apneia e bradicardia.

Falha com evidência da necessidade de intubação traqueal

O aumento dos sinais de desconforto respiratório indicam a falha da CPAPn: gemido, batimento de asa de nariz, aumento das tiragens, irritabilidade, taquicardia, cianose, taquipneia ou apneia, estridor, aumento das necessidades de oxigênio para manter a saturação de oxigênio adequada e aumento progressivo na $PaCO_2$, apesar do fornecimento de um nível de CPAP ótimo.

Os itens a seguir são considerados para avaliação da falha da CPAPn:

- pH $< 7,25$ e $PaCO_2 > 50$ mmHg;

- episódio significante de apneia com hipoxemia e/ou bradicardia;
- manutenção do desconforto respiratório independentemente do aumento dos parâmetros da CPAP;
- impossibilidade de desmamar a FiO_2 para < 60% independentemente do aumento dos parâmetros da CPAP.

Existem causas que predispõem a possibilidade de falha: muito baixo peso ao nascimento, atraso em iniciar a CPAPn, síndrome do desconforto respiratório (SDR) grave, presença de outras comorbidades (sepse, hipotensão) e a presença de *shunt* extrapulmonar grave.

Desvantagens (complicações)

As principais desvantagens da utilização da CPAPn são:

- síndrome do extravasamento de gás como enfisema intersticial, pneumotórax, pneumomediastino;
- hiperdistensão pulmonar, determinando diminuição da complacência e aumento do trabalho respiratório;
- lesão nasal, incluindo a mucosa do septo e necrose;
- distensão gástrica.

As complicações estão relacionadas à pressão aplicada ou pela própria interface. A aplicação de pressão muito elevada ocasiona hiperdistensão e ruptura alveolar, com a possibilidade de enfisema intersticial e pneumotórax, associado à possibilidade de diminuir a complacência pulmonar e ocasionando hipoventilação e aumento do trabalho respiratório. Quando se utilizam prongas nasais com diâmetro interno muito grande ou quando são aplicadas com muita pressão no nível do septo nasal, pode haver como consequência o aparecimento de erosões ou necrose, que frequentemente indicam a necessidade de suspender a utilização de CPAPn.

Durante a aplicação de CPAPn, existe a possibilidade da entrada de gás através do esôfago e estômago, ocasionando distensão gástrica. Deve-se utilizar uma sonda nasogástrica para evitar essa complicação.

No caso da síndrome do desconforto respiratório, há uma série de diretrizes a serem seguidas: selecionar inicialmente uma pressão de 4-5 cmH_2O, aumentando de 1-2 cmH_2O conforme o necessário até um máximo de 10 cmH_2O. A FiO_2 deve permanecer na seleção prévia quando da utilização de oxigenoterapia. A evidência de sucesso é observada pela diminuição do trabalho respiratório (diminuição da frequência respiratória, retrações, batimento de asa de nariz, bem como pela melhora do conforto do paciente).

- desmame da FiO_2 para um valor < 60% com PaO_2 > 50 mmHg ou SpO_2 nos limites aceitáveis, de acordo com o protocolo da UTI neonatal;
- melhora da aeração no raio X de tórax;
- diminuição da apneia, bradicardia e cianose

Para uso com sucesso da CPAPn, devem ser aplicadas as seguintes estratégias:

- trabalho em equipe;
- escolha do sistema correto de CPAPn;
- familiarização dos cuidadores de saúde com o sistema;
- aprendizagem correta do uso da CPAPn (existe uma curva de aprendizagem);
- manutenção adequada da CPAPn com cuidado apropriado da via aérea;
- atenção aos detalhes e minimização de complicações;
- iniciar CPAPn tão logo seja possível para todas as crianças que possuem respiração espontânea com desconforto respiratório;
- tolerar uma hipercnia permissiva (até uma $PaCO_2$ de 65 mmHg) caso a oxigenação seja adequada;
- estender o uso de CPAPn para aumentar o crescimento do pulmão do prematuro.

VENTILAÇÃO COM PRESSÃO POSITIVA INTERMITENTE NASAL

A ventilação não invasiva intermitente nasal aumenta a CPAPn pelo fornecimento de alterações fásicas na pressão aplicada no nível da nasofaringe, aumentando a pressão fornecida na tentativa de estabilizar o tônus faríngeo e prevenir os eventos de apneia obstrutiva. Os neonatologistas frequentemente usam essa modalidade na tentativa de estabilizar as crianças após a extubação traqueal, bem como para prevenir a reintubação após uma extubação com sucesso (OWEN LS, et al, 2016; GIZZI C, et al, 2012).

A utilização precoce da ventilação não invasiva com pressão positiva (VNIPP) tem demonstrado ser superior à utilização da CPAP em diminuir as necessidades de intubação e ventilação utilizando tubo traqueal. Tem sido um modo efetivo no tratamento da apneia da prematuridade intratável (MORETTI C, et al, 1981).

Teoricamente, os mecanismos de ação quando na aplicação de ventilação com pressão positiva intermitente nasal (VPPIn) são:

- recrutamento dos alvéolos colapsados;
- estabelecimento da capacidade residual funcional (CRF);
- melhora da troca gasosa (BHANDARI V, 2010);
- melhora da estabilidade da parede torácica;

- melhora da mecânica pulmonar;
- sincronia do movimento toracoabdominal;
- diminuição da resistência ao fluxo de gás;
- aumento dos volumes corrente e minuto;
- diminuição do trabalho respiratório;
- diminuição da distorção da parede torácica.

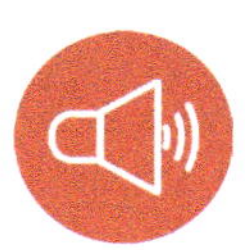

A VNIPPn é diferente do emprego de BiPAP (ventilação não invasiva com dois níveis de pressão), e quando a VNIPP é sincronizada é chamada de VNIPPs. O emprego precoce da VNIPP tem sido relatado ser superior ao uso da CPAP, diminuindo a necessidade de intubação traqueal e de ventilação mecânica.

Linhas gerais para a utilização da VNIPPn

No Quadro 3.4, apresentamos as indicações, as contraindicações e as complicações resultantes da VNIPPn.

Quadro 3.4. Indicações, contraindicações e complicações
Indicações
• RN respirando espontaneamente com falência respiratória devido ao aumento do trabalho respiratório. • Como forma de desmame a partir da ventilação mecânica convencional em RNs respirando espontaneamente com o aumento do trabalho respiratório (BHANDARI V, et al, 2010).
Contraindicações
• Alterações das vias aéreas superiores: • atresia de coanas; • fenda palatina; • fístula traqueoesofágica. • Estabilidade cardiovascular grave.
Complicações
• Obstrução das prongas devido a rolha de muco. • Intolerância alimentar. • Distensão abdominal. • Perfuração gastrointestinal. • Lesão pulmonar induzida pelo aparelho de VPM, incluindo extravasamento de gás. • Hipoventilação. • Infecção. • Sangramento nasal. • Irritação da pele e necrose devido à pressão.

A Figura 3.6 demonstra os benefícios da ventilação com pressão positiva intermitente nasal utilizando prongas nasais.

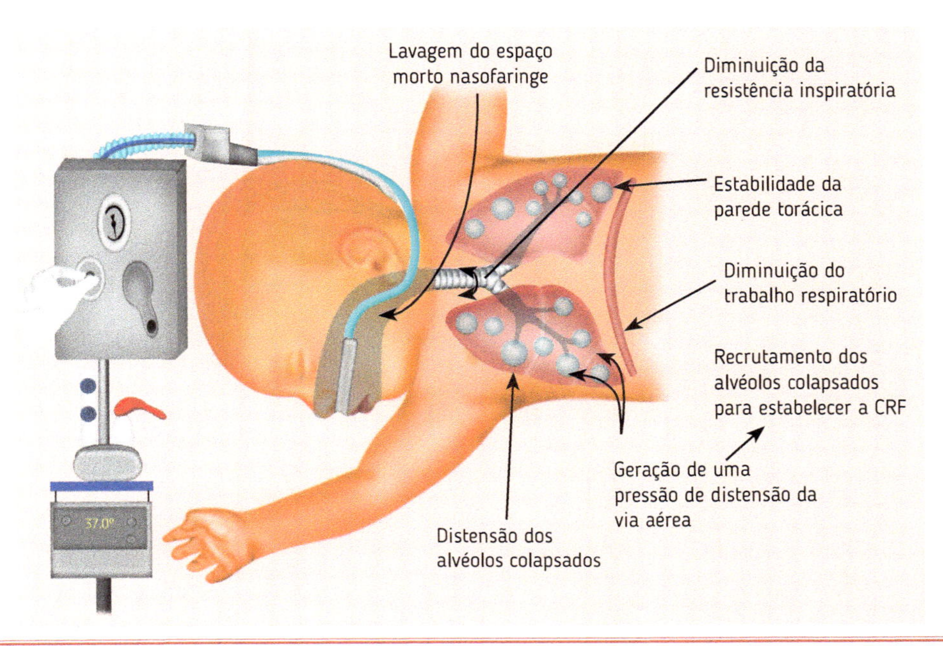

FIGURA 3.6. Benefícios da ventilação positiva intermitente nasal (VNIPPn) utilizando prongas nasais.
Fonte: Adaptado de Dumpa V, et al, 2018 .

A CPAPn, bem como a VPPIn, desenvolve uma pressão através dos geradores de fluxo, e esse fluxo na nasofaringe lava o dióxido de carbono da mistura gasosa no final da expiração. A VNIPPn trabalha com mecanismos similares à CPAPn na reversão da fisiopatologia do desconforto respiratório.

Na prática clínica não utilizamos um valor máximo para a pressão inspiratória positiva na VPPIn. A pressão inspiratória positiva (PIP) é selecionada para se obter uma expansão torácica adequada, simétrica, e com murmúrio vesicular simétrico. A pressão expiratória final positiva (PEEP) é ajustada de acordo com as necessidades de FiO_2 (Tabela 3.2).

Tabela 3.2. Alterações sugeridas nos parâmetros de ventilação com pressão positiva intermitente nasal (VPPIn) de acordo com os gases sanguíneos / presença de apneia

	Hipoxemia	Hipercapnia	Hipercapnia + hipoxemia	Apneia
T_i (s)	↑ (máx. 0,55)	↓ (mín. 0,4)	↑ (máx. 0,55)	0,4- 0,5
Frequência (/min)	↑ (máx. 40)	↑ (máx. 40)	↑ (máx. 40)	↑ (máx. 40)
PIP (cmH_2O)	↑	↑	↑	Geralmente 15-20
PEEP (cmH_2O)	↑ (máx. 8)	- / ↓	↑ (máx. 8)	Geralmente 4-6

Legenda: ↑ - aumento; ↓ - diminuição; T_i - tempo inspiratório
Fonte: Adaptado de Dumpa V, et al, 2018.

O ajuste dos parâmetros do aparelho de VPM é realizado de acordo com os dados da gasometria arterial, avaliando-se a presença de hipoxemia, hipercapnia, hipercapnia associada a hipocemia, além da presença de apneia.

CONCLUSÕES

A CPAPn e a VPPIn têm evidenciado seu valor no tratamento de RNs pré-termo e de termo em uma grande variedade de condições fisiopatológicas ocasionando desconforto respiratório e apneia. Essas duas modalidades permitem a manutenção da capacidade residual e o aumento da ventilação-minuto pela manutenção do suporte da inspiração e na expiração. O suporte fornecido por essas modalidades durante a ventilação espontânea ajuda a evitar o emprego de ventilação mecânica invasiva, prevenindo a lesão pulmonar associada com a aplicação de ventilação mecânica invasiva. Deve-se realizar monitoração estrita nos RNs para acompanhar o desmame e prevenir complicações.

ORIENTAÇÃO DO AUTOR

Acessando o conteúdo deste QR code você ouvirá orientações do autor sobre este capítulo.

BIBLIOGRAFIA

- Auten RL, Vozzelli M, Clark RH. Volutrauma: what is it, and how do we avoid it? Clin Perinatol. 2001;28(3):505-15.
- Bhandari V. Nasal intermittent positive pressure ventilation in the newborn: review of literature and evidence-based guidelines. J Perinatol. 2010;30(8):505-12.
- Casey JL, Newberry D, Jnah A. Early bubble continuous positive airway pressure: investigating interprofessional best practices for the NICU team. Neonatal Netw. 2016;35(3):125-34.
- Dargaville PA, Aiyappan A, De Paoli AG, et al. Continuous positive airway pressure failure in preterm infants: incidence, predictors and consequences. Neonatology. 2013;104(1):8-14.
- Donn SM, Sinha SK. Assisted ventilation and its complications. In: Martin RJ, Fanaroff AA, Walsh MC. Fanaroff and Martin's neonatal-perinatal medicine: diseases of the fetus and infant, 10th. Library of Congress Cataloging-in-Publication Data; 2015. p.1087-112.
- Dumpa V, Bhandari V. Nasal intermittent positive pressure ventilation in essentials of neonatal ventilation. 1st ed. India: Elsevier; 2018.
- Fuchs H, Lindner W, Leiprecht A, et al. Predictors of early nasal CPAP failure and effects of various intubation criteria on the rate of mechanical ventilation in preterm infants of <29 weeks gestational age. Arch Dis Child Fetal Neonatal Ed. 2011;96(5):F343-7.
- Gizzi C, Papoff P, Giordano I, et al. Flow-synchronized nasal intermittent positive pressure ventilation for infants <32 weeks' gestation with respiratory distress syndrome. Crit Care Res Pract. 2012;2012(301818):1-7.
- Guay JM, Carvi D, Raines DA, et al. Care of the Neonate on Nasal Continuous Positive Airway Pressure: A Bedside Guide. Neonatal Netw. 2018;37(1):24-32.

- Hillman NH, Kallapur SG, Jobe AH. Physiology of transition from intrauterine to extrauterine life. Clin Perinatol. 2012;39(4):769-83.
- Lissauer T, Fanaroff AA. Respiratory support. In: Lissauer T, Fanaroff AA. Neonatology at a glance. 2nd ed. Wiley Blackwell; 2011, p.64-7.
- Miller MJ, Carlo WA, Martin RJ. Continuous positive airway pressure selectively reduces obstructive apnea in preterm infants. J Pediatr. 1985;106(1):91-4.
- Moretti C, Marzetti G, Agostino R, et al. Prolonged intermittent positive pressure ventilation by nasal prongs in intractable apnea of prematurity. Acta Paediatr Scand. 1981;70(2):211-6.
- Owen LS, Manley BJ. Nasal intermittent positive pressure ventilation in preterm infants: equipment, evidence, and synchronization. Semin Fetal Neonatal Med. 2016;21(3):146-53.
- Rajiv PK, Lakshminrusimha S, Vidyasagar D. Essentials of neonatal ventilation. 1st ed. India: Elsevier; 2018.
- Roehr CC, Morley CJ, Vento M. Improving neonatal transition by giving ventilator support in the delivery room. Neoreviews. 2012;13:e343-52.
- Sahni R, Wung JT. Continuous positive airway pressure for respiratory failure in newborn infants in essentials of neonatal ventilation. 1st ed. India: Elsevier; 2018.
- Schmölzer GM, Te Pas AB, Davis PG, et al. Reducing lung injury during neonatal resuscitation of preterm infants. J Pediatr. 2008;153(6):741-5.
- Spaeth JP, O'Hara IB, Kurth CD. Anesthesia for the micropremie. Semin Perinatol. 1998;22(5):390-401.
- Sweet DG, Carnielli V, Greisen G, et al. European Consensus Guidelines on the Management of Respiratory Distress Syndrome – 2016 Update. Neonatology. 2017;111(2):107-25.
- Vento M, Lista G. Managing preterm infants in the first minutes of life. Paediatr Respir Rev. 2015;16(3):151-6.
- Vidyasagar D. Evolution of neonatal ventilation a retrospective view in essentials of neonatal ventilation. 1st ed. India: Elsevier; 2018.
- Wright CJ, Polin RA, Kirpalani H. Continuous positive airway pressure to prevent neonatal lung injury: how did we get here, and how do we improve? J Pediatr. 2016;173:17-24.e2.
- Wright CJ, Sherlock LG, Sahni R, et al. preventing continuous positive airway pressure failure: evidence-based and physiologically sound practices from delivery room to the neonatal intensive care unit. Clin Perinatol. 2018;45(2):257-71.

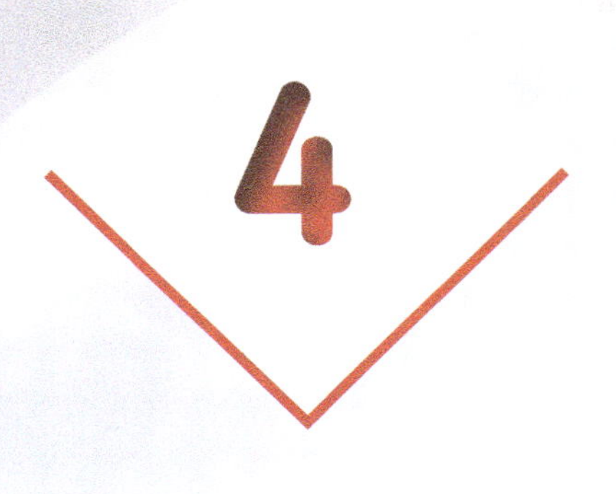

VENTILAÇÃO MECÂNICA NÃO INVASIVA EM PEDIATRIA: CONCEITOS E APLICAÇÕES CLÍNICAS

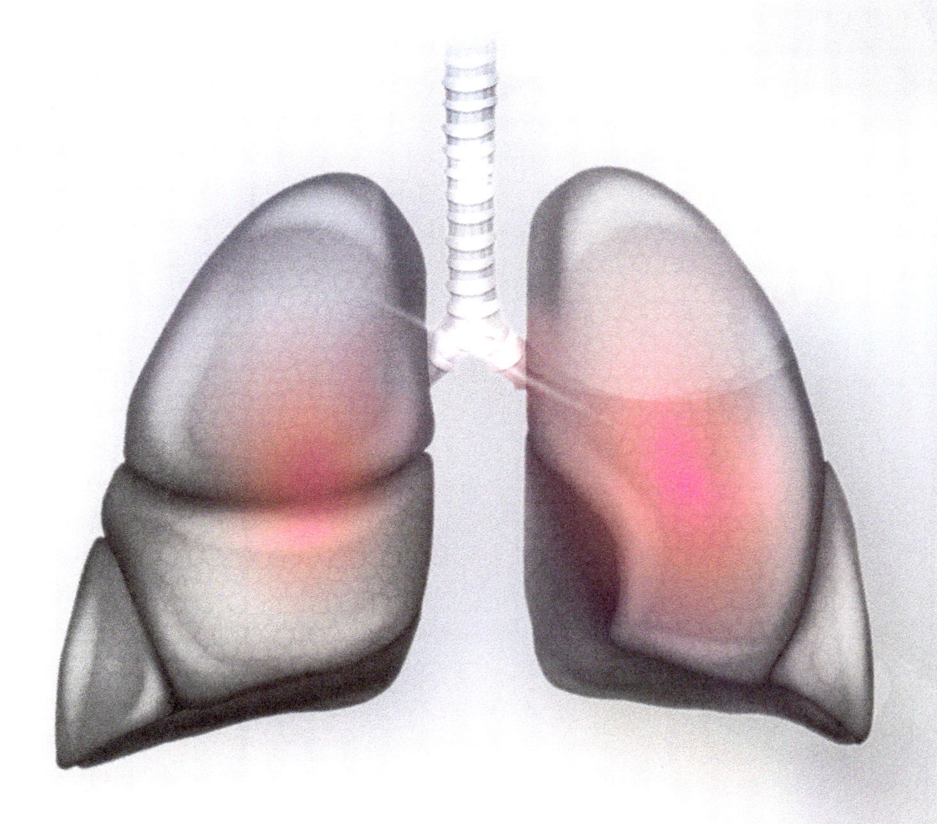

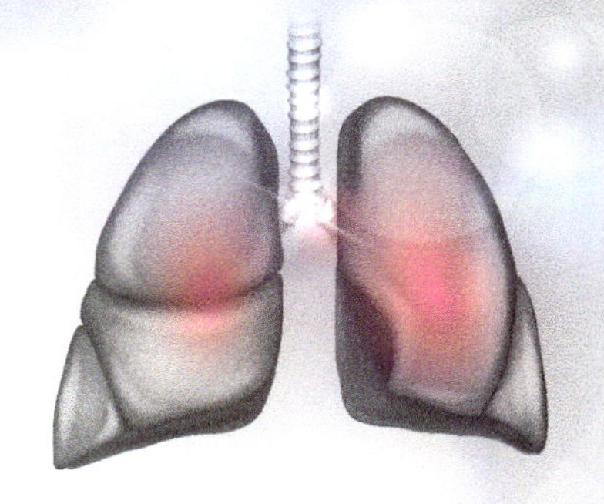

Ventilação Mecânica Não Invasiva em Pediatria: Conceitos e Aplicações Clínicas

INTRODUÇÃO

A aplicação de pressão positiva de forma não invasiva foi realizada pela primeira vez em 1937, por Alvan Barach e colaboradores. Ele demonstrou que a **pressão positiva contínua em vias aéreas (CPAP)** fornecida por meio de uma máscara facial poderia ser útil no tratamento do edema agudo de pulmão. A partir do início da década de 1960, o tubo intratraqueal tornou-se frequentemente aceito como uma interface exclusiva para fornecer respirações mecânicas aos pacientes com insuficiência respiratória aguda (IRA). No final da década de 1970 e início da década de 1980, dois modos de **ventilação não invasiva com pressão positiva (VNIPP)**, utilizando máscara facial ou nasal, foram introduzidos na prática clínica: a CPAP, para melhorar a troca de gases em pacientes com IRA hipoxêmica, e a **ventilação com dois níveis de pressão positiva (BiPAP)**, para diminuir o trabalho dos músculos ventilatórios (*work of breathing* – WOB) de pacientes com insuficiência respiratória crônica (IRC) decorrente de doença neuromuscular e de doença pulmonar obstrutiva crônica (DPOC). Durante a década de 1980, houve um aumento progressivo na utilização das técnicas ventilatórias não invasivas, tanto nas situações clínicas agudas como nas crônicas. Atualmente, a VNIPP tem sido utilizada com frequência para o tratamento de grande parte dos casos clínicos de insuficiência ventilatória aguda ou crônica.

DEFINIÇÕES

A VNIPP consiste no fornecimento de ventilação mecânica utilizando técnicas que não necessitam de uma via aérea intratraqueal, artificial (HILLBERG RE, et al., 1997; MEHTA S, et al., 2001). CPAP e ventilação não invasiva (VNI) não são sinônimos. Durante a CPAP não são fornecidas respirações com pressão positiva portanto ela não é considerada um modo verdadeiro de ventilação.

O fornecimento de ventilação mecânica com pressão positiva através da via aérea do paciente utilizando uma máscara ou sistema similar distingue-se da ventilação invasiva que utiliza um tubo traqueal, máscara laríngea ou traqueostomia (British Thoracic Society Standards of Care Committee, 2002).

A grande maioria dos pacientes recebe VNI utilizando ventilação com pressão positiva, mas podem recebê-la utilizando-se da ventilação com pressão negativa, que evita a intubação da via aérea.

LOCAIS PARA A UTILIZAÇÃO DA VENTILAÇÃO NÃO INVASIVA

A VNI tem sido utilizada com sucesso em cenários clínicos pré-hospitalares e fora do hospital em uma grande variedade de patologias, incluindo a síndrome do desconforto respiratório do recém-nascido, doenças neurológicas e pulmonares em lactentes e crianças, insuficiência cardíaca, bem como na DPOC em pacientes adultos. A prática relacionada à utilização da VNI em pacientes fora do hospital é dependente da possibilidade de pessoal treinado adequadamente para o transporte das crianças, possibilidade de monitoração, bem como disponibilidade de equipamentos específicos utilizados nesses cenários. A Figura 4.1 engloba os vários locais em que é possível aplicar a VNI.

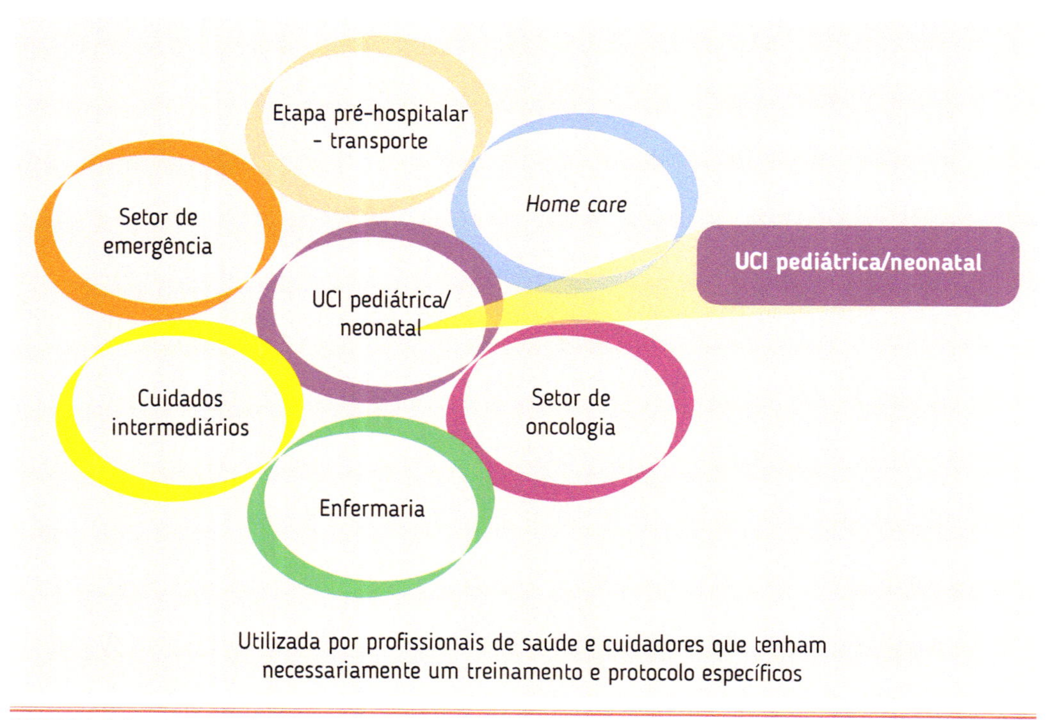

FIGURA 4.1. Locais para aplicação da VNI.
Fonte: Carvalho WB, 2019.

A utilização da VNIPP oferece uma possibilidade de suporte ventilatório para as crianças com falência respiratória, particularmente em relação à localização e ao tempo para se realizar a intervenção. A utilização de musculorrelaxante e frequentemente de sedativos não é necessária com o uso da VNIPP. Além disso, a ventilação pode ser iniciada fora da unidade de cuidados intensivos (UCI).

Devido à alta pressão relacionada à disponibilidade de leitos nas UCIs e aos altos custos associados aos cuidados nessas unidades, adicionalmente a uma experiência para a criança com maior nível de estresse, a possibilidade de realização da VNIPP fora da UCI é uma opção atrativa.

Os determinantes-chave para a escolha do local da realização da VNIPP são principalmente as condições estruturais do setor. Outros fatores a serem considerados na determinação do local são:

- local da equipe com treinamento e conhecimento relacionado à ventilação não invasiva;
- equipe adequada disponível 24 horas por dia;
- acesso rápido para intubação intratraqueal e ventilação mecânica invasiva;
- facilitação em relação à monitoração.

TERMINOLOGIA EMPREGADA

A VNIPP inclui diversos modos ventilatórios, que aumentam a ventilação alveolar com a criança em respiração espontânea, sem a necessidade de intubação intratraqueal. Entretanto, é importante que o médico intensivista, o fisioterapeuta e a enfermagem reconheçam esses modos ventilatórios e sua terminologia. Frequentemente são utilizadas diversas nomenclaturas para se referir à VNIPP, tais como:

- VNI;
- VNIPP;
- ventilação não invasiva com pressão de suporte (VNIPS);
- ventilação com máscara facial;
- ventilação mecânica não invasiva.

Além dessas denominações, são também utilizados os acrônimos VNI, CPAP, BiPAP e BiLEVEL. A terminologia adotada para este capítulo é **VNIPP**, que exclui a forma de ventilação com pressão negativa.

A VNIPP envolve uma assistência inspiratória, na qual uma pressão maior do que a pressão expiratória é aplicada à via aérea, em contrapartida à CPAP, na qual uma pressão maior do que a pressão atmosférica é aplicada ao longo de todo o ciclo ventilatório, sem aumento de pressão durante a fase inspiratória da respiração. Os efeitos da VNIPP na pressão ao nível da boca, no volume corrente (VC) e na pressão esofágica são comparados à respiração espontânea na Figura 4.2.

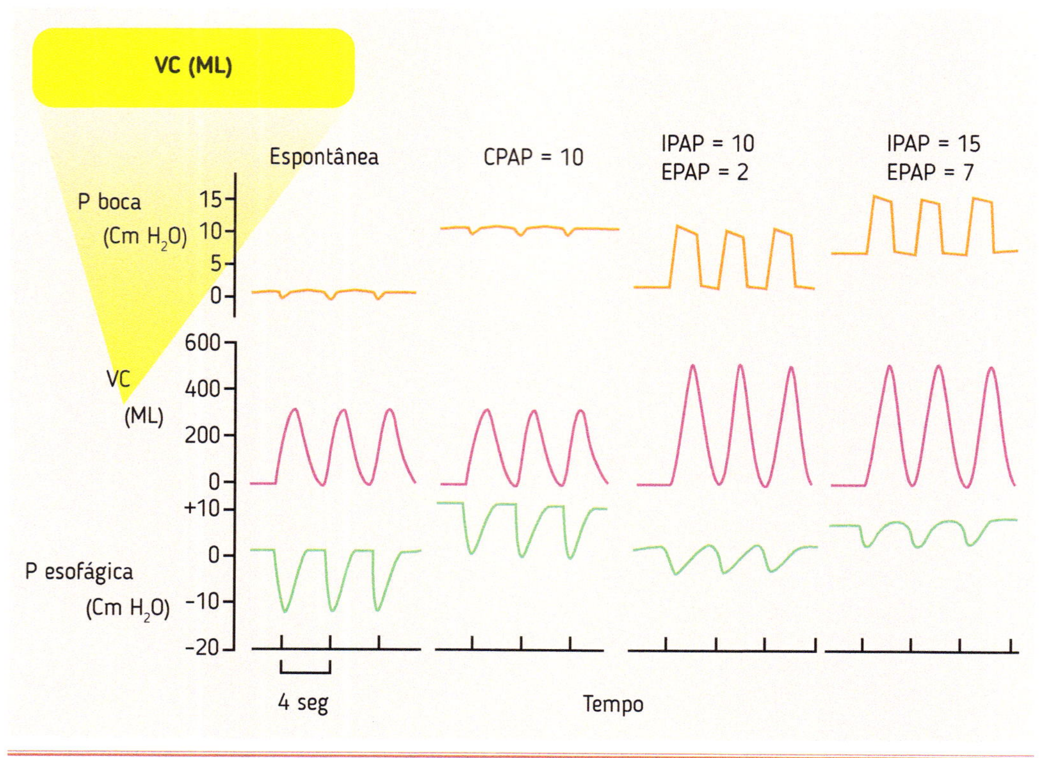

FIGURA 4.2. Efeitos da ventilação não invasiva com pressão positiva em comparação à ventilação espontânea.
Fonte: Essouri S, et al., 2005.

Os aparelhos de ventilação pulmonar mecânica (VPM) desenhados especificamente para o modo ventilatório BiPAP fornecem uma pressão inspiratória positiva (*inspiratory positive airway pressure* – IPAP) e uma pressão expiratória positiva (*expiratory positive airway pressure* – EPAP) na via aérea. Os níveis de IPAP e EPAP são ajustados separadamente, com o aparelho trocando de IPAP para EPAP por meio das alterações de sensibilidade do fluxo no circuito. A diferença (gradiente de pressão) entre IPAP e EPAP representa o nível de suporte de pressão não invasiva, o que permite ajustar o VC oferecido durante a ventilação.

- As fases do ciclo respiratório durante a VNIPP são descritas por:
- gatilho da respiração (variável de gatilho);
- fluxo de gás ou pela pressão na via aérea (variável de limite);
- término da fase inspiratória (variável de ciclo).

Os modos de ventilação durante a VNIPP são:

- Pressão de suporte – paciente desencadeia o gatilho, limitado à pressão, ciclado a fluxo.
- Pressão assistida – paciente desencadeia o gatilho, limitado à pressão, ciclado a tempo.
- Pressão controlada – aparelho desencadeia o gatilho, limitado à pressão, ciclado a tempo.

- Volume assistido — paciente desencadeia o gatilho, limitado a fluxo, ciclado a volume.
- Volume controlado — aparelho desencadeia o gatilho, limitado a fluxo, ciclado a volume.

EFEITOS FISIOLÓGICOS NAS TROCAS GASOSAS

A VNI melhora o trabalho respiratório, diminuindo a pressão negativa necessária para gerar a respiração. Melhora também a oxigenação, por diminuir a pressão transdiafragmática e aumentar a capacidade residual funcional (CRF) (Figura 4.3).

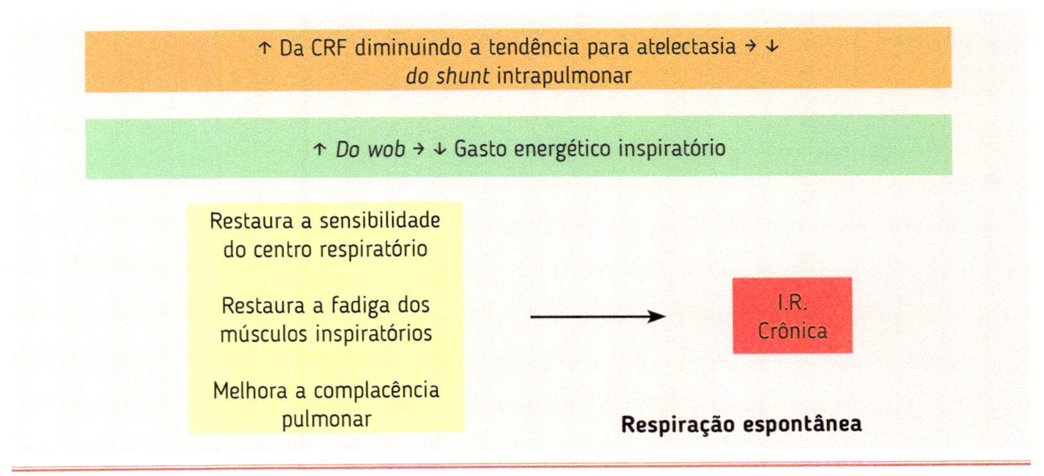

FIGURA 4.3. Mecanismo de ação da VNI.
Fonte: Carvalho WB, 2019.

Já o mecanismo de ação dá VNIPP se dá por:

- diminuição do WOB;
- reversão da hipoventilação;
- aumento da CRF;
- manutenção da via aérea patente;
- melhora do débito cardíaco.

A VNI apresenta vários efeitos no sistema respiratório (aumento da CRF, diminuição da sobrecarga elástica devida à hiperinsuflação dinâmica e diminuição da sobrecarga dos músculos inspiratórios). Entre os benefícios fisiológicos estão:

- melhora da oxigenação;
- diminuição do WOB com diminuição do esforço inspiratório;
- melhora da relação ventilação/perfusão;
- diminuição da fadiga da musculatura ventilatória;

- aumento da ventilação minuto com redução do CO_2 e aumento da oxigenação;
- diminuição da frequência respiratória devido ao aumento da eficiência ventilatória.

A melhora da oxigenação VNIPP se dá por:

- possibilidade de titular o valor da FiO_2;
- redistribuição da água extravascular pulmonar;
- recrutamento de alvéolos colapsados e do volume pulmonar no final da expiração;
- melhora na relação V/Q;
- melhora do débito cardíaco (DC);
- diminuição do WOB;
- broncodilatação.

Os mecanismos através dos quais a VNI melhora a troca gasosa (Figura 4.4) na insuficiência respiratória crônica não são bem compreendidos, mas presume-se que sejam mais ou menos semelhantes aos ocorridos na VPM invasiva. A VNI mantém os músculos respiratórios em repouso e diminui as microatelectasias pulmonares pela geração de pressão positiva, podendo também prevenir a hipoventilação noturna e restaurar a sensibilidade do centro respiratório ao CO_2.

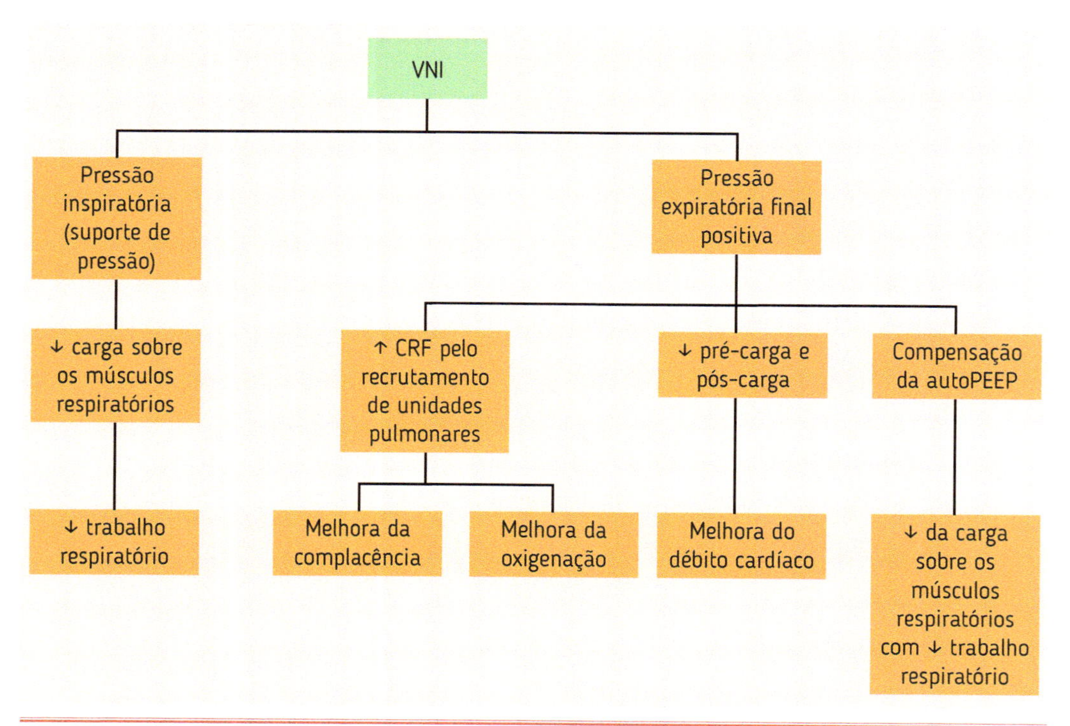

FIGURA 4.4. Mecanismos de melhora das trocas gasosas na VNI.
Fonte: Adaptado de Hasan A, 2010.

Os efeitos cardiovasculares do suporte ventilatório não invasivo e invasivo são complexos e mediados através de diferentes mecanismos frequentemente interdependentes ou que se contrabalançam (Figura 4.5).

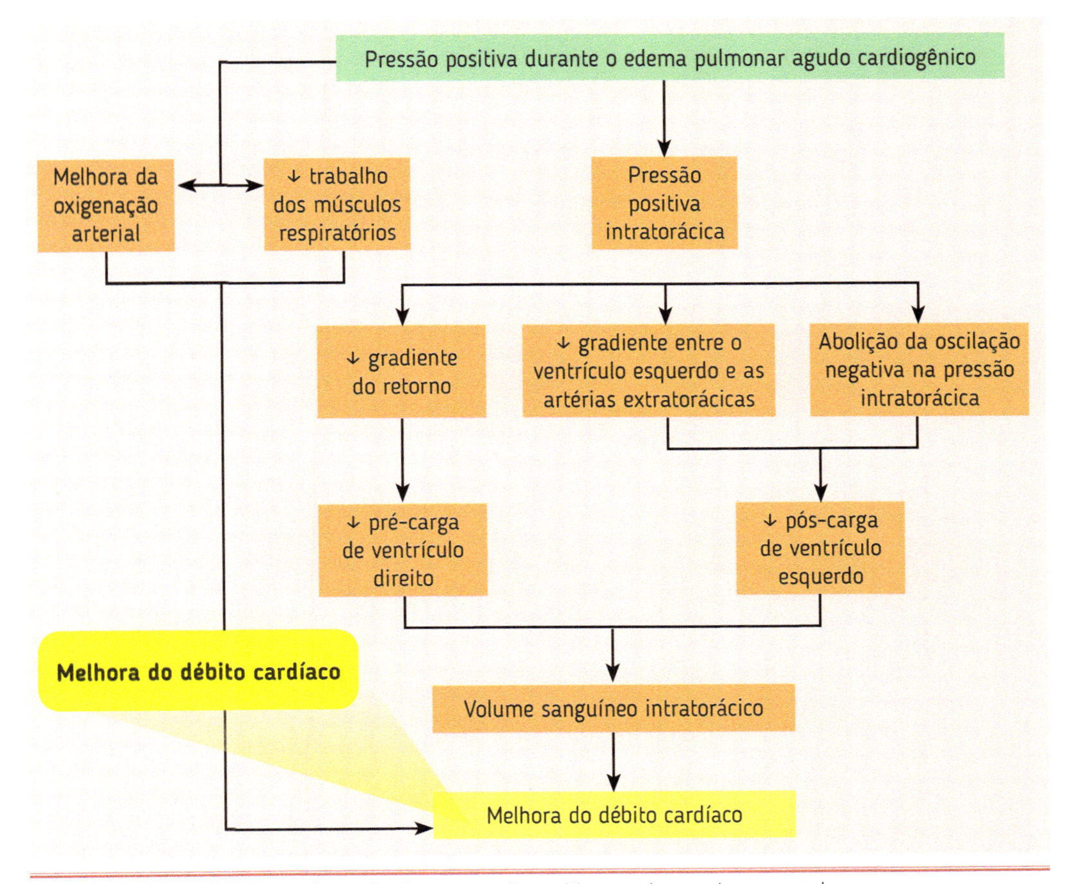

FIGURA 4.5. Efeitos fisiológicos da ventilação com pressão positiva no edema pulmonar agudo.
Fonte: Adaptado de Yan S et al., 1997.

Os efeitos cardiovasculares mais importantes da VNI são:

- diminuição do retorno venoso;
- diminuição da pós-carga de ventrículo esquerdo;
- diminuição do trabalho respiratório e consumo de oxigênio;
- efeitos na resistência vascular pulmonar (pós-carga e ventrículo direito).

Qualquer alteração na pressão pleural durante o ciclo respiratório poderá ser transmitida para o coração, portanto o gradiente de pressão do retorno venoso sistêmico (pré-carga de ventrículo direito e esquerdo) e o fluxo de saída arterial sistêmico (pós-carga de ventrículo esquerdo) também poderão se alterar. O esforço inspiratório espontâneo diminui a pressão pleural, que se torna extremamente negativa durante a falência respiratória aguda ou crônica.

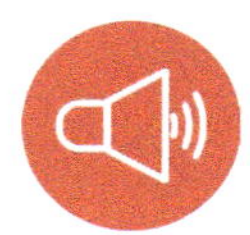

Quando se aplica uma pressão positiva inspiratória com diminuição da carga sobre os músculos respiratórios, as flutuações negativas da pressão pleural durante a inspiração poderão diminuir ou mesmo ser abolidas.

As alterações da relação ventilação/perfusão são um dos principais motivos de alteração nas trocas gasosas no paciente pediátrico/neonatal. Outro fator é a presença de *shunt*, devido a um colapso total do pulmão, ocorrendo perfusão, sem que haja ventilação (relação V/Q = 0). A redução na CRF tem relação com a idade e com a elastância da parede torácica, e, quando muito próximo do volume de fechamento da via aérea, determina a possibilidade de colapso pulmonar e atelectasia (Figura 4.6-A).

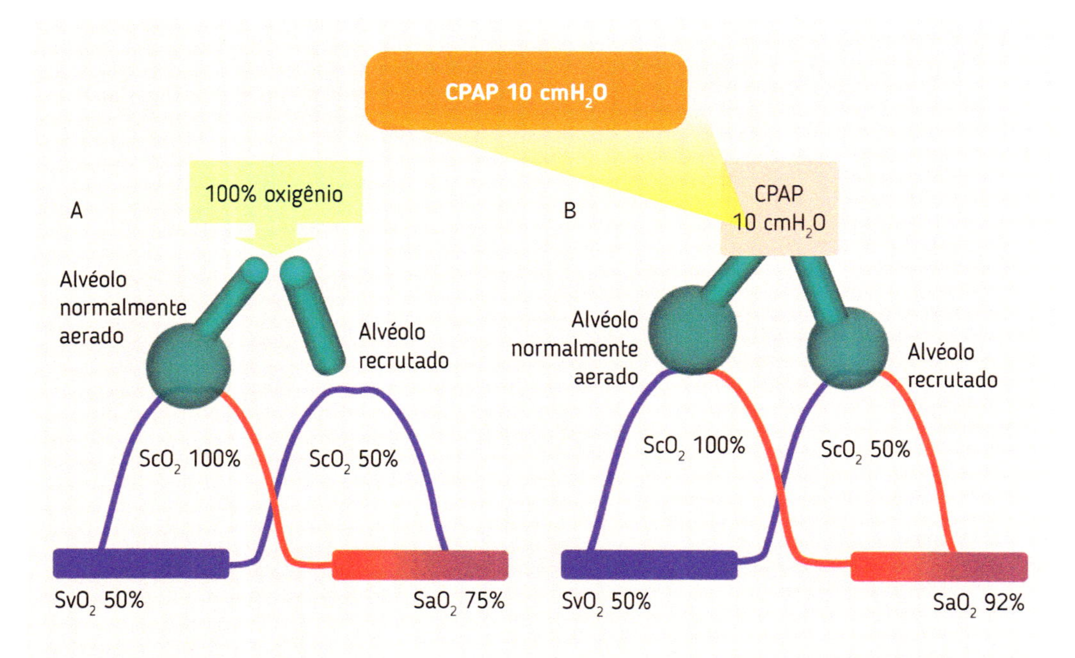

FIGURA 4.6. Impacto da atelectasia na troca gasosa (A). A utilização de pressão positiva contínua na via aérea recruta e previne o colapso do tecido pulmonar, melhorando a oxigenação (B).
Fonte: Adaptado de Neligan PJ, 2012.

A aplicação de CPAP determina que haja um movimento mais restrito de gás a partir do alvéolo. As unidades pulmonares são mantidas abertas, prevenindo atelectasia no final da expiração (Figura 4.6-B).

A utilização de fração inspirada de oxigênio (FiO_2) elevada pode determinar a possibilidade de atelectasia (atelectasia de absorção – Figura 4.7).

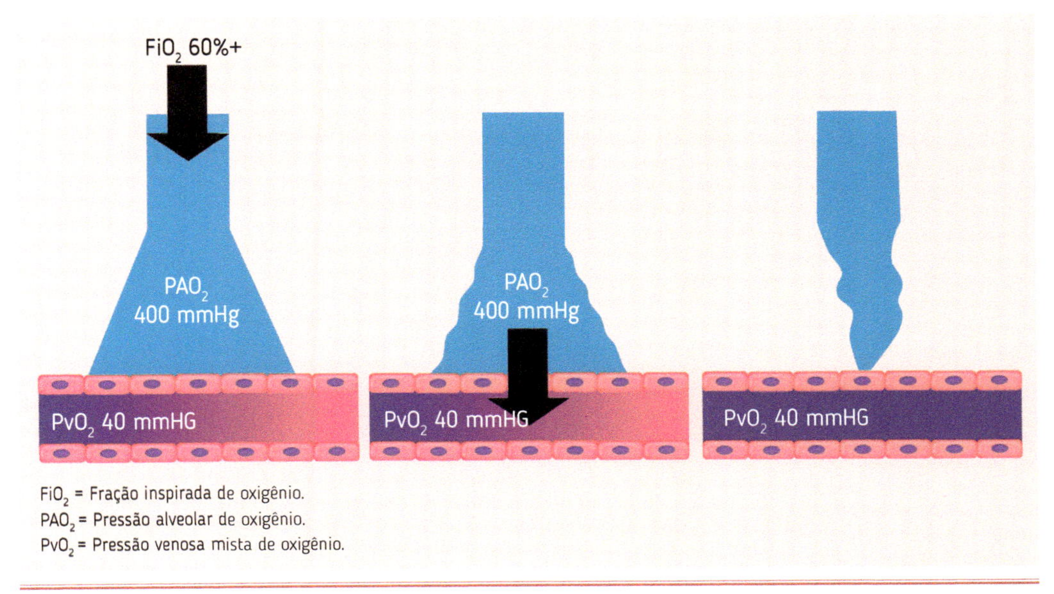

FIGURA 4.7. Atelectasia de absorção.
Fonte: Adaptado de Neligan PJ, 2012.

A atelectasia da presença de um grande gradiente de oxigênio entre o alvéolo e o sangue venoso misto.

INDICAÇÕES E CONTRAINDICAÇÕES

Habitualmente, quando se utiliza por um período curto, a VNI é empregada continuamente, até que o paciente apresente melhora ou haja falha desse suporte. Os objetivos a curto prazo da VNI estão colocados no Quadro 4.1.

Quadro 4.1. Objetivos da VNI
VNI a curto prazo
Aliviar o desconforto respiratório
Diminuir o trabalho respiratório
Melhorar as trocas gasosas
Evitar a intubação traqueal
Otimizar o conforto do paciente
Boa sincronia paciente/aparelho de VPM
VNI a longo prazo
Melhorar os sintomas
Melhorar as trocas gasosas
Melhorar a qualidade de vida
Melhorar a qualidade e a duração do sono
Melhorar a sobrevida

As indicações para utilização a curto prazo e a longo prazo da VNI estão apresentadas nos Quadros 4.2 e 4.3.

Quadro 4.2. Indicações para uso da VNI a curto prazo
IRA hipoxêmica
Lesão pulmonar aguda Edema pulmonar cardiogênico Pneumonia Falência respiratória pós-trauma Desmame difícil
Doença de vias aéreas inferiores
Asma aguda Bronquiolite aguda
Evitar a intubação traqueal
Pacientes imunocomprometidos Doenças restritivas torácicas Alterações neuromusculares Falência respiratória no pós-operatório Pacientes com ordem para não intubar Falência respiratória pós-extubação
Facilitar o desmame e a extubação traqueal

Quadro 4.3. Indicações para uso da VNI a longo prazo
Doenças torácicas restritivas
Deformidade da parede torácica - cifoescoliose
Alterações neurológicas progressivas
Síndrome pós-pólio Distrofias musculares Atrofia muscular espinal
Falência respiratória crônica não progressiva
Lesão alta de coluna espinal

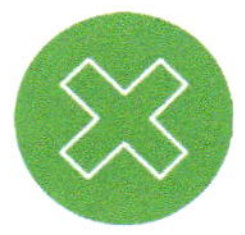

As principais contraindicações para a VNIPP são relacionadas às alterações neurológicas agudas, impossibilidade de proteção da via aérea, alterações hemodinâmicas com choque, hemoptise maciça, alterações faciais ou de via aérea, queimadura ou trauma facial e cirurgia do trato gastrintestinal superior, devido ao risco de distensão gástrica.

As crianças com secreções em vias aéreas apresentando paralisia cerebral e disfunção laríngea espástica têm sido colocadas com sucesso na VNI.

É importante, ainda, o reconhecimento de algumas possíveis contraindicações (DEIS J, et al., 2009):

- apneia;
- alteração do nível de consciência;
- impossibilidade de proteção da via aérea;
- secreções abundantes em vias aéreas superiores;
- paciente não cooperativo ou agitado;
- fixação ruim da máscara;
- instabilidade hemodinâmica;
- choque;
- sangramento gastrointestinal;
- equipe não treinada para acompanhamento do paciente.

EQUIPAMENTOS NECESSÁRIOS

O sucesso da VNI depende em grande parte da seleção adequada de uma interface, do aparelho de VPM e dos parâmetros selecionados nesse aparelho. É fundamental que a equipe clínica que utiliza o equipamento tenha um treinamento adequado, utilize protocolos específicos e tenha conhecimento da fisiologia e fisiopatologia das diversas alterações que indicam o uso da VNI.

Durante a última década, tivemos um progresso tecnológico relacionado à interface para a aplicação da VNI. As características desejáveis de uma interface adequada para o uso da VNI são as seguintes (HESS DR, 2006):

- espaço morto pequeno;
- transparente;
- muito baixo peso (leve);
- fácil de fixar;
- selo adequado com uma baixa pressão facial;
- descartável e fácil de limpar;
- não irritante (não alergênica);
- custo baixo;
- vários tamanhos: adulto e pediátrico/neonatal;
- adaptável às variações da anatomia facial;
- habilidade de uma remoção rápida;
- mecanismo antiasfixia;
- compatível com uma grande variedade de aparelhos de VPM.

As interfaces mais habitualmente utilizadas em pediatria são a oronasal e a nasal, com suas vantagens e desvantagens, de acordo com o Quadro 4.4.

Quadro 4.4. Vantagens e desvantagens de várias interfaces para VNI

Interface	Vantagens	Desvantagens
Máscara nasal	Menor risco de aspiração Facilidade de depuração de secreções Menos claustrofobia Poder se alimentar Fácil de colocar e fixar Menor espaço morto	Extravasamento pela boca Resistência maior através da passagem nasal Menos efetiva com obstrução nasal Irritação nasal e rinorreia Boca seca
Máscara oronasal	Melhor controle do extravasamento de gás Mais efetiva em respiradores bucais	Aumento do espaço morto Claustrofobia Aumento do risco de aspiração Aumento da dificuldade para falar e se alimentar Asfixia com o mau funcionamento do aparelho de VPM
Máscara de face total	Pode ser mais confortável para alguns pacientes Mais fácil para colocar (fixar) Menor possibilidade de lesão facial	Maior espaço morto Potencial para ressecamento dos olhos Não é possível fornecer medicamentos por aerossol

Fonte: Adaptado de Hess DR, 2006.

São vários os aparelhos de VPM que podem ser utilizados para a aplicação da VNI. Algumas considerações na seleção desse aparelho são as seguintes:

- compensação de extravasamento de gás;
- gatilho (disparo e ciclo acoplado ao padrão respiratório do paciente);
- reinalação;
- fornecimento de oxigênio;
- monitoração;
- alarmes (segurança vs. incômodo);
- portabilidade (tamanho compacto);
- duração da bateria;
- comprovação na prática;
- custo.

Existem três tipos de circuitos habitualmente utilizados nos aparelhos com pressão positiva para a VNI. Os **circuitos com duplo ramo** têm válvula inspiratória e expiratória e condutos separados para os gases inspiratórios e expiratórios, como aqueles habitualmente utilizados nos aparelhos de VPM empregados na UCI. Para os aparelhos portáteis, utiliza-se um **circuito de um único ramo**, com uma válvula de exalação próxima ao paciente. A válvula expiratória está ativamente fechada durante a fase inspiratória, para prevenir a perda do volume corrente fornecido. Devido ao fato de a válvula expiratória estar próxima do paciente, a possibilidade de reinalação é minimizada, sendo esses aparelhos tipicamente utilizados para ventilação domiciliar. Para os aparelhos com dois níveis de pressão, utiliza-se o circuito de um único ramo. Um orifício para extravasamento de gás está presente, e funciona como uma exalação passiva para o paciente. Em algumas configurações, o orifício está incorporado ao circuito em uma localização próxima ao paciente; em outras, está incorporado à interface.

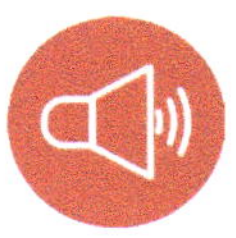

Uma função importante dos aparelhos para VNI é a habilidade relacionada à compensação de extravasamento de gás. Alguns aparelhos têm habilidade de detectar um extravasamento não intencional e ajustar o fluxo para compensar o extravasamento. A ventilação com pressão controlada, mas não a ventilação com volume controlado, determina uma importante compensação clínica do extravasamento.

Para cuidados ventilatórios de longo prazo, o clínico deve decidir entre as modalidades: controlada a volume, pressão e ventilação com pressão de suporte (VPS). Existem vantagens e desvantagens relacionadas a esses modos, conforme apresentado no Quadro 4.5.

Quadro 4.5. Comparação da ventilação ciclada a volume e a pressão para VNI em pacientes com doença neuromuscular
Aparelho de VPM a volume
Utilização mais complicada
Grandes intervalos para os alarmes
VC constante
Possível empilhamento das respirações
Não existe compensação do extravasamento de gás
Pode ser utilizado sem PEEP
Minimiza a reinalação
Aparelho de VPM a pressão
Simples de se utilizar
Alarmes limitados
Volume corrente variável
Possível empilhamento das respirações
Compensação do extravasamento de gás
PEEP sempre presente
É possível a reinalação

Uma vantagem teórica da VPS é o fato de ela variar o fluxo inspiratório para preencher as necessidades relacionadas à demanda do paciente, o que pode melhorar o conforto durante a VNI.

MODOS DE VENTILAÇÃO NÃO INVASIVA

Existem dois principais modos de VNI – pressão positiva continua em vias aéreas (CPAP) e ventilação não invasiva com pressão de suporte (VNI-PS) –, mas vários outros modos podem ser utilizados. O modo mais frequentemente utilizado é a VNI-PS com ou sem o emprego de pressão expiratória final positiva.

A CPAP não é verdadeiramente um modo de ventilação, pois não fornece qualquer suporte inspiratório (GARPESTAD E, et al., 2007). Contrariamente à CPAP, a VNI-PS necessita de um aparelho de VPM usualmente pré-selecionado com dois níveis de pressão: pressão positiva expiratória na via aérea – EPAP e pressão positiva inspiratória na via aérea – IPAP (Figura 4.8).

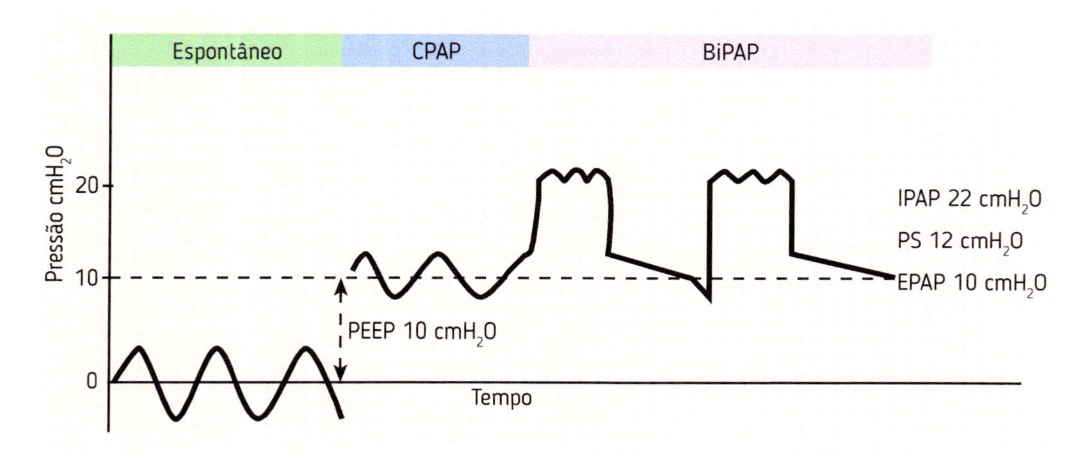

FIGURA 4.8. Curvas pressão-tempo na respiração espontânea, em pressão positiva contínua em via aéreas (CPAP = 10 cmH_2O) e em pressão de suporte com dois níveis (IPAP = 22 cmH_2O; EPAP = 10 cmH_2O).
Fonte: Adaptado de Masip J, et al., 2014.

Quando o paciente inicia um esforço inspiratório, o aparelho fornece assistência inspiratória com pressão de suporte utilizando um fluxo desacelerante. Quando o paciente termina o esforço inspiratório, ou o fluxo inspiratório cai abaixo de uma porcentagem pré-selecionada do seu valor máximo (habitualmente 25-30%), existe a descontinuação da pressão de suporte e a pressão cai para a EPAP pré-selecionada.

Outras modalidades que podem ser empregadas com modo de VNI são:

- ventilação com pressão assistocontrolada;
- ventilação assistida proporcional;
- ventilação assistida com ajuste neuronal;
- controle de pressão adaptativa;
- servoventilação adaptativa;
- ventilação com pressão negativa.

INÍCIO DA VENTILAÇÃO NÃO INVASIVA

Até o presente não existem indicações claras sobre o melhor momento para se iniciar a VNI em crianças com falência respiratória aguda, mas esta pode ser antecipada em pacientes criticamente enfermos.

Antes da indicação da VNI, necessitamos obter e avaliar vários critérios clínicos e laboratoriais, como:

- frequência cardíaca;
- pressão arterial;
- frequência respiratória;
- utilização da musculatura acessória;
- sons respiratórios;
- gasometria arterial;
- saturação de O_2 pela oximetria de pulso;
- raio X de tórax.

É fundamental, antes da aplicação dos critérios para o início da VNI, verificar se o paciente apresenta alguma contraindicação médica para seu uso. Esses critérios são:

- condição médica potencialmente reversível;
- pH < 7,35;
- $PaCO_2$ > 45 mmHg (6,5 kPa);
- PaO_2 (ar ambiente) < 50 mmHg (7 kPa) ou PaO_2 (em oxigenoterapia) < 70 mmHg;
- relação PaO_2/FiO_2 < 300;
- frequência respiratória > 20-30% do valor normal para a idade;
- permitir um tempo para se avaliar a terapêutica médica padrão instituída;
- aproveitar a "janela de oportunidade" para o início;
- sem contraindicações para a utilização da VNI.

Desde que a VNI necessite de uma integridade do centro respiratório e de um esforço adequado do paciente, aguardar um período de tempo muito longo para iniciar o suporte adiciona um risco, pois a criança pode se tornar fatigada, o que pode determinar uma falha no tratamento e a necessidade de se utilizar a VPM convencional.

Temos utilizado o protocolo apresentado no Quadro 4.6 para o início da VNI.

Quadro 4.6. Protocolo para início da VNIPP
Começar com pressões e volumes baixos no modo ventilatório espontâneo com PSV e frequência de "*back up*"
Iniciar com parâmetros baixos (IPAP 8-12 cmH_2O; EPAP 3-5 cmH_2O; VC 6-8 ml/kg; FR "*back up*" 12-16 cpm)

(continua)

Quadro 4.6. Protocolo para início da VNIPP (continuação)
Aumentar a IPAP gradualmente (de 2 em 2 cmH_2O) de acordo com a tolerância da criança e EPAP de 1 cmH_2O a cada passo: **Objetivos:** ↓ Dispneia ↓ Frequência respiratória ↑ Volume corrente Adequar a sincronia aparelho VPM - paciente
Iniciar suplementação de O_2 para manter uma SpO_2 > 90%
Verificar extravasamento de gás. Ajustar a interface
Umidificação adequada
Aquecimento adequado dos gases (34 °C)
Considerar sedação leve, se a criança tiver agitação
Avaliar o paciente com frequência à beira do leito
Análise dos gases sanguíneos 1-2 horas após a instituição da VNI

Deve-se avaliar a possibilidade de **desmame da VNI** após 24 horas de sua instituição. Seguir estes passos:

- redução gradual dos parâmetros, iniciar a diminuição da FiO_2, a seguir da IPAP e posteriormente da EPAP;
- intercalar 4 horas de VNI com 2 horas suporte com O_2, caso o paciente se mantenha estável;
- intercalar 2 horas de VNI com 4 horas suporte com O_2;
- sem aumento do trabalho respiratório, manutenção do VC e da SpO_2;
- retirar da VNI e adicionar suporte com oxigenioterapia, se necessário.

UMIDIFICAÇÃO/FORNECIMENTO DE GÁS

Assim como com a criança em respiração espontânea, os pacientes submetidos à VNI necessitam de umidificação e aquecimento adequado do ar inspirado. A VNI fornece o ar inspirado em uma taxa de fluxo elevada, o que pode sobrepujar os mecanismos habituais de umidificação da via aérea. O fornecimento inadequado de gás tem sido associado com alteração anatômica e funcional da mucosa nasal (atividade ciliar, secreção de muco, fluxo sanguíneo nasal e aumento da resistência da via aérea). Existem também efeitos negativos em relação à tolerância à VNI quando o paciente respira um ar umidificado de maneira inadequada:

- aumento da resistência das vias aéreas ao nível do nariz;
- lesão estrutural e funcional da mucosa nasal;
- aumento do trabalho respiratório;
- dificuldade para intubação traqueal;
- desconforto e aderência ruim à VNI.

Entretanto, os valores higrométricos ótimos da umidade absoluta e relativa relacionados às diferentes aplicações de VNI não estão ainda estabelecidos. A análise da necessidade de umidificação durante a VNI deve considerar os seguintes parâmetros:

- extravasamento (fuga) de gás;
- interface para o fornecimento do suporte;
- tipo de aparelho de VPM;
- temperatura ambiente;
- temperatura dos gases inalados e câmara de vaporização utilizada;
- fluxo de ar e pressão na entrada do sistema de umidificação;
- tipo de sistema de umidificação.

O aumento da resistência da via aérea ao nível do nariz é uma consequência imediata de grandes escapes de gás durante a VNI, utilizando máscara nasal. Consequentemente, existe uma resposta vasoconstritora ao nível da mucosa nasal e a possibilidade de insucesso desse suporte em cenários com pacientes crônicos e falha da VNI em melhorar a troca gasosa e o desconforto respiratório em situações agudas.

O aumento da resistência da via aérea ao nível do nariz determina uma diminuição significante da pressão efetiva transmitida para a nasofaringe e, consequentemente, para a via aérea distal (Figura 4.9).

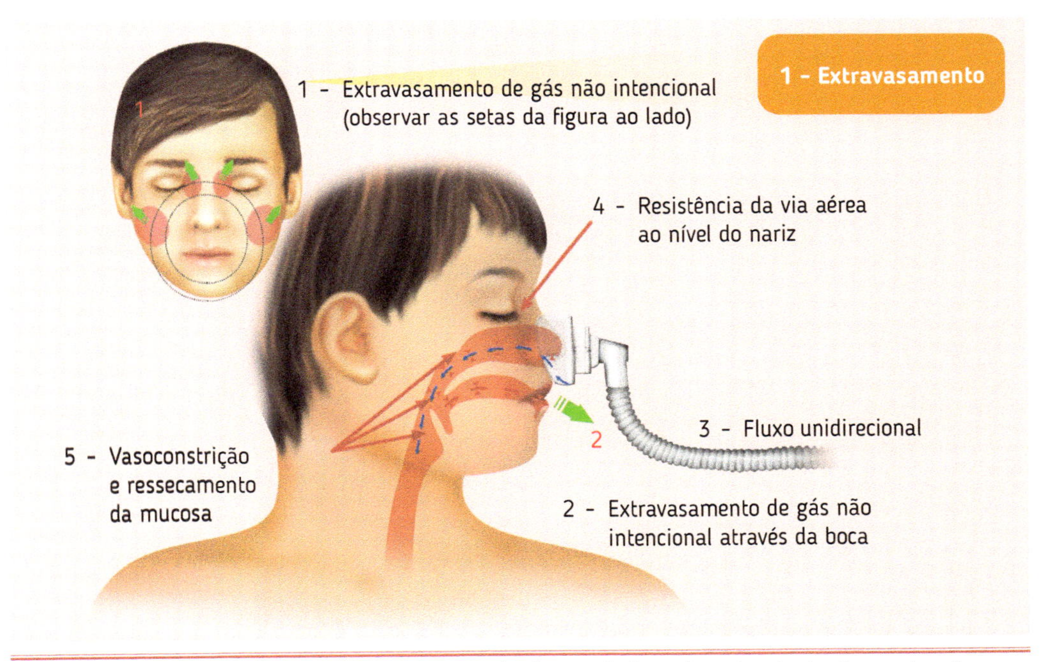

FIGURA 4.9. Efeitos fisiopatológicos do extravasamento de gás em relação ao fornecimento de gás nas vias aéreas superiores e seu impacto na resistência de via aérea ao nível do nariz e vasoconstrição da mucosa.
Fonte: Adaptado de Rodríguez AME, et al., 2012.

O profissional de saúde (médico, fisioterapeuta, enfermeira, paramédico) deve ter o cuidado estrito de ajustar a umidificação dos gases inalados dependendo do tipo de interface e do padrão de extravasamento de gás. Para facilitar a troca gasosa e proteger o tecido pulmonar, os gases inspirados necessitam estar na temperatura corpórea quando atingirem a superfície alveolar. Na prática clínica os parâmetros de temperatura dos umidificadores aquecidos são baseados na tolerância do paciente.

A escolha de um umidificador aquecido (HH) ativo ou de um filtro com mistura aquecida (HME) pode ter repercussão em relação à mecânica respiratória (VC, volume-minuto e trabalho respiratório com consequente alteração na troca gasosa). Para a utilização na VNI, maiores desvantagens têm sido observadas com o emprego de HME, comparativamente à utilização de HH (Quadro 4.7).

Quadro 4.7. Vantagens e desvantagens da utilização de HH e HME durante a VNI

Sistema	Vantagens	Desvantagens
HME	Relação custo/benefício. Uso fora do cenário da UCI. Elimina a condensação no circuito. Não necessita de eletricidade,	Aumento do espaço morto. Eficácia diminuída nos casos de extravasamento de gás. A eficácia depende da temperatura ambiente e corporal Pode determinar um aumento da resistência das vias aéreas em pacientes com grande quantidade de secreção e sangramento do trato respiratório.
HH	Determina menor trabalho respiratório do que a HME. Tem efeito limitado ou nenhum efeito na ventilação do espaço morto, de tal maneira que a retenção de CO_2 é mínima. Atinge um valor de umidade relativa e absoluta suficiente para o fornecimento adequado do gás. Clinicamente efetiva, especialmente nos pacientes com falência respiratória hipercápnica aguda leve a grave.	Menor eficácia com temperatura ambiente elevada. Necessita eletricidade. O desempenho varia de acordo com os diferentes sistemas.

Não existem ainda recomendações que possam uniformizar as condutas relacionadas à seleção para a utilização de sistemas de umidificação. É surpreendente que, apesar da grande importância do tema, existem poucos hospitais com protocolos relacionados à prática de umidificação.

MONITORAÇÃO E VIGILÂNCIA

Uma monitoração adequada é muito importante para a utilização segura da VNIPP. O nível e o tipo de monitoração devem ser proporcionais ao nível de estabilidade clínica do paciente. São parâmetros que devem ser monitorados e verificados durante a VNIPP:

- frequência respiratória;
- frequência cardíaca;
- avaliação do conforto/agitação;
- VC fornecido;
- volume de gás extravasado;
- escore de dificuldade respiratória;
- presença de distensão abdominal;
- oximetria de pulso;
- controle de gasometria arterial;
- resposta clínica após o início da VNIPP;
- controle radiológico.

Geralmente, são indicadas a oximetria de pulso e a monitorização cardíaca para as crianças com algum grau de desconforto ventilatório. A avaliação do gás carbônico (CO_2) exalado por meio da capnografia pode ser efetuada com monitores específicos (por exemplo, NICO®) ou aparelhos de VPM que apresentem essa monitorização em sua configuração (por exemplo, Servo i®).

UTILIZAÇÃO DE SEDATIVOS NA VNI

Deve-se avaliar com cuidado a utilização de sedativos em crianças com doença respiratória grave. A utilização de sedação deve ser incluída em um protocolo específico, e a avaliação da dor e do nível de consciência deve ser realizada com a utilização de escalas específicas.

Deve-se utilizar apenas medicações com duração de ação curta e que não apresentem acúmulo quando se empregar o modo de administração contínua. Deve-se utilizar sedação leve para os pacientes ansiosos ou com desconforto devido ao emprego da interface, a cetamina na dose de 0,5-1 mg/kg/bolo e a seguir 0,25 mg/kg/hora, com um risco de depressão respiratória mínimo em relação aos opiáceos.

A dexmedetomidina tem propriedades farmacológicas altamente favoráveis em relação à parte respiratória quando empregada em doses terapêuticas e é uma boa medicação para sedação em pacientes com agitação que estão em suporte ventilatório não invasivo.

APLICAÇÃO DA VNI NO CENÁRIO DE CUIDADOS INTENSIVOS

Nos cenários de cuidados agudos do paciente, a VNI é efetiva em melhorar a hipoxemia e os sinais e sintomas relacionados a diferentes patologias (pneumonia, asma, bronquiolite aguda etc.). Existem relatos de que sua utilização diminui a necessidade de intubação, de acordo com Yañez LJ et al., 2008.

Obstrução da via aérea inferior

Fazem parte desse grupo os quadros de asma aguda e bronquiolite viral, que são condições clínicas comuns no dia a dia do pediatra. Quando existe falha do tratamento médico de suporte, as opções seriam a utilização de VNI e, nos casos mais graves, da ventilação invasiva.

A intubação intratraqueal deve ser evitada o máximo possível, a menos que haja falência respiratória iminente, independentemente de todas as medidas de tratamento instituídas.

As pesquisas clínicas com VNI sugerem que esta pode melhorar os sintomas e a ventilação sem efeitos adversos significantes, reduzindo a necessidade de suporte invasivo (THILL PJ, et al., 2004; LARRAR S, et al., 2006; CAMPION A, et al., 2006, THIA PL, et al., 2008).

O fornecimento de **pressão positiva no final da expiração (EPAP)** pode diminuir a hiperinsuflação dinâmica pela manutenção das vias aéreas abertas e pode, também, reduzir o trabalho respiratório do paciente por diminuir a queda da pressão alveolar necessária para iniciar a respiração. A utilização de **suporte inspiratório (IPAP)** ajuda no suporte relacionado à fadiga dos músculos respiratórios, melhorando a dispneia e a troca gasosa. Um pequeno número de estudos clínicos com amostras pequenas relata o uso da VNI para o tratamento da asma aguda grave na criança, sendo esse suporte bem tolerado, sem complicações importantes e estando associado com uma melhora da troca gasosa e do esforço respiratório. A utilização da VNI na bronquiolite apresenta maiores evidências, estando associada com uma melhora da frequência respiratória da PCO_2, diminuição do trabalho respiratório e à possibilidade de se evitar a intubação traqueal em 67-100% das crianças (CAMBONIE G, et al., 2008; JAVOUHEY, E et al., 2008).

Obstrução da via aérea superior

As obstruções dinâmicas da via aérea superior podem se apresentar como condições ameaçadoras da vida e determinar uma hipoventilação alveolar grave. Existe um número muito limitado de pesquisas aplicando a VNI nessa condição (PADMAN R, et al., 1998; ESSOURI S, et al., 2005). A aplicação da VNI está associada com uma diminuição significante do desconforto respiratório e a uma melhora na troca gasosa.

Síndrome do desconforto respiratório agudo

Existem poucos estudos avaliando o papel da VNI na SDRA em pediatria. Uma metanálise avaliando pacientes adultos revela que a VNI não adiciona nenhum benefício (AGARWAL R., et al., 2006). Em pediatria, a utilização do suporte não invasivo para tratamento da SDRA esteve associado a uma taxa de falha de 78% e a uma taxa de óbito de 22% (ESSOURI S, et al., 2006).

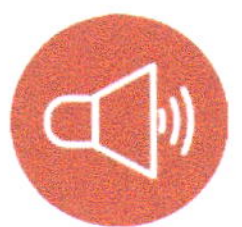

A ausência de melhora clínica após 1 hora de utilização da VNI nas crianças com SDRA deve indicar a necessidade de intubação traqueal e a instituição de VPM para se evitar um atraso que determine maior risco para o paciente.

Falência respiratória pós-extubação traqueal/desmame da extubação traqueal

A necessidade de reintubação após a falha da extubação traqueal está associada com o aumento da morbidade e mortalidade. A VNI é realizada com o propósito de facilitar o desmame a partir da ventilação mandatória intermitente e como tratamento para a falência respiratória pós-extubação. Uma representação esquemática da aplicação da VNI durante diferentes fases da retirada do aparelho de VPM é mostrada na Figura 4.10.

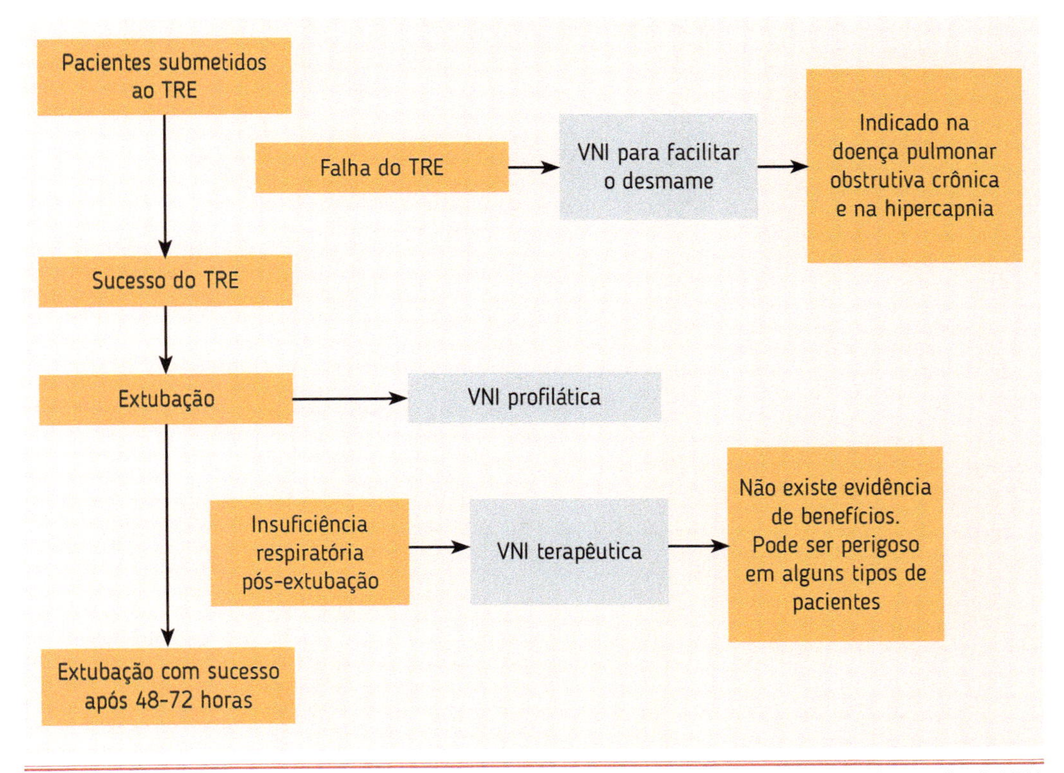

FIGURA 4.10. Representação esquemática da aplicação da VNI durante diferentes fases da retirada do aparelho de VPM.
Fonte: Adaptado de Ferreyra G, et al., 2011.

O uso de CPAP na VNI pode melhorar a evolução de pacientes com falência respiratória aguda no pós-operatório, em particular aqueles com cirurgia torácica e abdominal.

Na criança, duas pesquisas (LUM LC, et al., 2011; MAYORDOMO-COLUNGA J, et al., 2010) avaliam a eficácia da VNI como meio de facilitar o desmame da ventilação e como tratamento da falência respiratória pós-extubação, e referem taxas de sucesso de 81-86% e 50-75%, respectivamente.

Crianças imunocomprometidas

A falência respiratória aguda na criança imunocomprometida é mais frequentemente devida a infecção pulmonar ou a edema pulmonar cardiogênico pós-quimioterapia.

Evitar a intubação traqueal e a instituição da ventilação mecânica é, particularmente, importante nessa população de crianças de alto risco, na qual uma infecção pulmonar pode ser devastadora.

Algumas pesquisas, em especial a primeira delas, realizada por Pancera CF, et al., 2008, utilizam a VNI para o tratamento da falência respiratória em crianças imunocomprometidas. A razão de chance para o sucesso da VNI está mais relacionada ao tipo de doença pulmonar, e as taxas relacionadas a evitar a intubação intratraqueal variam de 40% para a SDRA até 100% para pneumonia.

Fibrose cística

A VNI é utilizada em pacientes com fibrose cística, principalmente durante os episódios de agudização da falência respiratória aguda. Um suporte ventilatório não invasivo, evitando a intubação, impede consequências mais graves para o paciente. Existe uma racionalização fisiológica para o uso da VNI em pacientes com doença pulmonar avançada devida à fibrose cística, pelo fato de que esta melhora a ventilação alveolar durante o repouso, sono, exercício e durante a realização da fisioterapia. Adicionalmente, a VNI é recomendada como tratamento de primeira linha para pacientes com agudização na falência respiratória hipercápnica aguda, bem como para aqueles que apresentam dessaturação ou desenvolvem fadiga respiratória durante a fisioterapia torácica. Ela também é recomendada nos casos de hipercapnia noturna significante. Entretanto, estudos futuros devem objetivar uma definição dos critérios mais pertinentes para propor a utilização da VNI em pacientes com fibrose cística.

INTERAÇÃO PACIENTE/APARELHO DE VNI

Para que a VNI tenha êxito, é fundamental que o paciente esteja sincronizado com o aparelho e que o esforço da criança para iniciar a inspiração seja reconhecido pelo aparelho de VPM e este, imediatamente, entregue um fluxo de gás que seja ideal em termos da necessidade do paciente. A assincronia pode se definir como a situação em que existe um desacoplamento entre o tempo neural (paciente) e mecânico (aparelho de VPM), ou quando o fluxo entregue pelo aparelho é inadequado para suprir a demanda de fluxo do paciente. Essa assincronia pode se observar em todos os modos ventilatórios e está determinada por fatores relacionados ao paciente e ao aparelho (Quadro 4.8).

Quadro 4.8. Fatores que alteram a sincronia paciente-aparelho de VNI
Devidos ao aparelho
• Mecanismo de gatilho: pressão, fluxo, curva de fluxo (*auto-track*) • Sensibilidade programada • Tempo de rampa • Entrega do fluxo • Padrão de fluxo • Ciclagem na expiração • Artefatos do fluxo (nebulizadores)
Devidos ao paciente
• Nível de sedação • Esforço inspiratório, impulso central, tempos neurais • Patologia do sistema respiratório ou abdome, presença de secreções • Nível de autoPEEP • Presença de extravasamento de gás

Caso exista falha em conseguir uma sincronização adequada entre o paciente e o aparelho de VPM, pode-se produzir efeitos adversos e complicações para o paciente, como os seguintes:

- "briga" do paciente com o aparelho de VNI;
- necessidade maior de sedação;
- aumento do trabalho respiratório;
- lesão muscular;
- alterações da relação ventilação/perfusão;
- hiperinsuflação dinâmica;
- atraso na retirada da VNI;
- maior tempo de permanência hospitalar;
- maior custo.

FATORES PREDITIVOS RELACIONADOS AO SUCESSO OU FALHA DA VNI

Em adultos, várias pesquisas retrospectivas e prospectivas têm identificado os fatores preditivos para o sucesso da VNI. Entretanto, em pediatria/neonatologia existe um número menor de informações relacionadas a esses fatores. São consideradas chaves para o sucesso da VNI: equipamento preparado adequadamente e pessoal treinado; selecionar e monitorar o paciente adequadamente; tratar a condição subjacente agressiva e rapidamente; manter uma prontidão para intubação imediata se existir falha da VNI.

As causas que determinam maior probabilidade de sucesso com a aplicação da VNI são:

- acidose leve quando da instituição;
- ausência de patologias de base;
- nível de consciência inalterado;
- boa fixação da máscara;
- tolerância a VNIPP;
- melhora do pH, oxigenação, ventilação na VNIPP;
- diminuição da frequência respiratória com a VNIPP.

Outros fatores podem estar relacionados ao sucesso da aplicação da VNI, como:

- respiração sincrônica;
- escore preditivo de mortalidade baixo (PRISM e PELOD [*Pediatric of Risk Mortality* e *Pediatric Logistic Organ Dysfunction*]);
- extravasamento mínimo de ar;
- quantidade de secreção mínima;
- hipercapnia;
- boa resposta na primeira hora;
- correção do pH;
- diminuição da frequência respiratória;
- aumento da relação PaO_2/FiO_2.

Uma evolução com ausência de melhora clínica após as primeiras horas de suporte não invasivo indica a possibilidade de alterar a técnica de suporte respiratório. Uma fração inspirada de oxigênio acima de 0,8 após 1 hora de tratamento tem sido associada com falha da VNI (BERNET, V et al., 2005). Outros autores (JOSHI G, et al., 2007) verificaram que um valor da $PaCO_2 > 55$ mmHg durante as primeiras 24 horas pode estar correlacionado com um aumento do risco de falha. Mais recentemente, James CS, et al., 2011 verificaram que a doença primária e a razão para admissão devem ser consideradas na predição da evolução da VNI. Uma pesquisa de Berg KM, et al., 2012, utilizando o índice de respiração rápida superficial (RSBI) como preditor de falha da VNI em pacientes adultos com falência respiratória aguda, concluiu que o RSBI: relação da frequência respiratória para o volume corrente > 105, enquanto o paciente está recebendo a VNI, está associado com uma necessidade de intubação traqueal e aumento da mortalidade hospitalar.

No caso de falha da VNI devida à interface, pode-se utilizar diferentes modelos de máscara oronasal, e a escolha deve ser realizada de acordo com a disponibilidade e a experiência da equipe (Figura 4.11).

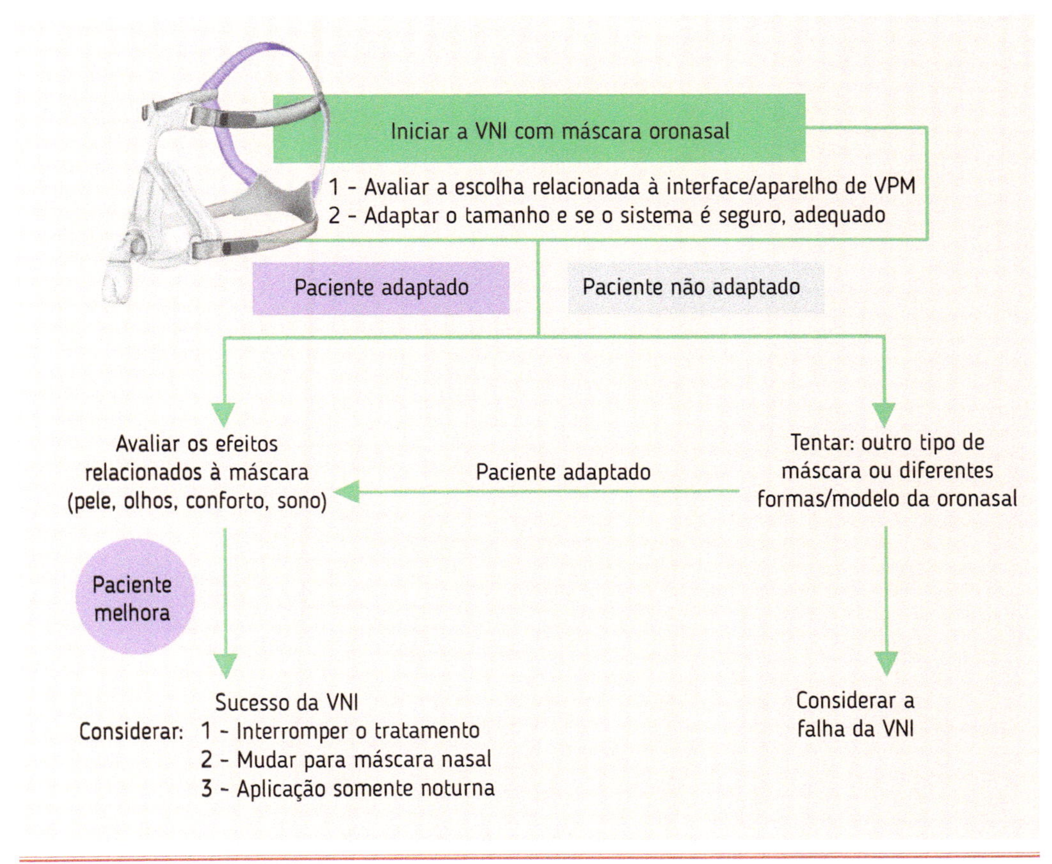

FIGURA 4.11. Estratégia para a escolha da interface durante a VNI no cenário de cuidados agudos.
Fonte: Adaptado de Papa, et al., 2012.

Não existe uma interface ideal para todos os pacientes em todas as circunstâncias, portanto várias interfaces devem estar disponíveis para a colocação à beira do leito. Após a estabilidade clínica do paciente, pode-se realizar uma rotação de vários tipos de interface para diminuir o risco de lesões da pele.

COMPLICAÇÕES

A VNIPP é um tipo de suporte ventilatório seguro e bem tolerado pela grande maioria dos pacientes. O problema frequentemente observado está relacionado à utilização das interfaces, mas podem ocorrer outras complicações, menos frequentes, como as listadas na Figura 4.12.

- Desconforto e piora transitória inicial
- Claustrofobia
- Eritema ou ulceração da base do nariz (mais frequente)
- Pequenas irritações ou úlceras de pele
- Epistaxes
- Necrose facial
- Lesão da asa do nariz (pronga nasal)
- Dermatite irritativa
- Úlcera
- Dorde ouvido e de cavidades sinusais
- Conjuntivite irritativa
- Sinusite
- Distensão abdominal com isuflação gástrica
- Vômitos
- Aspiração de conteúdo gástrico para as vias aéreas inferiores
- Remoção inadvertida da máscara (risco potencial de vida)
- Hiperinsuflação pulmonar
- Ressecamento oral*
- Ressecamento nasal*
- Barotrauma (muito raramente)
- Hipotensão
- Síndrome compartimental abdominal

* Riscos que podem ser reduzidos com o uso de umidificadores.

FIGURA 4.12. Complicações do uso da ventilação não invasiva com pressão positiva.

CONCLUSÕES

A utilização de suporte respiratório não invasivo em pacientes pediátricos tem se tornado uma opção crescente nos últimos anos, entretanto as evidências que suportam sua utilização em lactentes e crianças com falência respiratória aguda ainda necessitam de comprovações para a identificação do paciente certo com aplicação no tempo certo e em um cenário adequado. Temos também uma falta de diretrizes aceitas de maneira universal.

ORIENTAÇÃO DO AUTOR

Acessando o conteúdo deste QR code você ouvirá orientações do autor sobre este capítulo.

REFERÊNCIAS

- Agarwal R, Reddy C, Aggarwal AN, et al. Is there a role for noninvasive ventilation in acute respiratory distress syndrome? A meta-analysis. Respir Med. 2006; 100(12):2235-8.
- Berg KM, Lang GR, Salciccioli JD, et al. The rapid shallow breathing index as a predictor of failure of noninvasive ventilation for patients with acute respiratory failure. Respir Care. 2012; 57(10):1548-54.
- Bernet V, Hug MI, Frey B. Predictive factors for the success of noninvasive mask ventilation in infants and children with acute respiratory failure. Pediatr Crit Care Med. 2005; 6(6):660-4.
- Cambonie G, Milési C, Jaber S, et al. Nasal continuous positive airway pressure decreases respiratory muscles overload in young infants with severe acute viral bronchiolitis. Intensive Care Med. 2008; 34(10):1865-72.
- Campion A, Huvenne H, Leteurtre S, et al. Non-invasive ventilation in infants with severe infection presumably due to respiratory syncytial virus: feasibility and failure criteria. Arch Pediatr. 2006; 13(11):1404-9.
- Deis J, Estrada C M, Abramo T, et al. Noninvasive ventilation techniques in the emergency department: applications in pediatric patients. Ped Emerg Med Pract. 2009; 6(6):1-15.
- Essouri S, Nicot F, Clément A, et al. Noninvasive positive pressure ventilation in infants with upper airway obstruction: comparison of continuous and bilevel positive pressure. Intensive Care Med. 2005; 31(4):574-80.
- Essouri S, Chevret L, Durand P, et al. Noninvasive positive pressure ventilation: five years of experience in a pediatric intensive care unit. Pediatr Crit Care Med. 2006; 7(4):329-34.
- Ferreyra G, Fanelli V, Del Sorbo L, et al. Are guidelines for non-invasive ventilation during weaning still valid? Minerva Anestesiol. 2011;77(9):921-6.
- Garpestad E, Brennan J, Hill NS. Noninvasive ventilation for critical care. Chest. 2007;132(2):711--20.
- Hasan A. Noinvasive ventilation in acute respiratory failure. Understanding mechanical ventilation. 2nd ed. London: Springer-Verlag; 2010. p.415-39.
- Hess DR. Noninvasive ventilation in neuromuscular disease: equipment and application. Respir Care. 2006;51(8):896-911.
- Hillberg, RE, Johnson, DC. Noninvasive ventilation. N Engl J Med. 1997;337(24):1746-52.
- James CS, Hallewell CP, James DP, et al. Predicting the success of non-invasive ventilation in preventing intubation and re-intubation in the paediatric intensive care unit. Intensive Care Med. 2011;37(12):1994-2001.
- Javouhey E, Barats A, Richard N, et al. Non-invasive ventilation as primary ventilatory support for infants with severe bronchiolitis. Intensive Care Med. 2008;34(9):1608-14.
- Joshi G, Tobias JD. A five-year experience with the use of BiPAP in a pediatric intensive care unit population. J Intensive Care Med. 2007;22(1):38-43.
- Larrar S, Essouri S, Durand P, et al. Effects of nasal continuous positive airway pressure ventilation in infants with severe acute bronchiolitis.Arch Pediatr. 2006;13(11):1397-403.
- Lum LC, Abdel-Latif ME, de Bruyne JA, et al. Noninvasive ventilation in a tertiary pediatric intensive care unit in a middle-income country. Pediatr Crit Care Med. 2011;12(1):e7-13.
- Masip J, Mas A. Noninvasive ventilation in acute respiratory failure. Int J Chron Obstruct Pulmon Dis. 2014; 9:837-52.
- Mayordomo-Colunga J, Medina A, Rey C, et al. Noninvasive ventilation after extubation in paediatric patients: a preliminary study. BMC Pediatr. 2010 5;10:29.
- Mehta S, Hill NS. Noninvasive ventilation. Am J Respir Crit Care Med. 2001;163(2):540-77.
- Neligan PJ. Postoperative noninvasive ventilation. Anesthesiol Clin. 2012;30(3):495-511.

- Non-invasive ventilation in acute respiratory failure. British Thoracic Society Standards of Care Committee. Thorax. 2002;57(3):192-211.
- Padman R, Lawless ST, Kettrick RG. Noninvasive ventilation via bilevel positive airway pressure support in pediatric practice. Crit Care Med. 1998;26(1):169-73.
- Pancera CF, Hayashi M, Fregnani JH, et al. Noninvasive ventilation in immunocompromised pediatric patients: eight years of experience in a pediatric oncology intensive care unit. J Pediatr Hematol Oncol. 2008;30(7):533-8.
- Rodríguez AME, Cond B, Schwartz AR. Monitoring noninvasive ventilation of home bilevel ventilators. Chest. 2012; 142(6):1692-93.
- Thia LP, McKenzie SA, Blyth TP, et al. Randomised controlled trial of nasal continuous positive airways pressure (CPAP) in bronchiolitis. Arch Dis Child. 2008;93(1):45-7.
- Thill PJ, McGuire JK, Baden HP, et al. Noninvasive positive-pressure ventilation in children with lower airway obstruction. Pediatr Crit Care Med. 2004;5(4):337-42.
- Yan S, Kayser B. Differential inspiratory muscle pressure contributions to breathing during dynamic hyperinflation. Am J Respir Crit Care Med. 1997;156(2 Pt 1):497-503.
- Yañez LJ, Yunge M, Emilfork M, et al. A prospective, randomized, controlled trial of noninvasive ventilation in pediatric acute respiratory failure. Pediatr Crit Care Med. 2008;9(5):484-9.

SUPORTE VENTILATÓRIO INVASIVO NO RECÉM-NASCIDO

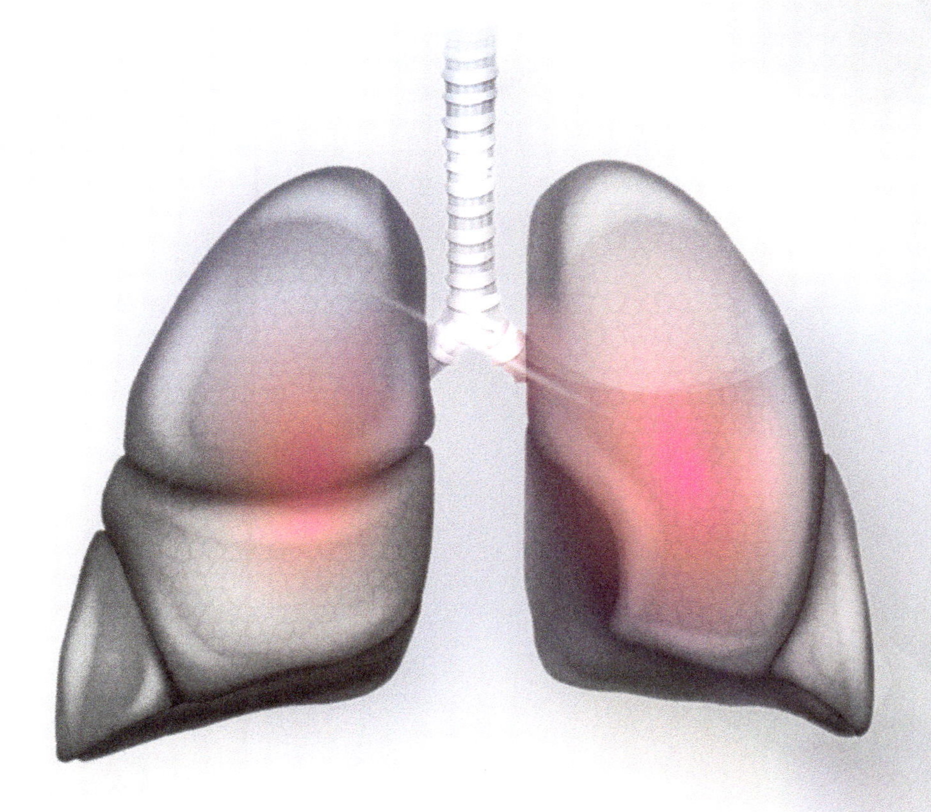

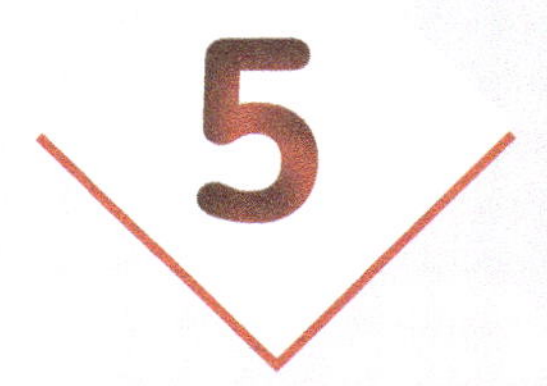

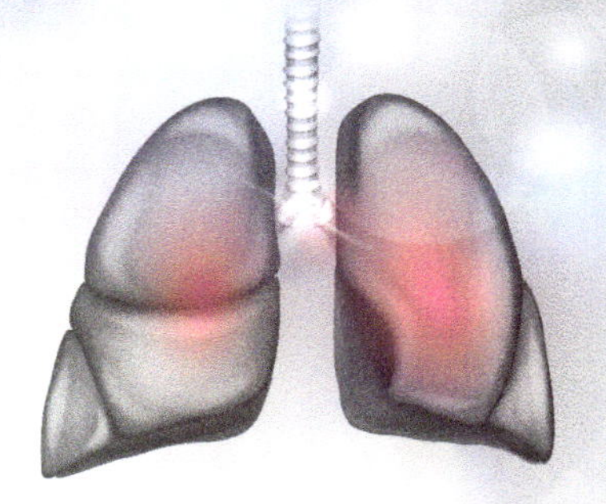

5 Suporte Ventilatório Invasivo no Recém-Nascido

INTRODUÇÃO

A utilização de ventilação pulmonar mecânica (VPM) para o suporte da falência respiratória em RNs tem sido empregada há várias décadas, com um progresso importante relacionado às modificações dos aparelhos de VPM em relação aos padrões utilizados anteriormente (aparelhos desenhados para pacientes adultos e adaptados para pediatria e neonatologia). Os aparelhos atuais incorporaram microprocessadores que expandiram de maneira significante as capacidades de ventilação, monitoração, segurança e eficácia. Entretanto, ainda necessitamos de mais evidências para otimizar a oxigenação e ventilação durante a VPM com a realização de estudos randomizados controlados na faixa etária neonatal (Figura 5.1).

O que nós conhecemos:	O que necessita ser estudado	O que nós podemos fazer hoje
A ventilação mecânica do RN é baseada nas evidências alvo de RNs pré-termo	Existe uma necessidade de estudos de alta qualidade, preferencialmente randomizados, controlados em RNs de termo necessitando VPM, objetivando otimizar a oxigenação e a ventilação, avaliando a evolução a curto prazo e estratificando de acordo com a doença subjacente	Utilizar o modo VMIS com 6 ml/kg em cada ventilação mandatória
Existe uma ausência de evidência de como otimizar a oxigenação e ventilação em RNs de termo recebendo VPM		Assegurar uma PEEP de 8 cmH_2O em RNs de termo

FIGURA 5.1. Ventilação mecânica convencional em RNs de termo: otimização.
Fonte: Adaptado de Solberg MT, et al., 2018.

O fornecimento de oxigênio para os tecidos é determinado pela ventilação alveolar e oxigenação (principalmente pela contribuição respiratória) e pelo fluxo de sangue para os tecidos, existindo um balanço ótimo entre a utilização de ventilação com pressão positiva, com o objetivo de melhorar a ventilação alveolar e os efeitos que a pressão média de via aérea mais elevada tem no fluxo sanguíneo sistêmico e particularmente no pulmonar (WAAL, K et al., 2015) (Figura 5.2).

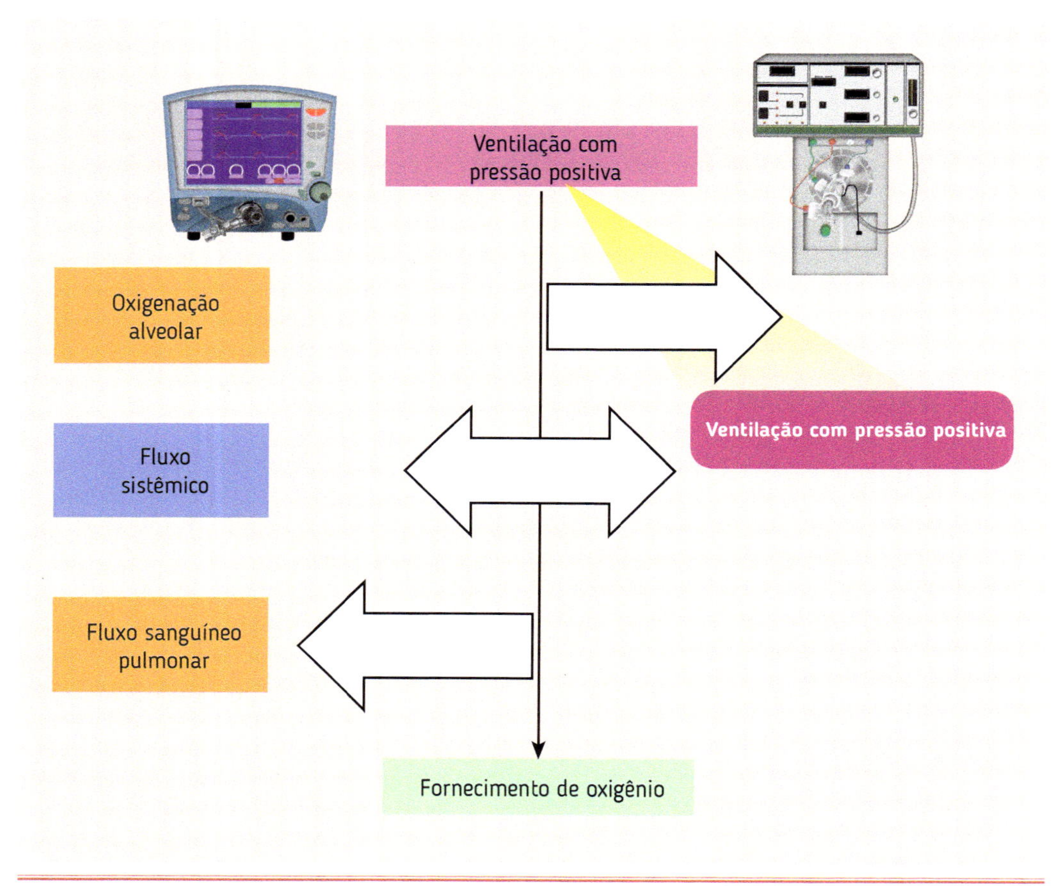

FIGURA 5.2. Balanço otimizado entre ventilação mecânica e fluxo sanguíneo.
Fonte: Adaptado de Waal, K, et al., 2015.

O entendimento desse balanço, particularmente do efeito do efeito da pressão positiva tanto no sistema cardiovascular quanto no respiratório, é fundamental para o bom cuidado do RN grave.

FISIOLOGIA RESPIRATÓRIA

Os pulmões dos RNs de baixo peso e muito baixo peso são particularmente vulneráveis à utilização de uma ventilação inadequada, especialmente logo após o nascimento, quando pode ocorrer facilmente lesão pulmonar. Portanto, as estratégias respiratórias em unidade de terapia intensiva (UTI) neonatal são empregadas para ventilar de modo gentil os pulmões. O manejo dos RNs submetidos à VPM ainda permanece sendo realizado de acordo com preferências individuais, havendo necessidade de um conhecimento adequado da fisiologia e fisiopatologia respiratórias, dos diferentes modos de ventilação e aparelhos disponíveis para que haja maior especialização do colega neonatologista. Em relação à fisiologia, esta pode variar de acordo com a doença de base, conforme a Tabela 5.1.

Tabela 5.1. Fisiologia pulmonar do RN de acordo com a condição de doença de base

Doença	Complacência pulmonar (ml/cmH_2O)	Resistência (cmH_2O/ml/segundo)	Constante de tempo inspiratória (segundos)	Capacidade residual funcional (ml/kg)	Alteração da relação ventilação/perfusão	Trabalho respiratório
RN normal	4-6	20-40	0,25	30	-	-
Síndrome do desconforto respiratório	↓↓	-	↓↓	↓	↓/↓↓	↑
Aspiração de mecônio	-/↓	↑↑	↑	↑/↑↑	↓↓	↑
Displasia broncopulmonar	↑/↓	↑↑	↑	↑↑	↓/↓↓	↑↑
Extravasamento de gás	↓↓	-/↑	-/↑	↑↑	↓/↓↓	↑↑
Apneia do RN de muito baixo peso	-/↑	-	↓↓	-/↓	-/↓	-/↑

LESÃO PULMONAR INDUZIDA PELA VENTILAÇÃO PULMONAR MECÂNICA

A displasia broncopulmonar é reconhecida por ter origem multifatorial e evolução relacionada a várias agressões do pulmão imaturo. Contribuem com essas agressões a inflamação, a infecção, aparelhos de ventilação mecânica e a utilização de oxigênio, adicionalmente fatores de risco, incluindo a falha de crescimento intrauterino ou a exposição a toxinas ambientais, incluindo o tabaco e a nicotina.

Nos RNs prematuros os pulmões estão frequentemente suscetíveis a vários tipos de lesão antes e após o nascimento. Dependendo do momento e da extensão da exposição, a lesão pulmonar pode apresentar variações, desde parada de desenvolvimento precoce (nova displasia broncopulmonar) até lesões estruturais de um pulmão relativamente maduro (displasia broncopulmonar antiga) (BARALDI E, et al., 2007) (Figura 5.3).

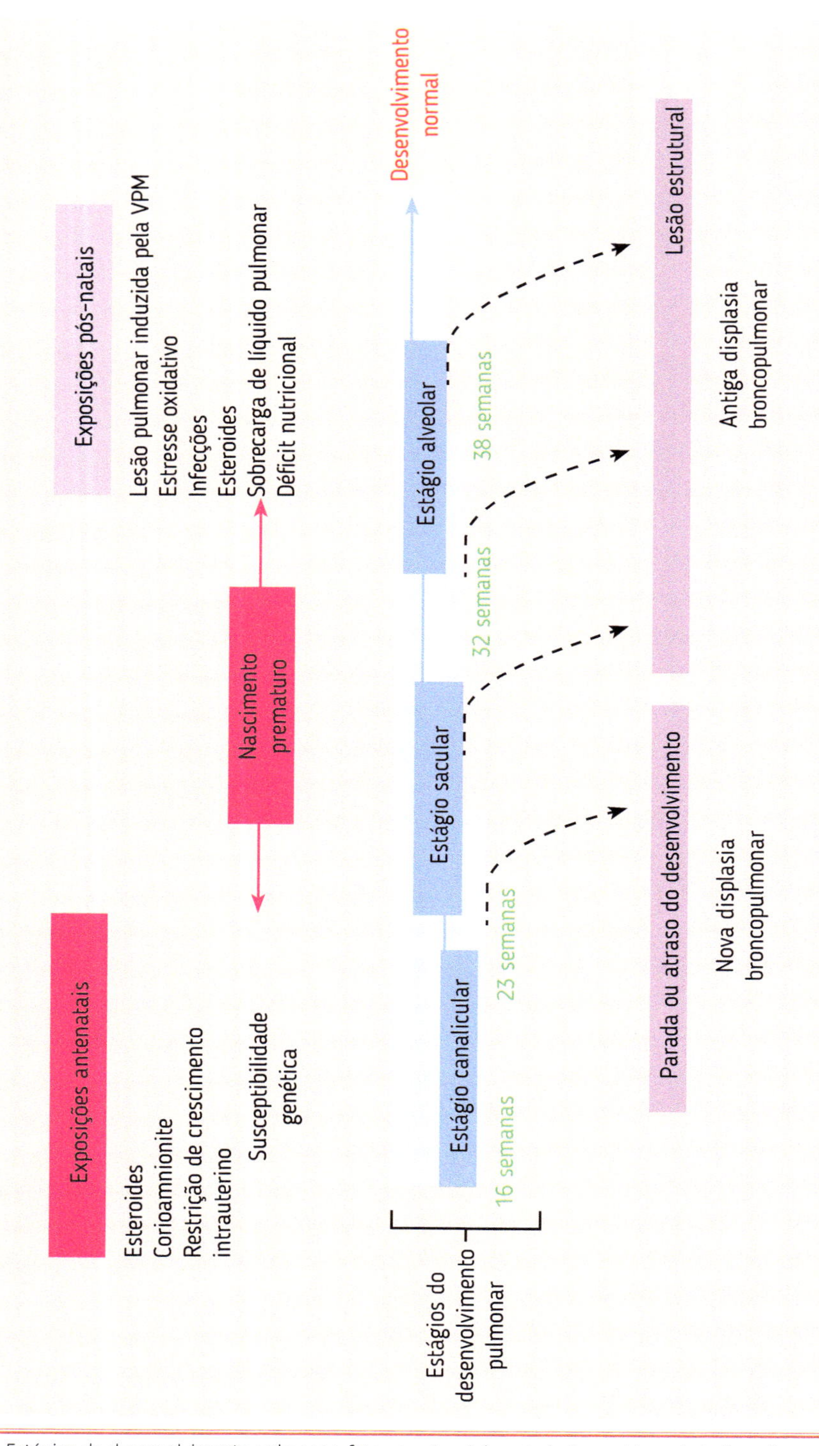

FIGURA 5.3. Estágios do desenvolvimento pulmonar, fatores potencialmente lesivos e tipos de lesão pulmonar.
Fonte: Adaptado de Baraldi E, et al., 2007.

Os RNs prematuros com idade gestacional de 23-30 semanas (região destacada em vermelho) durante os estágios canalicular e sacular de desenvolvimento pulmonar têm risco aumentado em relação ao desenvolvimento de displasia broncopulmonar.

O evento inicial é uma lesão biofísica a partir de um alongamento excessivo do tecido, que ocasiona biotrauma e inicia a cascata da lesão pulmonar e a reparação. As respostas inflamatórias sistêmica e pulmonar ocorrem e determinam efeitos adversos secundários que pioram a condição pulmonar, ocasionando a necessidade de aumentar os parâmetros do aparelho de VPM, o qual ocasiona mais lesão pulmonar (Figura 5.4).

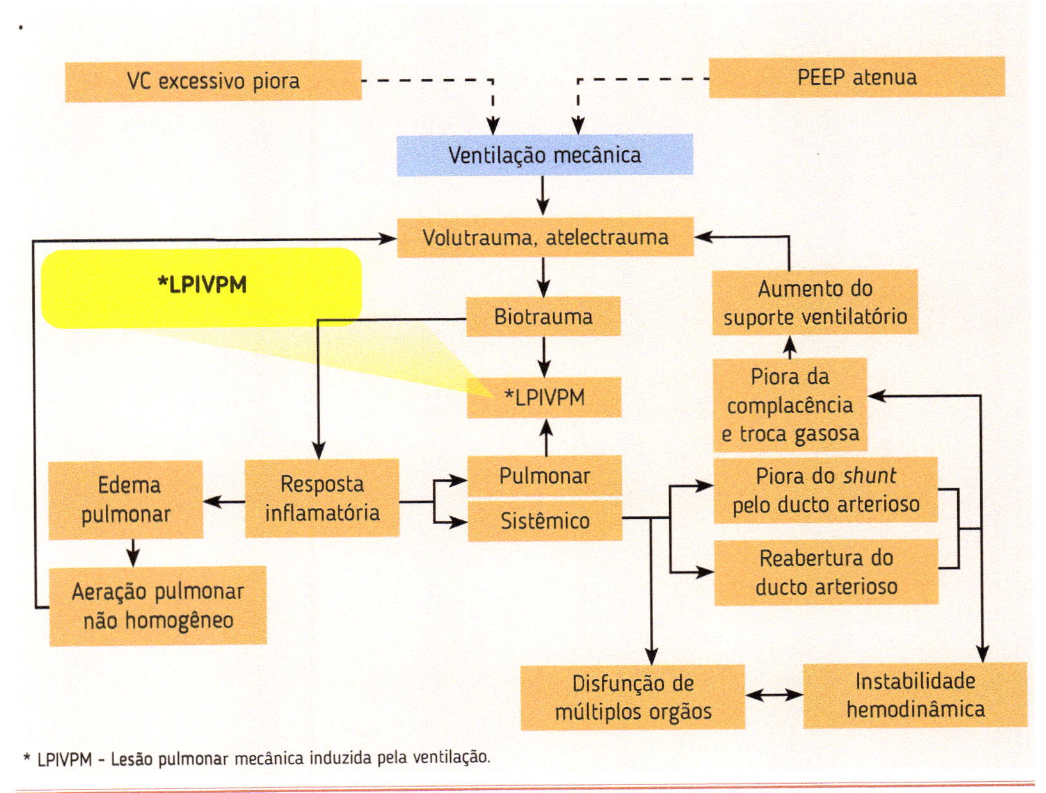

FIGURA 5.4. Ciclo complexo e multifatorial da lesão pulmonar associada à VPM.
Fonte: Adaptado de Keszler M, 2017.

O volutrauma se refere a lesão ocasionada pela hiperdistensão e alongamento excessivo dos tecidos que determinam a ruptura alveolar e do epitélio da via aérea, resultando em edema agudo e saída de exsudato rico em proteína, além de liberação de proteases, citosinas e quimoquinas.

O objetivo da VPM convencional é manter as trocas gasosas. Existem vários fatores que determinam o impacto das trocas gasosas em neonatologia, especialmente nos RNs pré-termo (Quadro 5.1).

Quadro 5.1. Fatores que alteram as trocas gasosas no período neonatal

Fatores para as trocas gasosas	Impacto da prematuridade
• Controle neural da respiração • Carga mecânica: elástica e resistiva • Estabilidade do volume pulmonar no final da expiração • Alteração da relação ventilação/perfusão • Propriedades da curva de dissociação da hemoglobina • Relação entre o débito cardíaco e o consumo de oxigênio • Habilidade para manter a ventilação alveolar	• Imaturidade • Alta complacência da caixa torácica em relação à complacência pulmonar • Complacência das vias aéreas, com fechamento das vias aéreas antes do final da expiração • Reatividade da vasculatura pulmonar • Características da hemoglobina fetal • Alto consumo de oxigênio no período neonatal • RNs são propensos a fadiga muscular respiratória

A falha em obter uma troca gasosa ótima determina alteração na oxigenação ou falha ventilatória. A falência respiratória pode inicialmente determinar o aumento do esforço respiratório, na tentativa de compensação, seguida por inabilidade ventilatória e apneia. Existem estratégias de intervenção clínica, como utilização de oxigênio e administração de surfactante exógeno, que são cruciais para obter uma troca gasosa adequada, independentemente da aplicação de suporte ventilatório não invasivo ou invasivo. Elas devem ser realizadas por pessoas habilitadas e adaptadas para a situação fisiopatológica e clínica de cada paciente.

Os principais fatores responsáveis pela oxigenação sanguínea são (DONN SM, et al., 2015):

- fração inspirada de oxigênio;
- pressão média de vias aéreas;
- pressão expiratória final positiva;
- pico de pressão inspiratória;
- tempo inspiratório;
- frequência;
- taxa de fluxo de gás.

A oxigenação exerce influência importante sobre a pressão média de vias aéreas, assim como a insuflação do pulmão, que permite maior área de superfície pulmonar para o gás alveolar.

Em relação à ventilação, os dois determinantes fundamentais são volume corrente e frequência (DONN SM, et al., 2015):

- volume-minuto;
- volume corrente;
- amplitude (PIP – PEEP);
- frequência;

Para ventilação convencional:

Volume-minuto = frequência x volume corrente

Para ventilação de alta frequência:

Volume-minuto = frequência x (volume corrente)

tempo expiratório (ou relação inspiração:expiração)

Durante a ventilação de alta frequência, a remoção do CO2 é o produto da frequência elevado ao quadrado do volume corrente (BUNNELL JB, 2012). Portanto, pequenas alterações na seleção da amplitude podem ter efeitos significantes na pressão parcial arterial de gás carbônico.

Os RNs com SDR apresentam complacência pulmonar baixa e complacência elevada da caixa torácica, determinando uma constante de tempo (CT= resistência x complacência) menor, conforme a Figura 5.5.

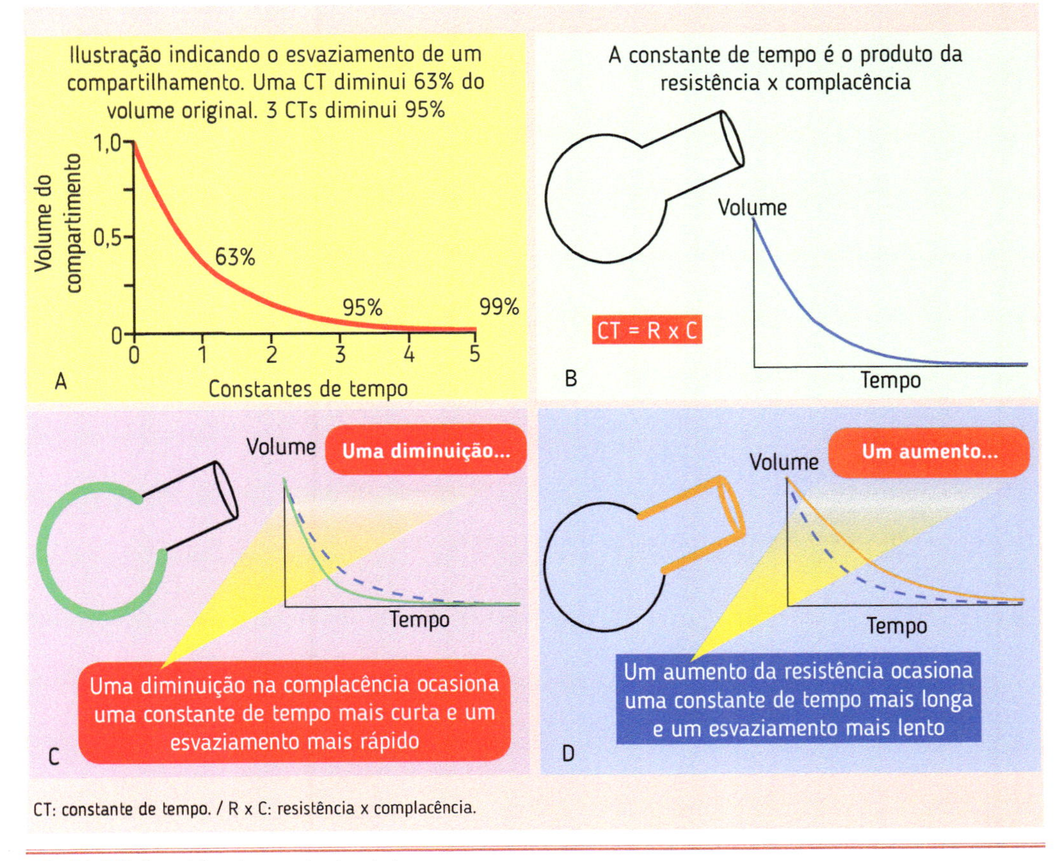

FIGURA 5.5. Descrições das constantes de tempo.
Fonte: Adaptado de Panitch HB, 2017.

É absolutamente indispensável o conhecimento da doença a ser tratada, principalmente sua fisiopatologia e sua evolução habitual. Também de fundamental importância é o entendimento de alguns conceitos básicos da fisiologia pulmonar e da mecânica respiratória, além das técnicas principais que norteiam qualquer VPM, independentemente do aparelho de VPM utilizado.

Hoje as várias técnicas e os aparelhos de VPM sofisticados, com muitos recursos, já estão mais facilmente disponíveis, podendo-se até confundir e dificultar o manuseio adequado, diante das várias possibilidades oferecidas por esses aparelhos.

É importante estar atento e ciente dos novos avanços tecnológicos, mas também é primordial manusear e otimizar o aparelho de VPM que está à disposição.

ÍNDICES DE OXIGENAÇÃO E VENTILAÇÃO

Utilizam-se os índices de oxigenação para avaliar a gravidade da doença respiratória, assim como a intensidade da VPM durante o curso da doença pulmonar (Tabela 5.2).

Tabela 5.2. Índices de oxigenação e ventilação		
Índices de oxigenação: • Diferença alvéolo-arterial de oxigênio: – Diferença $(A\text{-}a)O_2 = [(713^* \times FiO_2) - (PaCO_2/0{,}8)] - PaO_2$ • Quociente arterioalveolar de oxigênio: – Quociente $a/AO_2 = PaO_2/(713^* \times FiO_2) - (PaCO_2/0{,}8)$		
Índices ventilatórios: Índice ventilatório (IV): PMVA × FR Índice de oxigenação (IO): PMVA × FiO_2 × 100/PaO_2		
SDR leve	< 10	> 0,22
SDR moderada	> 10 < 25	> 0,1 < 0,22
SDR grave	> 25	≤ 0,1

SDR: síndrome do desconforto respiratório.
PMVA: pressão média de vias aéreas.
FiO_2: Fração inspirada de oxigênio.
*** Pressão barométrica - pressão de vapor de água - 760-47 mmHg ao nível do mar.**

INDICAÇÕES DE INTUBAÇÃO TRAQUEAL

O objetivo da VPM é a manutenção de uma troca gasosa otimizada com o mínimo de efeitos adversos. Ainda como objetivo, tem-se a manutenção do conforto respiratório do paciente (sempre objetivando a diminuição da assincronia), a redução do trabalho respiratório e a diminuição do consumo de oxigênio. Não existe uma fórmula simplificada para definir as indicações de intubação e de VPM na faixa etária neonatal devido à grande variação das idades gestacionais, peso e condições clínicas no RN. O Quadro 5.2 categoriza indicações e dados associados, especificamente a essas indicações de intubação traqueal.

Quadro 5.2. Sugestões de indicações para VPM em RNs	
Categoria	**Achados ou valores específicos**
Esforço respiratório inadequado/ausente	• Esforço espontâneo intermitente fraco ou ausente • Frequência (> 6 eventos/hora) ou apneia grave, necessitando ventilação com pressão positiva
Trabalho respiratório excessivo (relativo)	Retrações importantes, taquipneia grave > 100 min
Necessidade de oxigênio em altas concentrações	FiO_2 > 0.40-0.60; SpO_2 lábil caso haja suspeita de hipertensão pulmonar persistente do RN
Acidose respiratória grave	pH < 7.2 sem melhora, $PaCO_2$ > 65 mmHg
Desconforto respiratório moderado ou grave e contraindicações para suporte não invasivo	Obstrução intestinal; perfuração intestinal; cirurgia gastrintestinal recente; íleo; hérnia diafragmática congênita
Período de pós-operatório	Efeito residual dos anestésicos; necessidade de manutenção dos musculorrelaxantes

Fonte: Adaptado de Keszler M, et al., 2017.

O suporte invasivo utilizando VPM é uma das principais terapêuticas que contribuíram com a evolução dos cuidados intensivos em neonatologia, principalmente nos RNs de muito baixo peso, devido a sua imaturidade pulmonar, fraqueza da bomba ventilatória e a uma condução respiratória central ruim.

As diretrizes para ventilação em RNs não são necessariamente indicações absolutas e provavelmente apresentem variação relacionada ao local.

A maioria dos RNs necessita de intubação traqueal e suporte ventilatório se:

- PaO_2 < 6,0 κPa com uma FiO_2 > 0,5-0,6;
- $PaCO_2$ < 7,5 κPa (não é aplicável para crianças com doença pulmonar crônica);
- pH < 7,20;
- condução respiratória insuficiente;
- falência circulatória significante (RN com hipoplasia do coração esquerdo com perfusão ruim e piora da acidose).

Os objetivos gasométricos após a intubação traqueal e início da VPM são:

RN pré-termo: depende da idade gestacional, mas, em linhas gerais, seguem-se os parâmetros abaixo:

- PaO_2 = 50-60 mmHg;
- $SatO_2$ = 92-95%;
- $PaCO_2$ > 45-55 mmHg. Considerar a utilização de hipercapnia permissiva com valores mais elevados da $PaCO_2$ mantendo-se pH > 7,25.

RN a termo:

- PaO_2 = 60 mmHg
- $SatO_2$ = 92-95%
- $PaCO_2$ > 60mmHg, com pH < 7,25. Deve-se considerar também a aplicação de hipercapnia permissiva.

AVALIAÇÃO CLÍNICA APÓS O INÍCIO DO SUPORTE VENTILATÓRIO

Após o início da VPM podem ocorrer várias situações comuns com a utilização do suporte ventilatório, incluindo considerações relacionadas aos modos e parâmetros iniciais do aparelho. É essencial realizar uma avaliação clínica após o início da VPM, pois podem estar indicados ajustes posteriores a depender da resposta do paciente aos parâmetros iniciais selecionados (Quadro 5.3).

Quadro 5.3. Avaliação clínica após o início da VPM

Observação clínica	• Atividade espontânea e cor • Interação do paciente com o aparelho de VPM • Autociclagem • Disparo (gatilho) • Excursão torácica e diafragmática • Trabalho respiratório • Frequência respiratória • Circulação • Distensão gástrica
Ausculta torácica	• Sons respiratórios em todas as áreas pulmonares • Verificação da adequação da entrada de ar • Simetria da entrada de ar • Sons adventícios • Sons nas grandes vias aéreas • Extravasamento de gás pela cânula • Obstrução na carina • Sons cardíacos
Monitoração visual no aparelho de VPM	• Volume corrente exalado • Insuflações mecânicas • Respirações espontâneas • Pressão inspiratória positiva • Porcentagem do extravasamento de gás • Curva fluxo-tempo: evidência de tempo inspiratório e expiratório suficiente • Pausa inspiratória excessiva • Gatilho/autociclagem evidentes

Fonte: Adaptado de Keszler M, et al., 2017.

Atenção deve ser dada à respiração espontânea e à efetividade do gatilho nos RNs que estão sob os efeitos de qualquer sedativo ou musculorrelaxante. Um componente fundamental da avaliação clínica é a verificação dos dados visuais disponíveis no aparelho de VPM. Observar o volume corrente para dada seleção da pressão inspiratória positiva ou, inversamente, a pressão inspiratória positiva necessária para fornecer um volume corrente pré-selecionado, pois podem ser necessários ajustes. No modo com volume alvo, após o estabelecimento de limite da pressão inspiratória positiva nem sempre se obtém um volume corrente adequado.

MODOS DE VENTILAÇÃO PULMONAR MECÂNICA

A terminologia utilizada para os modos de ventilação difere entre as empresas e modelos que produzem os aparelhos de VPM. Habitualmente, os modos empregados são:

- ventilação mandatória contínua (VMC);
- ventilação mandatória intermitente sincronizada (VMIS);
- ventilação assistocontrolada (A-C) ou ventilação desencadeada pelo paciente (VTP);
- volume corrente alvo (VCA) ou volume garantido (VG);
- ventilação com suporte de pressão (VPS);
- ventilação de alta frequência (VAF);
- ventilação com ajuste proporcional (VAP);
- ventilação assistida com ajuste neuronal (NAVA).

No Quadro 5.4 apresenta-se um resumo de todos esses modos, evidenciando os parâmetros e as mensurações relacionadas.

Quadro 5.4. Resumo da seleção dos parâmetros e mensurações relacionadas aos modos de VPM

Modo	Seleção dos parâmetros	Mensurações
VMC	Frequência, PEEP, PIP, tempo inspiratório, FiO_2, limiares de alarme de alta e baixa pressão, limiar do alarme do volume corrente, limiares dos alarmes do volume-minuto alto e baixo	Relação inspiração:expiração, frequência volume corrente, volume-minuto, extravasamento, resistência, complacência, PIP, PEEP e pressão média de vias aéreas. A frequência respiratória obtida é a que foi pré-selecionada.
VMIS	Frequência, tempo de apneia (se a taxa de respiração de *backup* é < 20 rpm) por minuto ou menor, PEEP, PIP, tempo inspiratório, FiO_2, limiar do gatilho (*trigger*), limiar do alarme de alta e baixa pressão, limiar do alarme do volume corrente e limiares dos alarmes do volume-minuto alto e baixo	Tempo inspiratório medido, frequência total, gatilho (*trigger*-) número de respirações desencadeadas pelo RN, volume corrente, ventilação-minuto, extravasamento, resistência, complacência, PIP, PEEP e pressão média de vias aéreas
A-C/VTP	Frequência de *backup*, tempo de apneia (se a taxa de respiração de *backup* é < 20 rpm), PEEP, PIP, tempo inspiratório, FiO_2, limiar do gatilho (*trigger*), limiares do alarme de pressão alto e baixo, limiar do alarme de volume corrente, limiares dos alarmes do volume-minuto alto e baixo	Tempo inspiratório medido, frequência total, gatilho (*trigger*-) número de respirações desencadeadas pelo RN, volume corrente, ventilação-minuto, extravasamento, resistência, complacência, PIP, PEEP e pressão média de vias aéreas

(continua)

Quadro 5.4. Resumo da seleção dos parâmetros e mensurações relacionadas aos modos de VPM (continuação)		
VPS	Frequência de *backup*, tempo de apneia (se a taxa de respiração de *backup* é < 20 rpm), PEEP, PIP, tempo inspiratório máximo, FiO_2, sensibilidade de término do fluxo, limiar do gatilho (*trigger*), limiares do alarme de pressão alto e baixo, limiar do alarme de volume corrente, limiares dos alarmes do volume-minuto alto e baixo	Tempo inspiratório medido, frequência total, gatilho (*trigger*-) número de respirações desencadeadas pelo RN, volume corrente, ventilação--minuto, extravasamento, resistência, complacência, PIP, PEEP e pressão média de vias aéreas, FiO_2
VMIS + PS	Idêntico ao VMIS descrito acima, selecionando o percentual do suporte de pressão + a sensibilidade de término do fluxo	Tempo inspiratório medido, frequência total, gatilho (*trigger*-) número de respirações desencadeadas pelo RN, volume corrente, ventilação--minuto, extravasamento, resistência, complacência, PIP, PEEP e pressão média de vias aéreas
VG/VCA	Assim como os modos descritos acima, mas selecionando para VCA e selecionando o volume corrente para cada respiração	Assim como os modos descritos acima + a mensuração da PIP (poderá variar)
VAF	Selecionar ciclo de frequência alta com tempo inspiratório curto e fluxo	À semelhança da VOAF
VOAF	Taxa da frequência em Hertz, pressão média, amplitude de pressão (ou delta de pressão), FiO_2, limiares de alarme de pressão alto e baixo, limiar de alarme de volume corrente e limiares dos alarmes do volume-minuto alto e baixo	Frequência total, volume corrente, volume-minuto, extravasamento, pressão média de vias aéreas e FiO_2
VMC + VOAF	Frequência, tempo inspiratório, PEEP, frequência da OAF, atividade da OAF (oscilações nas fases inspiratória e expiratória ou apenas na fase expiratória), amplitude de pressão (delta P), FiO_2, limiares de alarme de pressão alto e baixo, limiar de alarme do volume corrente e limiares dos alarmos de volume-minuto alto e baixo	Relação inspiração:expiração, tempo expiratório mensurado, frequência e frequência da OAF, PIP, PEEP, pressão média de vias aéreas e FiO_2
NAVA	Limiar do gatilho (trigger) para captar a atividade elétrica diafragmática. Adaptar o nível de NAVA para regular o suporte de pressão	De acordo com os dados acima

Fonte: Adaptado de Petty J, 2013.

Como princípio, devemos usar uma ventilação gentil ou protetora, minimizando o volutrauma e a hipocapnia. Permite-se utilizar uma hipercapnia permissiva leve. São princípios básicos da hipercapnia permissiva:

- evitar a utilização de volumes correntes elevados;
- minimizar a presença de atelectasia;
- evitar FiO_2 elevadas, que ocasionam estresse oxidativo;
- especialistas indicam um volume corrente entre 4-7 ml/kg, mas não existem dados que suportem essa recomendação;
- novos aparelhos introduziram modos de ventilação capazes de controlar o volume corrente evitando volutrauma (VC muito alto) ou atelectrauma (VC muito baixo);
- pesquisas em RN pré-termo demonstram que a VVG determina menor inflamação pulmonar (KESZLER M, et al., 2004);
- metanálise recente demonstra diminuição significante na incidência combinada de óbito ou DBP quando se compara a VVG vs. ventilação com pressão limitada (WHEELER K, et al., 2010).

A estratégia de ventilação baseada nesses princípios é chamada ventilação com volume pulmonar ótimo ou ventilação com pulmões abertos. Não existem evidências para o uso rotineiro de musculorrelaxantes ou de sedação profunda.

Evitar a aspiração rotineira de vias aéreas, pois esta determina o derrecrutamento transitório com a presença de hipoxemia e alterações da hemodinâmica cerebral. Realizar aspiração quando houver ausculta evidente e alterações nas curvas de mecânica respiratória, principalmente uma onda serrilhada na curva fluxo-tempo.

Ventilação com pressão positiva intermitente

Nesta modalidade se aplicam picos de pressão positiva que vão constituir a fase inspiratória mandatória. Os aparelhos mais utilizados no período neonatal para aplicação desta modalidade são os geradores de fluxo contínuo, ciclados a tempo e limitados a pressão. Podem apresentar várias opções de modos de ventilação.

- **Controlada (pressão positiva intermitente [PPI] ou ventilação mandatória intermitente [VMI]):** fornece-se uma frequência predeterminada de ventilações mandatórias de modo automático e contínuo independentemente da frequência respiratória do RN. É frequente haver assincronia entre o paciente e o aparelho de ventilação mecânica.
- **Assistida ou assistocontrolada (A/C):** o aparelho de ventilação garante uma frequência de ciclagem mínima programada pelo médico, visando impedir a possibilidade de apneia no RN devido a falha do esforço respiratório. O início da inspiração é detectado por sensores de fluxo ou pressão que desencadeiam então o ciclo do aparelho.

  Quando a frequência respiratória da criança é superior à frequência programada e a sensibilidade do aparelho está bem selecionada de acordo com o esforço respiratório, o aparelho de ventilação fornece todas as inspirações do RN. A presença de água nos tubos do aparelho de VPM, escape de ar ao redor do tubo intratraqueal ou uma sensibilidade muito elevada podem desencadear a autociclagem do aparelho com risco de barotrauma ou volutrauma e maior comprometimento cardiocirculatório.

- **Ventilação mandatória intermitente sincronizada (VMIS):** o aparelho fornece de forma sincronizada um número de ciclos fixo selecionado pelo médico. Se a frequência respiratória do paciente for maior que a pré-selecionada no aparelho, haverá respirações espontâneas com volume inspirado e expirado gerado pelo próprio paciente a partir do fluxo contínuo fornecido pelo aparelho.
- **Ventilação com volume garantido (VG):** nessa modalidade seleciona-se um VC, habitualmente de 3-6 mL/kg, e um limite máximo de pressão inspiratória. Em cada ciclo se mantém fixo o volume pré-selecionado, gerando-se a pressão necessária, que pode variar de acordo com a complacência pulmonar e a resistência em cada momento.

As pesquisas clínicas sugerem que a ventilação com volume alvo pode:

- diminuir a possibilidade de pneumotórax;
- diminuir o volume corrente excessivo;
- diminuir a hipocapnia;
- produzir uma troca gasosa efetiva utilizando menores pressões no aparelho;
- diminuir a hemorragia intraventricular grave;
- diminuir os dias de VPM;
- diminuir a displasia broncopulmonar;
- diminuir a mortalidade em RNs < 1.000 g.

Ventilação com volume alvo no RN: parâmetros do aparelho de VPM

Na ventilação com volume alvo no RN sugere-se iniciar com um volume corrente de aproximadamente 5 ml/kg. Ajusta-se o volume corrente de 0,5 ml/kg de acordo com a $PaCO_2$.

Volumes correntes maiores (acima de 6-8 ml/kg) podem ser necessários em RNs < 750 g (devido ao espaço morto, principalmente devido ao tamanho relativo do sensor de fluxo) e em RNs com doença pulmonar crônica devido ao espaço morto e à alteração da relação ventilação-perfusão

É preciso ajustar a PIP máxima para aproximadamente 20% da PIP que está se trabalhando e utilizar modo A-C mais do que VMIS.

Na VSP, tanto o início como o término da insuflação estão sincronizados com o princípio e o final da inspiração espontânea do RN. A insuflação termina quando o fluxo inspiratório se reduz a /determinado nível; a 15% do fluxo inspiratório máximo para o aparelho Draeger Babylog 8000 e entre 5-25% do fluxo inspiratório máximo para o Bird VIP. A VSP pode ser particularmente útil nos RNs que se recuperam de um desconforto respiratório, entretanto existe pouca experiência clínica e apenas publicações com relatos de casos.

PARÂMETROS INICIAIS DA VPM

Discorreremos abaixo sobre os valores dos parâmetros ventilatórios de acordo com a condição predominante do RN.

Pulmão normal

Apneia sem doença pulmonar, procedimentos diagnósticos ou terapêuticos que necessitam de sedação/analgesia/anestesia e VPM.

- Modo: VMIS.
- FiO_2: a necessária para manter uma $SatO_2$ adequada.
- Pico de pressão inspiratória (PIP): 10-15 cmH_2O.
- PEEP: 3-4 cmH_2O.
- FR: 10-40 cpm.
- TI: 0,3-0,4 s.
- Relação I/E: 1:2 = 1:5.

Pulmão com alteração predominante da complacência

Síndrome do desconforto respiratório.

- Modo: assistido/controlado ou VMIS.
- FiO_2: adequar de acordo com a $PaO_2/SatO_2/PtCO_2$ e a condição clínica.
- PIP: 15-20 cmH_2O, de acordo com a expansão torácica e a ausculta pulmonar. Avaliar o VC.
- PEEP: 3-5 cmH_2O.
- FR: 50-60 cpm.
- TI: $\leq$ 0,3s.
- Relação I/E: 1:1,3 ou menor.
- Fluxo: 6 litros/min em RN < 1 kg e 8 litros/min nos maiores que 1 kg.

Pulmão com alteração predominante da resistência

Pneumonia, síndrome de aspiração de mecônio (nos casos graves pode evoluir na fase inicial com diminuição da complacência pulmonar).

- Modo: ventilação mandatória intermitente sincronizada (VMIS).
- FiO_2: mantendo a oxigenação adequada.
- PIP: 20-25 cmH_2O, de acordo com a expansão torácica e a ausculta pulmonar. Avaliar o VC.
- PEEP: 2-4 cmH_2O.
- FR: 30-50 cpm.
- TI: 0,4-0,5 s.
- Relação I/E: 1:1,5 ou menor.

A ventilação pode ser iniciada com VG + A/C ou VG + PSV. A Tabela 5.3 lista os volumes correntes adequados e a pressão de insuflação inicial em várias condições na UTI neonatal.

Tabela 5.3. Volume corrente inicial e limite pré-selecionado de pressão para ventilação com VG

Situação clínica	Volume corrente	Limite de pressão
RN pré-termo com SDR, > 2.000 g	4 ml/kg	30 cmH_2O
RN pré-termo com SDR, 700-1.500 g	4-5 ml/kg	25-28 cmH_2O
RN pré-termo com SDR, < 700 g	5-6 ml/kg	25 cmH_2O
RN pré-termo com displasia broncopulmonar	5-7 ml/kg	30 cmH_2O
RN de termo com síndrome de aspiração de mecônio	5-7 ml/kg	30 cmH_2O
RN de termo com hérnia diafragmática congênita	4 ml/kg	25 cmH_2O
RN de termo com pneumonia	4 ml/kg	25-30 cmH_2O

Fonte: Adaptado de Sant'Anna GM, et al., 2012.

Um VC maior é necessário em crianças menores, devido ao impacto proporcionalmente maior do espaço morto, determinado pelo sensor de fluxo. As crianças com displasia broncopulmonar ou síndrome de aspiração de mecônio também necessitam de VCs maiores devido ao aumento do espaço morto fisiológico em decorrência do acúmulo de gás e da insuflação pulmonar heterogênea. O limite da pressão de insuflação deve ser colocado 3-5 cmH_2O acima do nível estimado para se obter um VC normal. O limite de pressão tem seu ajuste posterior em cerca de 20% acima da pressão de trabalho atual e deve ser mudado periodicamente, conforme haja melhora da complacência pulmonar e diminua a pressão de trabalho.

Em relação aos parâmetros do aparelho de VPM, cada um deles ocasionará efeitos nas trocas gasosas, além de poder determinar efeitos colaterais. É fundamental que façamos a utilização e seleção dos parâmetros conhecendo os efeitos fisiológicos de cada um deles. Resumidamente, dependendo do objetivo em relação à oxigenação e ventilação, pode-se realizar as alterações dos parâmetros da VPM, de acordo com o Quadro 5.5.

Quadro 5.5. Objetivo em relação à oxigenação e ventilação e alterações da seleção dos parâmetros do aparelho de VPM

Objetivo	PIP	PEEP	Frequência	Relação I:E	Fluxo
Diminuir a PaO_2	Diminuir	Diminuir	-	Diminuir	± aumentar
Aumentar a PaO_2	Aumentar	Aumentar	-	Aumentar	± aumentar
Diminuir a $PaCO_2$	Aumentar	Diminuir	Aumentar	-	± aumentar
Aumentar a $PaCO_2$	Diminuir	Aumentar	Diminuir	-	± aumentar

Fonte: Adaptado de Travers CP, et al., 2017.

Em resumo, as modificações dos parâmetros de VPM objetivando melhorar a oxigenação são:

- aumentar a FiO_2 (altas concentrações podem ser tóxicas e aumentar a possibilidade de atelectasia);
- aumentar a PEEP para 6-8 cmH_2O (essa alteração pode também aumentar a $PaCO_2$);
- aumentar a PIP (pode aumentar o risco de baro-volutrauma;
- aumentar o tempo inspiratório;
- considerar a utilização de surfactante exógeno;
- sincronizar o esforço respiratório espontâneo do RN com a inspiração do aparelho de VPM (ventilação desencadeada pelo paciente);
- considerar o aumento da sedação se o RN "briga" com o aparelho ou parece desconfortável;
- considerar ventilação com oscilação de alta frequência.

Já as modificações dos parâmetros de VPM objetivando melhorar a depuração de CO_2 são:

- considerar aspiração ou troca do tubo intratraqueal, caso haja bloqueio com secreções;
- aumentar a frequência de ciclagem do aparelho;
- diminuir a PEEP;
- aumentar a PIP;
- diminuir os sistemas que aumentam o espaço morto;
- considerar a ventilação com oscilação de alta frequência.

VENTILAÇÃO CONVENCIONAL E VÁRIAS ALTERAÇÕES RESPIRATÓRIAS NO RN

Os parâmetros iniciais do aparelho de VPM, de acordo com sugestão de Yoder BA, 2017, estão demonstrados na Tabela 5.4.

Tabela 5.4. Sugestão para manejo inicial da VPM de acordo com o modo ventilatório e a alteração da condição respiratória

Alteração respiratória	Ventilação convencional (ventilação com volume alvo, VMIS + PS ou A-C)
Síndrome do desconforto respiratório	· Terapêutica com surfactante exógeno · Volume alvo (VC = 4-6 ml/kg) · Frequência de ciclagem = 30-60 ipm · Tempo inspiratório = 0,30-0,35 s · PEEP = 5-8 cmH_2O · PS para obter aproximadamente 3/4 do VC selecionado
Síndrome da aspiração de mecônio	· Terapêutica com surfactante exógeno; ± NO inalatório · Volume corrente = 5-6 ml/kg · Considerar frequência ≤ 30 · Tempo inspiratório: 0,35-0,50 s · PEEP= 4-7 cmH_2O; selecionar/ajustar baseado na insuflação pulmonar · PS para obter aproximadamente 3/4 do VC selecionado
Hipoplasia pulmonar/hérnia diafragmática	· Volume corrente = 4-5 ml/kg; PIP < 26 cmH_2O · Frequência = 40-60 ipm · Tempo inspiratório = 0,25-0,40 s · PEEP = 4-6 cmH_2O · Surfactante exógeno apenas para casos com SDR superajuntado
Displasia broncopulmonar forma precoce/leve-moderada	· Ventilação com volume alvo: VC 5-8 ml/kg; frequência: 20-40 ipm · Tempo inspiratório: 0,35-0,45 s · PEEP = 5-8 cmH_2O · PS para obter aproximadamente 3/4 do VC selecionado
Displasia broncopulmonar forma crônica-grave	· VC: pode ser necessário 6-10 ml/kg (ou valores maiores) com a progressão do espaço morto · Tempo inspiratório: 0,50-0,70 s; mais longo para sobrepor a resistência das vias aéreas · Frequência: 20-30 ipm; < para permitir o esvaziamento pulmonar adequado · PEEP: muito variável; pode ser necessário 8-12 cmH_2O para aliviar a obstrução e manter a via aérea aberta
Hipertensão pulmonar persistente do RN	· NO inalatório conforme indicação · Evitar hiperinsuflação pulmonar, corrigir atelectasia · Terapêutica adjunta

VMIS: ventilação mandatória intermitente sincronizada
PS: pressão de suporte
A-C: assistocontrolada
VC: volume corrente
PEEP: pressão expiratória final positiva
PIP: pressão inspiratória positiva
NO: óxido nítrico
Fonte: Adaptado de Yoder BA, 2017.

SUPORTE RESPIRATÓRIO EM RN PRÉ-TERMO: CONHECIMENTOS ATUAIS

A possibilidade de sobrevida nos RNs pré-termo está associada com a possibilidade de suporte de vida dessas crianças logo após o nascimento, sendo fundamental o desenvolvimento de estratégias de suporte respiratório para evitar o desenvolvimento de lesão pulmonar e de outros órgãos e sistemas. Nas últimas décadas houve um momento importante do conhecimento em relação ao suporte respiratório associado com o desenvolvimento da tecnologia. As evidências atuais em relação a esses recentes avanços do suporte respiratório no RN pré-termo estão colocadas no Quadro 5.6 (JAIN D, et al., 2019).

Quadro 5.6. Avanços nas estratégias de suporte ventilatório e algumas evidências recentes

Estratégias de suporte respiratório	Evidências recentes
Na sala de parto: monitoração da função respiratória	Um pequeno estudo de viabilidade demonstrou redução no extravasamento pela máscara e uma taxa de intubação utilizando o monitor de função respiratória (SCHMÖLZER GM, et al., 2012). Nenhum estudo avaliou desfechos clínicos.
Insuflação sustentada ao nascimento	• Metanálise de 6 estudos randomizados controlados não demonstrou efeito significativo quando comparado com VPP regular (RR = 0,85; IC 95%: 0,65-1,12) (FISCHER HS, et al., 2018). • Estudo randomizado controlado multicêntrico comparando a insuflação sustentada com a ventilação com pressão positiva intermitente em 460 prematuros extremos demonstrou mortalidade aumentada em menos de 48 horas de vida (7,4 vs. 1,4%, respectivamente, diferença de risco ajustada 5,6%; IC 95%: 2,1-9,1%). A taxa de óbito ou displasia broncopulmonar em 36 semanas de PMA não diferiu entre os grupos (63,7% no grupo SI vs. 59,2% no grupo com ventilação com pressão positiva intermitente) (KIRPALANI H, et al., 2019).
FiO_2 inicial ao nascimento	• Metanálise de 10 estudos randomizados controlados comparando FiO_2 baixa (0,21-0,5) vs. alta FiO_2 alta (0,51-1) em RNs prematuros < 35 semanas de gestação não demonstrou efeito na mortalidade.
Administração menos invasiva de surfactante (LISA)	• Metanálise de 6 estudos randomizados controlados comparando LISA com intubação traqueal e uso de surfactante em 895 prematuros com CPAP demonstrou redução na incidência de óbito ou displasia broncopulmonar (RR 0,75; IC 95%: 0,59-0,94, p = 0,01) com o uso de LISA (ALDANA-AGUIRRE JC, et al., 2017). Nem todos os estudos compararam LISA com InSurE, e os efeitos colaterais do procedimento não foram consistentemente relatados.
Ventilação com oscilação de alta frequência não invasiva	• Estudo cruzado randomizado em 30 prematuros demonstrou valores de CO_2 transcutâneos mais baixos durante a ventilação com oscilação de alta frequência não invasiva em comparação com a CPAPn: 47,5 ± 7,6 vs. 49,9 ± 7,2 mmHg, respectivamente (p = 0,0007) (BOTTINO R, et al., 2018).

(continua)

Quadro 5.6. Avanços nas estratégias de suporte ventilatório e algumas evidências recentes (continuação)	
Cânula nasal de alto fluxo	• Metanálise de 3 estudos comparando a cânula nasal de alto fluxo com CPAP como suporte respiratório primário em RNs lactentes > 28 semanas de IG não demonstrou diferença significativa no risco de falha do tratamento (diferença de risco 0,03; IC 95%: 0,03-0,08) (MANLEY BJ, et al., 2016). • Estudo recente randomizado controlado multicêntrico recente comparando a cânula nasal de alto fluxo com a CPAP para SDR precoce foi interrompido precocemente devido à maior incidência de falha do tratamento no grupo com cânula nasal de alto fluxo em comparação com a CPAP: 25,5 vs. 13,3%, respectivamente, p < 0,001 (ROBERTS CT, et al., 2016). • Metanálise de 5 estudos comparando a cânula nasal de alto fluxo com a CPAP para suporte respiratório pós-extubação não demonstrou diferença significativa no risco de falha na extubação: RR = 1,18; IC 95%: 0,91-1,52, p = 0,21 (MANLEY BJ, et al., 2016).
Ventilação com volume alvo	• Metanálise de 20 ensaios clínicos aleatorizados comparando os modos com volume alvo com a ventilação limitada à pressão demonstrou redução na óbito ou na displasia broncopulmonar na 36ª semana de gestação (RR = 0,73; IC 95%: 0,59-0,89) e menos pneumotórax (RR = 0,52; IC 95%: 0,31-0,87), hemorragia intraventricular grave (RR 0,53; IC 95%: 0,37-0,77) e hemorragia intraventricular ou leucoma lácia periventricular grave (RR = 0,47; IC 95%: 0,27-0,80) (KLINGENBERG C, et al., 2017).
Volume garantido com ventilação com oscilação de alta frequência	• Estudo randomizado cruzado em 20 RNs prematuros demonstrou melhora na manutenção do volume corrente alvo e redução da incidência de hipocarbia e hipercarbia durante o período de ventilação com oscilação de alta frequência + ventilação com volume garantido em comparação com a ventilação com oscilação de alta frequência (ISCAN B, et al., 2015).
Ventilação assistida com ajusto neuronal (NAVA)	• Revisão recente da Cochrane encontrou estudo randomizado controlado comparando a NAVA com a ventilação controlada por pressão, não demonstrando efeitos nos desfechos clínicos (ROSSOR TE, et al., 2017).
Alvos relacionados à saturação de oxigênio	• Metanálise de 5 ensaios clínicos randomizados envolvendo 4.965 RNs prematuros demonstrou diminuição da incidência de displasia broncopulmonar (RR = 0,81; IC 95%: 0,74-0,90), retinopatia da prematuridade tratada (RR = 0,74; IC 95%: 0,63-0,86), mas aumento do risco de óbito antes da alta (RR = 1,17; IC 95%: 1,03 1,12) e enterocolite necrosante grave (RR 1,33; IC 95%: 1,10-1,61) no alvo inferior de SpO_2 (85-89%) em comparação com o grupo de SpO_2 mais elevada (91-95%) (ASKIE LM, et al., 2018).

(continua)

Quadro 5.6. Avanços nas estratégias de suporte ventilatório e algumas evidências recentes (continuação)	
Controle automático da FiO_2	• Metanálise de 10 estudos demonstrou que o controle automatizado de FiO_2 melhorou o tempo gasto dentro da faixa de SpO_2 (diferença média = 12,8%; IC 95%: 6,5-19,2%), períodos de hiperóxia (diferença média 8,8%; IC 95%: 15-2,7%) e hipóxia grave (SpO_2 < 80%; diferença média: ± 0,9%; IC 95%: ± 1,5% a ± 0,4%) (MITRA S, et al., 2018).

InSurE: técnica de intubar, administrar surfactante e extubar.
CPAPn: pressão positiva nasal contínua em via aéreas.
SDR: síndrome do desconforto respiratório.
Fonte: Adaptado de Jain D, et al., 2019.

Existe grande variabilidade relacionada às práticas de extubação traqueal no RN, estando estas mais frequentemente baseadas na avaliação clínica do intensivista neonatal (importante o treinamento e a experiência pessoais) e na evolução da gasometria arterial, necessidades de oxigênio e também dos parâmetros do aparelho de VPM. A extubação precoce e o prolongamento desnecessário da VPM são condições não desejáveis, e podemos utilizar uma avaliação de prontidão para extubação, de acordo com o Quadro 5.7.

Quadro 5.7. Avaliação da prontidão para extubação traqueal no RN	
Fisiologia respiratória	• Mecânica pulmonar (complacência, resistência, volume corrente etc.) • Volume pulmonar (raio X de tórax, capacidade residual funcional) • Índice pressão-tempo • Teste da ventilação-minuto
Testes clínicos	• Triagem com respiração espontânea
Análise das dinâmicas dos sinais biológicos	• Variabilidade da frequência cardíaca • Variabilidade da frequência respiratória • Acoplamento e variabilidade cardiorrespiratória

Fonte: Adaptado de Sant'Anna G, et al., 2017.

Várias tentativas de desenvolver uma ferramenta para prontidão da extubação têm sido avaliadas, mas em estudos pequenos de um único.

Várias terapêuticas adjuntas e suportes respiratórios podem ser úteis no período pós-extubação traqueal do RN, conforme o Quadro 5.8.

Quadro 5.8. Elementos fundamentais do manejo pós-extubação traqueal	
Suporte respiratório	• Pressão positiva contínua em vias aéreas • Ventilação com pressão positiva intermitente nasal • Cânula nasal de alto fluxo umidificada e aquecida

(continua)

Quadro 5.8. Elementos fundamentais do manejo pós-extubação traqueal (continuação)	
Terapêuticas adjuntas	Utilização de cafeína Epinefrina racêmica por via inalatória Uso prolongado de diuréticos Fisioterapia torácica Utilização de corticoide por via inalatória e/ou sistêmica

Fonte: Adaptado de Sant'Anna G, et al., 2017.

Algumas formas de pressão de distensão das vias aéreas podem ser empregadas após a extubação traqueal, visto que a utilização de CPAPn tem demonstrado reduzir a falha de extubação quando comparada com o capacete de oxigênio (DAVIS PG, et al., 2003) (Figura 5.6).

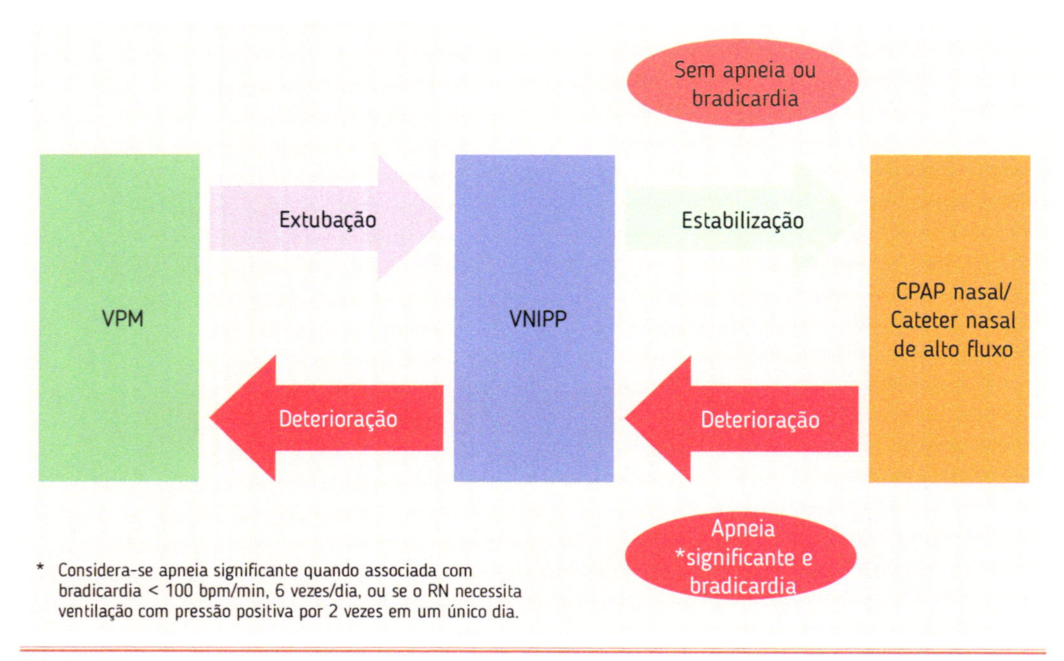

FIGURA 5.6. Fluxograma para suporte respiratório de RN pré-termo com uso de ventilação nasal intermitente com pressão positiva.
Fonte: Adaptado de Aly H, 2009.

Os tipos de suporte mais comumente empregados são a ventilação não invasiva com pressão positiva, a CPAPn e o cateter nasal de alto fluxo umidificado e aquecido, seguindo-se um fluxograma que incorpora a parte clínica (apneia significante e bradicardia), conforme a Figura 5.6.

A falha da extubação traqueal é definida com base em critérios clínicos específicos ou mediante a necessidade de reintubação traqueal do RN. Habitualmente, considera-se falha da extubação quando ocorre 24-72 horas após o procedimento (GIACCONE A, et al., 2014). Os principais fatores de risco envolvidos na falha de extubação traqueal estão apresentados no Quadro 5.9.

Quadro 5.9. Falha da extubação traqueal: fatores de risco no RN	
Gerais	• Sedação (opiáceos ou benzodiazepínicos) • Várias intubações intratraqueais • Intubação traqueal difícil ou traumática • Alterações neurológicas ou neuromusculares • Alterações genéticas • Alterações das vias aéreas • Balanço fluídico positivo • Presença de acidemia antes da extubação traqueal (pH < 7,20) • Instabilidade hemodinâmica • Sepse e enterocolite necrosante
RNs pré-termo	• Idade gestacional baixa (< 26 semanas) • Idade pós-menstrual baixa • Peso extremamente baixo ao nascimento (< 1.000 g) • Peso atual baixo • Gênero masculino • Hemorragia intraventricular (grau III e/ou IV) • Ducto arterioso patente com instabilidade hemodinâmica • Não utilização de cafeína antes da pré-extubação • Extubação traqueal utilizando parâmetros ventilatórios elevados (FiO_2 e frequência) • Fornecimento inadequado de suporte respiratório não invasivo após a extubação traqueal

Fonte: Adaptado de Sant'Anna G, et al., 2017.

Na unidade de cuidado intensivo neonatal a necessidade de reintubação traqueal é uma situação frequente e desafiadora, estando associada independentemente com o aumento da morbidade e da mortalidade em pacientes adultos (EPSTEIN SK, 2004).

DESMAME DA VPM NO RN

O sucesso do desmame é dependente de fatores como condução respiratória, magnitude da sobrecarga respiratória e da força muscular. Quanto mais tempo o RN prematuro permanece em suporte ventilatório mecânico, maior o risco de complicações, devendo-se realizar o desmame tão logo seja possível. Alguns possíveis passos que podem acelerar o desmame da VPM no RN estão listados a seguir:

- Otimizar a função pulmonar: manutenção do volume pulmonar e da patência da via aérea, diminuição da sobrecarga de fluido e fechamento do canal arterial sintomático.
- Evitar condições que ocasionem depressão respiratória (hipóxia, alcalose metabólica, infecção, medicações).
- Utilizar ventilação desencadeada pelo paciente – preservando a respiração espontânea.
- Utilizar ventilação com VG – ajuste manual ou pelo aparelho de VPM.

- Hipercapnia permissiva nos RNs com dependência crônica do aparelho de VPM.
- Evitar reintubação de rotina após a extubação acidental.
- Utilizar estimulantes respiratórios.
- Utilizar VPPNI e CPAPn após a extubação.
- Aderência aos critérios preestabelecidos de extubação traqueal.

A monitoração do VC facilita o processo de redução do PIP, pois, conforme haja melhora da mecânica pulmonar e esforço inspiratório espontâneo, deve-se ajustar o PIP para um volume corrente (VC) adequado, evitando desse modo a hiperdistensão.

Quando não for possível a medida do VC, a diminuição do PIP deve ser baseada nos movimentos da parede torácica e nos níveis da pressão parcial arterial de CO_2.

O nível da PEEP é habitualmente entre 4-8 cmH_2O, dependendo do tipo e gravidade da doença pulmonar, e seus valores são baseados na necessidade de oxigenoterapia e de avaliação radiológica. Nas crianças que apresentam falência respiratória crônica, como na displasia broncopulmonar, o processo de desmame se torna mais difícil, a menos que se tolere algum grau de hipercapnia, pois essas crianças frequentemente têm alcalose metabólica, que é exacerbada pela utilização crônica de diuréticos. A FiO_2 é diminuída de acordo com a pressão parcial arterial de oxigênio ou habitualmente avaliando as medidas de saturação de oxigênio pela oximetria de pulso.

Deve-se manter o alvo da oxigenação nos RNs pré-termo dentro de valores otimizados entre 91-93%.

A utilização de ventilação com VSP associada à VMIS facilita o processo de desmame por diminuir a carga elástica, evitar a fadiga diafragmática e o trabalho respiratório. A ventilação com VG tem sido proposta como meio de reduzir a lesão pulmonar, devida ao volutrauma, além de acelerar o processo de desmame. Durante a ventilação com VG, o aparelho ajusta continuamente o PIP para obter um VC pré-selecionado. Evidências atuais indicam um desmame mais rápido, com duração mais curta da VPM, comparando-se com as técnicas de pressão limitada.

Pode-se utilizar estimulantes respiratórios para aumentar a condução respiratória central em RNs pré-termo, aumentando a chance do sucesso do desmame e diminuindo a necessidade de reintubação. A cafeína é a medicação de escolha, pois tem meia-vida mais longa que a teofilina e início de ação mais rápido, sendo menos tóxica. Tem também efeito diurético, que pode explicar a melhora da complacência pulmonar, podendo ocorrer também por aumento da atividade diafragmática e da força muscular respiratória. Existe uma significante redução da falha de extubação utilizando-se a dose 20 mg/kg/dia durante o período periextubação em RNs < 30 semanas de gestação.

A utilização de corticoide por via sistêmica em RNs dependentes do aparelho de VPM pode produzir melhora rápida da função pulmonar e facilitar o desmame, reduzindo a incidência de displasia broncopulmonar.

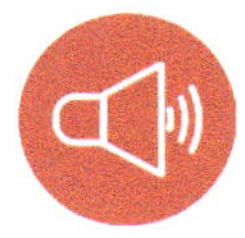

A duração da utilização do corticoide deve ser limitada a 5-7 dias analisando os riscos e benefícios antes de se iniciar a terapêutica, devido à possibilidade de piora neurológica, incluindo aumento da incidência de paralisia cerebral com a utilização prolongada do medicamento. Devido a esse fato, o uso precoce de corticoide não é recomendado de rotina na prática clínica na primeira semana de vida.

Um manejo alternativo para evitar a utilização dos corticoides sistêmicos é o uso de corticoide inalatório, desde que uma metanálise demonstre que sua administração por 1-4 semanas melhore as taxas de extubação traqueal.

Não existe benefício claramente estabelecido para o emprego da fisioterapia torácica, devendo-se utilizar essa conduta após reflexão com a equipe multidisciplinar.

O desmame do suporte ventilatório deve ser realizado no menor tempo possível com o objetivo de diminuir a lesão pulmonar induzida pelo aparelho de VPM, a possibilidade de sepse intra-hospitalar, o desconforto do paciente e a necessidade de sedação, além de minimizar o desenvolvimento de trauma da via aérea e dificuldades com alimentação (Quadro 5.10).

Quadro 5.10. Complicações da VPM em RNs

Complicação	Manifestações
Lesão pulmonar induzida pelo aparelho de VPM	• Atelectasia • Hiperdistensão • Displasia broncopulmonar
Síndrome do extravasamento de gás	• Enfisema intersticial pulmonar • Pneumotórax • Pneumomediastino • Pneumopericárdio
Trauma de via aérea	• Lesão de corda vocal • Estenose subglótica • Cistos subglóticos • Granulomas • Traqueomalácia • Deformidades do palato • Alterações no septo nasal
Complicações do tubo intratraqueal	• Obstrução • Deslocamento • Extubação acidental
Infecção	• Pneumonia associada aos cuidados de saúde • Sepse tardia
Cardiovascular	• Diminuição do débito cardíaco
Neurológico	• Hipocapnia (vasoconstrição cerebral) • Alteração do desenvolvimento neurológico

Fonte: Adaptado de Sant'Anna G, et al., 2017.

CUIDADOS PÓS-EXTUBAÇÃO TRAQUEAL

Existem várias ferramentas para predizer o sucesso da extubação traqueal, mas nenhuma delas tem sido amplamente aceita para a prática clínica em neonatologia. O teste de respiração espontânea empregado em pediatria pode ser usado no RN, desligando-se a ciclagem do aparelho de VPM e mantendo durante um período de 3 minutos em CPAP. Caso não ocorra hipóxia ou bradicardia durante o procedimento, o paciente tem grande chance de tolerar a extubação traqueal. A maioria dos clínicos realiza a tentativa de extubação quando a FiO_2 é menor do que 30-40%, a frequência de ciclagem do aparelho de VPM é < 15-20 rpm e o PIP está abaixo de 14-16 cmH_2O, uma PMVA < 7-8 cmH_2O em criança com os gases sanguíneos arteriais adequados.

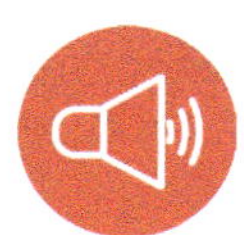

Devemos obrigatoriamente ter protocolos com critérios escritos para orientar o desmame e a extubação traqueal.

É uma recomendação geral manter o RN em jejum por 4-6 horas após a retirada do tubo intratraqueal visando minimizar o risco de aspiração pulmonar. A fisioterapia respiratória está indicada antes da extubação, assim como após esta nos casos de displasia broncopulmonar e atelectasias devido a rolhas de muco.

A indicação de fisioterapia respiratória deve ser sempre avaliada de modo individual em cada paciente, de acordo com as condições clínicas. A monitoração e o acompanhamento clínico devem ser contínuos, observando-se principalmente o padrão respiratório do RN. A realização de gasometria arterial e radiografia de tórax depois da extubação traqueal é uma regra, mas não existe um intervalo de tempo mais adequado que determine sua indicação.

Os RNs pré-termo devem ser sempre extubados para uma modalidade de ventilação não invasiva: VPPNI ou CPAPn. O emprego de CNAF é menos efetivo e não deve ser utilizado como substituto da CPAPn no período imediato pós-extubação.

TRAQUEOSTOMIA NO PERÍODO NEONATAL

As alterações cardiopulmonares e neurológicas são indicações primárias para a traqueostomia no período neonatal. As indicações para traqueostomia devido à estenose adquirida estão diminuindo. O Quadro 5.11 relaciona as indicações e contraindicações para traqueostomia.

Quadro 5.11. Indicações e contraindicações comuns para traqueostomia no RN

Indicações	Contraindicações
Doença cardiopulmonar necessitando de utilização de ventilação com pressão positiva por longo tempo	Paciente criticamente enfermo, avaliação indicativa de não tolerar o procedimento anestésico

(continua)

Quadro 5.11. Indicações e contraindicações comuns para traqueostomia no RN (continuação)	
Alterações neurológicas congênitas ou adquiridas	Estenose ou agenesia traqueal grave
Alterações craniofaciais com obstrução da via aérea superior	Dismorfia craniofacial e cervical impedindo o acesso cirúrgico
Estenose glótica, subglótica ou traqueal adquirida ou congênita	Doença cardíaca grave necessitando toracotomia
Síndrome da obstrução da via aérea superior congênita (CHAOS)*	Situação do peso (não existe peso definido)
Infecções agudas das vias aéreas (epiglotite, traqueíte, laringotraqueíte)	Necessidade de parâmetros ventilatórios elevados (não existem valores dos parâmetros definidos)

* Através de um procedimento de tratamento intraparto ex-útero (EXIT).
Fonte: Adaptado de Walsh J, et al., 2018.

Por fim, listamos importantes cuidados a serem tomados após a realização do procedimento (BOYKOVA M, 2016; JOSEPH RA, 2011):

- Um transporte seguro com o acompanhamento da equipe cirúrgica para a UTI neonatal ou UTI pediátrica.
- Comunicação efetiva com a equipe da UTI, incluindo informações sobre o tipo do tubo de traqueostomia e tamanho, insuflação do balonete, profundidade para aspiração. Pode-se incluir um fluxograma de via aérea difícil no caso de decanulação acidental.
- Aspiração frequente da traqueia utilizando solução salina para a prevenção da formação de rolhas a partir das secreções e sangue.
- Manutenção dos ramos do aparelho de VPM com suporte adequado para prevenir movimentação excessiva ou decanulação do tubo de traqueotomia.
- Avaliação diária da ferida cirúrgica e da pele, objetivando verificação de úlceras de pressão, infecção e cicatrização adequada.
- Limitar a movimentação do paciente e a manipulação da traqueotomia, conforme seja possível, durante o processo de cicatrização, objetivando evitar a decanulação acidental.
- Considerar fazer a primeira troca do tubo de traqueostomia no pós-operatório (ao redor do 7° dia) ou de acordo com a condição do paciente.
- Coordenar o ensino e o treinamento dos cuidados relacionados à traqueostomia para todos os cuidadores, incluindo a família.

ORIENTAÇÃO DO AUTOR

Acessando o conteúdo deste QR code você ouvirá orientações do autor sobre este capítulo.

REFERÊNCIAS

- Aldana-Aguirre JC, Pinto M, Featherstone RM, et al. Less invasive surfactant administration versus intubation for surfactant delivery in preterm infants with respiratory distress syndrome: a systematic review and meta-analysis. Arch Dis Child Fetal Neonatal Ed. 2017;102(1):F17-F23.
- Aly H. Ventilation without tracheal intubation. Pediatrics. 2009;124:786-9.
- Askie LM, Darlow BA, Finer N, et al. Association between oxygen saturation targeting and death or disability in extremely preterm infants in the neonatal oxygenation prospective meta-analysis collaboration. JAMA. 2018;319(21):2190-201.
- Baraldi E, Filippone M. Chronic lung disease after premature birth. N Engl J Med. 2007;357(19):1946-55.
- Bottino R, Pontiggia F, Ricci C, et al. Nasal high-frequency oscillatory ventilation and CO2 removal: a randomized controlled crossover trial. Pediatr Pulmonol. 2018;53(9):1245-51.
- Boykova M. Transition from hospital to home in parents of preterm infants: a literature review. J Perinat Neonatal Nurs. 2016;30(4):327-48.
- Bunnell JB. High-frequency ventilation: general concepts. In: Donn SM, Sinha SK (eds.). Manual of neonatal respiratory care. 3rd ed. New York. Springer-Science+Business edia; 2012. p.301-18.
- Davis PG, Henderson-Smart DJ. Nasal continuous positive airways pressure immediately after extubation for preventing morbidity in preterm infants. Cochrane Database Syst Rev. 2003;(2):CD000143.
- Donn SM, Sinha SK. Assisted ventilation and its complications. In: Martin RJ, Fanaroff AA, Walsh MC. Fanaroff and Martin's neonatal-perinatal medicine: diseases of the fetus and infant, 10th. Library of Congress Cataloging-in-Publication Data; 2015. p.1087-112.
- Epstein SK. Extubation failure: an outcome to be avoided. Crit Care. 2004;8(5):310-2.
- Fischer HS, Schmölzer GM, Cheung PY, et al. Sustained inflations and avoiding mechanical ventilation to prevent death or bronchopulmonary dysplasia: a meta-analysis. Eur Respir Rev. 2018;27(150).
- Giaccone A, Jensen E, Davis P, et al. Definitions of extubation success in very premature infants: a systematic review. Arch Dis Child Fetal Neonatal Ed. 2014;99(2):F124-7.
- Iscan B, Duman N, Tuzun F, et al. Impact of volume guarantee on high-frequency oscillatory ventilation in preterm infants: a randomized crossover clinical trial. Neonatology. 2015;108(4):277-82.
- Jain D, Bancalari E. new developments in respiratory support for preterm infants. Am J Perinatol. 2019;36(S 02):S13-S17.
- Joseph RA. Tracheostomy in infants: parent education for home care. Neonatal Netw. 2011;30(4):231-42.
- Keszler M, Chatburn RL. Overview of assisted ventilation. In: Goldsmith JP, Karotkin EH, Keszler M, et al (eds.). Assisted ventilation of the neonate: an evidence-based approach to newborn respiratory care. Sixth edition. Philadelphia. Elsevier, 2017; p. 140-152.e1.

- Keszler M. Volume-targeted ventilation. Early Hum Dev. 2006;82(12):811-8.
- Kirpalani H, Ratcliffe SJ2, Keszler M, et al. Effect of sustained inflations vs intermittent positive pressure ventilation on bronchopulmonary dysplasia or death among extremely preterm infants: The SAIL Randomized Clinical Trial. JAMA. 2019;321(12):1165-75.
- Klingenberg C, Wheeler KI, McCallion N, et al. Volume-targeted versus pressure-limited ventilation in neonates. Cochrane Database Syst Rev. 2017;10:CD003666.
- Manley BJ, Owen LS. High-flow nasal cannula: mechanisms, evidence and recommendations. Semin Fetal Neonatal Med. 2016;21(3):139-45.
- Mitra S, Singh B, El-Naggar W, et al. Automated versus manual control of inspired oxygen to target oxygen saturation in preterm infants: a systematic review and meta-analysis. J Perinatol. 2018;38(4):351-60.
- Panitch HB. Pathophysiology of ventilator-dependent infants. In: Polin RA, Abman SH, Rowitch DH, et al (eds.). Fetal and neonatal physiology. 5th ed. Philadelphia, PA: Elsevier; 2017. p.1632-42.e3.
- Petty J. Understanding neonatal ventilation: strategies for decision making in the NICU. Neonatal Netw. 2013;32(4):246-61.
- Roberts CT, Owen LS, Manley BJ, et al. Nasal high-flow therapy for primary respiratory support in preterm infants. N Engl J Med. 2016;375(12):1142-51.
- Rossor TE, Hunt KA, Shetty S, et al. Neurally adjusted ventilatory assist compared to other forms of triggered ventilation for neonatal respiratory support. Cochrane Database Syst Rev. 2017;10:CD012251.
- Sant'Anna GM, Keszler M. Weaning from mechanical ventilation. In: Goldsmith P. Assisted ventilation of the neonate: an evidence-based approach to newborn respiratory care. 6th ed. Philadelphia: Elsevier; 2017. p. 243-250.e3.
- Sant'Anna GM, Keszler M. Developing a neonatal unit ventilation protocol for the preterm baby. Early Hum Dev. 2012;88(12):925-9.
- Schmölzer GM, Morley CJ, Wong C, et al. Respiratory function monitor guidance of mask ventilation in the delivery room: a feasibility study. J Pediatr. 2012;160(3):377-381.e2.
- Solberg MT, Solevåg AL, Clarke S. Optimal Conventional Mechanical Ventilation in Full-Term Newborns: A Systematic Review. Adv Neonatal Care. 2018;18(6):451-461
- Travers CP, Carlo WA, Ambalavanan N, et al. Ventilator parameters. In: Donn SM, Sinha SK (eds.) Manual of neonatal respiratory care. Springer International Publishing Switzerland; 2017. p.103-7.
- Waal K. Personal communication; 2015.
- Walsh J, Rastatter J. Neonatal tracheostomy. Clin Perinatol. 2018;45(4):805-16.
- Wheeler K, Klingenberg C, McCallion N, et al. Volume-targeted versus pressure-limited ventilation in the neonate. Cochrane Database Syst Rev. 2010;(11):CD003666.
- Yoder BA. Mechanical ventilation: disease-specific strategies. In: Goldsmith JP, Karotkin EH, Keszler M, et al. (eds.). Assisted ventilation of the neonate: an evidence-based approach to newborn respiratory care. 6th ed. Philadelphia: Elsevier; 2017. p.229-42.e5.

6 VENTILAÇÃO MECÂNICA NA HIPERTENSÃO INTRA-ABDOMINAL/ SÍNDROME COMPARTIMENTAL

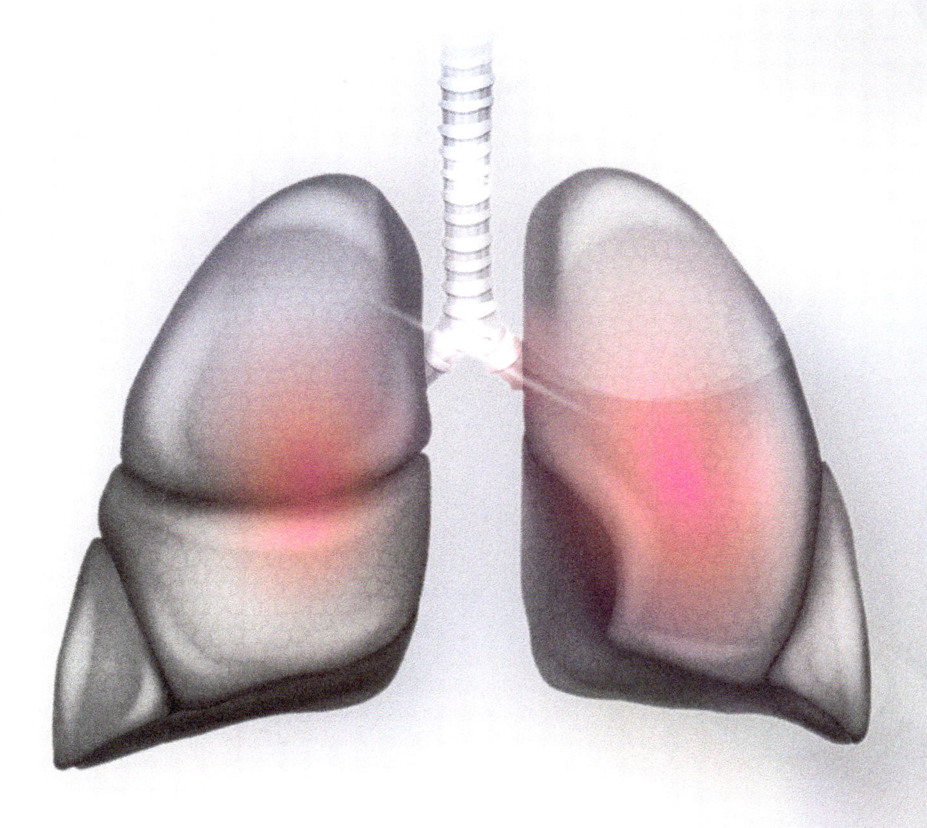

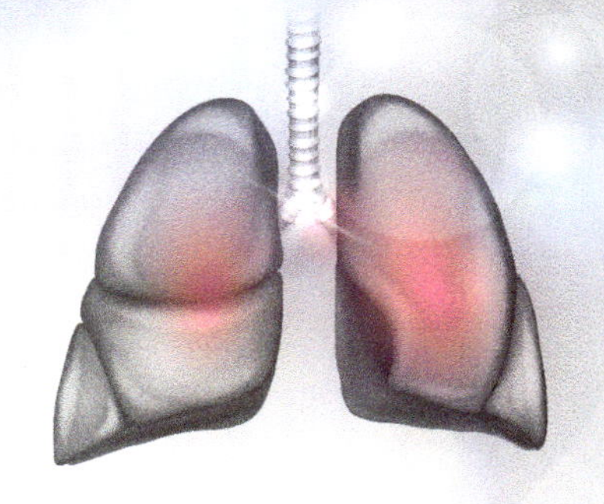

Ventilação Mecânica na Hipertensão Intra-abdominal/Síndrome Compartimental

INTRODUÇÃO

A hipertensão intra-abdominal (HIA) e a síndrome compartimental abdominal (SCA) não são incomuns, mas ainda são pouco diagnosticadas e cada vez mais reconhecidas em crianças gravemente doentes. Enquanto a pressão intra-abdominal (PIA) é o maior determinante da evolução do paciente durante uma doença grave, existe uma variação em termos da definição da hipertensão intra-abdominal e da síndrome compartimental abdominal. Portanto, um simples valor de corte da PIA não pode ser utilizado, conforme a Figura 6.1.

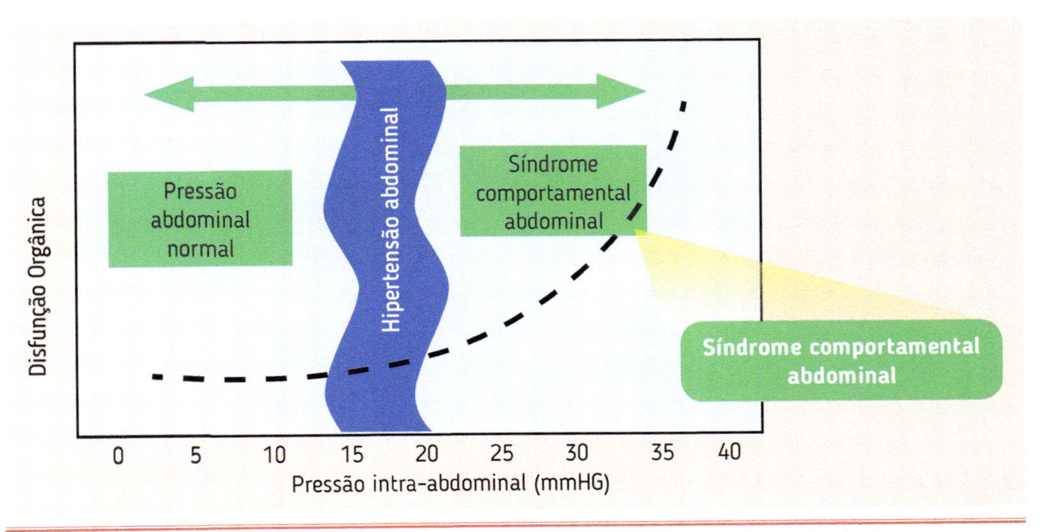

FIGURA 6.1. Diferenças entre a pressão normal intra-abdominal e a síndrome compartimental abdominal.
Fonte: Adaptado de Malbrain ML, et al., 2005.

Para melhorar a sensibilidade da PIA, pode-se incluir a avaliação da pressão de perfusão abdominal (PPA). A PPA pode ser calculada como a pressão arterial média menos a PIA, conforme a fórmula:

$$PPA = PAM - PIA$$

DEFINIÇÕES

A base teórica para responder às questões relacionadas às definições, bem como às opções terapêuticas para HIA/SCA em crianças, foi delineada pela Sociedade Mundial de Síndrome Compartimental Abdominal e adaptada para crianças (Tabela 6.1) por Malbrain, et al., 2006, e Ejike, et al., 2011.

Tabela 6.1. Definições de consenso adaptado para crianças

Condição	Definição
PIA	Pressão dentro da cavidade abdominal (em milímetros de mercúrio; medida na expiração final)
PIA normal	7 ± 3 mmHg em crianças gravemente doentes
PPA	APP = PAM - PIA
HIA	Elevação patológica sustentada ou repetida na PIA ≥ 10 mmHg
Grau I	PIA 10-12 mmHg
Grau II	PIA 13-15 mmHg
Grau III	PIA 16-18 mmHg
Grau IV	PIA > 18 mmHg
SCA	PIA sustentada ≥ 10 mmHg associada a disfunção/falha de novos órgãos
SCA primária	Condição associada a lesão ou doença na região abdominopélvica
SCA secundária	Condição que não se origina da região abdominopélvica
SCA recorrente	Condição na qual a SCA se desenvolve novamente após tratamento médico ou cirúrgico prévio da SCA primária ou secundária

PPA: pressão de perfusão abdominal.
PIA: pressão intra-abdominal.
HIA: hipertensão intra-abdominal.
SCA: síndrome compartimental abdominal.
PAM: pressão arterial média.
Fonte: Ejike JC, et al., 2011.

Durante as visitas diárias na unidade de terapia intensiva (UTI) existe a necessidade de manter um alto nível de suspeita clínica associado à experiência pessoal para o reconhecimento de um potencial paciente com SCA.

FISIOPATOLOGIA

Um aumento da PIA tem várias consequências fisiopatológicas locais e para órgãos e sistemas no paciente grave. Em contraste com a condição fisiológica, a complacência da parede abdominal está alterada durante o desenvolvimento da HIA. Deve-se estar atento a esse fato no cuidado do paciente e na passagem das visitas diárias à beira do leito.

Quanto aos pacientes que necessitam de ressuscitação de volume, essa estratégia pode ser complicada para os que apresentam rigidez da parede abdominal. A Figura 6.2 demonstra a diminuição da complacência da parede abdominal em pacientes com HIA/SCA.

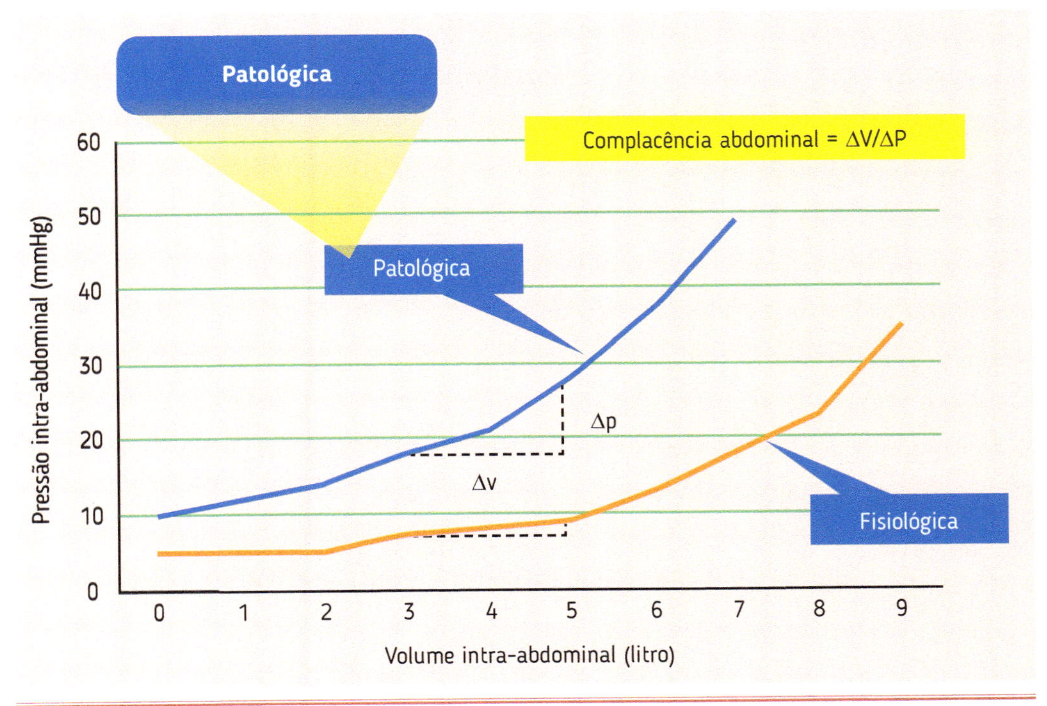

FIGURA 6.2. Hipertensão intra-abdominal e síndrome compartimental devido a alteração da complacência da parede abdominal
Fonte: Adaptado de Hecker A, et al., 2015.

Observe que existe um desvio da curva pressão-volume para a esquerda dos pacientes que apresentam uma condição patológica. No paciente hígido existe a necessidade do aumento do volume intra-abdominal para uma pequena alteração na PIA.

Quando um volume intra-abdominal é adicionado à cavidade, pode-se distinguir três diferentes fases:

- **fase de remodelamento** com alterações da configuração e mínima alteração da PIA (pequena inclinação da curva pressão-volume abdominal);
- **fase de alongamento** através do alongamento elástico da parede abdominal e tecido diafragmático (inclinação média);

- **fase de pressurização** com achados característicos da relação pressão-volume em um espaço confinado (ampla inclinação).

Todas essas três fases ocorrem em paralelo e com entrecruzamento (Figura 6.3).

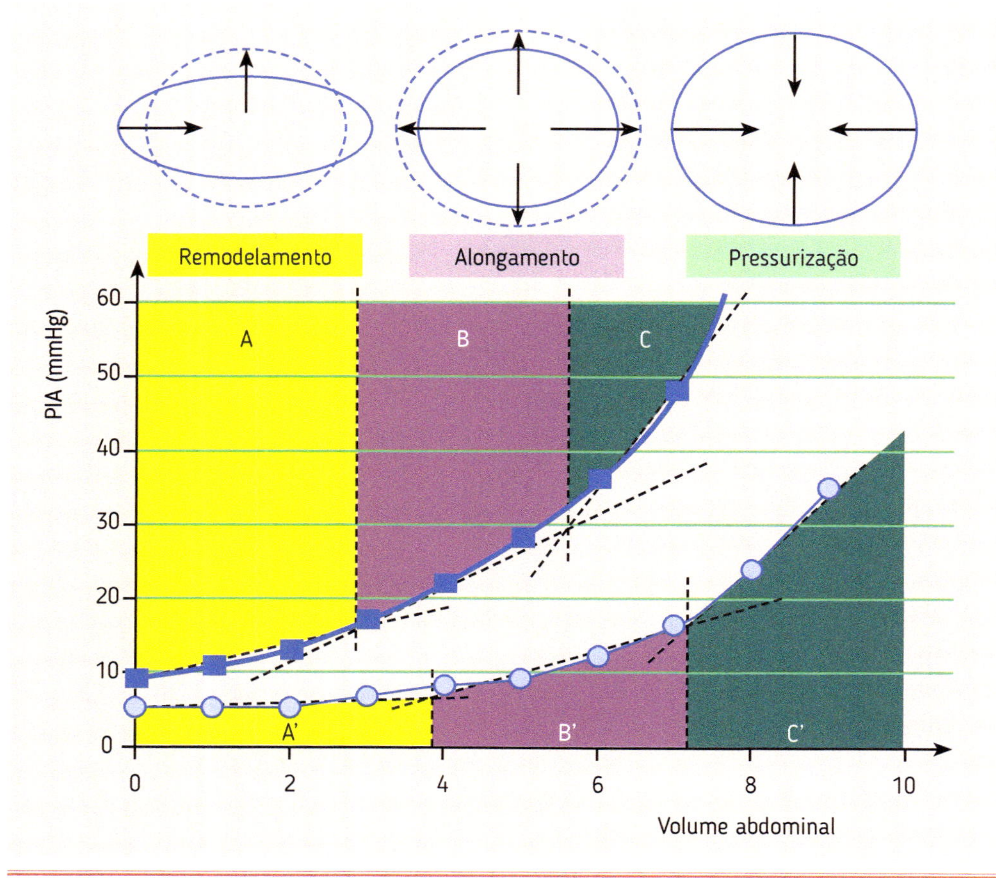

FIGURA 6.3. Acomodação da cavidade abdominal.
Fonte: Adaptado de Malbrain ML, et al., 2014.

A complacência abdominal é calculada como uma alteração de volume em relação à alteração de pressão.

Devido ao fato de o compartimento abdominal ser um espaço fechado com bordas rígidas (coluna espinal e pelve) e semirrígidas (parede abdominal e diafragma), a pressão no abdômen aumenta de acordo com o aumento do volume intra-abdominal. Desde que um volume intra-abdominal crítico seja atingido, a PIA aumenta exponencialmente, com aumentos adicionais no volume ou devido à diminuição da complacência abdominal.

A curva pressão-volume superior com quadrados fechados representa um paciente com uma complacência abdominal ruim.

Devido ao mecanismo de defesa nas condições de choque hipovolêmico, existe vasoconstrição mediada pelo sistema nervoso simpático, diminuindo o fluxo sanguíneo para a pele, músculos, rins e trato gastrointestinal, desviando sangue para o coração e para a perfusão cerebral, vai ocorrer hipóxia intestinal, com diminuição acentuada na circulação esplâncnica. Existe uma associação de três fatores envolvidos com a patogênese da HIA e sua progressão para a SCA. São eles:

- liberação de citosinas;
- formação de radicais livres de oxigênio;
- diminuição da produção celular de ATP.

Com o aumento da HIA, existe diminuição da perfusão abdominal, com manutenção do ciclo de hipóxia, morte celular, inflamação e edema (Figura 6.4).

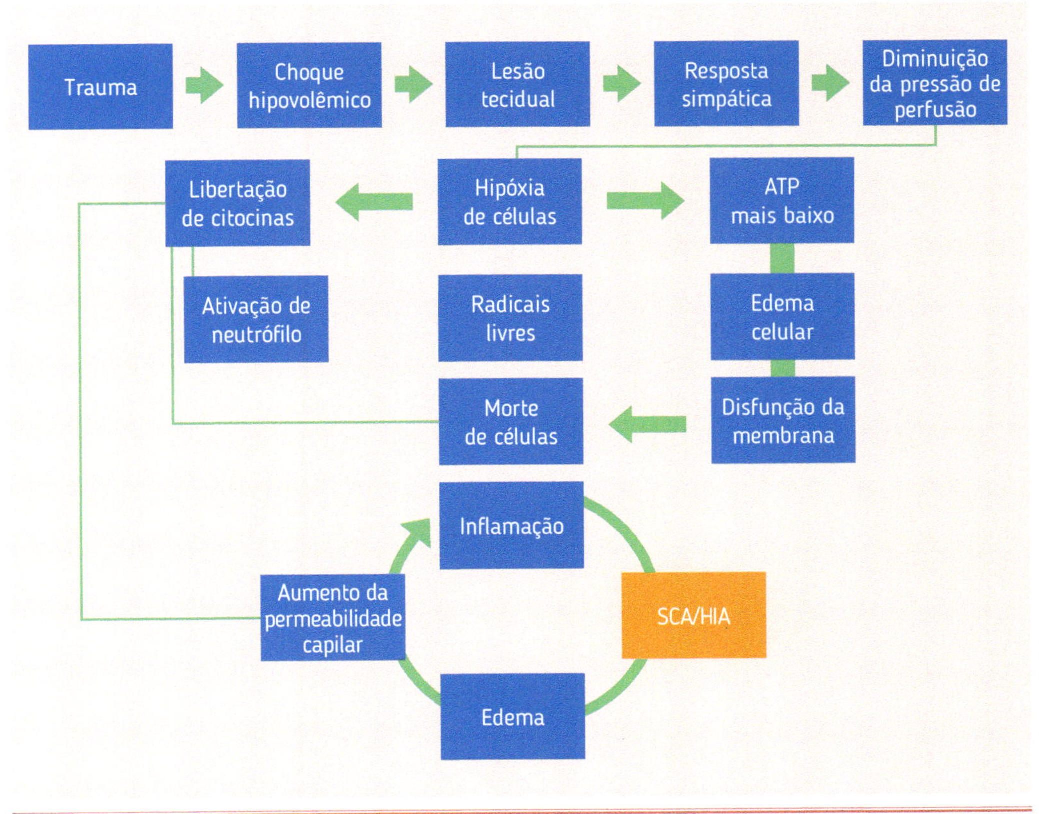

FIGURA 6.4. Fisiopatologia da hipertensão intra-abdominal (HIA)/síndrome compartimental abdominal (SCA) no paciente cirúrgico.
Fonte: Adaptado de Pereira BM, 2019.

O aumento da PIA apresenta efeitos negativos significantes em nível local e em órgãos distantes, criando a possibilidade de um acometimento multicompartimental.

A PIA acima de 15 mmHg determina o início da disfunção orgânica e possivelmente ocasiona uma cascata de eventos fisiopatológicos (Figura 6.5).

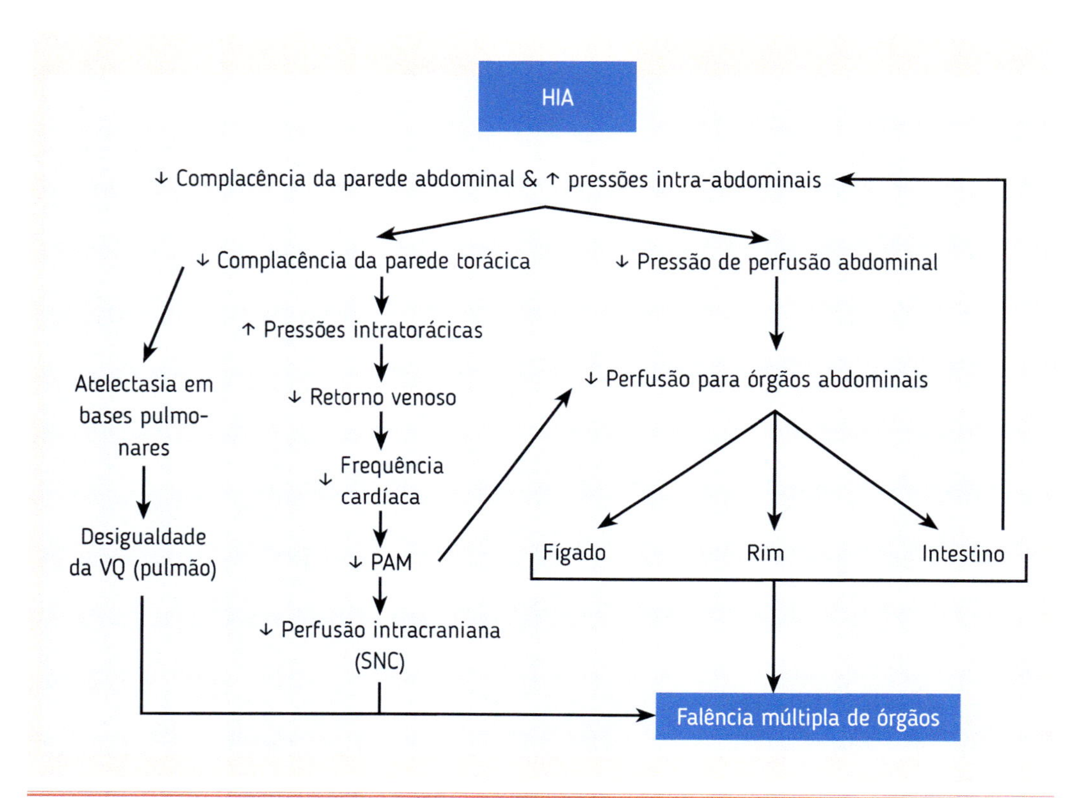

FIGURA 6.5. Fluxograma da fisiopatologia da HIA e seus efeitos colaterais sistêmicos
Fonte: Adaptado de Sandhu G, et al., 2014.

A diminuição do retorno venoso na HIA determina redução da complacência do ventrículo esquerdo, com diminuição do débito cárdico e da pressão arterial média sistêmica. A isquemia entreintestinal e o edema podem aumentar significantemente com o conteúdo do volume intra-abdominal e iniciar uma repetição da cascata de evento que eventualmente piora a PIA. A compressão anatômica do fluxo sanguíneo portal ocasiona uma diminuição da função hepática, que pode evoluir para uma acidose metabólica induzida pelo lactato.

Independentemente da causa, a elevação da PIA pode acometer a perfusão e a viabilidade dos tecidos dos compartimentos abdominais. O acometimento dos órgãos abdominais e de outros órgãos está delineado na Figura 6.6.

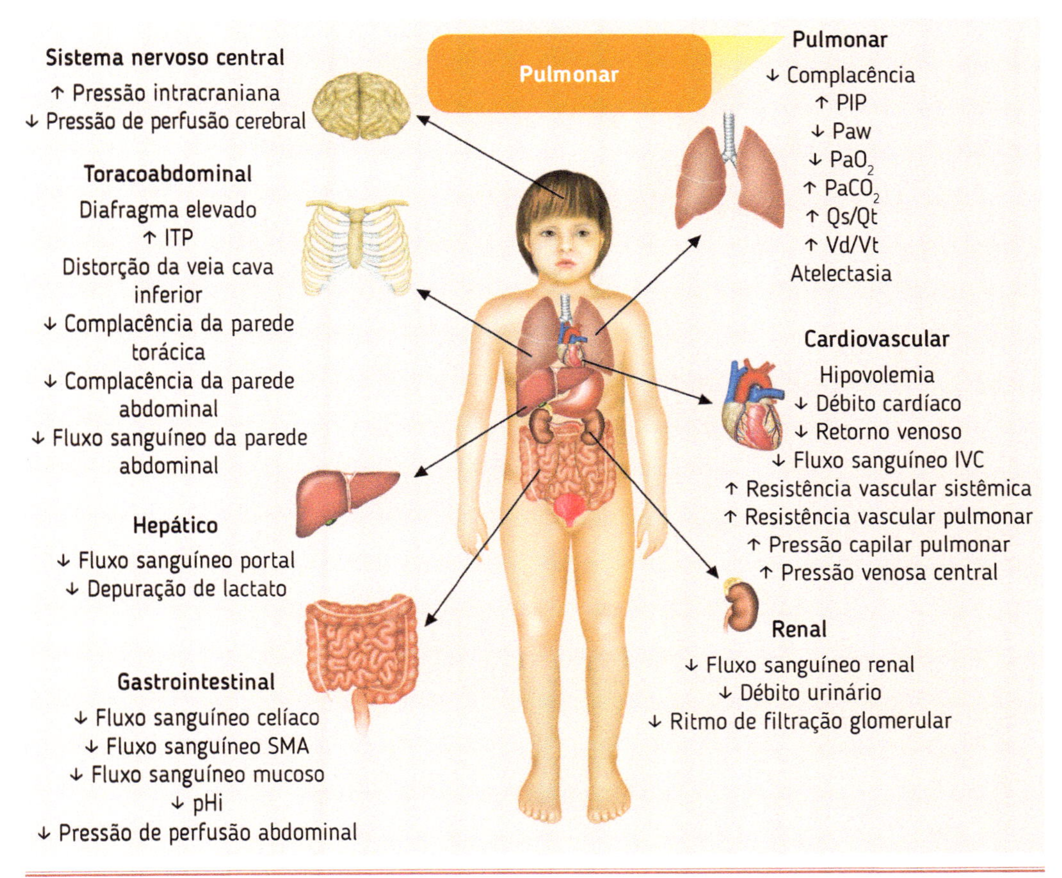

FIGURA 6.6. Síndrome compartimental abdominal: efeitos adversos em órgãos locais e a distância.
Fonte: Adaptado de Cheatham ML, 2009.

Localmente no abdômen a PIA comprime e compromete o fluxo sanguíneo arterial e venoso mesmo com elevações moderadas da PIA. Especialmente quando combinada com hipotensão arterial, pode haver diminuição da pressão de perfusão, ocasionando disfunção de órgãos. A HIA e a SCA também provocam impacto na função do sistema cardiovascular, pulmonar, renal e do sistema nervoso central. Conforme haja aumento da PIA, existe diminuição de fluxo da veia cava inferior e do retorno venoso, diminuindo a pré-carga e consequentemente alterando o débito cardíaco. O aumento da PIA age na caixa torácica, ocasionando compressão cardíaca e pulmonar e aumento da pressão intratorácica (CHEATHAM ML, 2009; MOHMAND H, et al., 2011; KIRKPATRICK AW, et al., 2013).

O comprometimento torácico ocasiona elevação da pressão venosa central e da pressão pulmonar capilar. Adicionalmente ao aumento da PIA, diminui a complacência da parede torácica e diafragmática, ocasionando pressão de pico inspiratória maior, atelectasia, aumento do espaço morto, hipóxia e hipercapnia. O aumento da PIA pode diminuir também o retorno venoso para a cabeça e o cérebro, ocasionando congestão venosa, aumento da pressão intracraniana e diminuição da pressão de perfusão cerebral.

Reforçando, os seguintes sistemas orgânicos são influenciados direta ou indiretamente pela HIA, sendo que em termos pulmonares podemos ter a presença de síndrome do desconforto respiratório agudo (SDRA) (Figura 6.7) associada a todas as alterações fisiológicas indicadas na Figura 6.6.

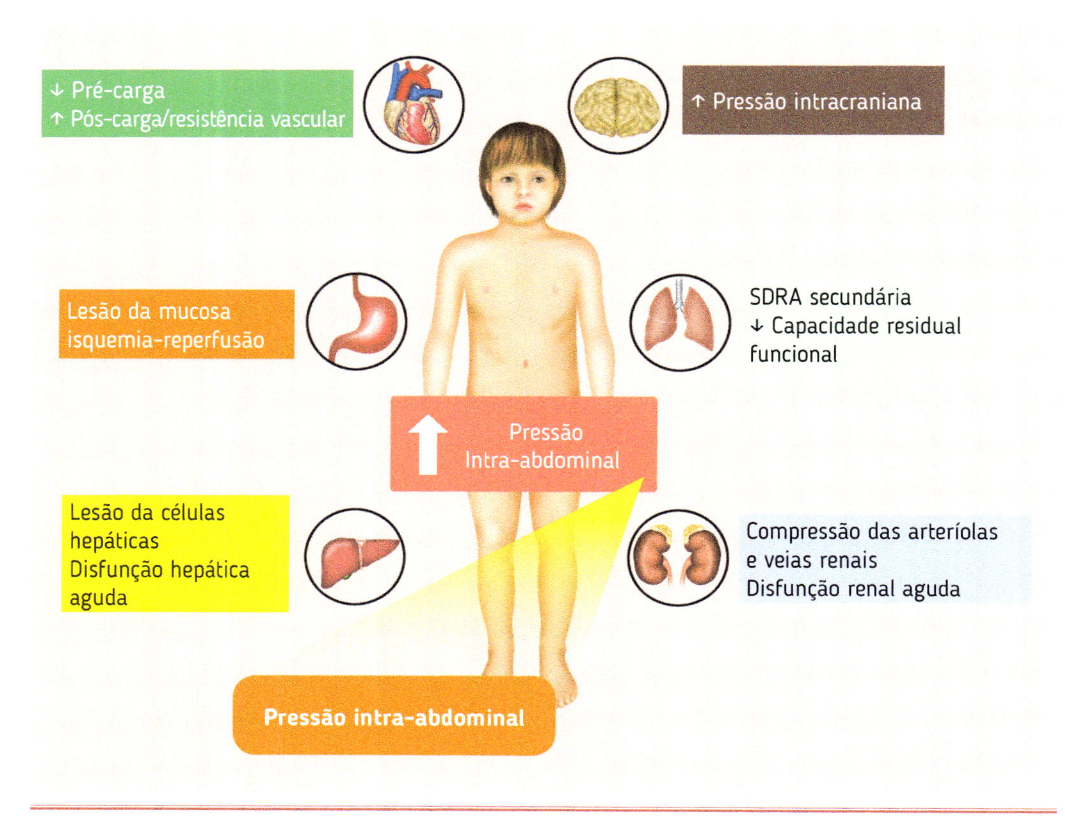

FIGURA 6.7. Resumo das alterações fisiopatológicas da hipertensão intra-abdominal e síndrome compartimental abdominal.
Fonte: Adaptado de Hecker A, et al., 2015.

A razão para a alteração respiratória é multifatorial: pela elevação do diafragma, um aumento da PIA diminui a capacidade residual funcional dos pulmões, e adicionalmente existe um risco de atelectasia especialmente dos lóbulos inferiores (esse fato pode ocasionar aumento do *shunt*, agravando a hipoxemia). Um aumento das pressões das vias aéreas é necessário para ventilar o paciente devido à rigidez da parede torácica. A diminuição da complacência da cavidade torácica, combinada com uma pressão intratorácica elevada, determina um aumento da resistência dos vasos pulmonares.

Após a fase inicial da sepse, a situação pulmonar pode se complicar com uma lesão pulmonar induzida pelo aparelho de ventilação mecânica ou por uma síndrome do desconforto respiratório secundária.

FATORES ASSOCIADOS COM HIA E SCA

Múltiplas características dos pacientes, comorbidades e intervenções terapêuticas contribuem para o desenvolvimento de HIA e SCA, entretanto existem 5 categorias elencadas como fatores de risco mais comuns:

- diminuição da complacência da parede abdominal;
- aumento do conteúdo intraluminal;
- aumento dos conteúdos extraluminal/intra-abdominal;
- extravasamento capilar/ressuscitação fluídica;
- outros/miscelânea.

Vários estudos citam como fatores primários comuns nas UTIs a ventilação pulmonar mecânica, a SDRA e a ressuscitação fluídica (VIDAL MG, 2008; HUNT L, et al., 2014).

A HIA tem estado relacionada a uma grande variedade de condições médicas e cirúrgicas no paciente pediátrico (Quadro 6.1).

Quadro 6.1. Condições associadas ao aumento do risco de SCA em crianças

SCA primária	SCA secundária
Gastrosquise	Ressuscitação agressiva de fluidos
Onfalocele	Sepse/síndrome do vazamento capilar
Enterocolite necrosante (NEC)	Transfusões múltiplas de produtos sanguíneos
Tumores abdominais (Figura 6.8)	Trauma múltiplo
Infecções intra-abdominais, apendicite, peritonite, megacólon tóxico	Hipotermia
Obstrução intestinal, isquemia ou infarto	Procedimento de Fontan com falha/insuficiência cardíaca com aumento da pressão venosa
Trauma abdominal/hemorragia	Insuficiência renal
Complicações da cirurgia abdominal	Oxigenação da membrana extracorpórea
Ascites	Queimaduras
Transplante desproporcional de órgãos sólidos	Transplante de medula óssea
Íleo, aganglionose, constipação	Ressuscitação agressiva de fluidos

Fonte: Adaptado de Waele J, et al., 2003.

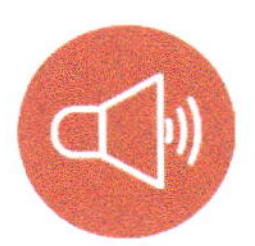

A condição de comorbidade em crianças gravemente enfermas é um preditor independente de mortalidade (EJIKE JC, et al., 2007).

Nas crianças com gastrosquise utilizam-se silos de silicone para seu manejo e membranas biológicas para cobertura de vísceras expostas nas onfaloceles. Os cirurgiões pediátricos têm manejado a HIA e prevenido a SCA há algumas décadas, conforme a Figura 6.8, demonstrando o pós-operatório de ressecção em uma criança com um grande neuroblastoma.

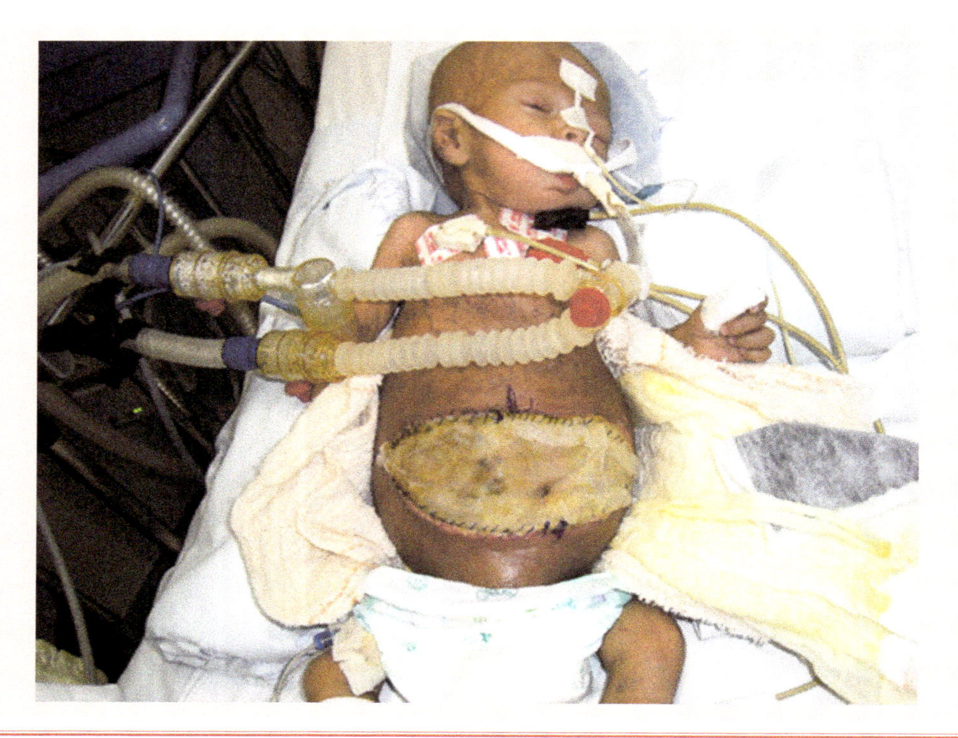

FIGURA 6.8. Lactente com síndrome compartimental abdominal por grande neuroblastoma submetido a laparotomia descompressiva e utilizando uma prótese malha.
Fonte: Tannuri U, et al., 2016 (acervo pessoal).

MENSURAÇÃO DA PIA

Várias técnicas são possíveis para a mensuração da PIA, utilizando a inserção direta do cateter para a medida da PIA ou indiretamente para a medida da pressão do estômago ou da bexiga. Na maioria dos cenários clínicos se utiliza a mensuração da pressão intravesical, sendo considerada um padrão ouro. As técnicas podem ser realizadas com um custo baixo, podendo ser empregadas em todas as unidades ou através de sistemas específicos que foram desenvolvidos para esse objetivo. Independentemente do tipo de técnica, a atenção principal deve ser dada para a mensuração adequada.

Uma das técnicas que utilizam a punção por agulha envolve também o emprego de um transistor de pressão eletrônico para a medida da pressão intravesical, através de uma coluna contínua de fluido na via do cateter urinário (Figura 6.9).

Existem vários sistemas disponíveis comercialmente para mensuração da PIA, tendo como vantagem o desenho específico para essa monitoração, além de permitir mensurações mais rápidas, entretanto incorporam um preço maior.

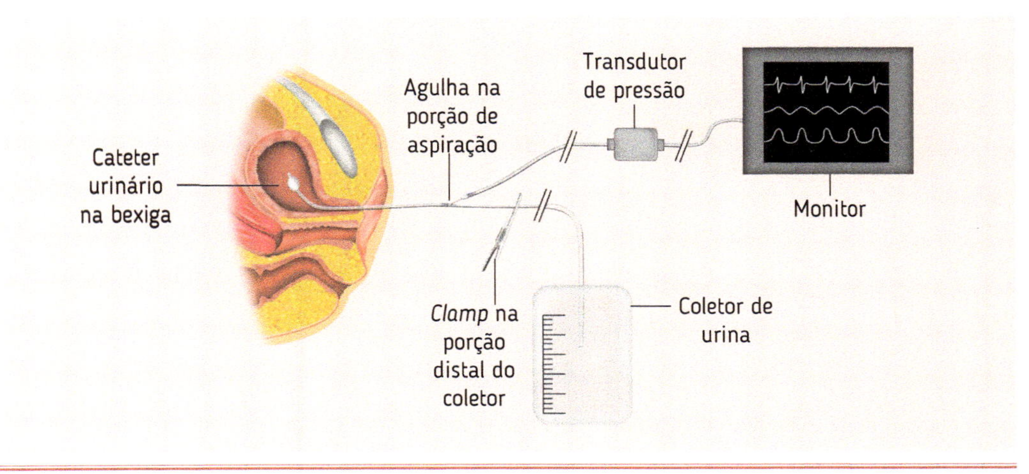

FIGURA 6.9. Técnica da punção por agulha para a mensuração da PIA.
Fonte: Adaptado de Cresswell AB, 2013.

MANIFESTAÇÕES CLÍNICAS

A alteração da HIA induz a efeitos sistêmicos, como evidenciado com detalhes em diferentes órgãos e sistemas na Figura 6.10.

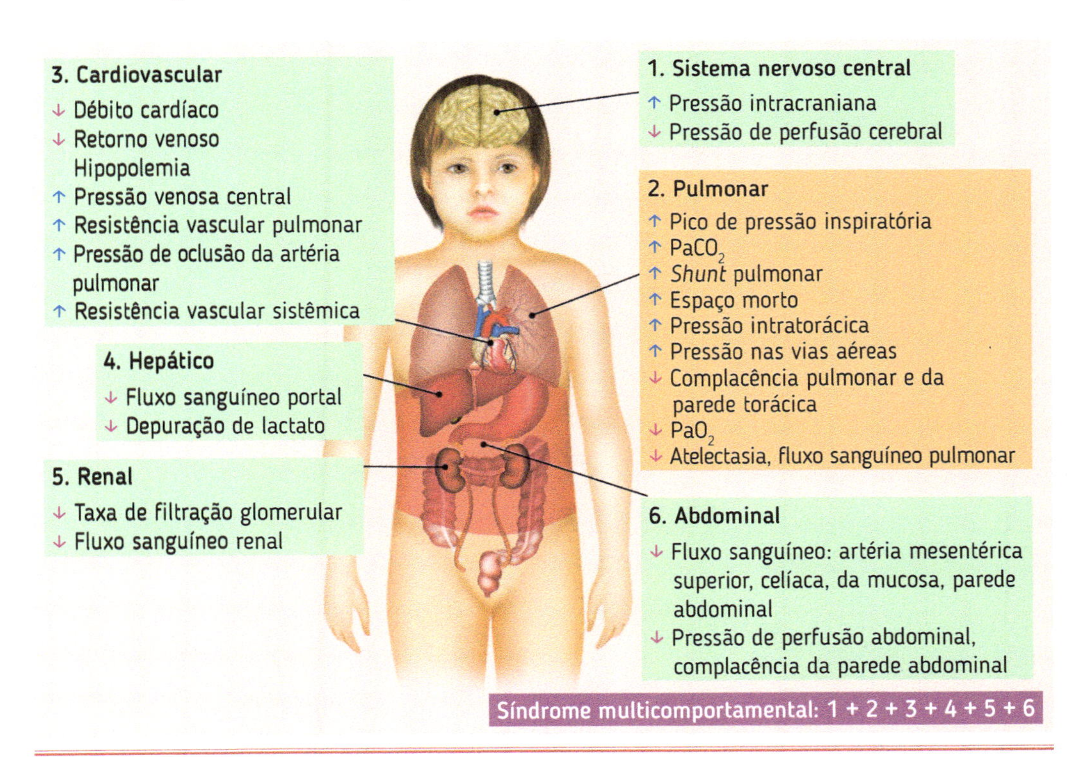

FIGURA 6.10. Ilustração dos efeitos sistêmicos da HIA e da SCA.
Fonte: Adaptado de Pereira BM, 2019.

Esses efeitos em órgãos e sistemas ocasionam os dados clínicos relacionados ao acometimento orgânico.

É essencial enfatizar a importância das mensurações da HIA para o diagnóstico de complicações, desde que o exame físico isolado não seja adequado para tanto (MALUSO P, et al., 2016).

Sobrecarga de fluido e lesão renal aguda

Fisiologicamente, a sobrecarga de fluido ocasiona um edema tecidual. A alteração da difusão de oxigênio e a metabólica alteram a arquitetura tecidual, obstruem o fluxo sanguíneo capilar e a drenagem linfática, alterando a interação célula-célula que pode contribuir para a disfunção orgânica progressiva (Figura 6.11).

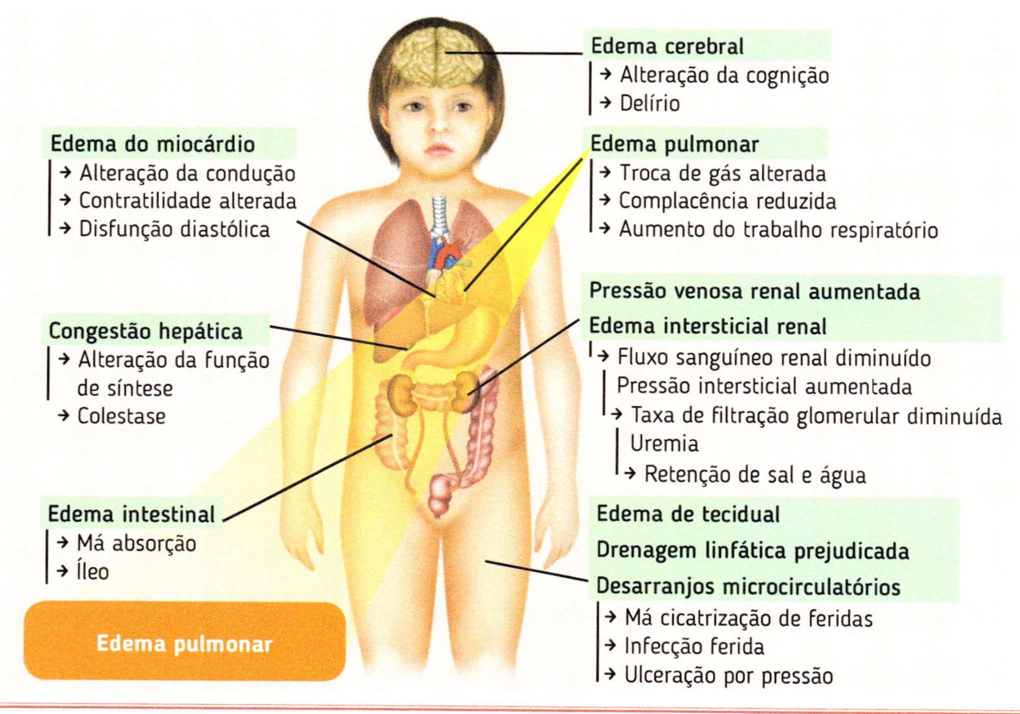

FIGURA 6.11. Sequelas patológicas de sobrecarga de fluido em vários órgãos e sistemas.
Fonte: Adaptado de Prowle JR, et al., 2010.

Esses efeitos são evidentes em órgãos encapsulados, como o fígado e os rins, com ausência de capacidade para acomodar um volume adicional sem aumento na pressão intersticial e comprometimento do fluxo sanguíneo orgânico. Através desses mecanismos um edema tecidual pode participar diretamente da progressão da lesão renal aguda.

O edema miocárdico pode piorar a função ventricular, o fornecimento de oxigênio e a sincronização da condução intraventricular. A recuperação da função gastrointestinal, a cicatrização de ferida e a coagulação também são alteradas pelo edema intersticial (BRANDSTRUP B, et al., 2003; RAHBARI N, et al., 2009; LOBO DN, et al., 2002; HUMPHREY H, et al., 1990; NISANEVICH V, et al., 2005).

Um dos pilares e passo importante para melhorar a complacência abdominal é evitar a sobrecarga fluídica, que é fator de risco para a HIA e a SCA. É preciso ter como objetivo evitar um balanço fluídico cumulativo positivo utilizando diuréticos em associação ou não com albumina 20% (CORDEMANS C, et al., 2012; MALBRAIN ML, et al., 2014), podendo haver diminuição do edema intersticial da parede abdominal e aumento da complacência abdominal. Caso os diuréticos não tenham um efeito que seja suficiente para melhora clínica, deve-se utilizar uma terapêutica de reposição renal (MALBRAIN ML, et al., 2014).

PIA e função respiratória

A Figura 6.12 resume os efeitos adversos na função respiratória ocasionados pela HIA. Estudos demonstram que a HIA está associada com a lesão pulmonar induzida pelo aparelho de VPM, alterações devidas à distensão pulmonar, recrutamento pulmonar e edema pulmonar (PELOSI P, et al., 2007).

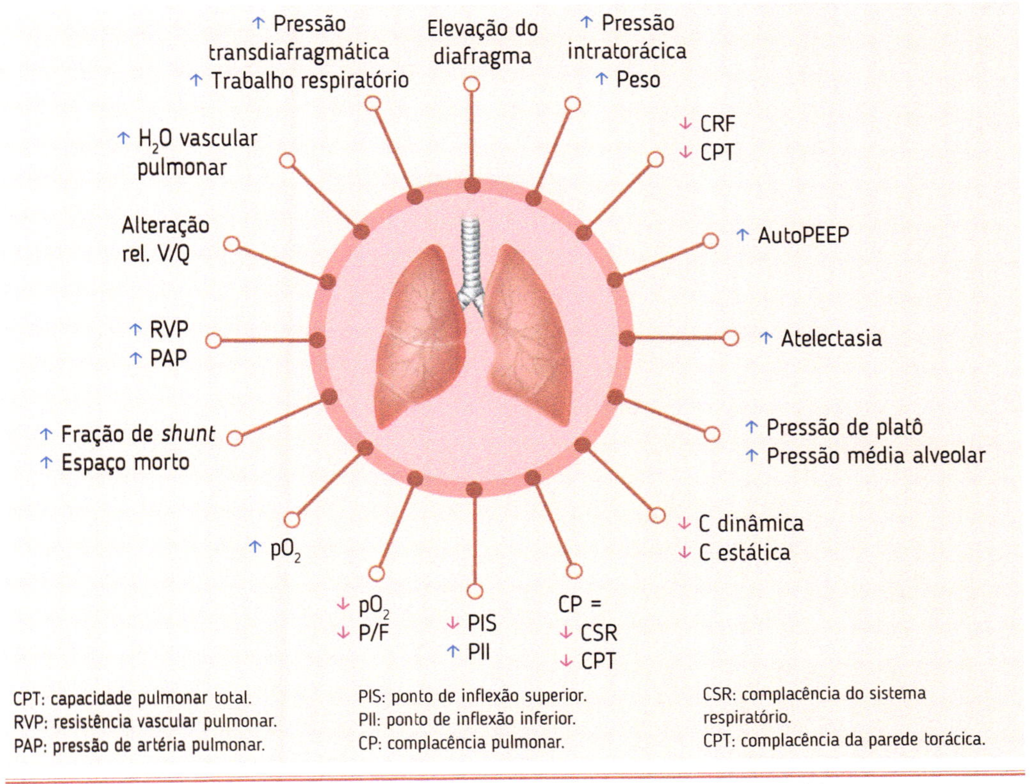

FIGURA 6.12. Efeitos prejudiciais do aumento da pressão intra-abdominal na função respiratória.
Fonte: Adaptado de Malbrain ML, 2018.

Adicionalmente, a HIA e a SCA podem também alterar a drenagem linfática (MALBRAIN ML, et al., 2007). O deslocamento cranial do diafragma durante a HIA ocasiona um padrão de doença pulmonar restritiva com diminuição da complacência respiratória estática e dinâmica, da capacidade residual forçada e de todos os outros volumes pulmonares, o que determina dificuldade na oxigenação, ventilação e desmame do paciente.

Oxigenação e ventilação

A HIA ocasiona diminuição da oxigenação e aumento na pressão parcial de CO_2 devido ao aumento da ventilação do espaço morto, alteração da relação ventilação -perfusão e presença de *shunt* intrapulmonar. No cenário em que não existe lesão dos pulmões o acometimento da oxigenação é mínimo em humanos (ANDERSSON L, et al., 2002).

Embora a HIA esteja associada com lesão pulmonar, o mecanismo exato que a produz não é completamente entendido. O efeito da HIA no sistema respiratória parece ser fortemente influenciado pela presença anterior de lesão pulmonar, pois as alterações profundas na oxigenação somente ocorrem nos pulmões com lesão prévia (QUINTEL M, et al., 2004; REGLI A, et al., 2012). A diminuição na complacência pulmonar e na oxigenação num cenário de HIA e lesão dos pulmões pode ajudar no entendimento de diferenças quando se aplica estratégia ventilatória nos pacientes com HIA (REGLI A, et al., 2019).

Outro autor (RANIERI VM, et al., 1997) encontrou que os pacientes com SDRA tinham mecânicas respiratórias diferentes dependendo da etiologia subjacente e da presença de HIA. Encontraram que os pacientes cirúrgicos tinham paredes torácicas mais duras comparativamente aos pacientes com problemas médicos, fato este provavelmente devido a um aumento da distensão abdominal.

Manejo da SCA

Dentro do fluxograma para o manejo temos 5 tratamentos médicos:

- evacuar o conteúdo intraluminal;
- evacuar as lesões intra-abdominais que ocupam espaço;
- melhorar a complacência da parede abdominal;
- otimizar a administração de fluidos;
- otimizar a perfusão regional/sistêmica.

A Figura 6.13 apresenta o algoritmo de gerenciamento na HIA/SCA.

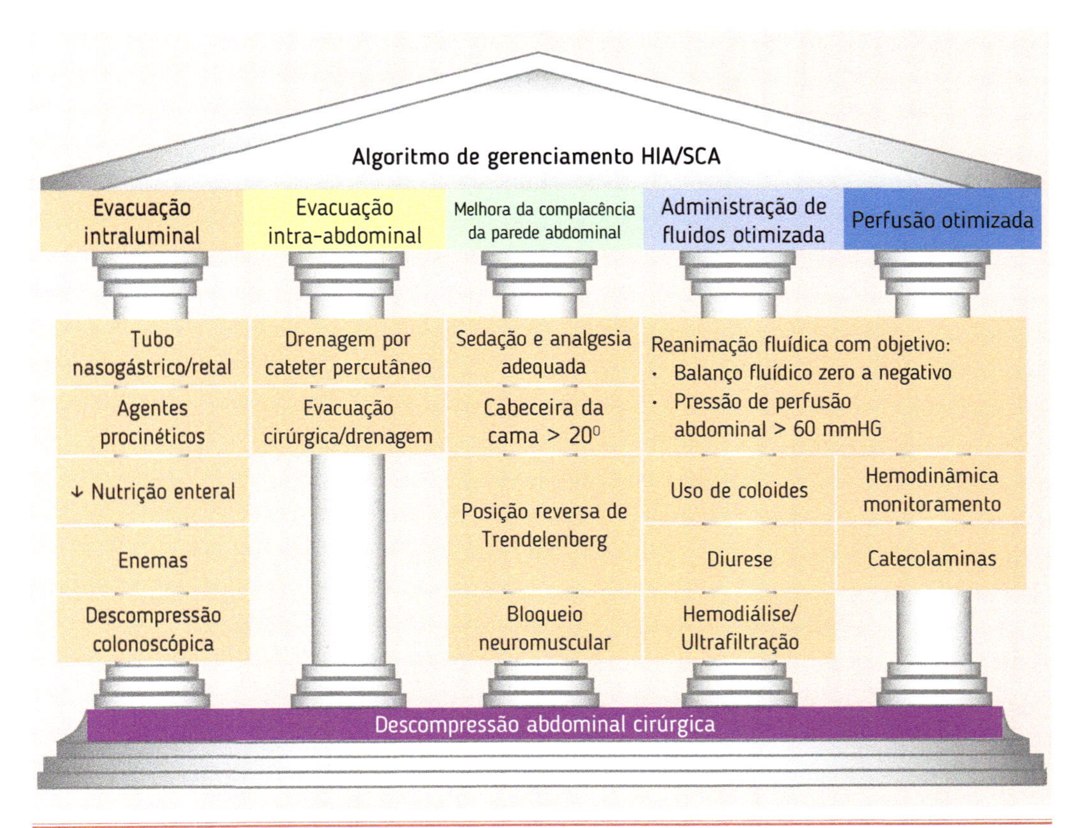

FIGURA 6.13. Fluxograma do algoritmo de gerenciamento da unidade de cuidado intensivo (UTI) para tratamento da hipertensão intra-abdominal e da síndrome compartimental abdominal aguda.
Fonte: Adaptado de Kirkpatrick AW. et al., 2013.

Idealmente, devemos ter a habilidade de diagnosticar o desenvolvimento da HIA e da SCA e intervir antes do início das disfunções orgânicas. Preferencialmente devemos realizar intervenções precoces (médicas ou cirúrgicas) na tentativa de diminuir a PIA, como:

- Evacuação de lesões que ocupem espaço intra-abdominal (ascite, sangue, abcesso).
- Melhora da complacência da parede abdominal (aumento do tônus da musculatura abdominal frequentemente ocorre devido a dor ou agitação, o que pode ser aliviado pelo uso de analgesia e sedação). A utilização de bloqueador tem sido efetiva em diminuir a PIA em pacientes com HIA (DE WAELE J, et al., 2003; DE LAET I, et al., 2007).
- Otimizar a administração de fluidos, com remoção destes (dependendo da situação clínica, utilizar diuréticos ou ultrafiltração (KULA R, et al., 2008; KULA R, et al., 2018).
- Descompressão cirúrgica (deve ser considerada caso o tratamento médico não seja suficiente ou quando existir uma disfunção orgânica rapidamente progressiva).

VENTILAÇÃO PULMONAR MECÂNICA

A utilização de manobras de recrutamento aumentando a pressão transpulmonar tem como objetivo a abertura de áreas pulmonares aeradas ou pobremente aeradas (SILVA PL, et al., 2016), entretanto não existem estudos aplicando os diversos tipos de manobras de recrutamento em pacientes com HIA, sugerindo-se que estas sejam aplicadas com cautela nestes pacientes.

Podemos utilizar os parâmetros no Quadro 6.2 para ventilação com proteção pulmonar nos pacientes com HIA.

Quadro 6.2. Ventilação com proteção pulmonar nos pacientes com HIA	
Volume corrente	Não existem estudos avaliando a otimização dos volumes correntes nos pacientes com HIA. Na ausência de evidências nesses pacientes não é razoável aplicar a ventilação protetora pulmonar com volumes correntes baixos de 6-8 ml/Kg de acordo com o peso corpóreo predito para pacientes com HIA e, particularmente, nos pacientes com HIA e lesão pulmonar.
Pressões de via aérea	A alteração da mecânica pulmonar na HIA pode necessitar da utilização de pressões mais elevadas do que as habitualmente empregadas para abrir e manter as via aéreas abertas. Existe uma racionalização de limitar a pressão de platô para evitar o aumento da pressão transpulmonar, a hiperdistensão alveolar e, consequentemente, a lesão pulmonar induzida pelo aparelho de VPM (GATTINONI L, et al., 2010). Embora se possa aceitar a utilização de pressões mais elevadas de vias aéreas nos pacientes com HIA e SDRA, há ausência de dados clínicos para fazer alguma recomendação.
Pressão de condução	Refere-se à diferença entre a pressão de platô da via área e a pressão expiratória final positiva (PEEP). A utilização de valores mais baixos evita a possibilidade de uma tensão dinâmica excessiva. A pressão de condução pode ser utilizada para evitar emprego de PEEP excessiva e não para "otimizar" a utilização da PEEP.
PEEP	Até o momento se desconhece qual a melhor PEEP que deva ser utilizada na presença de HIA (MALBRAIN ML, 2018). Recomenda-se a seleção da PEEP de acordo com a melhor complacência do sistema respiratório (PELOSI P, et al., 2012).
Modo de ventilação e respiração assistida	A ventilação assistida é o tipo mais comum de ventilação nos pacientes gravemente enfermos, pois existe a possibilidade de se usar menos sedação, as alterações hemodinâmicas são menores, existindo menor drenagem linfática e perfusão orgânica regional (LATTUADA M, et al., 2006; SADDY F, et al., 2014).
Posição prona	A posição prona melhora a evolução de pacientes adultos com SDR grave, pois diminui a hiperdistensão e melhora a mecânica respiratória (SUD S, et al., 2010; GUÉRIN C, et al., 2013). A colocação do paciente em posição prona parece não aumentar a HIA e provavelmente melhora a oxigenação nesses pacientes com falência respiratória. Estudos adicionais são necessários para comparar a efetividade em relação à evolução de vários posicionamentos em pacientes com HIA e falência respiratória.

Recomendam-se alguns parâmetros que devem ser considerados quando da aplicação da posição prona, de acordo com o Quadro 6.3.

Quadro 6.3. Parâmetros recomendados dos estudos de avaliação da posição prona
Pressão intra-abdominal, incluindo a descrição da técnica para mensuração da PIA, ponto de referência zero, volume do *priming*, PIA mínima e máxima
Índice de massa corpórea
Índice de água extravascular pulmonar
Balanço fluídico
Dados antropométricos
Presença ou ausência de ascite
Pressão intratorácica (idealmente pela pressão esofágica e pelo gradiente de pressão transdiafragmática)
Complacência da parede torácica
Etiologia da lesão pulmonar
Duração da ventilação prona
Técnica da ventilação prona
Utilização ou não de suportes toracopélvicos e posição exata dos suportes
Complacência respiratória total
Complacência pulmonar
Ponto de inflexão inferior
Ponto de inflexão superior

Fonte: Adaptado de Kirkpatrick AW, et al., 2010.

São necessários estudos adicionais do papel da PIA/HIA na fisiologia e evolução da posição prona na falência respiratória hipoxêmica.

CONCLUSÕES

Hipertensão intra-abdominal (HIA) e síndrome compartimental abdominal são complicações comuns de doenças críticas cujos fatores de risco são comuns nos pacientes graves. Ao diminuir a pressão de perfusão abdominal e aumentar a congestão venosa, a HIA é uma causa sub-reconhecida de lesão renal aguda na UTI, especialmente em pacientes dependentes de vasopressores. Embora os mecanismos fisiopatológicos responsáveis pela lesão renal aguda durante a HIA não sejam completamente compreendidos, a diminuição da perfusão renal é um dos fatores causais mais importantes.

A pressão intra-abdominal deve ser medida em pacientes gravemente enfermos com fatores de risco para HIA, e o exame físico apresenta baixa sensibilidade para HIA e síndrome compartimental abdominal. Reduzir a pressão intra-abdominal e aumentar a pressão de perfusão abdominal pode melhorar ou prevenir lesões renais agudas, mas são necessárias mais pesquisas. A monitoração da função respiratória e a adaptação dos parâmetros de VPM na unidade de cuidado intensivo é de grande importância, assim como a aplicação de ventilação protetora pulmonar e a utilização de baixos volumes correntes.

ORIENTAÇÃO DO AUTOR

Acessando o conteúdo deste QR code você ouvirá orientações do autor sobre este capítulo.

REFERÊNCIAS

- Andersson L, Lagerstrand L, Thorne A, Sollevi A, Brodin LA, Odeberg-Wernerman S. Effect of CO2 pneumoperitoneum on ventilation-perfusion relationships during laparoscopic cholecystectomy. Acta Anaesthesiol Scand. 2002;46(5):552-560.
- Brandstrup B, Tonnesen H, Beier-Holgersen R, Hjortso E, Ording H, Lindorff-Larsen K, et al. Effects of intravenous fluid restriction on postoperative complications: comparison of two perioperative fluid regimens. Ann Surg. 2003;238(5):641-648.
- Carlotti APCP, Carvalho WB. Abdominal compartment syndrome: a review. Pediatr Crit Care Med. 2009;10(1):115-120.
- Cheatham ML. Abdominal compartment syndrome: pathophysiology and definitions. Scand J Trauma Resusc Emerg Med. 2009;2;17-10.
- Cordemans C, De laet I, Regenmortel NV, Schoonheydt K, Dits H, Huber W, et al. Fluid management in critically ill patients: the role of extravascular lung water, abdominal hypertension, capillary leak, and fluid balance. Ann Intensive Care. 2012;5;2(Suppl 1):S1.
- Cresswell AB. Recognition and management of intra-abdominal hypertension and the abdominal compartment syndrome. Surgery (Oxford). 2013;31(11): 582-587.
- De laet I, Hoste E, Verholen E, De Waele JJ. The effect of neuromuscular blockers in patients with intra-abdominal hypertension. Intensive Care Med. 2007;33(10):1811-1814.
- De Waele J, Benoit D, Hoste E, Colardyn F. A role for muscle relaxation in patients with abdominal compartment syndrome. Intensive Care Med. 2003;29(2):332.
- Ejike JC, Humbert S, Bahjri K, et al. Outcomes of children with abdominal compartment syndrome. Acta Clin Belg. 2007;141-148.
- Ejike JC, Mathur M, Moores DC. Abdominal compartment syndrome: focus on the children. Am Surg. 2011;77:72-77.
- Gattinoni L, Protti A, Caironi P, Carlesso E. Ventilator-induced lung injury: the anatomical and physiological framework. Crit Care Med. 2010;38:S539-48.
- Guérin C, Reignier J, Richard JC, et al. Prone positioning in severe acute respiratory distress syndrome. N Engl J Med. 2013;368:2159-68.
- Hecker A, Hecker B, Hecker M, Riedel JG, Weigand MA, Padberg, W. Acute abdominal compartment syndrome: current diagnostic and therapeutic options. Langenbecks Arch Surg. 2015;401(1):15-24.
- Humphrey H, Hall J, Sznajder I, Silverstein M, Wood, L. Improved survival in ARDS patients associated with a reduction in pulmonar capillary wedge pressure. Chest. 1990;(97):1176-80.
- Hunt L, Frost SA, Hillman K, Newton PJ, Davidson PM. Management of intra-abdominal hypertension and abdominal compartment syndrome: a review. J Trauma Manag Outcomes. 2014;8(1):1-8.
- Kirkpatrick AW, Pelosi P, Waele JJ, et al. Intra-abdominal hypertension: does it influence the physiology of prone ventilation? Critical Care. 2010;14:232.
- Kirkpatrick AW, Roberts DJ, De Waele J, Jaeschke R, Malbrain MLNG, Olvera C. Intra-abdominal hypertension and the abdominal compartment syndrome: updated consensus definitions and clinical practice guidelines from the World Society of the Abdominal Compartment Syndrome. Intensive Care Med. 2013;39(7):1190-206.

- Kula R, Szturz P, Sklienka P, Neiser J, Jahoda J. A role for negative fluid balance in septic patients with abdominal compartment syndrome. Intensive Care Med. 2004;30(11):2138-9.
- Kula R, Szturz P, Sklienka P, Neiser J. Negative fluid balance in patients with abdominal compartment syndrome: case reports. Acta Chir Belg. 2008;108(3):346-9.
- Lattuada M, Hedenstierna G. Abdominal lymph flow in an endotoxin sepsis model: influence of spontaneous breathing and mechanical ventilation. Crit Care Med. 2006;34:2792-8.
- Lobo DN, Dube MG, Neal KR, Alliso SP, Rowlands BJ. Peri-operative fluid and electrolyte management: a survey of consultant surgeons in the UK Ann R Coll Surg Engl. 2002;84:156-60.
- Malbrain ML, Deeren D, De Potter TJ. Intra-abdominal hypertension in the critically ill: it is time to pay attention. Curr Opinion Crit Care. 2005;11:156-71.
- Malbrain MLNG, Cheatham, ML, Kirkpatrick, et al. Results from the International Conference of Experts on Intra-abdominal Hypertension and Abdominal Compartment Syndrome. I. Definitions. Intesive Care Med. 2006;32(11):1722-32.
- Malbrain ML, Pelosi P, De laet I, Lattuada M, Hedenstierna G. Lymphatic drainage between thorax and abdomen: please take good care of this well-performing machinery. Acta Clin Belg Suppl. 2007;62(1):152-61.
- Malbrain MLNG, Inneke De L, De Waele JJ, Sugrue M, Schachtrupp A, Duchesne J, Roberts DJ. The role of abdominal compliance, the neglected parameter in critically ill patients: a consensus review of 16. Part 2: measurement techniques and management recommendations. Anaesthesiol Intensive Ther. 2014;46(5):406-32.
- Malbrain ML. The saga continues: how to set best PEEP in intra-abdominal hypertension. J Crit Care. 2018;43:387-9.
- Maluso P, Olson J, Sarani B. Abdominal compartment hypertension and abdominal compartment syndrome. Crit Care Clin. 2016;32:213-22.
- Mohmand H, Goldfarb S. Renal Dysfunction Associated with Intra-abdominal Hypertension and the Abdominal Compartment Syndrome. J Am Soc Nephr. 2011;22(4):615-21.
- Nisanevich V, et al. Effect of intraoperative fluid management on outcome after intra-abdominal surgery. Anesthesiology. 2005;103:25-32.
- Pelosi P, Quintel M, Malbrain ML. Effect of intra-abdominal pressure on respiratory mechanics. Acta Clin Belg Suppl. 2007;62(1):78-88.
- Pelosi P, Vargas M. Mechanical ventilation and intra-abdominal hypertension: "Beyond Good and Evil". Crit Care. 2012;16:187.
- Pereira BM. Abdominal compartment syndrome and intra-abdominal hypertension. Curr Opin Crit Care. 2019;25:1-9
- Prowle JR, Echeverri JE, Ligabo E V, Ronco C, Bellomo R. Fluid balance and acute kidney injury. Nat Rev Nephrol. 2009;6(2):107-15.
- Prowle JR, Kirwan CJ, Bellomo R. Fluid management for the prevention and attenuation of acute kidney injury. Nat Rev Nephrol. 2013;10(1):37-47.
- Quintel M, Pelosi P, Caironi P, et al. An increase of abdominal pressure increases pulmonary edema in oleic acid-induced lung injury. Am J Respir Crit Care Med. 2004;169:534-41.
- Rahbari NN, Zimmermann JB, Schmidt T, Koch M, Weigand MA, Weitz J. Meta-analysis of standard, restrictive and supplemental fluid administration in colorectal surgery. Br J Surg. 2009;96(4):331-41.
- Ranieri VM, Brienza N, Santostasi S, et al. Impairment of lung and chest wall mechanics in patients with acute respiratory distress syndrome: role of abdominal distension. Am J Respir Crit Care Med. 1997;156:1082-91.
- Regli A, Mahendran R, Fysh ET, et al. Matching positive end-expiratory pressure to intra-abdominal pressure improves oxygenation in a porcine sick lung model of intra-abdominal hypertension. Crit Care. 2012;16:R208.
- Regli A, Pelosi P, Malbrain MLNG. Ventilation in patients with intra-abdominal hypertension: what every critical care physician needs to know. Ann Intensive Care. 2019;9(1):52.

- Saddy F, Sutherasan Y, Rocco PR, Pelosi P. Ventilator-associated lung injury during assisted mechanical ventilation. Semin Respir Crit Care Med. 2014;35:409-17.
- Sandhu G, Mankal P, Gupta I, Ranade A, Bansal A, Jones J. Pathophysiology and management of acute kidney injury in the setting of abdominal compartment syndrome. Am J Ther. 2014;21(3):211-6
- Silva PL, Pelosi P, Rocco PR. Recruitment maneuvers for acute respiratory distress syndrome: the panorama in 2016. Rev Bras Ter Intensiv. 2016;28:104-6.
- Sud S, Friedrich JO, Taccone P, et al. Prone ventilation reduces mortality in patients with acute respiratory failure and severe hypoxemia: systematic review and meta-analysis. Intensive Care Med. 2010;36:585-99.
- Vidal MG, Ruiz Weisser J, Gonzalez F, Toro MA, Loudet C, Balasini C, et al. Incidence and clinical effects of intra-abdominal hypertension in critically ill patients. Crit Care Med. 2008;36(6):1823-31.

7 SUPORTE RESPIRATÓRIO NA CRIANÇA OBESA

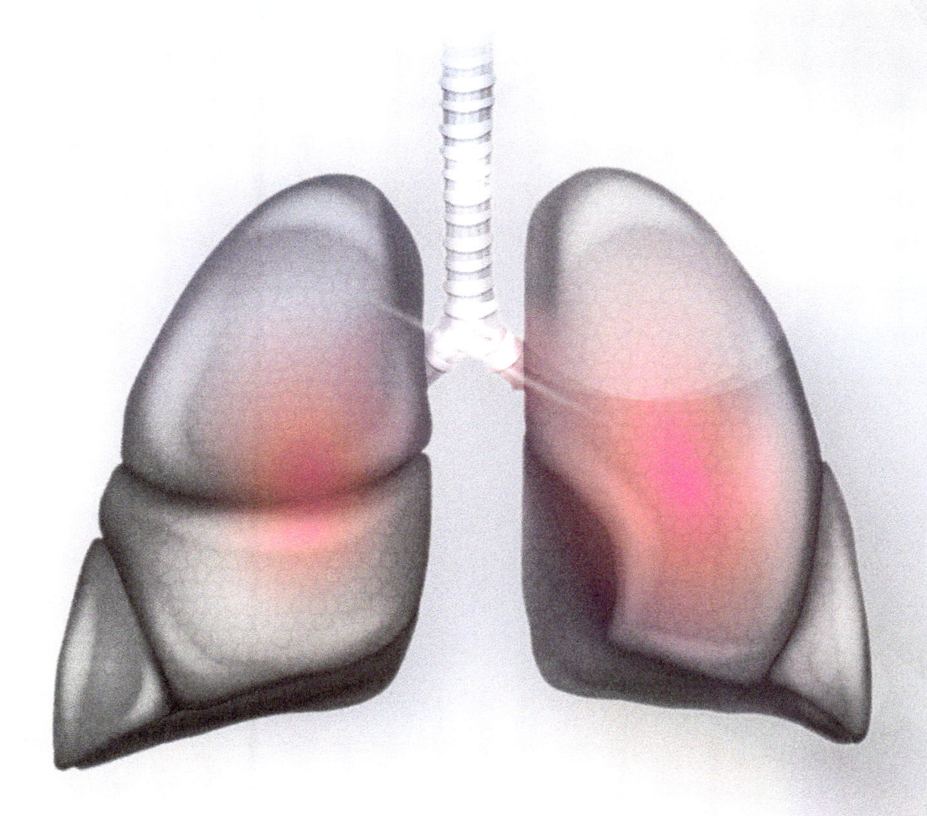

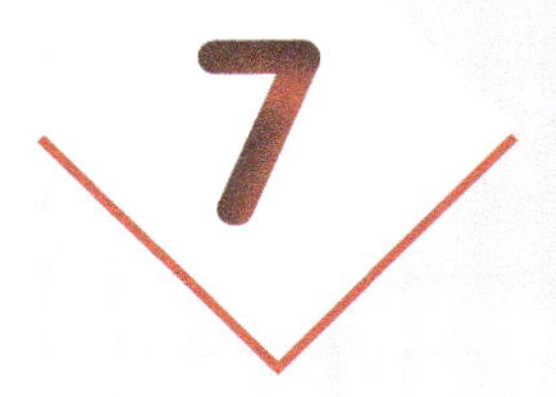

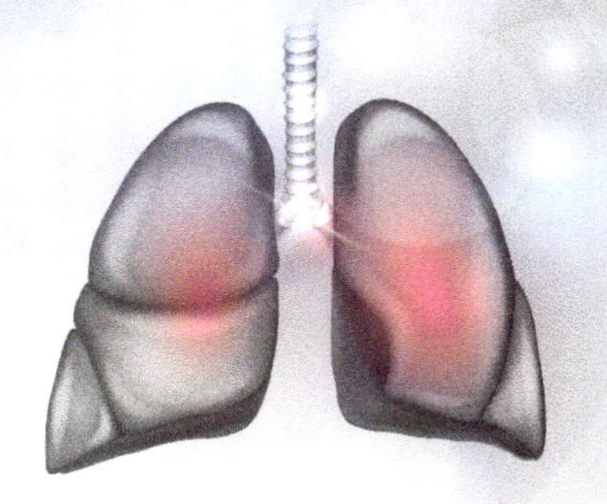

Suporte Respiratório na Criança Obesa

INTRODUÇÃO

A obesidade representa uma condição epidêmica e é definida por um percentual alto de peso corpóreo, expresso como gordura. Sobrepeso é o aumento do peso em relação ao padrão. A distribuição anatômica da gordura corporal está associada com várias consequências fisiopatológicas.

Vários descritores diferentes são utilizados para se referir ao peso e à obesidade. O peso corpóreo ideal é o peso associado com a menor taxa de mortalidade para um dado peso e gênero.

Um índice de massa corpórea (IMC) entre 18,5 e 29,4 está dentro da variação normal de peso; de 25 a 29,9, está com sobrepeso, e um IMC de 30 ou maior e de 40 ou maior são considerados obesidade e obesidade extrema, respectivamente (Tabela 7.1).

Tabela 7.1. Classificação da obesidade

IMC (kg/m²)	Descrição	Classe de obesidade
< 18,5	Baixo peso	
18,5-24,9	Normal	
25-29,9	Sobrepeso	
30-34,9	Obesidade	I
35-39,9	Obesidade	II
≥ 40	Obesidade extrema	III

IMC: índice de massa corpórea.

Fonte: Van Meerhaeghe A, et al., 2007.

A obesidade tem um efeito direto negativo em cada sistema orgânico, aumentando o risco de doenças como diabetes melito, hiperlipemia, hipertensão, alteração degenerativa nas articulações, apneia obstrutiva do sono e tromboembolismo venoso. Apresenta alterações fisiológicas relacionadas ao sistema nervoso central, via aérea, sistema cardiovascular, respiratório e outros (dificuldades de procedimentos) (Figura 7.1).

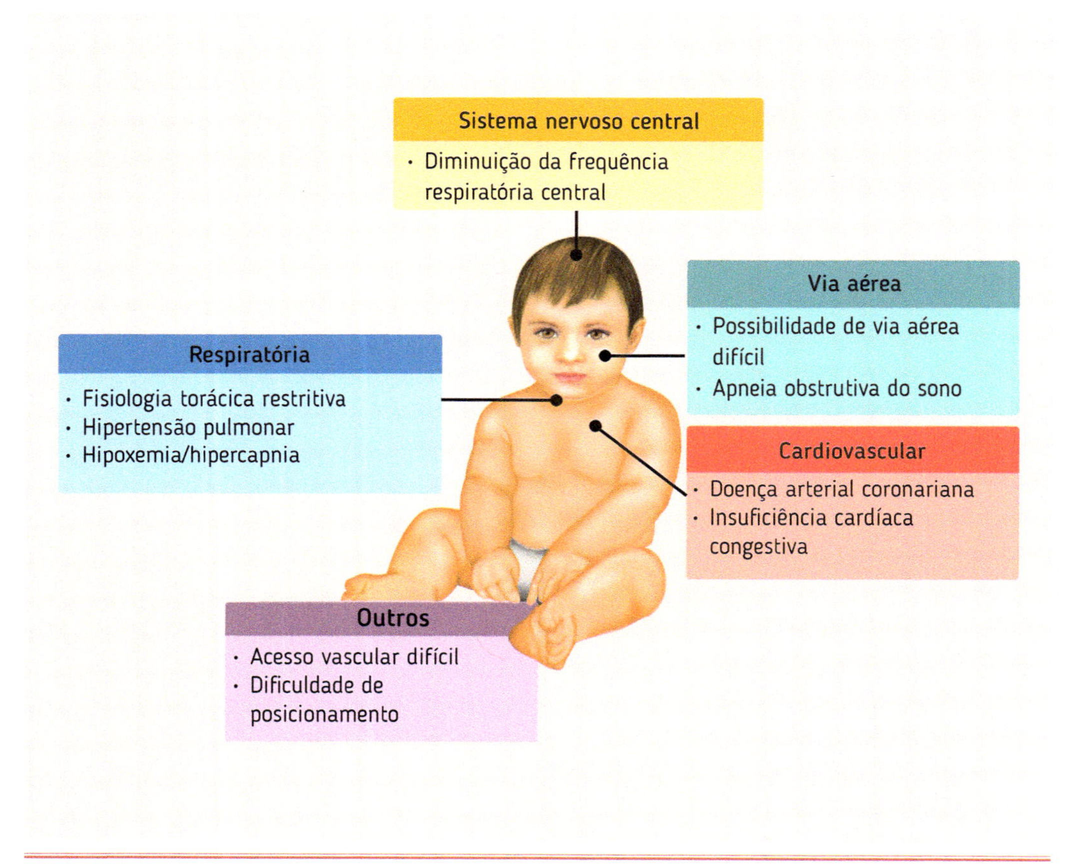

FIGURA 7.1. Características clínicas do paciente com síndrome de hipoventilação por obesidade.
Fonte: Adaptado de Chau EH, et al., 2012.

ETIOLOGIA

As etiologias encontradas são variadas, e algumas síndromes genéticas associadas com obesidade incluem:

- síndrome de Prader-Willi;
- pseudo-hipoparatireoidismo;
- síndrome de Laurence-Moon-Biedl;

- síndrome de Cohen;
- síndrome de Down;
- síndrome de Turner.

Além do fator genético, a obesidade pode ter origem em alterações hormonais, que incluem:

- deficiência do hormônio de crescimento;
- resistência ao hormônio de crescimento;
- hipotireoidismo;
- deficiência de leptina ou resistência à ação da leptina;
- excesso de glicocorticoide (síndrome de Cushing);
- puberdade precoce;
- síndrome do ovário policístico;
- tumores secretores de prolactina.

Medicações também podem determinar ganho de peso em crianças e adolescentes, entre elas:

- cortisol e outros glicocorticoides;
- sufonilureia;
- antidepressivos tricíclicos;
- inibidores da monoaminoxidase;
- contraceptivos orais;
- risperidona;
- clozapina;
- insulina (em doses elevadas).

FISIOLOGIA DA OBESIDADE

Sistema respiratório

A obesidade produz vários efeitos no sistema respiratório, e a magnitude desses efeitos depende de três fatores:

- gravidade da obesidade;
- distribuição da gordura corpórea (central, a adiposidade abdominal acomete a mecânica pulmonar mais do que em outras localizações);
- força compensatória dos músculos respiratórios.

O achado mais comum e consistente característico do paciente obeso é a redução da capacidade residual funcional (Figura 7.2). Essa alteração reflete a carga de tecido adiposo ao redor do gradeado costal e do abdômen. O volume de reserva expiratório diminui exponencialmente com o aumento do índice de massa corpórea, devido ao deslocamento do diafragma para o tórax e ao aumento da massa da parede torácica.

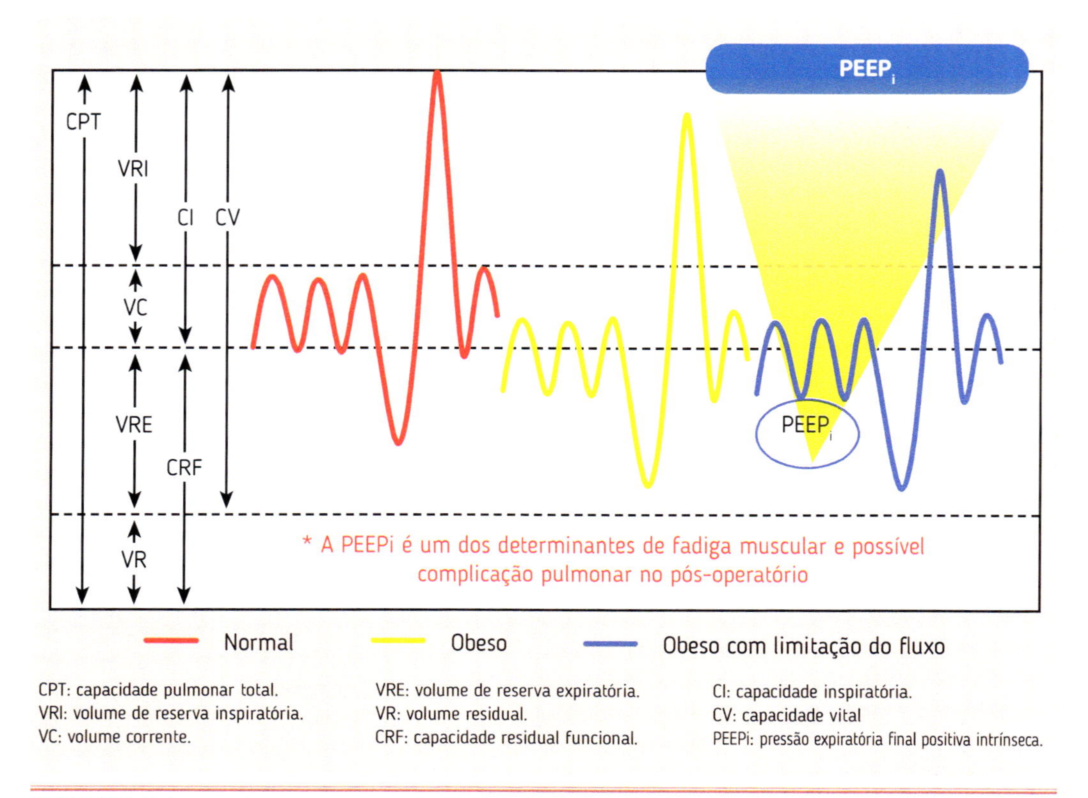

FIGURA 7.2. Volumes pulmonares em uma pessoa normal e no paciente obeso sem e com limitação do fluxo.
Fonte: Acervo do autor.

A capacidade pulmonar total e a capacidade vital diminuem linearmente com o aumento do IMC, entretanto essas alterações são pequenas e a capacidade pulmonar total é habitualmente mantida acima dos limites inferiores da normalidade.

Outras alterações frequentes incluem o aumento da relação do volume expiratório forçado em um segundo (VEF_1) para a capacidade vital forçada (relação: VEF_1/CVF).

As alterações do sistema respiratório produzidas pela obesidade são exacerbadas pela posição supina em pacientes criticamente enfermos.

FISIOPATOLOGIA

Especificidades fisiopatológicas no paciente obeso em relação ao volume pulmonar, via aérea, controle ventilatório, circulação pulmonar, alterações nas trocas gasosas e comorbidades estão colocadas no Quadro 7.1.

Quadro 7.1. Especificidades fisiopatológicas do paciente obeso	
Volume pulmonar	• Atelectasia nas áreas dependentes • Diminuição da capacidade residual funcional • Aumento da pressão intra-abdominal • Deslocamento cranial passivo do diafragma • Diminuição da complacência torácica e pulmonar
Via aérea	• Aumento da resistência (mas se encontra normal após a normalização para o volume pulmonar funcional) • Aumento do trabalho respiratório • Aumento dos fatores de risco relacionados à dificuldade da ventilação por máscara (ausência de dentes, síndrome da apneia obstrutiva do sono, doenças congênitas associadas) e dificuldade para intubação traqueal (Mallampati II ou IV, síndrome da apneia obstrutiva do sono, limitação da abertura da boca, diminuição da mobilidade cervical, coma, hipoxemia, treinamento inadequado do operador, doenças congênitas associadas)
Controle ventilatório	• Diminuição da resposta ventilatória à hipercapnia e hipóxia no caso da síndrome de hipoventilação devida à obesidade • Aumento da frequência respiratória
Circulação pulmonar	• Hipertensão pulmonar pós-capilar se associada com disfunção cardíaca e pré-capilar no caso da utilização de anoréticos
Trocas gasosas	• Aumento do consumo de O_2 • Aumento da produção de O_2
Comorbidades	• Síndrome da apneia obstrutiva do sono • Síndrome da hipoventilação do obeso

Fonte: Adaptado de De Jong A, et al., 2017.

O principal desafio do paciente na UTI está relacionado às especificidades da fisiopatologia pulmonar, à necessidade de o clínico otimizar o manejo da via aérea e ao uso da ventilação mecânica não invasiva e invasiva

A Figura 7.3 resume efeitos relevantes da obesidade no sistema respiratório.

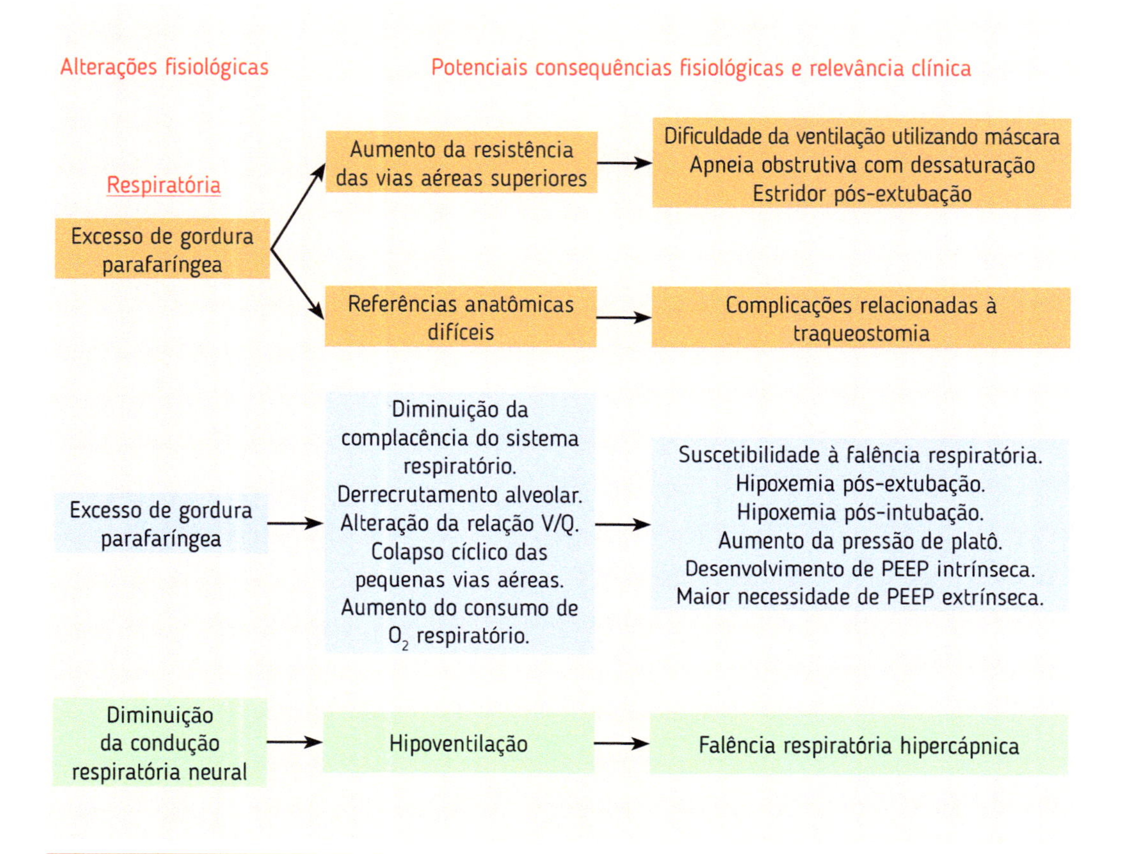

FIGURA 7.3. Alterações pulmonares relacionadas à obesidade.
Fonte: Adaptado de Shashaty MGS, et al., 2014.

O grau de cada manifestação individual no sistema respiratório varia e pode não ser totalmente dependente da gravidade da obesidade. É visível que essas alterações fisiológicas pulmonares podem limitar a reserva pulmonar e determinar um risco potencial para esses pacientes em relação às dificuldades para manejo da via aérea, falência respiratória e desafios relacionados ao manejo do aparelho de VPM.

Os maiores contribuintes para a atelectasia pulmonar são a utilização de musculorrelaxantes, sedativos e o posicionamento supino (PELOSI P, et al., 1997; WAHBA RW, et al., 1991). A capacidade residual funcional de pacientes anestesiados diminui em parte devido à redução do tônus da musculatura respiratória. Existe também um deslocamento cefálico do diafragma, que ocorre durante a anestesia geral, e o posicionamento supino, que contribui com a atelectasia, especialmente em pacientes obesos, devido ao fato de que o conteúdo abdominal deslocado possui grande força física (Figura 7.4).

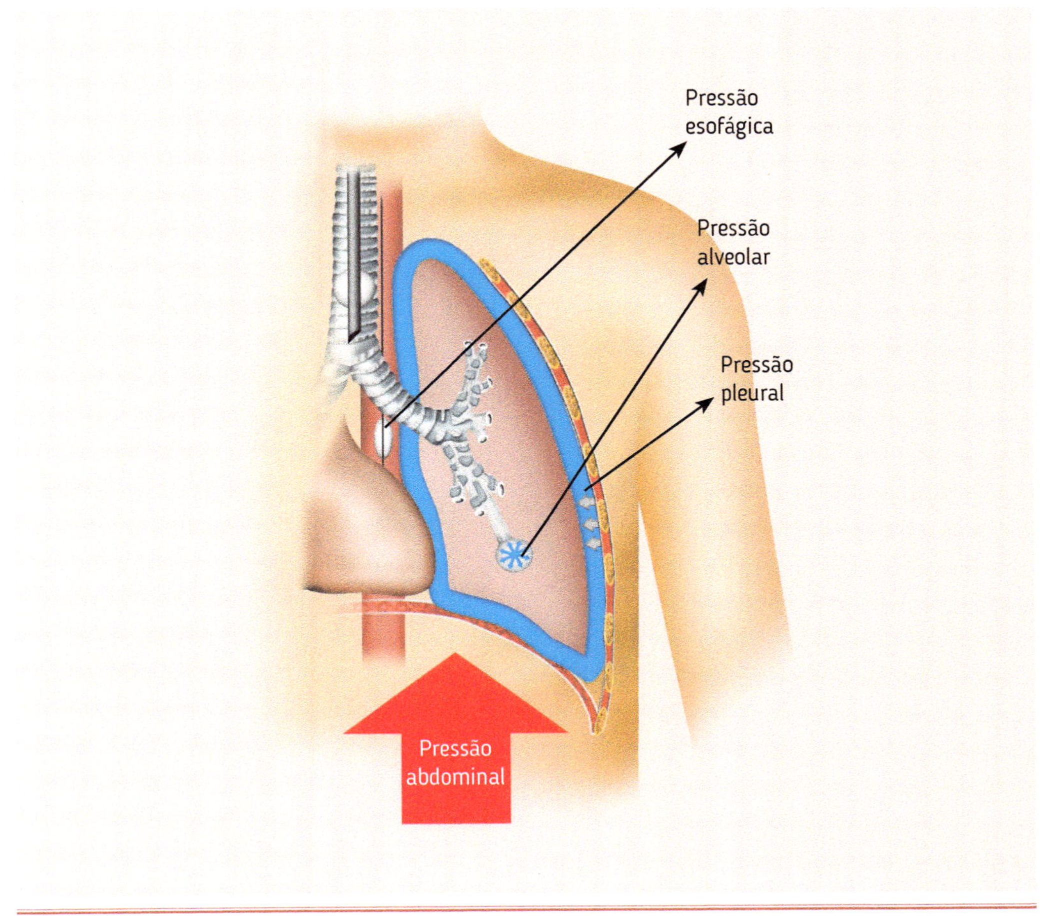

FIGURA 7.4. No paciente obeso na posição supina, o peso do abdome pressiona o diafragma, causando deslocamento cranial do músculo.
Fonte: Adaptado de Imber DAE, et al., 2016.

O aumento da pressão dentro da cavidade pleural ocasiona atelectasia e hipoxemia, piorando as propriedades elásticas do sistema respiratório. A diminuição do tecido pulmonar aerado no final da expiração diminui a capacidade residual funcional.

A aplicação de níveis adequados de PEEP podem prevenir o colapso pulmonar, entretanto o uso inadequado de PEEP determina a abertura e o fechamento cíclicos dos alvéolos dependentes, determinando uma lesão pulmonar induzida pela ventilação.

O diafragma é o principal músculo da respiração. Durante uma inspiração normal, a forma em cúpula do diafragma apresenta poucas alterações, e a ação muscular ocasiona um encurtamento da zona de aposição (área na qual o gradeado costal e o diafragma estão em contato direto), o que faz com que o diafragma tenha um movimento caudal como um pistão, aumentando a pressão abdominal e diminuindo a pressão pleural.

Quando se compara a posição do diafragma em um paciente normal e no paciente obeso, observa-se que no paciente obeso existe um deslocamento do diafragma para cima devido ao aumento da pressão intra-abdominal (Figura 7.5).

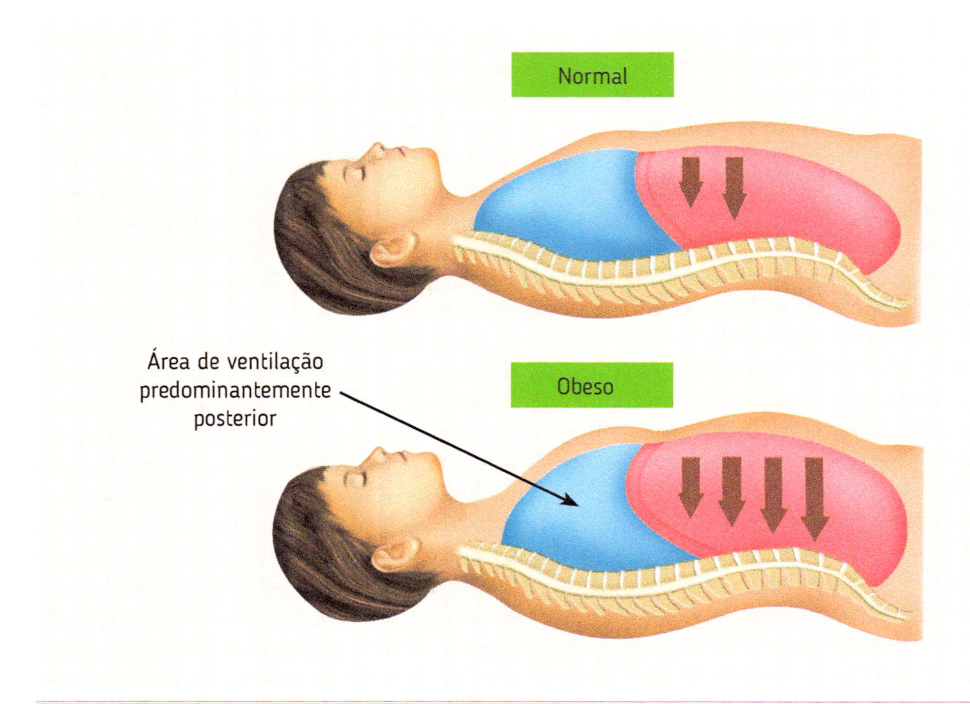

FIGURA 7.5. Obesidade: efeitos do aumento da massa corporal na pressão abdominal acometendo as regiões dorsais do pulmão e ocasionando diminuição da ventilação.
Fonte: Acervo do autor.

Essa questão física determina uma área de ventilação predominantemente posterior no paciente com obesidade e a possibilidade de desenvolvimento de atelectasia quando o paciente está em posição supina. A Figura 7.6 ilustra um paciente obeso submetido a anestesia.

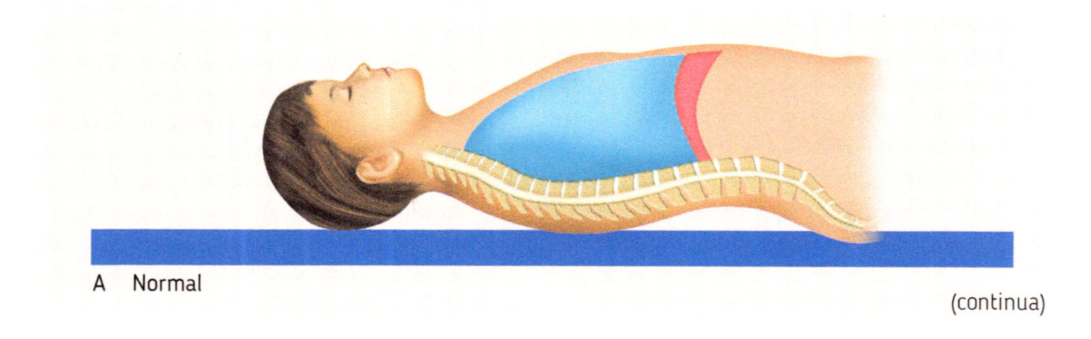

(continua)

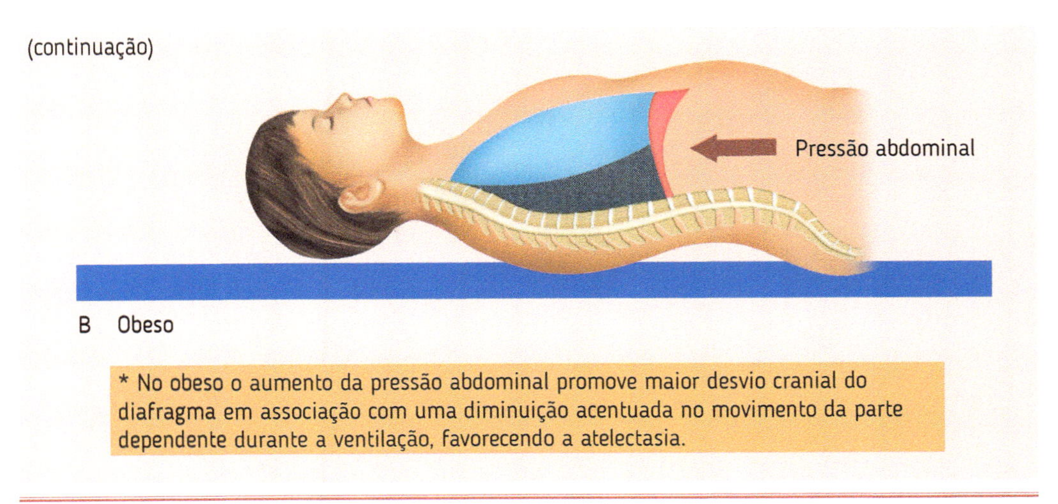

FIGURA 7.6. Movimento diafragmático em paciente obeso após a indução da anestesia.
Fonte: Acervo do autor.

PRESSÕES DE CONDUÇÃO, TRANSPULMONAR E TRANSTORÁCICA

O sistema respiratório inclui o pulmão e a parede torácica. A pressão na via aérea está relacionada à pressão transpulmonar e transtorácica, que é diferente no paciente obeso comparativamente ao não obeso (DE JONG A, et al., 2017) (Figura 7.7).

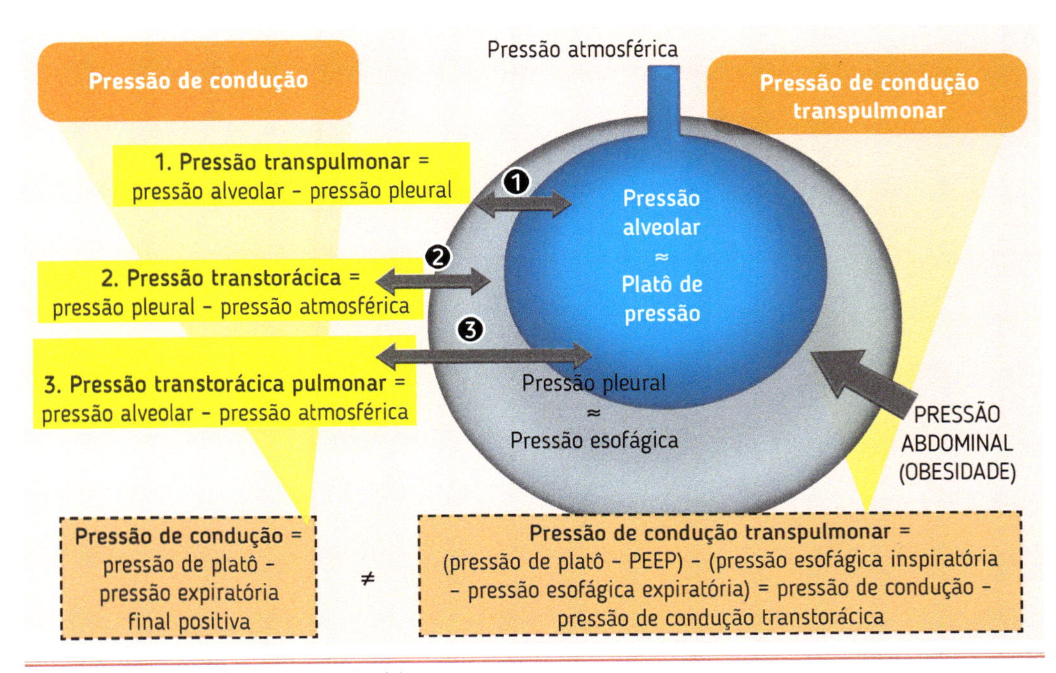

FIGURA 7.7. Pressões do sistema respiratório.
Fonte: Adaptado de De Jong A, et al., 2019.

A parte relativa à pressão devido à pressão transtorácica é maior no paciente obeso do que no não obeso (pressão pleural elevada, que pode ser estimada pela pressão esofágica) (BEHAZIN N, et al., 1985). O fator que gera a lesão pulmonar induzida pela ventilação pulmonar mecânica é a hiperdistensão pulmonar regional com pressão pulmonar elevada. Nos pacientes obesos, como colocado na fisiologia respiratória, ocorre uma parede torácica mais dura, com pressão pleural basal elevada; uma parte da pressão aplicada pelo aparelho de VPM é utilizada para distender mais a parede torácica do que o pulmão.

Uma pressão de platô elevada pode estar relacionada a uma elevação da pressão transtorácica mais do que um aumento na pressão transpulmonar com hiperdistensão pulmonar subsequente. De Jong A, et al., 2018 levantaram a hipótese de que nos pacientes obesos com SDRA, apresentando uma área pulmonar ventilada limitada e uma parede torácica dura, a pressão de condução poderá não ser representativa da real pressão aplicada nos pulmões e pode não estar associada com a mortalidade.

APNEIA OBSTRUTIVA DO SONO

A apneia obstrutiva do sono é um fator de risco independente para complicações pulmonares perioperatórias e pode aumentar de 4-5 vezes a razão de chance relacionada à necessidade de intubação traqueal e ventilação no pós-operatório.

A apneia obstrutiva do sono ocorre quando existe uma parada da entrada de fluxo de ar por mais do que 10 segundos, 5 ou mais vezes por hora de sono, independentemente de esforço respiratório contínuo contra o fechamento da glote, sendo esse fato associado com uma diminuição da saturação arterial de oxigênio ($SatO_2$) > 4%.

Conforme exista piora da obesidade, ocorre a diminuição da área faríngea devido à deposição de tecido adiposo nos tecidos faríngeos, incluindo a úvula, tonsilas, pilares tonsilares, língua, pregas ariepiglóticas e paredes laterais da faringe, local este com a maior correlação com a gravidade da apneia obstrutiva do sono (Figura 7.8)

A via aérea superior pode ser comprimida externamente por massas de gordura localizadas superficialmente que aumentam a pressão faríngea extraluminal. A perda de peso melhora a função faríngea e glótica de pacientes com apneia obstrutiva do sono.

A grande maioria das pessoas com síndrome da obesidade e da apneia-hipopneia do sono é obesa (RESTA O, et al., 2001). O Quadro 7.2 evidencia os achados clínicos associados com a síndrome da apneia-hipopneia do sono. Os modelos de predição clínica obtidos pela combinação de sintomas e sinais relevantes, e outros achados clínicos, têm sensibilidade relativamente alta, mas baixa especificidade.

A polissonografia é considerada o padrão ouro em relação ao diagnóstico (FLEMONS WW, et al., 1994).

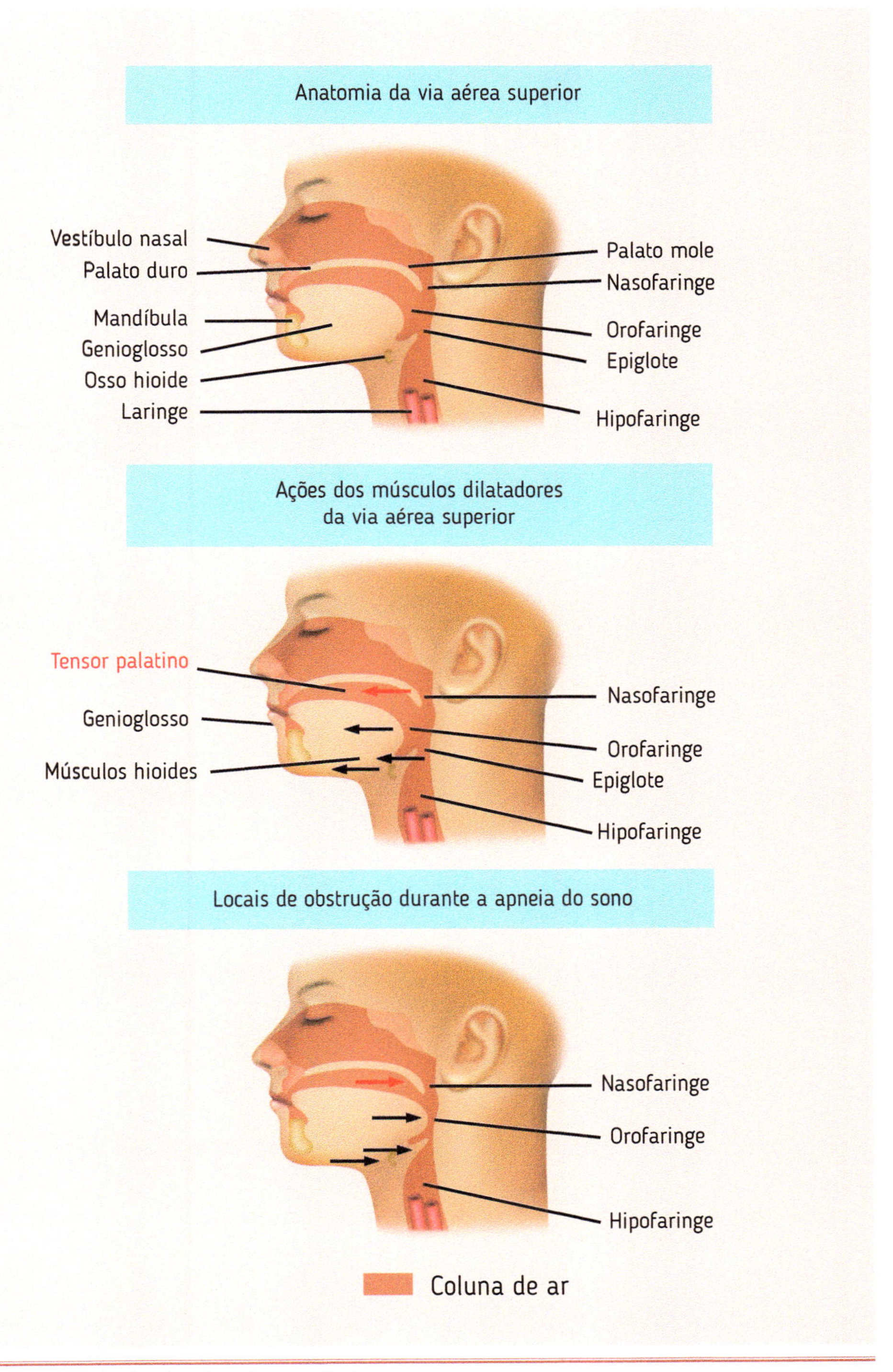

FIGURA 7.8. Obstrução da via aérea durante a apneia do sono.
Fonte: Adaptado de Benumof JL, 2001.

Quadro 7.2. Obesidade e síndrome da apneia-hipopneia: achados clínicos
Demografia
• Sexo masculino
Sintomas
• Ronco habitual ou sonoro
• Apneia noturna observada por outra pessoa
• Sonolência excessiva durante o dia
• Sono não repousante ou despertar frequente
• Despertar com engasgo
• Despertar com dor de cabeça
• Despertar com boca e garganta secas
• Refluxo gastroesofágico noturno
Achados clínicos
• Hipertensão
• Micrognatia, retrognatia e outras alterações anatômicas
• Obstrução nasal crônica

Efeitos da obesidade no pulmão e na via aérea durante o sono

A obesidade é um fator de risco significante para alterações respiratórias associadas com o sono. Os mecanismos fisiológicos através dos quais a obesidade causa impacto no sono estão apresentados na Figura 7.9.

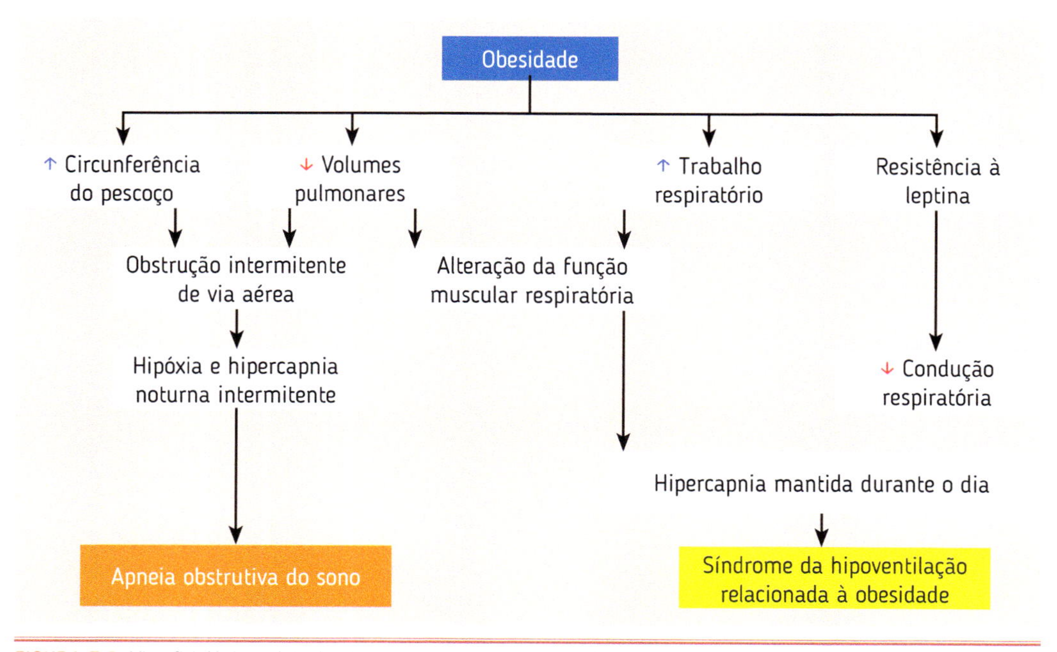

FIGURA 7.9. Vias fisiológicas das alterações respiratórias relacionadas ao sono no obeso.
Fonte: Adaptado de Meurling IJ, et al., 2019.

As alterações respiratórias no sono mantêm o ciclo de inflamação observado na obesidade. O grau baixo de inflamação observado na apneia obstrutiva do sono e na síndrome de hipoventilação relacionada à obesidade determina resistência à insulina e disfunção endotelial, podendo contribuir com maior prevalência de morbidade e mortalidade cardiovascular (RANDERATH W, et al., 2017). A resistência à leptina na obesidade também pode contribuir com a piora da hipoventilação por bloqueio da condição respiratória central.

Ciclo da apneia obstrutiva do sono

O tônus e a dimensão da via aérea superior determinam a resistência da via aérea e o colapso desta. Indivíduos normais acordados não têm tendência ao colapso da via aérea, enquanto, em pacientes com apneia obstrutiva do sono, a pressão de fechamento crítico aumenta, de maneira que o relaxamento muscular durante o sono ocasiona obstruções (Figura 7.10).

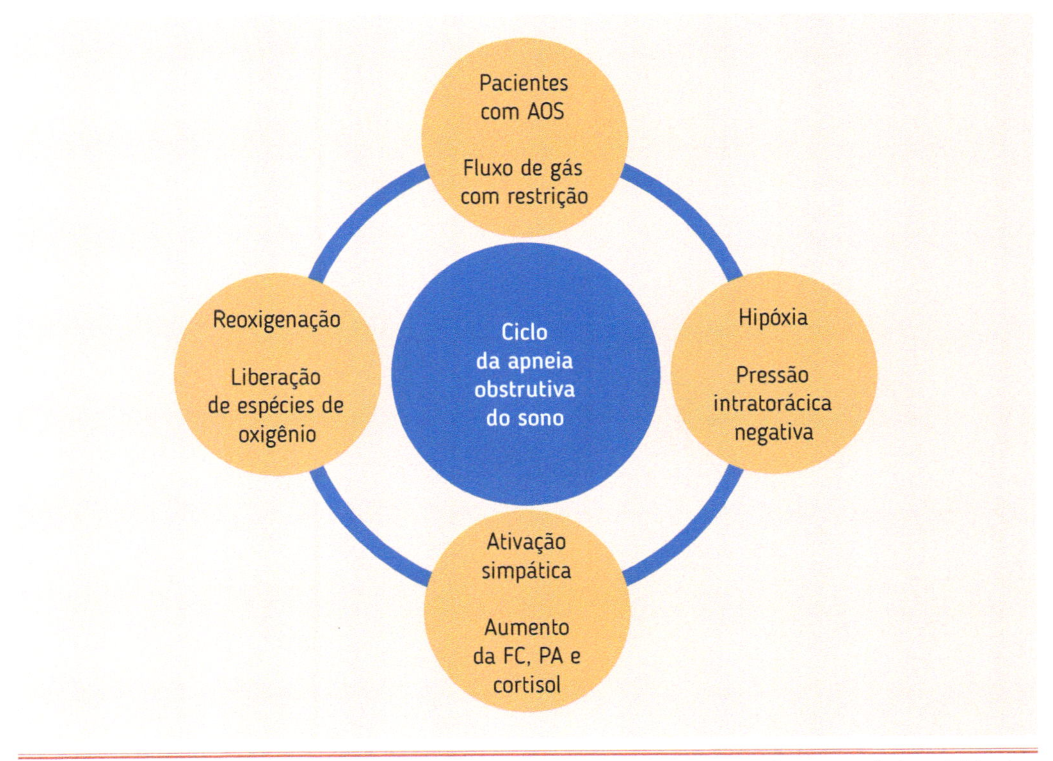

FIGURA 7.10. Em pacientes com apneia obstrutiva do sono, as vias aéreas entram em colapso ou se fecham, iniciando o ciclo de hipóxia, pressão intratorácica negativa, ativação do sistema nervoso simpático e reoxigenação.
Fonte: Adaptado de Ralls F, et al., 2019.

Para o tratamento da apneia obstrutiva do sono, a via aérea precisa ser mantida aberta, por meio da aplicação pressão positiva contínua em vias aéreas, realização de cirurgia ou utilização de sistemas de distração mandibular.

O padrão ouro para o tratamento da apneia obstrutiva do sono é a utilização de pressão positiva em vias aéreas.

A hipercapnia durante o dia é um achado da síndrome de hipoventilação do obeso que separa esse paciente da obesidade simples e da apneia obstrutiva do sono. Existem três hipóteses para a patogênese na hipoventilação crônica durante o dia na síndrome de hipoventilação do obeso (Figura 7.11):

- alteração na mecânica respiratória devido à obesidade;
- resistência à leptina ocasionando hipoventilação central;
- alteração da resposta compensatória à hipercapnia aguda na apneia obstrutiva do sono.

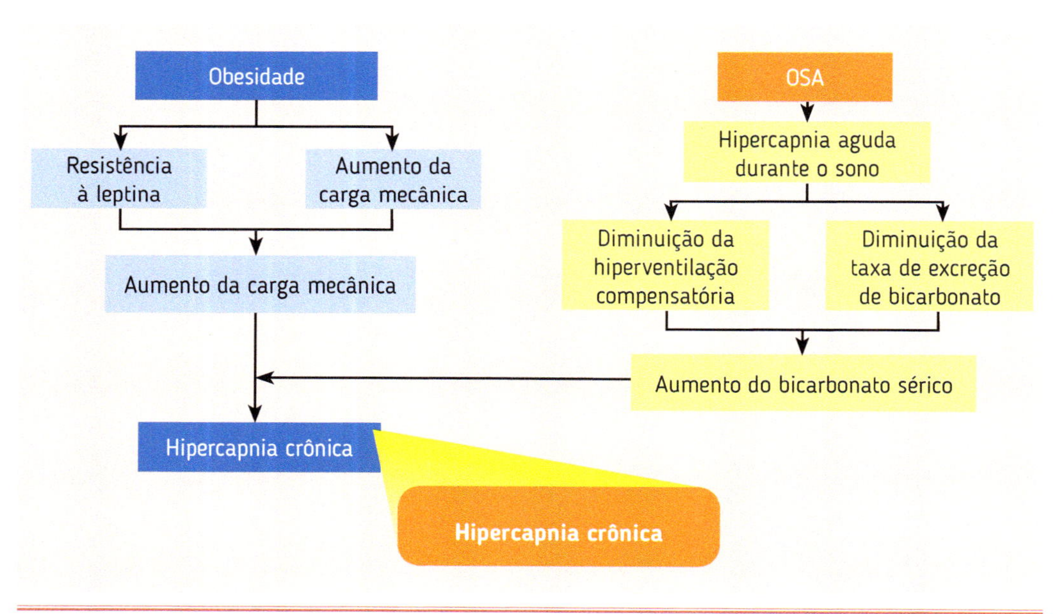

FIGURA 7.11. Mecanismos que resultam em hipercapnia crônica na obesidade e na apneia obstrutiva do sono.
Fonte: Adaptado de Chau EH, et al., 2012.

A obesidade impõe uma carga significante ao sistema respiratório, podendo ocasionar hipoventilação secundária à fadiga e relativa fraqueza dos músculos respiratórios (LADOSKY W, et al., 2001; LAVIETES MH, et al., 1979).

SUPORTE VENTILATÓRIO

Posicionamento

O posicionamento adequado do paciente obeso para se obter condições ótimas para realização da intubação é de fundamental importância. Toalhas ou almofadas abaixo dos ombros e da cabeça podem ajudar a compensar a posição em flexão da gordura cervical posterior (Figura 7.12).

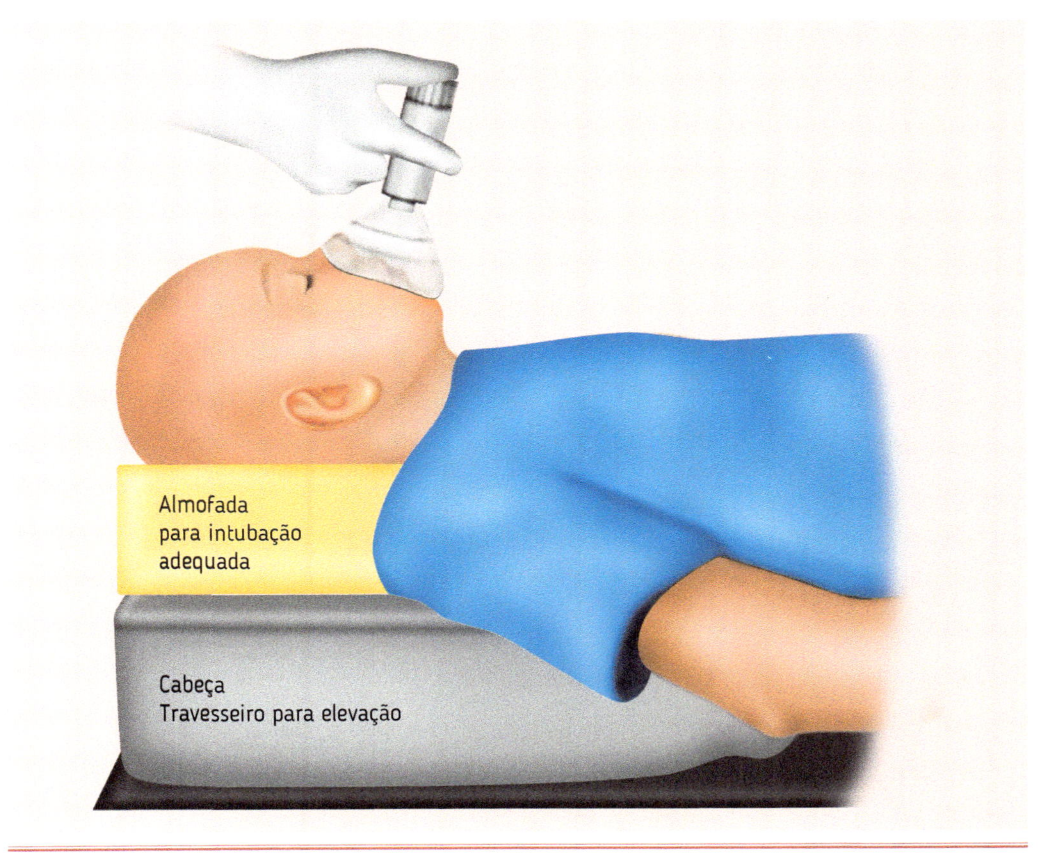

FIGURA 7.12. Posicionamento adequado com elevação da cabeça para laringoscopia com a almofada de elevação combinada com uma almofada para intubação adequada.
Fonte: Adaptado de Moon TS, et al., 2018; Barash PG, et al., 2009.

O objetivo dessa manobra é o posicionamento do paciente de tal maneira que o queixo fique em nível mais elevado que o tórax, facilitando a laringoscopia e a intubação traqueal.

O posicionamento é extremamente importante para o tratamento do paciente obeso na UTI, pois poderá haver alterações fisiológicas significantes caso aquele não seja adequadamente posicionado. A posição de Trendelenburg e a posição supina apresentam risco de desenvolver insuficiência respiratória grave e complicações cardiocirculatórias, devendo ser evitadas quando possível. Uma metanálise avaliando a terapêutica rotacional (camas rotacionais, comparativamente à mudança manual a cada 2 horas) indicou menor incidência de pneumonia nos pacientes posicionados nas camas rotacionais. Entretanto, não houve efeito na duração da ventilação mecânica, número de dias, permanência na UTI ou mortalidade (GOLDHILL DR, et al., 2007).

A terapêutica de posicionamento nas camas rotatórias melhora a drenagem de secreções nas vias aéreas e previne os efeitos adversos da imobilidade, como:

- úlceras de pressão;
- trombose venosa profunda;
- obstipação intestinal;
- atrofia muscular.

O posicionamento com Trendelenburg reverso, no qual a cabeça do paciente em posição supina é colocada em nível mais elevado que os pés em um ângulo de 4 graus, pode ajudar a liberar o paciente do aparelho de VPM (BURNS SM, et al., 1994). A posição de Trendelenburg reversa pode agir pela diminuição da pressão transdiafragmática e da atelectasia, determinando uma melhora da troca gasosa.

Oxigenioterapia com cateter nasal de alto fluxo

Pesquisas realizadas com pacientes adultos (STEPHAN F, et al., 2017; SAHIN M, et al., 2018; HEINRICH S, et al., 2014) e a análise dos resultados sobre a efetividade da oxigenioterapia nos levam a concluir que:

- A oxigenioterapia com cateter nasal de alto fluxo não é pior que a VNI no paciente obeso mórbido no pós-operatório de cirurgia.
- A oxigenioterapia com cateter nasal de alto fluxo é com certeza melhor que a oxigenioterapia convencional.
- A oxigenioterapia com cateter nasal de alto fluxo pode ser uma opção válida para pré-oxigenação antes da cirurgia.
- Não houve alteração em relação ao desenvolvimento de atelectasia no emprego da oxigenoterapia com cateter nasal de alto fluxo.

A cânula nasal de alto fluxo também pode ser considerada para pré-oxigenação dos pacientes obesos, incluindo a oxigenação apneica, pois o oxigênio pode ser fornecido durante o período de apneia. Esse fato tem importância na indução com sequência rápida, na qual o paciente não recebe oxigênio entre a remoção da VNI e a adequação da colocação do tubo intratraqueal. A posição sentada durante a pré-oxigenação pode diminuir a limitação de fluxo posicional e o aprisionamento de ar, limitando a atelectasia e aumentando a dessaturação de oxigênio durante o procedimento de intubação traqueal.

Ventilação não invasiva

Analisando as pesquisas de alguns autores sobre o uso de ventilação não invasiva (CARRILLO A, et al., 2012; GURSEL G, et al., 2011; DUARTE AG, et al., 2007), pode-se resumir que:

- Caso se utilize a VNI para hipercapnia associada com a síndrome de hipoventilação da obesidade, esta é tão boa quanto seu emprego em pacientes com doença pulmonar obstrutiva crônica.

- Sugere-se a utilização de pressões expiratórias finais positivas mais elevadas.
- O sucesso é menos provável de ocorrer quanto mais pesado for o paciente.

Durante a falência respiratória aguda hipercápnica, a grande maioria dos pacientes com síndrome de hipoventilação da obesidade necessita de suplementação de oxigênio independentemente da utilização de uma pressão positiva ótima em via aérea (BAHAMMAM A, et al., 2005). Quando se fornece suporte respiratório para os pacientes com síndrome da hipoventilação da obesidade, é necessário considerar uma frequência de *backup* devido à possibilidade de ocorrer apneia central mesmo com o paciente submetido a suporte com pressão positiva em vias aéreas.

A Figura 7.13 apresenta um fluxograma do manejo dos pacientes obesos com falência respiratória hipercápnica aguda.

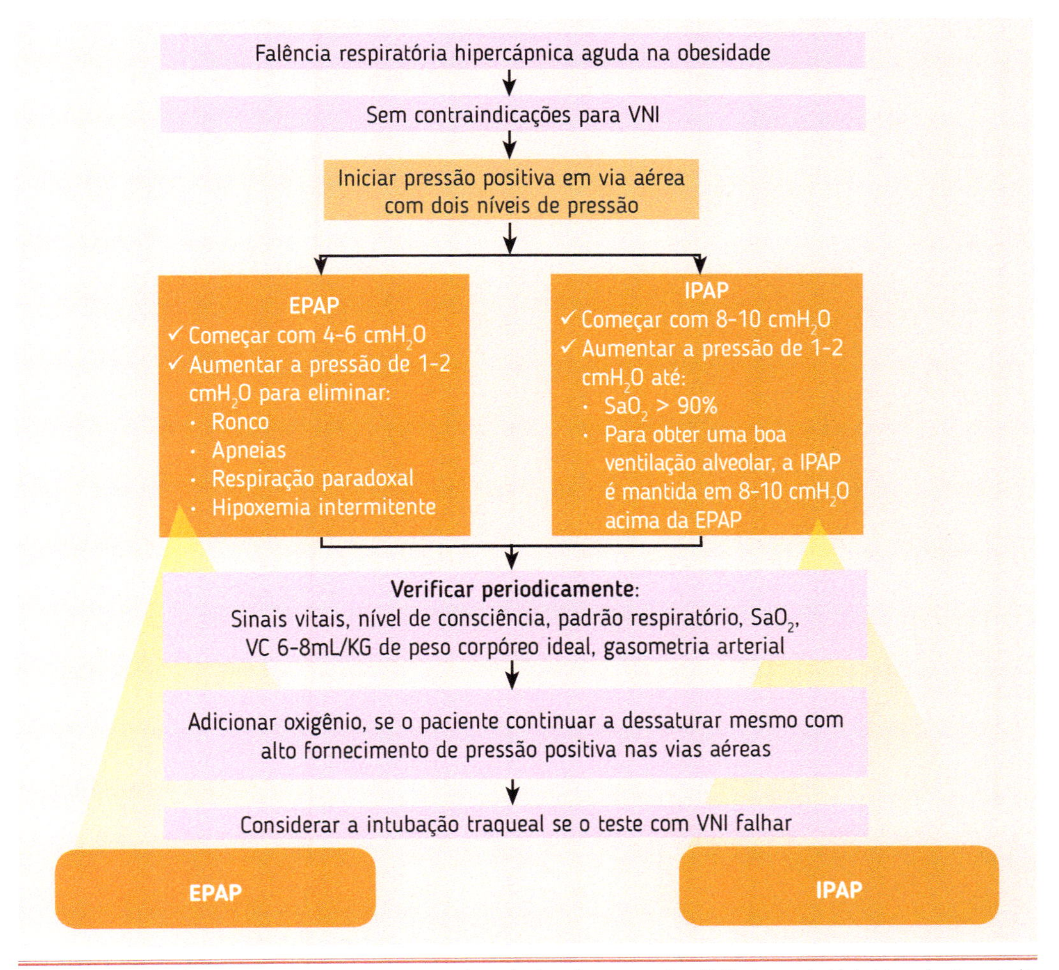

FIGURA 7.13. Algoritmo proposto para o tratamento de pacientes obesos com insuficiência respiratória hipercápnica aguda.
Fonte: Adaptado de Sequeira TCA, et al., 2016.

Durante o suporte com VNI são importantes a observação e a monitoração do nível de consciência, dos sinais vitais, do padrão respiratório, da saturação de oxigênio e dos dados da gasometria arterial (PEREZ DE LLANO LA, et al., 2005; NAVA S, et al., 2004). Devido à impedância torácica elevada, esses pacientes podem necessitar de níveis mais altos de pressão inspiratória positiva e de pressão expiratória positiva na via aérea, com o objetivo de prevenir o colapso da via aérea superior.

Intubação traqueal

A obesidade e a síndrome da apneia obstrutiva, isoladamente ou de modo combinado, são fatores de risco para uma ventilação difícil por máscara, assim como uma intubação difícil (DE JONG A, et al., 2015). Também estão associados com uma intubação difícil nos pacientes obesos aqueles que apresentam escore de Mallampati elevado, abertura limitada da boca, diminuição da mobilidade cervical, presença de síndrome de apneia obstrutiva, coma e hipoxemia grave (fatores de risco incluídos no score de MACOCHA) (DE JONG A, et al., 2013). A utilização de videolaringoscópios é bastante útil nos pacientes obesos.

Ventilação invasiva

A utilização de ventilação não invasiva (PEEP = 10 cmH_2O) durante a pré-oxigenação está associada com diminuição da atelectasia e melhora da oxigenação (GANDER S, et al., 2005). A utilização da pressão positiva contínua em vias aéreas (CPAP) ou a ventilação não invasiva são, portanto, os métodos de referência para pré-oxigenação do paciente (Figura 7.14).

Até o momento não se pode afirmar qual o melhor modo para ventilação do paciente obeso. Na prática as vantagens e desvantagens de cada modo devem ser conhecidas pelo intensivista, e este deve utilizar o modo de sua preferência.

Nos pacientes obesos e não obesos o volume corrente ótimo é de 6-8 ml/Kg do peso corpóreo predito, associado com o emprego de PEEP para evitar atelectasia devido ao fechamento do alvéolo (de recrutamento).

Em vários estudos em pacientes obesos, observou-se melhora significante da mecânica respiratória e do recrutamento alveolar pela aplicação de PEEP (melhora na complacência e diminuição da resistência inspiratória), assim como na troca gasosa (PELOSI P, et al., 1997). Na sequência, deve-se aplicar logo após o início da ventilação mecânica e durante todo o período de ventilação, avaliando sempre os possíveis efeitos hemodinâmicos do emprego de PEEPs elevadas. Desconhece-se até o momento o meio de se intitular a PEEP para obtenção de níveis ótimos em pacientes obesos.

As manobras de recrutamento devem ser realizadas apenas se forem hemodinamicamente bem toleradas. A frequência ideal das manobras ainda não foi determinada. Os parâmetros ventilatórios durante a VPM no paciente obeso devem ser selecionados para minimizar a pressão de condução.

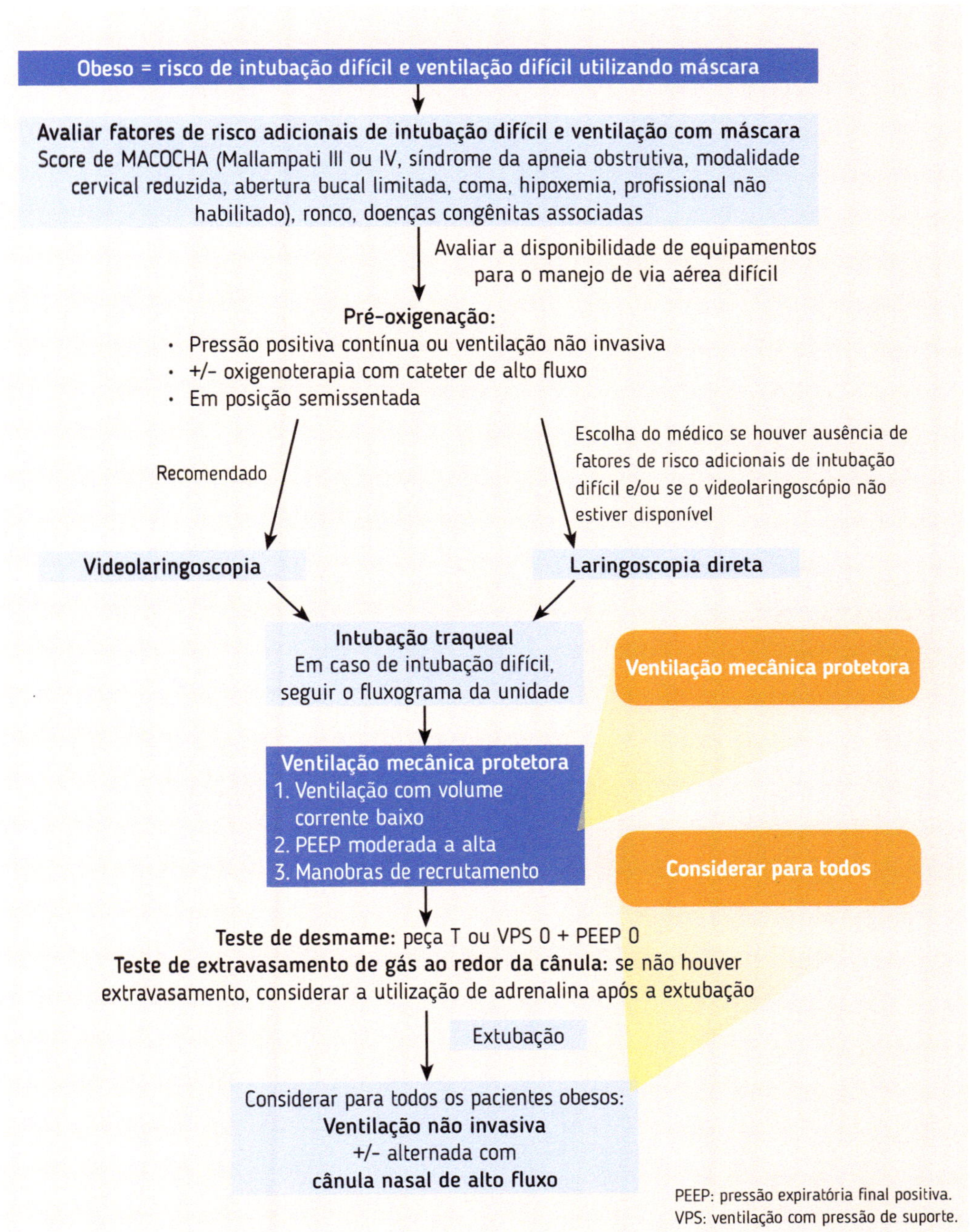

Obeso = risco de intubação difícil e ventilação difícil utilizando máscara

↓

Avaliar fatores de risco adicionais de intubação difícil e ventilação com máscara
Score de MACOCHA (Mallampati III ou IV, síndrome da apneia obstrutiva, modalidade cervical reduzida, abertura bucal limitada, coma, hipoxemia, profissional não habilitado), ronco, doenças congênitas associadas

↓ Avaliar a disponibilidade de equipamentos para o manejo de via aérea difícil

Pré-oxigenação:
- Pressão positiva contínua ou ventilação não invasiva
- +/- oxigenoterapia com cateter de alto fluxo
- Em posição semissentada

Recomendado → **Videolaringoscopia**

Escolha do médico se houver ausência de fatores de risco adicionais de intubação difícil e/ou se o videolaringoscópio não estiver disponível → **Laringoscopia direta**

Intubação traqueal
Em caso de intubação difícil, seguir o fluxograma da unidade

↓

Ventilação mecânica protetora
1. Ventilação com volume corrente baixo
2. PEEP moderada a alta
3. Manobras de recrutamento

Ventilação mecânica protetora

↓

Teste de desmame: peça T ou VPS 0 + PEEP 0
Teste de extravasamento de gás ao redor da cânula: se não houver extravasamento, considerar a utilização de adrenalina após a extubação

↓ Extubação

Considerar para todos os pacientes obesos:
Ventilação não invasiva
+/- alternada com
cânula nasal de alto fluxo

Considerar para todos

PEEP: pressão expiratória final positiva.
VPS: ventilação com pressão de suporte.

FIGURA 7.14. Sugestão de algoritmo de gestão das vias aéreas e ventilação em pacientes obesos na unidade de terapia intensiva. Durante todo o procedimento, o paciente deve ser ventilado em caso de dessaturação < 80%. No caso de ventilação inadequada e intubação malsucedida, deve ser usada ventilação não invasiva emergencial das vias aéreas (vias supraglóticas). Em caso de intubação difícil (várias tentativas), seguir um algoritmo de intubação não especificado para pacientes obesos.

Fonte: Adaptado de De Jong A, et al., 2017.

Manejo da lesão pulmonar aguda no paciente obeso

Os pacientes obesos possuem risco aumentado para o desenvolvimento da síndrome do desconforto respiratório agudo (SDRA). A mortalidade parece ser similar nos pacientes com lesão pulmonar aguda, sejam obesos ou não. Devemos fornecer suporte aos obesos com lesão pulmonar aguda similar ao fornecido para pacientes que não apresentem essa condição.

A terapêutica padrão inclui a ventilação com proteção pulmonar, empregando um volume corrente de 6 ml/kg para o peso corpóreo ideal, pressão de platô ≤ a 30 cmH_2O, níveis moderados de pressão expiratória final positiva e estratégia com restrição fluídica, pois os pacientes obesos são menos tolerantes à sobrecarga fluídica (ALPERT MA, et al., 1995).

Um resumo das recomendações para um manejo ventilatório no paciente obeso com SDRA está delineado no Quadro 7.3.

Quadro 7.3. Recomendações para o manejo ventilatório do paciente obeso com SDRA

1. Parâmetros do aparelho de VPM
- Sem diferença entre os modos de pressão e volume
- Volume corrente baixo (6 mL/kg, de acordo com o peso corpóreo ideal predito)
- PEEP elevada
- Manobras de recrutamento
- Avaliar as pressões transpulmonares utilizando a pressão esofágica maior que a pressão de condução

2. Bloqueadores neuromusculares
- Nos casos graves de SDRA
- Pode contribuir para diminuir a mortalidade na SDRA grave

3. Posição prona
- Nos casos graves de SDRA
- Aplicável sem aumentar o número de complicações quando realizada por equipe treinada
- Cautela para o posicionamento abdominal a fim de evitar aumento da pressão intra-abdominal e compressão dos órgãos; utilizar a posição de Trendelenburg reversa se possível
- Permite uma melhora da relação PaO_2/FiO_2
- Pode ajudar a diminuir a mortalidade no SDRA

Fonte: Adaptado de De Jong, et al., 2019.

Como os pulmões não apresentam crescimento com o ganho de peso, o volume corrente deve ser selecionado de acordo com o peso ideal do paciente, baseado na estatura e sexo, não se utilizando o peso corpóreo atual. A Figura 7.15 apresenta ilustrações demonstrando a situação do pulmão no final da expiração e inspiração com o emprego de diversos volumes correntes e PEEPs.

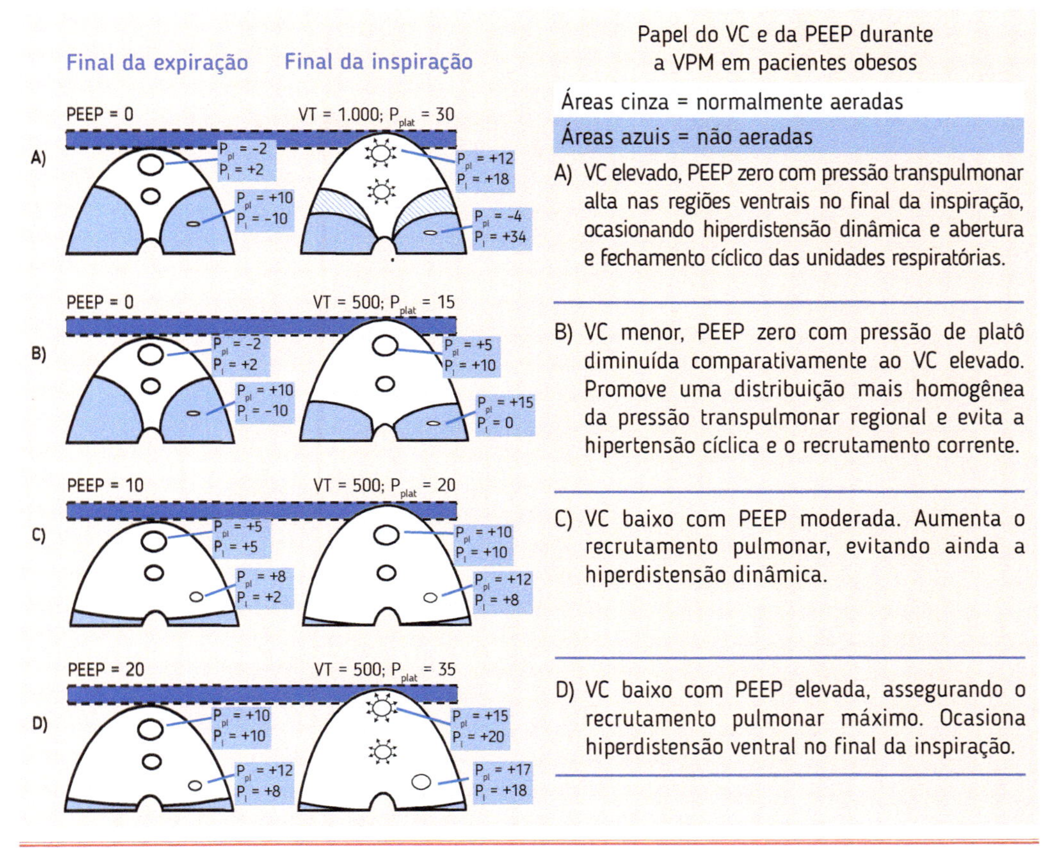

FIGURA 7.15. Efeitos do volume corrente da PEEP em termos do recrutamento pulmonar no paciente obeso.
Fonte: Bonatti G, et al, 2019.

Existe a necessidade de aplicar PEEPs mais elevadas no paciente obeso comparativamente ao não obeso. Entretanto, os pacientes que recebem uma PEEP otimizada têm uma necessidade maior de fluidos intravenosos e vasopressores (NESTLER C, et al., 2017).

Os bloqueadores neuromusculares podem ser utilizados nos pacientes obesos. A utilização de monitoração com o índice Bispectral (BIS) pode ajudar a prevenir um despertar acidental durante a anestesia, mas a eficácia dessa proposta permanece em debate (PANDIT JJ, et al., 2014).

Os pacientes obesos são, particularmente, suscetíveis a apresentar atelectasia com capacidade residual diminuída e podem responder melhor à posição prona. Uma população específica de pacientes obesos (DE JONG A, et al., 2013) foi submetida à posição prona comparativamente à posição supina. A relação PaO_2/FiO_2 foi significantemente maior nos pacientes em posição prona comparativamente aos colocados em posição supina ($p < 0,0001$).

Pode-se utilizar a oxigenação de membrana extracorpórea (OMEC) como uma opção para a SDRA refratária ao suporte convencional, mas a dificuldade de canulação, de obter um fluxo suficiente no circuito, pode ser um desafio nos pacientes obesos (SCHMID C, et al., 2012). Entretanto, muitos centros que oferecem suporte com OMEC têm manifestado dúvida quanto a colocar tais pacientes nesse suporte. A remoção extracorpórea de CO_2 em pacientes obesos com SDRA está sob avaliação (MORELLI A, et al., 2017).

Extubação traqueal

Os obesos apresentam o risco de estridor pós-extubação (FRAT JP, et al., 2008). Deve-se realizar a verificação de extravasamento ao redor da cânula caso haja suspeita de edema laríngeo. Na presença de laringite pós-extubação, administrar adrenalina por via inalatória, desde que não haja contraindicações.

PREVENÇÃO E CUIDADOS NA FALÊNCIA RESPIRATÓRIA

A Figura 7.16 resume as possibilidades de suporte respiratório na falência respiratória dos obesos, assim como a utilização de estratégias na síndrome de hipoventilação e no período perioperatório desses pacientes.

Essa visão de manejo do paciente obeso nas diferentes áreas é fundamental para minimizar o risco de complicações perioperatórias, diminuir a lesão pulmonar na UTI, prevenir readmissões e reduzir a mortalidade em pacientes com a síndrome da hipoventilação da obesidade, e para tanto se deve implementar uma atuação multidisciplinar.

CONCLUSÕES

A criança obesa admitida na UTI apresenta o risco de evoluir com atelectasia e complicações pulmonares associadas. A VNI pode ser utilizada com segurança e de maneira eficiente para prevenir e/ou tratar a falência respiratória aguda sem necessidade de intubação traqueal. Atualmente existe a disponibilidade de utilização da oxigenoterapia com a cânula nasal de alto fluxo, que fornece gases umidificados e aquecidos, e a possibilidade de ajuste da FiO_2 com o fornecimento de um nível de distensão pulmonar que não é mensurável nos diversos tipos de sistemas disponíveis.

Deve-se seguir um protocolo para o manejo de via aérea difícil a fim de se prevenir das complicações inerentes ao procedimento (hipoxemia grave, hipotensão arterial e parada cardíaca). Após a intubação traqueal, para evitar a lesão pulmonar induzida pela VPM, deve-se aplicar uma ventilação protetora pulmonar (volumes correntes baixos, manobras de recrutamento e PEEP moderada/elevada). Deve-se sempre ter a cautela de selecionar o volume corrente de acordo com o peso corpóreo predito e não com o peso corpóreo atual da criança. Nos pacientes com SDRA, pode-se aplicar a posição prona, que permite uma melhora da mecânica respiratória e da oxigenação.

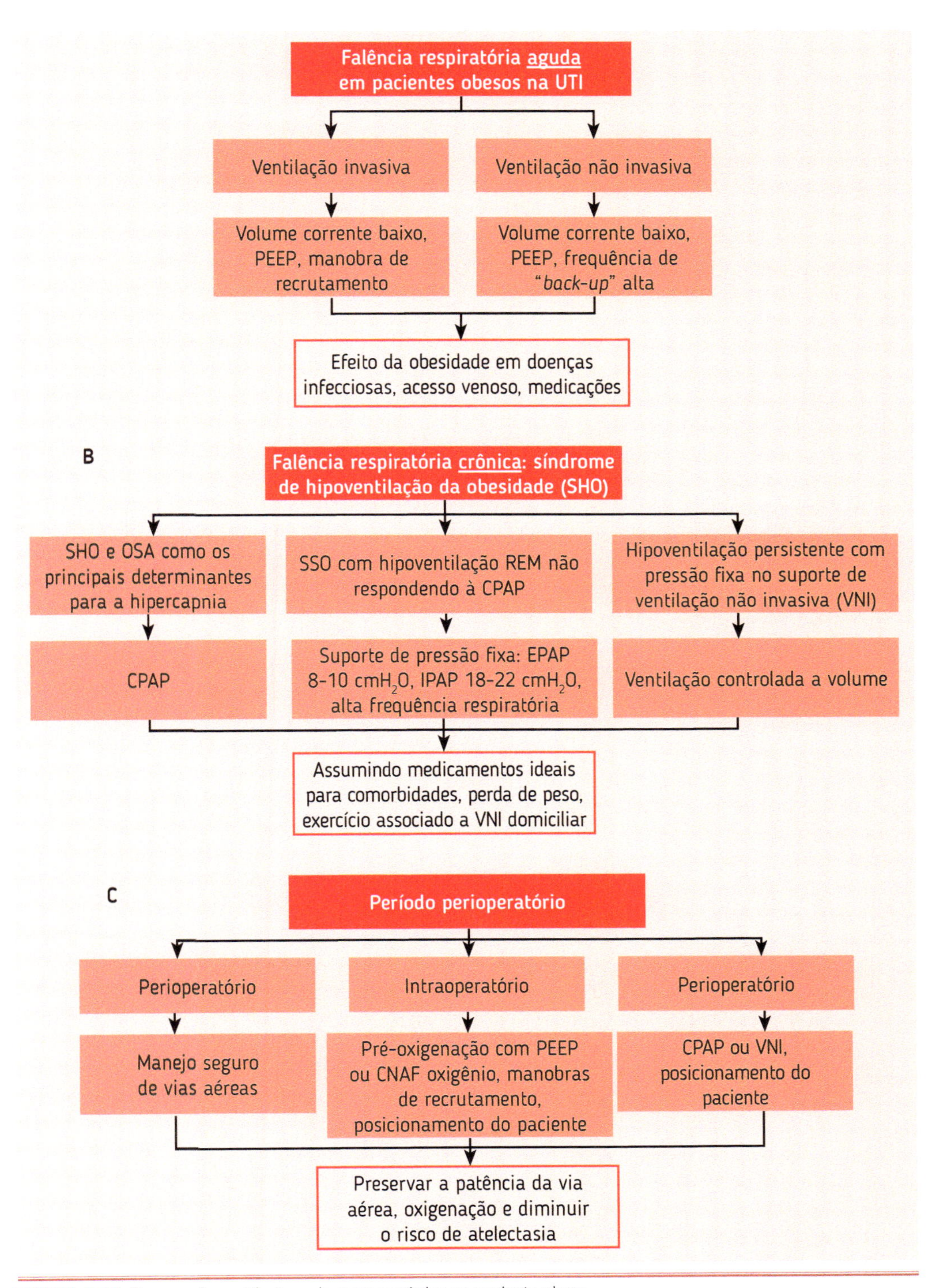

FIGURA 7.16. Resumo da ventilação pulmonar mecânica no paciente obeso.
Fonte: Adaptado de Pépin JL, et al., 2016.

ORIENTAÇÃO DO AUTOR

Acessando o conteúdo deste QR code você ouvirá orientações do autor sobre este capítulo.

REFERÊNCIAS

- Alpert MA, Lambert CR, Panayiotou H, et al. Relation of duration of morbid obesity to left ventricular mass, systolic function, and diastolic filling, and effect of weight loss. Am J Cardiol. 1995;76(16):1194-7.
- BaHammam A, Syed S, Al-Mughairy A. Sleep-related breathing disorders in obese patients presenting with acute respiratory failure. Respir Med. 2005;99(6):718-25.
- Barash PG, Cullen BF, Stoelting RK, et al. Handbook of clinical anesthesia. 6th ed. Philadelphia: Wolters Kluwer Lippincott Williams & Wilkins; 2009.
- Behazin N, Jones SB, Cohen RI, et al. Respiratory restriction and elevated pleural and esophageal pressures in morbid obesity. J Appl Physiol (1985). 2010;108(1):212-8.
- Benumof JL. Obstructive sleep apnea in the adult obese patient: implications for airway management. J Clin Anesth. 2001;13(2):144-56.
- Bonatti G, Robba C, Ball L, et al. Controversies when using mechanical ventilation in obese patients with and without acute distress respiratory syndrome. Expert Rev Respir Med. 2019;13(5):471-479
- Burns SM, Egloff MB, Ryan B, et al. Effect of body position on spontaneous respiratory rate and tidal volume in patients with obesity, abdominal distension and ascites. Am J Crit Care. 1994;3(2):102-6.
- Carrillo A, Ferrer M, Gonzalez-Diaz G, et al. Noninvasive ventilation in acute hypercapnic respiratory failure caused by obesity hypoventilation syndrome and chronic obstructive pulmonary disease. Am J Respir Crit Care Med. 2012;186(12):1279-85.
- Chau EH, Lam D, Wong J, et al. Obesity hypoventilation syndrome: a review of epidemiology, pathophysiology, and perioperative considerations. Anesthesiology. 2012;117(1):188-205.
- De Jong A, Molinari N, Sebbane M, et al. Feasibility and effectiveness of prone position in morbidly obese patients with ARDS: a case-control clinical study. Chest. 2013;143(6):1554-61.
- De Jong A, Molinari N, Terzi N, et al. Early identification of patients at risk for difficult intubation in the intensive care unit: development and validation of the MACOCHA score in a multicenter cohort study. Am J Respir Crit Care Med, 2013;187(8):832-9.
- De Jong A, Molinari N, Pouzeratte Y, et al. Difficult intubation in obese patients: incidence, risk factors, and complications in the operating theatre and in intensive care units. Br J Anaesth. 2015;114(2):297-306.
- De Jong A, Chanques G, Jaber S. Mechanical ventilation in obese ICU patients: from intubation to extubation. Crit Care. 2017;21(1):63.
- De Jong A, Cossic J, Verzilli D, et al. Impact of the driving pressure on mortality in obese and non-obese ARDS patients: a retrospective study of 362 cases. Intensive Care Med. 2018;44(7):1106-14.
- De Jong A, Verzilli D, Jaber S. ARDS in obese patients: specificities and management. Crit Care. 2019;23(1):74.

- Duarte AG, Justino E, Bigler T, et al. Outcomes of morbidly obese patients requiring mechanical ventilation for acute respiratory failure. Crit Care Med. 2007;35(3):732-7.
- Flemons WW, Whitelaw WA, Brant R, et al. Likelihood ratios for a sleep apnea clinical prediction rule. Am J Respir Crit Care Med. 1994;150(5):1279-85.
- Frat JP, Gissot V, Ragot S, et al. Impact of obesity in mechanically ventilated patients: a prospective study. Intensive Care Med. 2008;34(11):1991-8.
- Gander S, Frascarolo P, Suter M, et al. Positive end-expiratory pressure during induction of general anesthesia increases duration of nonhypoxic apnea in morbidly obese patients. Anesth Analg. 2005;100(2):580-4.
- Goldhill DR, Imhoff M, McLean B, et al. Rotational bed therapy to prevent and treat respiratory complications: a review and meta-analysis. Am J Crit Care. 2007;16(1):50-61.
- Gursel G, Aydogdu M, Gulbas G, et al. The influence of severe obesity on non-invasive ventilation (NIV) strategies and responses in patients with acute hypercapnic respiratory failure attacks in the ICU. Minerva Anestesiol. 2011;77(1):17-25.
- Heinrich S, Horbach T, Stubner B, et al. Benefits of heated and humidified high flow nasal oxygen for preoxygenation in morbidly obese patients undergoing bariatric surgery: a randomized controlled study. J Obes Bariatrics. 2014;1(1):7.
- Imber DA, Pirrone M, Zhang C, et al. Respiratory management of perioperative obese patients: a literature review. Respir Care. 2016;61(12):1681-92.
- Ladosky W, Botelho MA, Albuquerque JP Jr. Chest mechanics in morbidly obese non-hypoventilated patients. Respir Med. 2001;95:281-6.
- Lavietes MH, Clifford E, Silverstein D, et al. Relationship of static respiratory muscle pressure and maximum voluntary ventilation in normal subjects. Respiration. 1979;38:121-6.
- Meurling IJ, Shea DO, Garvey JF. Obesity and sleep: a growing concern. Curr Opin Pulm Med. 2019; 25(6):602-8.
- Moon TS, Ogunnaike BO, Whitten CW. The obese patient. In: Longnecker D, Newman NF, Sandberg WS, et al. (eds.). Anesthesiology. McGraw-Hill Education; 2018; p.263-76.
- Morelli A, Del Sorbo L, Pesenti A, et al. Extracorporeal carbon dioxide removal (ECCO2R) in patients with acute respiratory failure. Intensive Care Med. 2017;43(4):519-30.
- Nava S, Ceriana P. Causes of failure of noninvasive mechanical ventilation. Respir Care. 2004;49(3):295-303.
- Nestler C, Simon P, Petroff D, et al. Individualized positive end-expiratory pressure in obese patients during general anaesthesia: a randomized controlled clinical trial using electrical impedance tomography. Br J Anaesth. 2017;119(6):1194-205.
- Pandit JJ, Andrade J, Bogod DG, et al. 5th National Audit Project (NAP5) on accidental awareness during general anaesthesia: summary of main findings and risk factors. Br J Anaesth. 2014;113(4):549-59.
- Pelosi P, Croci M, Ravagnan I, et al. Respiratory system mechanics in sedated, paralyzed, morbidly obese patients. J Appl Physiol (1985). 1997;82(3):811-18.
- Pépin JL, Timsit JF, Tamisier R, et al. Prevention and care of respiratory failure in obese patients. Lancet Respir Med. 2016;4(5):407-18.
- Perez de Llano LA, Golpe R, Ortiz Piquer M, et al. Short-term and long-term effects of nasal intermittent positive pressure ventilation in patients with obesity-hypoventilation syndrome. Chest. 2005;128(2):587-94.
- Ralls F, Cutchen L. A contemporary review of obstructive sleep apnea. Curr Opin Pulm Med. 2019; 25(6):578-93.
- Randerath W, Verbraecken J, Andreas S, et al. Definition, discrimination, diagnosis and treatment of central breathing disturbances during sleep. Eur Respir J. 2017;49(1):1-28.

- Resta O, Foschino-Barbaro MP, Legari G, et al. Sleep-related breathing disorders, loud snoring and excessive daytime sleepiness in obese subjects. Int J Obes Relat Metab Disord. 2001;25(5):669-75.
- Sahin M, El H, Akkoç I. Comparison of mask oxygen therapy and high-flow oxygen therapy after cardiopulmonary bypass in obese patients. Can Respir J. 2018;2018(1039635):1-7.
- Sequeira TCA, BaHammam AS, Esquinas AM. Noninvasive ventilation in the critically ill patient with obesity hypoventilation syndrome: a review. J Intensive Care Med. 2017;32(7):421-28.
- Schmid C, Philipp A, Hilker M, et al. Venovenous extracorporeal membrane oxygenation for acute lung failure in adults. J Heart Lung Transplant. 2012;31(1):9-15.
- Shashaty MG, Stapleton RD. Physiological and management implications of obesity in critical illness. Ann Am Thorac Soc. 2014;11(8):1286-97.
- Stéphan F, Bérard L, Rézaiguia-Delclaux S, et al. High-flow nasal cannula therapy versus intermittent noninvasive ventilation in obese subjects after cardiothoracic surgery. Respir Care. 2017;62(9):1193-202.
- Van Meerhaeghe A, André S, Gilbert O, et al. Respiratory consequences of obesity-an overview. Acta Clin Belg. 2007;62(3):170-5.
- Wahba RW. Perioperative functional residual capacity. Can J Anaesth. 1991;38(3):384-400.

CUIDADOS RESPIRATÓRIOS NA CRIANÇA COM QUEIMADURA COM INALAÇÃO DE FUMAÇA

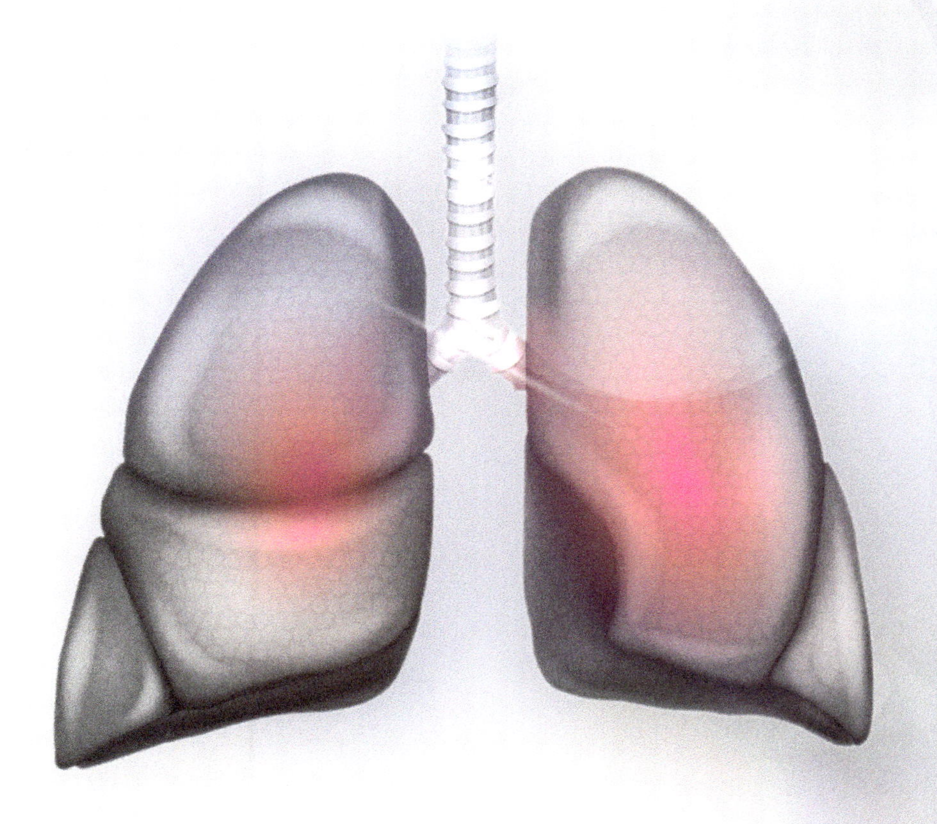

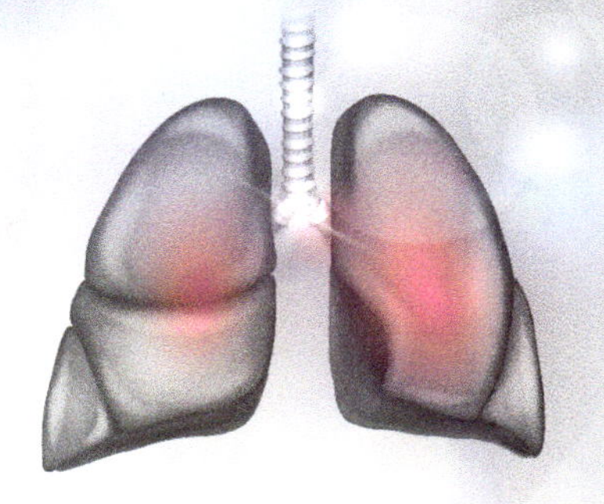

Cuidados Respiratórios na Criança com Queimadura com Inalação de Fumaça

INTRODUÇÃO

Atualmente se recomenda a formação de equipes multidisciplinares para o manejo das crianças graves. A criança com queimadura representa um dos cenários médico-cirúrgicos mais complexos, necessitando da participação de várias especialidades (Figura 8.1).

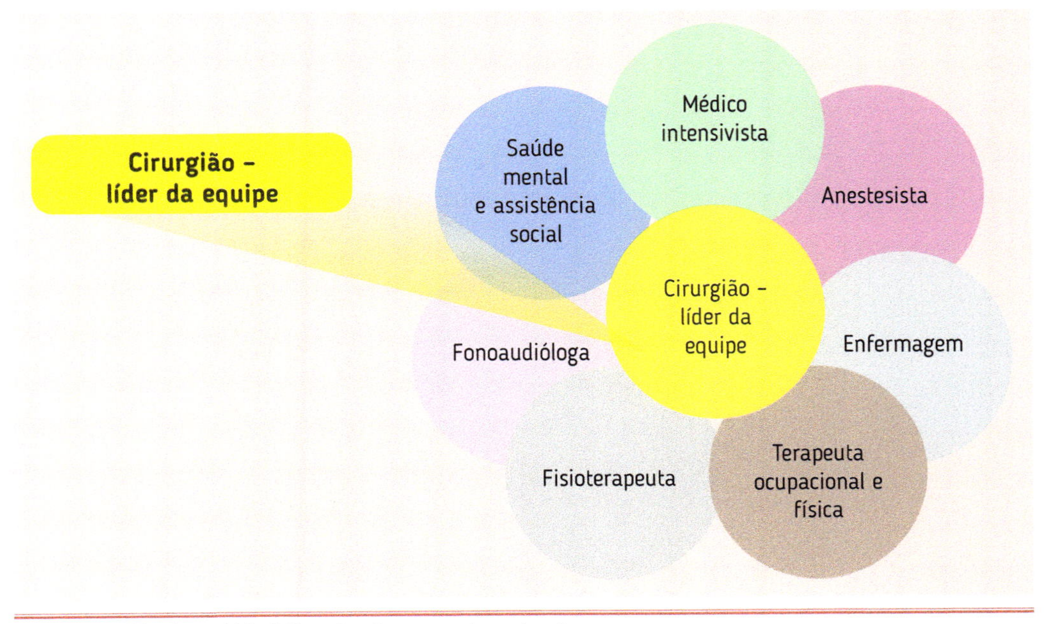

FIGURA 8.1. Manejo multidisciplinar da criança grande queimada.
Fonte: Carvalho WB, 2019.

Toda equipe necessita de um líder, e este deve ter a capacidade ou habilidade de se comunicar, transmitindo instruções claras e também recebendo informações para facilitar a discussão entre os diversos membros multidisciplinares envolvidos.

A lesão inalatória em termo amplo inclui a exposição dos pulmões a diversos tipos de produtos químicos em várias formas, incluindo fumaça, gases e vapores. A lesão inalatória por fumaça é a mais comumente observada em pacientes expostos ao fogo. A principal causa de morte a partir das lesões devida ao fogo permanece sendo a falência respiratória, e as lesões inalatórias por fumaça acometem 1/3 de todos os pacientes vítimas de queimadura.

FISIOPATOLOGIA DA LESÃO POR INALAÇÃO DE FUMAÇA

Ao analisar a fisiopatologia da lesão por inalação de fumaça podem ocorrer lesões na orofaringe, área traqueobrônquica e parênquima pulmonar. O pulmão é um órgão-chave, e a falência respiratória progressiva, associada a edema pulmonar, é um determinante importante da mortalidade (LINARES HA, 1982; SAFFLE JR, et al., 1993). A lesão do parênquima pulmonar causa lesão epitelial e endotelial, ocasionando edema pulmonar e a possibilidade de um desconforto respiratório agudo (SDRA) devido ao extravasamento alveolocapilar (Figura 8.2).

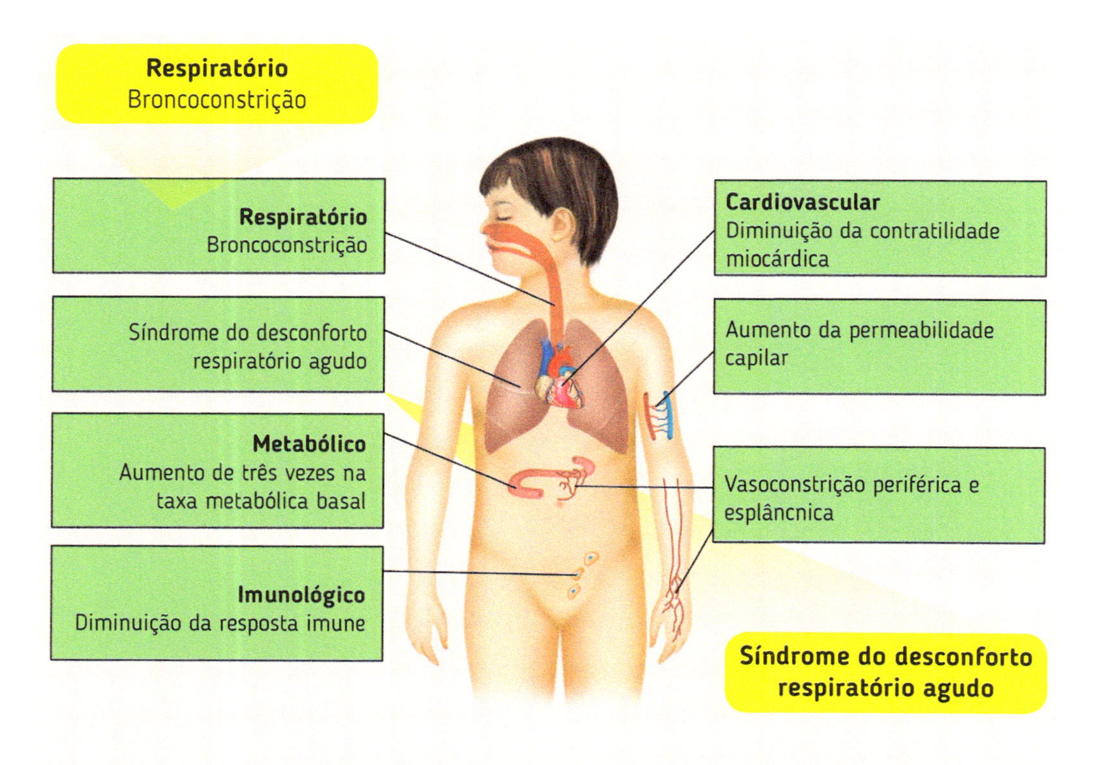

FIGURA 8.2. Alterações sistêmicas que ocorrem após uma queimadura.
Fonte: Adaptado de Hettiaratchy S, et al., 2004[1].

A histopatologia da lesão do parênquima devida a inalação demonstra uma lesão alveolar difusa: edema difuso com necrose epitelial e descamação celular. Após essa fase inicial ocorre a formação de membrana hialina. Finalmente, a lesão alveolar difusa pode se organizar com a proliferação dos pneumócitos do tipo II e de fibroblastos. O efeito a longo prazo da lesão alveolar difusa inclui a recuperação completa e a fibrose intersticial permanente.

A lesão por inalação de fumaça induz alterações parenquimatosas pulmonares com diminuição da relação PaO_2/FiO_2 na complacência e formação de edema (SOEJIMA, et al., 2001). A lesão pulmonar está associada ao aumento do fluxo de fluido transvascular para o pulmão, sendo proporcional à duração da exposição à fumaça (KIMURA R, et al., 1988). A fisiopatologia da lesão pulmonar secundária a queimadura e a lesão por inalação de fumaça está resumida na Figura 8.3.

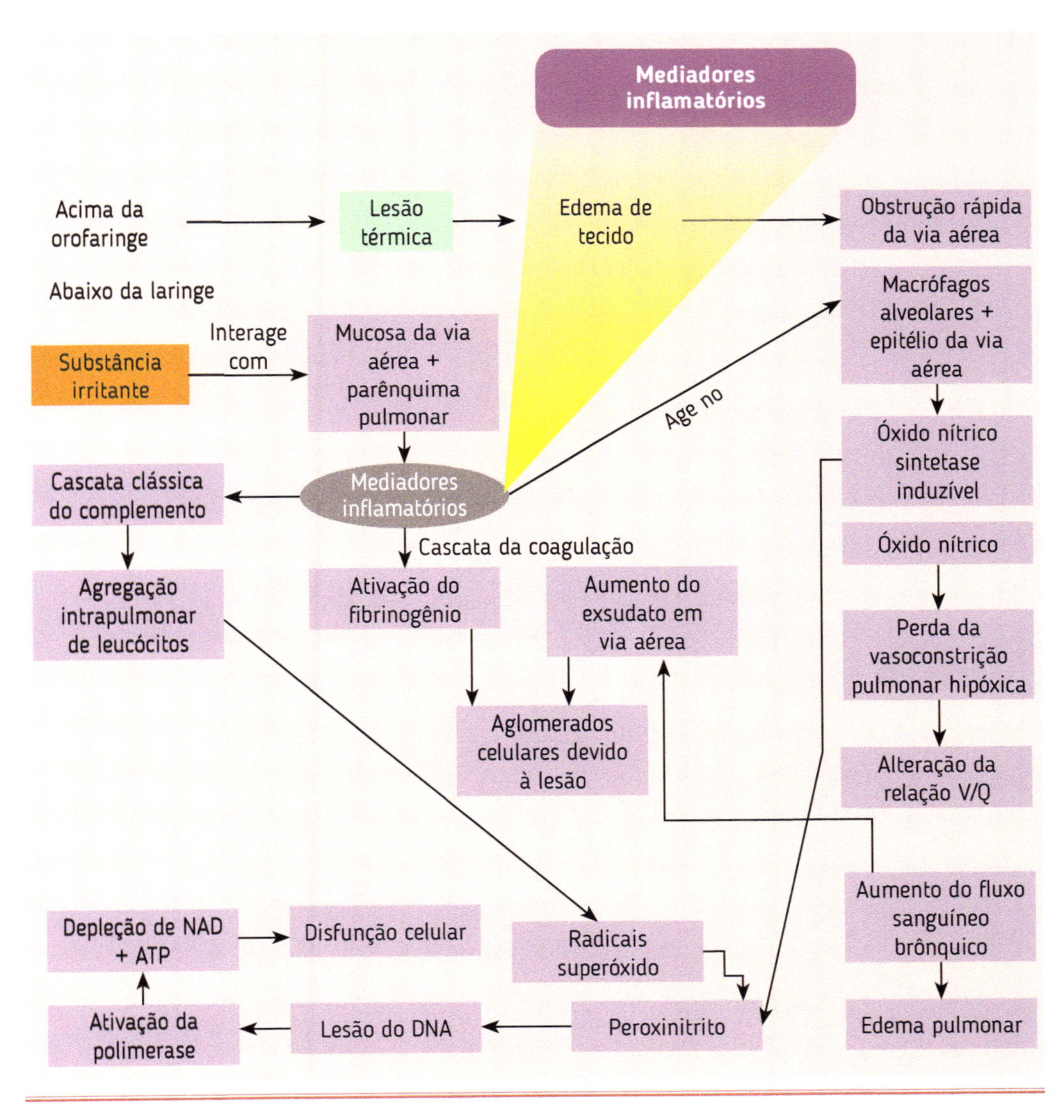

FIGURA 8.3. Fisiopatologia da lesão aguda por inalação de fumaça.
Fonte: Adaptado de Toon MH, et al., 2010.

As crianças com lesão provocada por queimadura associada a inalação de fumaça são particularmente suscetíveis a desenvolver edema pulmonar, o que pode se dever ao *fluid creep* que pode ocorrer durante a ressuscitação (ROGERS AD, et al., 2010; MÜLLER DITTRICH, et al., 2016). O *fluid creep* é provocado pelo maior volume de fluidos durante a fase de ressuscitação da criança queimada, o que pode ocorrer devido à administração de fluidos pré-admissão hospitalar, à inadequação da mensuração da área de superfície queimada, à utilização de peso inadequado ou a uma combinação desses fatores (FARAKLAS I, et al., 2012; SEN S, 2017).

AVALIAÇÃO

A avaliação da lesão por inalação de fumaça inclui:

- raio X de tórax: raio X de tórax sequencial (frequentemente negativo na lesão precoce por inalação de fumaça, TC de tórax);
- leucograma, ionograma e gasometria, lactato;
- oximetria de pulso pode revelar valores falsos elevados na intoxicação por monóxido de carbono;
- níveis de carboxi-hemoglobina;
- níveis de cianeto (frequentemente não disponíveis, tendo, portanto, uso limitado em cenários relacionados ao atendimento agudo);
- testes de função pulmonar;
- laringoscopia direta e broncoscopia.

AMBIENTE DO LOCAL DO ACIDENTE E COMPONENTES TÓXICOS DA FUMAÇA

A toxicidade pela fumaça está aumentando por causa dos produtos industriais modernos. A alteração dos materiais os torna mais combustíveis e os leva a emitir gás ou fumaça mais tóxicos do que os materiais biológicos naturais. Esses componentes podem atuar em conjunto, aumentando a possibilidade de óbito, especialmente o monóxido de carbono e o cianeto (PRIEN T, et al., 1988; MOORE SJ, et al., 1991).

O sulfito de hidrogênio também tem um silogismo com monóxido de carbono, uma vez que ambos, cianeto e sulfito de hidrogênio, são inibidores da citocromo oxidase mitocondrial. Os gases tóxicos, como monóxido de carbono e cianeto, raramente lesam a via aérea, mas ocasionam alteração da troca gasosa e produzem mais efeitos sistêmicos.

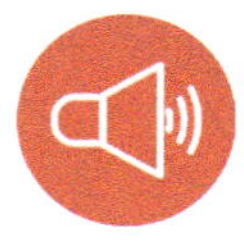

É importante obter informações a respeito da fonte do fogo e dos produtos de combustão gerados quando se atende uma criança queimada. O monóxido de carbono pode se originar de materiais contendo polivinilcloreto e celulose, como roupas, madeira, papel, algodão, paredes, coberturas de móveis; o cianeto, por sua vez, pode originar-se de materiais como algodão, papel, polímeros plásticos, poliuretano, poliacrilonitrila e poliamida, em roupas, colchões, plásticos, carpetes, produtos de cozinha e de casa.

Intoxicação por monóxido de carbono

O monóxido de carbono é incolor, não possui odor ou sabor, sendo um gás não irritante, responsável por aproximadamente 80% dos óbitos devido à inalação de fumaça. A exposição pode ocasionar eritema cutâneo, bolhas e edema, que podem ser confundidos com a queimadura térmica.

Os achados clínicos são variáveis e não específicos, principalmente na criança. É comum encontrarmos sintomas de dor de cabeça, mal-estar, náusea, zumbido e visão borrada, que podem ser confundidos com uma doença viral. O encontro clássico clínico de mucosa oral de cor de cereja é um sinal tardio e não sensível. O diagnóstico é baseado na história, exame clínico e aumento dos níveis de carboxi -hemoglobina no sangue arterial, com uma correlação clínica entre os níveis e os sintomas apresentados, segundo a relação a seguir:

- 0-10%: assintomático;
- 10-20%: dor de cabeça leve, dispneia atípica;
- 20-30%: dor de cabeça latejante;
- 30-40%: alteração do pensamento;
- 40-50%: confusão, letargia;
- 50-60%: falência respiratória;
- 60-70%: coma, convulsão intermitente, depressão da função cardíaca e respiratória, sendo possível o óbito;70-80%: pulso fraco, respirações lentas, óbito em poucas horas;
- 80-90%: óbito em menos de 1 hora;
- 90-100%: óbito em minutos.

Intoxicação por cianeto

A forma gasosa de cianeto é gerada pela combustão de substâncias contendo nitrogênio e carbono, como relatadas no texto acima. A combustão desses materiais pode produzir uma incapacidade letal no local do acidente com fogo (PURSER DA, et al., 1994). O cianeto é um gás sem cor, com odor semelhante à amêndoa, suprimindo a oxigenação celular e ocasionando anóxia tecidual. O cianeto também provoca vários outros sistemas enzimáticos.

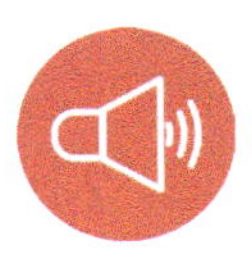

O aumento das concentrações de cianeto está diretamente relacionado à probabilidade de óbito, sugerindo que a intoxicação por cianeto comparativamente ao monóxido de carbono pode ser uma causa predominante de óbito em algumas vítimas (ALCORTA R, 2004).

O diagnóstico no local do acidente pode ser difícil. Pode haver disfunção do sistema nervoso central, respiratório e cardiovascular, devido à inibição da fosforilação oxidativa, dependendo da concentração inalada de cianeto.

Existem achados laboratoriais de acidose metabólica e acidemia lática, que ajudam a confirmar o diagnóstico (MOROCCO AP, 2005). A acidose lática, que não responde rapidamente à terapêutica com oxigênio, pode ser um bom indicador de intoxicação pelo cianeto (CLARK CJ, et al., 1981; BAUD FJ, et al., 1991).

Um aumento da saturação venosa mista de oxigênio também é sugestivo de toxicidade pelo cianeto. O cianeto aumenta a ventilação pela estimulação do corpo carotídeo e quimiorreceptores periféricos, sendo esse fato passível de aumentar a toxicidade nos estágios precoces do acidente ainda com inalação de fumaça. A toxicidade pelo cianeto ocorre com um nível de 0,1 µg/ml, com o nível de 1,0 µg/ml sendo possível ocorrer o óbito (Quadro 8.1).

Quadro 8.1. Sintomas da toxicidade pelo cianeto

Sintomas com concentrações baixas ou moderadas de inalação	Sintomas com concentrações moderadas ou elevadas de inalação
· Desmaio	· Prostração
· Vermelhidão	· Hipotensão
· Ansiedade	· Tremores
· Excitação	· Arritmia cardíaca
· Sudorese	· Convulsões
· Vertigem	· Estupor
· Dor de cabeça	· Paralisia
· Sonolência	· Coma
· Taquipneia	· Depressão respiratória
· Dispneia	· Parada respiratória
· Taquicardia	· Colapso cardiovascular

Fonte: Adaptado de Enkhbaatar P, et al., 2016.

DIAGNÓSTICO

A história pregressa deve ser completa e acompanhada do exame físico. Os pacientes que apresentam inalação de fumaça podem ter sintomas como sensação de queimação no nariz e garganta (frequentemente causada por irritante químico). A tosse se apresenta com aumento da secreção, presença de estridor e dispneia com roncos e chiados. A presença de odinofagia aumenta a suspeita de uma possível lesão inalatória. Os pacientes podem ter dor de cabeça, delírio e alucinações, mesmo estando comatosos.

Várias etiologias podem ocasionar alterações no nível de consciência, incluindo hipóxia, hipercapnia ou exposição asfixiante (monóxido de carbono, cianeto). Estes são alguns dados relacionados ao exame físico do paciente com queimadura e inalação de fumaça:

- queimadura da face;
- queimadura de lábios e pelos do nariz;
- presença de fuligem nas secreções;
- alteração da mecânica respiratória (voz rouca, tosse, estridor);
- dispneia;
- cianose;
- déficit neurológico (amnésia, vertigem, náusea, vômito).

Não existe consenso sobre aos critérios diagnósticos para a lesão por inalação de fumaça. À beira do leito, o diagnóstico é realizado por meio da história e de exame físico, que pode adicionalmente ser confirmado pelo emprego de broncoscopia. Deve-se sempre ter em mente que as alterações da lesão por inalação de fumaça desenvolvem-se em um período de dias após a lesão, e que a progressão da falência respiratória não é sempre proporcional à intensidade da exposição à fumaça (WOODSON LC, 2009). Também é possível que os pacientes evoluam com lesão pulmonar aguda a partir dos efeitos sistêmicos da resposta inflamatória devido à queimadura grave. Às vezes é difícil determinar se o componente da falência respiratória se deve à lesão por inalação ou se ocorre por efeito da inflamação sistêmica.

A presença de lesão por inalação de fumaça tem significância clínica em função de diversos fatores, como delineado no Quadro 8.2.

Quadro 8.2. Significância clínica da lesão por inalação de fumaça
• Aumento da mortalidade
• Fechamento secundário da via aérea devido ao edema de orofaringe
• Aumento das necessidades de ressuscitação fluídica
• Alteração das trocas gasosas
• Pneumonia
• Risco de resposta inflamatória sistêmica e falência de múltiplos órgãos
• Disfunção pulmonar crônica
• Lesão de laringe

Fonte: Adaptado de Woodson LC, et al., 2018.

A lesão por inalação de fumaça pode ser um fator de risco independente para a mortalidade (SHIRANI KZ, et al., 1987; PALMIERI TL, 2007). Associa-se também a instabilidade hemodinâmica e à necessidade de grandes volumes para ressuscitação (NAVAR PD, et al., 1985; DAI NT, et al., 1998). A lesão parenquimatosa a partir de irritantes inalatórios com gases quentes pode determinar a alteração da troca gasosa, pneumonia e síndrome do desconforto respiratório agudo (SDRA), com evolução em casos graves para falência de múltiplos órgãos e óbito. A recuperação da função pulmonar pode evoluir com fibrose pulmonar ou bronquiectasia (TASAKA S, et al., 1995).

TRATAMENTO

Manejo inicial

Deve-se limitar a exposição e remover o paciente da área do acidente, mantendo a via aérea permeável. A proteção da via aérea inclui a possibilidade de intubação precoce para pacientes com lesão por inalação de fumaça (DEUTSCH CJ, et al., 2018; NEWBERRY JA, et al., 2019; CUI P, et al., 2018; GUPTA K, et al., 2018; GIGENGACK RK, et al., 2019).

O edema na via aérea pode ocorrer subitamente, assim como a piora deste, e frequentemente as vias aéreas superiores desenvolvem uma lesão e obstrução precoces, antes da lesão do parênquima pulmonar. O tratamento é apenas de suporte, conforme o Quadro 8.3.

Quadro 8.3. Problemas, diagnóstico/tratamento e tipos de lesões na criança queimada

Problema	Diagnóstico/tratamento	Observado em
Hipóxia	Suplementação de O_2	Todas as lesões
Broncorreia reativa com secreções abundante	Fisioterapia respiratória com aspiração nasotraqueal	Todas as lesões
Secreções espessas	Umidificação, aspiração nasotraqueal	Lesões moderadas e graves
Chiado	Distinguir obstrução brônquica por rolha do broncoespasmo e edema	Lesões moderadas e graves
Rolha (muco espesso ou desprendimento da mucosa)	Umidificação, broncoscopia terapêutica	Lesões moderadas e graves
Broncoespasmo	Nebulização de $beta_2$ agonistas, aminofilina IV	Lesões moderadas e graves
Insuficiência respiratória	Intubação traqueal, ventilação mecânica, hipercapnia permissiva	Lesões graves

A utilização de corticoide por via inalatória intravenosa não demonstrou benefício clínico. O uso de antibiótico precoce/profilático não é recomendado, apesar de a lesão inalatória aumentar a possibilidade de pneumonia. Portanto, os antibióticos devem ser iniciados quando se realiza o diagnóstico de pneumonia.

O uso de anticoagulação com heparina nebulizada demonstra ser promissor. O mecanismo de ação está relacionado à diminuição da resposta inflamatória e à formação dos moldes de fibrina, que ajudam a diminuir a obstrução da via aérea.

A broncoscopia com fibra ótica flexível é reconhecidamente uma ferramenta poderosa no diagnóstico da lesão por inalação de fumaça (HUNT JL, et al., 1975), permitindo a visualização direta das lesões do tecido da via aérea superior até o brônquio. Esse procedimento pode identificar rapidamente os pacientes com comprometimento da via aérea superior, o que poderia ser de valor na intubação traqueal e ao mesmo tempo evitar o procedimento de intubação nos pacientes que não tiveram benefício com a realização para tanto (MUEHLBERGER T, et al., 1998). Essa técnica tem sido considerada o padrão ouro para o diagnóstico da lesão por inalação de fumaça, e é frequentemente utilizada para confirmar o diagnóstico da lesão inalatória (CANCIO LC, 2009).

A broncoscopia pode evidenciar eritema, edema, bolhas e erosões, hemorragias e aumento da secreção brônquica. Adicionalmente, a lesão pulmonar aguda e a traqueobronquite podem ocorrer devido à inflamação sistêmica, e as alterações endoscópicas após 36-48 horas, podem ser causadas por outros mecanismos não relacionados à inalação de irritantes químicos. Várias tentativas têm sido realizadas para avaliar a gravidade da lesão por inalação, de acordo com os achados broncoscópicos, objetivando identificar os pacientes que possam necessitar de níveis maiores de suporte em relação ao manejo da via aérea, suporte respiratório ou aumento da ressuscitação com fluidos durante a fase inicial. Atualmente, aguardam-se estudos adicionais que permitam melhor descrição dos graus de gravidade antes que a avaliação endoscópica possa fornecer informações prognósticas confiáveis (SPANO S, et al., 2016).

Na intoxicação por monóxido de carbono a maioria dos centros utiliza terapêutica com oxigênio a 100% pela limitação da disponibilidade do tratamento com oxigênio hiperbárico. A intoxicação por cianeto é difícil de determinar em muitos casos. Pode ser utilizada a hidroxicobalamina nos pacientes com suspeita alta de intoxicação por cianeto. Como efeito colateral, a criança apresentará a urina e a pele avermelhadas.

Cuidados respiratórios

As complicações respiratórias constituem um grande desafio para os cuidadores de saúde, incluindo ações que variam desde a intubação traqueal e a ressuscitação até a necessidade de broncoscopia diagnóstica, realização de estudos de função pulmonar, manutenção da via aérea patente, fisioterapia torácica e instituição de ventilação mecânica (HAPONIK E, 1992). Para tanto, é necessário um protocolo bem organizado para o manejo relacionado aos cuidados respiratórios das crianças queimadas, objetivando menor morbidade e mortalidade (Quadro 8.4).

Quadro 8.4. Protocolo para o tratamento da lesão por inalação de fumaça
• Titular a oferta de oxigênio para manter a SaO_2 > 90%
• Exercícios respiratórios profundos e tosse
• Mobilização do paciente, com mudança de lado a cada 2 horas

(continua)

Quadro 8.4. Protocolo para o tratamento da lesão por inalação de fumaça (continuação)
• Fisioterapia torácica a cada 4 horas após avaliação e plano terapêutico
• Aspiração nasotraqueal conforme a necessidade
• Deambulação precoce no 5º dia do pós-operatório
• Cultura de secreção para pacientes intubados
• Estudos de função pulmonar antes da alta
• Educação do paciente/família em relação à lesão por inalação de fumaça
• Manter o protocolo por 7 dias

Fonte: Adaptado de Mlcak RP, et al., 2018.

O estreitamento do lúmen da via aérea, o qual pode determinar problemas clínico, é atribuído a:

- hiperemia da mucosa da via aérea;
- formação de moldes que obstruem a via aérea;
- broncoespasmo.

Os moldes aderem à parede da via aérea, diminuindo seu lúmen, como demonstrado na Figura 8.4.

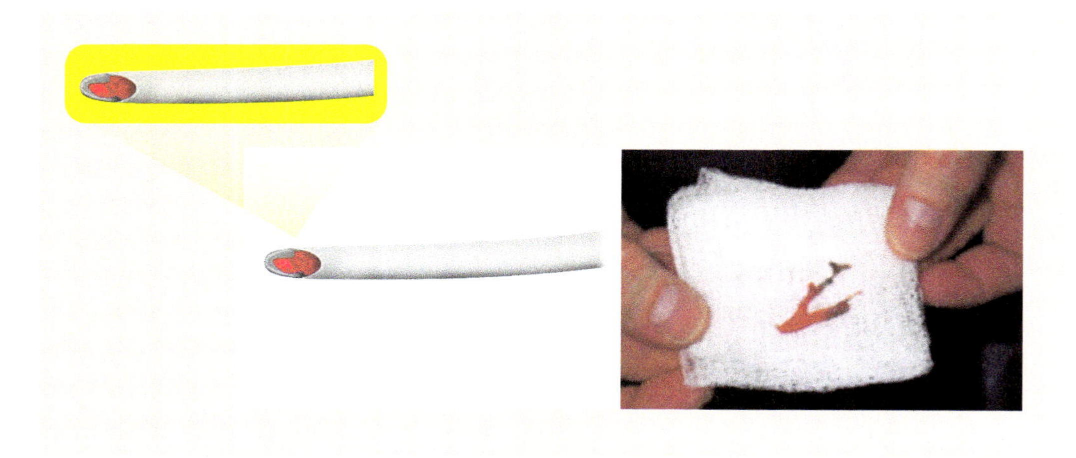

FIGURA 8.4. Molde obstruindo as vias aéreas de um paciente de 4 anos de idade com queimadura e lesão por inalação de fumaça.
Fonte: Adaptado de Griscom NT, et al., 1986.

Os moldes podem se estender para as vias aéreas menores através da lesão direta, pela gravidade e função ciliar inadequada, ocasionando hipo ou ausência de ventilação do alvéolo. Os vasos sanguíneos nessas aéreas hipoventiladas não apresentam constrição normal, ocasionando alteração da relação ventilação/perfusão.

Alguns adjuntos farmacológicos podem ser úteis em casos selecionados. A lesão inalatória pode ocasionar traqueobronquite clínica, produzindo chiado e broncoespasmo.

A inalação de simpatomiméticos (Quadro 8.5) pode ser efetiva, pois relaxa a musculatura brônquica e estimula a depuração mucociliar. A adrenalina racêmica é utilizada como um agente tópico vasoconstritor, broncodilatador. A água adicionada aos broncodilatadores serve para diminuir as forças de adesão que retêm a secreção dentro do brônquio.

Quadro 8.5. Lesão por inalação de fumaça: terapêutica adjunta de acordo com as manifestações clínicas

- Obstrução da via aérea
  - Nebulização de heparina a cada 4-6 horas
  - Adicionar N-acetilcisteína à nebulização com heparina
- Reatividade das vias aéreas inferiores
  - Broncodilatadores (beta-2 agonistas, antagonista do receptor muscarínico)
  - Corticoide por via inalatória

Fonte: Adaptado de Chung KK, et al., 2019.

A utilização de N-acetilcisteína por aerossol tem provado ser eficaz em combinação com a heparina para o tratamento das lesões inalatórias em estudos animais (BROWN M, et al., 1988).

Aplicação da cânula nasal de alto fluxo aquecida e umidificada

A utilização da cânula nasal aquecida e umidificada fornece um fluxo de ar com 100% de umidade relativa e a uma temperatura de 37°C. Ela pode ser utilizada como suporte respiratório primário ou após a extubação. Os pacientes que recebem ventilação não invasiva apresentam-se mais confortáveis do que com a intubação traqueal. Entretanto, quando se utilizam máscaras nasais e faciais com compressão da face, pode se tornar desconfortável, fato que não ocorre com a cânula nasal de alto fluxo.

Um dos benefícios do sistema da cânula nasal de alto fluxo é a lavagem do gás do espaço morto nas vias aéreas superiores; uma desvantagem é o fato de o aparato fornecer um fluxo de gás apropriado, mas mão uma pressão na via aérea. Considerando as evidências até o momento, parece razoável que a cânula nasal de alto fluxo possa exercer o papel de substituta da terapêutica não aquecida com oxigênio ou da ventilação não invasiva, por ser mais confortável, mais fácil e por permitir oferecer um suporte ao sistema respiratório das crianças com lesão por inalação de fumaça. Mais pesquisas são necessárias para provar o benefício da cânula nasal de alto fluxo em pacientes com esse tipo de lesão.

Deve-se realizar a suspeita clínica da lesão por inalação de fumaça através da observação direta, e frequentemente temos de confirmar o diagnóstico utilizando broncoscopia. O exame físico pode identificar lesões visíveis da via aérea ou com evidência de disfunção pulmonar. O grau de exposição à fumaça pode não estar diretamente relacionado à gravidade da falência respiratória. O fluxograma da Figura 8.5 resume o manejo relacionado à parte respiratória do paciente com lesão por inalação de fumaça.

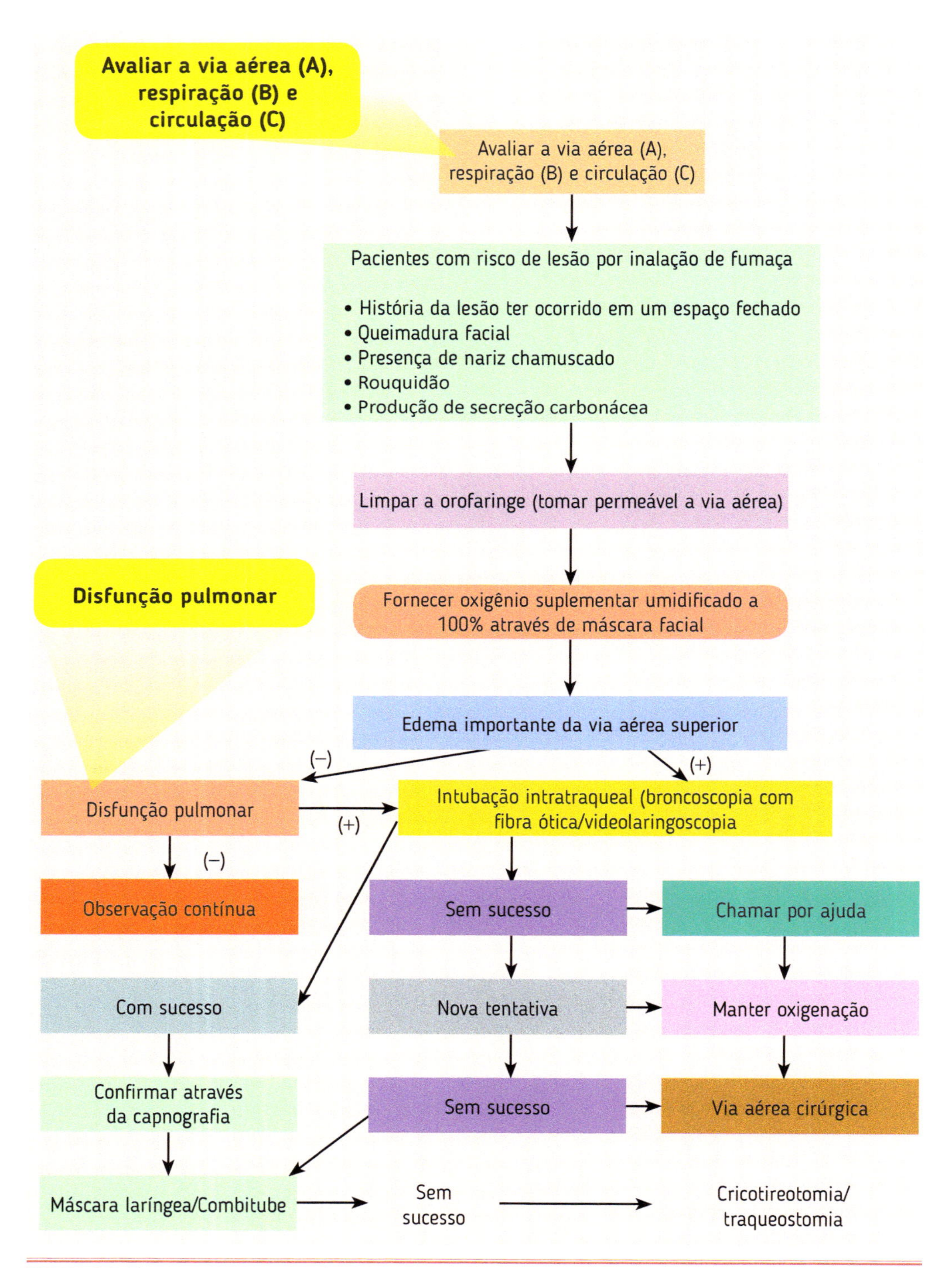

FIGURA 8.5. Fluxograma para manejo de pacientes com risco de lesão por inalação de fumaça.
Fonte: Acervo do autor.

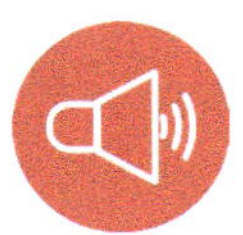

Quando existe a necessidade de intubação traqueal do paciente, a videolaringoscopia é uma técnica promissora e cada vez mais utilizada. Existem situações em que a ventilação utilizando máscara pode ser difícil, determinando uma situação de "não consigo ventilar, não consigo intubar".

O tratamento da lesão por inalação de fumaça consiste em medidas de suporte. Caso haja suspeita de toxicidade sistêmica (cianeto ou CO), realizar intervenções específicas. Quando existe a indicação de ventilação mecânica, deve-se sempre objetivar a minimização da lesão pulmonar induzida pelo aparelho de VPM. O tratamento desses pacientes se inicia no local em que ocorreu a lesão. A avaliação inicial deve objetivar a permeabilidade da via aérea, existindo muitas indicações potenciais para intubação traqueal precoce e mesmo profilática nas crianças com queimadura grave (Quadro 8.6).

Quadro 8.6. Indicações para intubação traqueal precoce após a lesão por inalação de fumaça
• Queimadura extensa acometendo a face e o pescoço
• Sinais e sintomas progressivos e obstrução da via aérea devido ao edema
• Inabilidade de proteção da via aérea por aspiração
• Toxicidade significante por monóxido de carbono e cianeto
• Falência respiratória
• Instabilidade hemodinâmica

Fonte: Adaptado de Woodson LC, et al., 2018.

A hipoxemia precoce em consequência da alteração da troca gasosa pode não se corrigir com a suplementação de oxigênio umidificado. Nos pacientes com manutenção ou piora do desconforto respiratório, pode haver a necessidade de intubação traqueal, adicionando-se também essa indicação para aqueles com alteração do nível de consciência para prevenir a aspiração pulmonar.

Muitos pacientes podem ser expostos aos riscos de intubação traqueal sem que haja benefícios em relação ao procedimento. O Quadro 8.7 lista os riscos associados por intubação traqueal desnecessária.

Quadro 8.7. Riscos de intubação traqueal desnecessária em pacientes queimados
• Alteração da comunicação com o paciente
• Tentativas urgentes mais prováveis de ter falha ou ocasionar lesão
• A queimadura facial torna difícil fixar o tubo intratraqueal, e ocorrem extubações não intencionais
• O paciente com queimadura aguda frequentemente necessita de sedação profunda quando intubado, o que aumenta a morbidade associada à extubação não intencional
• O tubo intratraqueal pode piorar a lesão de laringe

Fonte: Adaptado de Woodson LC, et al., 2018.

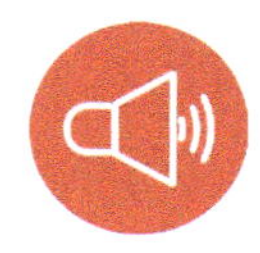

A intubação traqueal pode ser particularmente perigosa durante o transporte extra-hospitalar. Esses pacientes necessitam de uma boa sedação a fim de evitar a extubação não planejada, que incorpora a possibilidade de alteração da condução respiratória e de hipoventilação grave. Esse risco é maior ainda quando se empregam musculorrelaxantes durante o transporte.

Ventilação pulmonar mecânica: conduta de consenso

A utilização de ventilação pulmonar mecânica no paciente grande queimado ainda não é baseada em fortes evidências em relação a vários parâmetros selecionados durante o suporte invasivo. Uma conferência realizada em 1993 (adaptado de Slutsky A, 1993) concluiu que:

- Pode se escolher o modo ventilatório que mantenha a oxigenação e a ventilação, desde que o clínico tenha experiência prática.
- Deve-se objetivar um alvo de saturação de oxigênio aceitável.
- É discutível a utilização de uma pressão de platô > 35 cmH_2O. Entretanto, em condições clínicas associadas à diminuição da complacência da parede torácica, a utilização de pressão de platô é > 35 cmH_2O.
- Acompanhando os objetivos de limitação da pressão de platô, pode-se permitir um aumento dos valores da $PaCO_2$ (hipercapnia permissiva), a menos que existam contraindicações para utilização de uma $PaCO_2$ ou pH próximo da normalidade
- É útil empregar pressão positiva no final da expiração (PEEP) para manter a oxigenação. Um nível adequado da PEEP pode ser de valor na prevenção da lesão pulmonar. O nível da PEEP pode ser estabelecido por triagem empírica e reavaliado regularmente.
- Volumes correntes maiores (10-12 ml/kg) podem ser necessários para melhorar a oxigenação, caso as estratégias de ventilação protetora não sejam efetivas. As taxas do pico de fluxo devem ser ajustadas conforme a necessidade inspiratória do paciente. Cuidados devem ser adotados para evitar as consequências de utilização de pressões no aparelho de ventilação mecânica, caso se necessite de volumes correntes elevados

Os parâmetros respiratórios nas crianças que evoluem com síndrome do desconforto respiratório agudo (SDRA) seguem as bases dos estudos que avaliaram o volume corrente que observaram uma diminuição da incidência da mortalidade (The acute respiratory distress syndrome network, 2000). A Tabela 8.1 é uma prática clínica aceita em relação à seleção dos parâmetros iniciais na criança queimada com SDRA.

Tabela 8.1. Diretrizes com objetivos alvos da ventilação mecânica em crianças

Variável	Parâmetros
Volume corrente	6-8 ml/kg
Frequência respiratória	12-45 respi/min
Pressão de platô	< 30 cmH_2O
Relação ins:exp	1:1-1:3

(continua)

Tabela 8.1. Diretrizes com objetivos alvos da ventilação mecânica em crianças (continuação)	
Taxa de fluxo	40-100 l/min
PEEP	7-5 cmH_2O

Fonte: Adaptado de Mlcak RP, et al., 2018.

A utilização de ventilação percussiva de alta frequência tem se demonstrado promissora nos pacientes com lesão pulmonar devido à inalação de fumaça (CIOFFI W, et al, 1989; Mlcak RP, et al., 1997). A ventilação percussiva de alta frequência utiliza o aparelho de ventilação *volume diffusive respiration* (VDR), com o funcionamento oscilando entre as pressões inspiratórias e expiratórias na via aérea (Figura 8.6), conforme a curva evidenciada no monitor do aparelho.

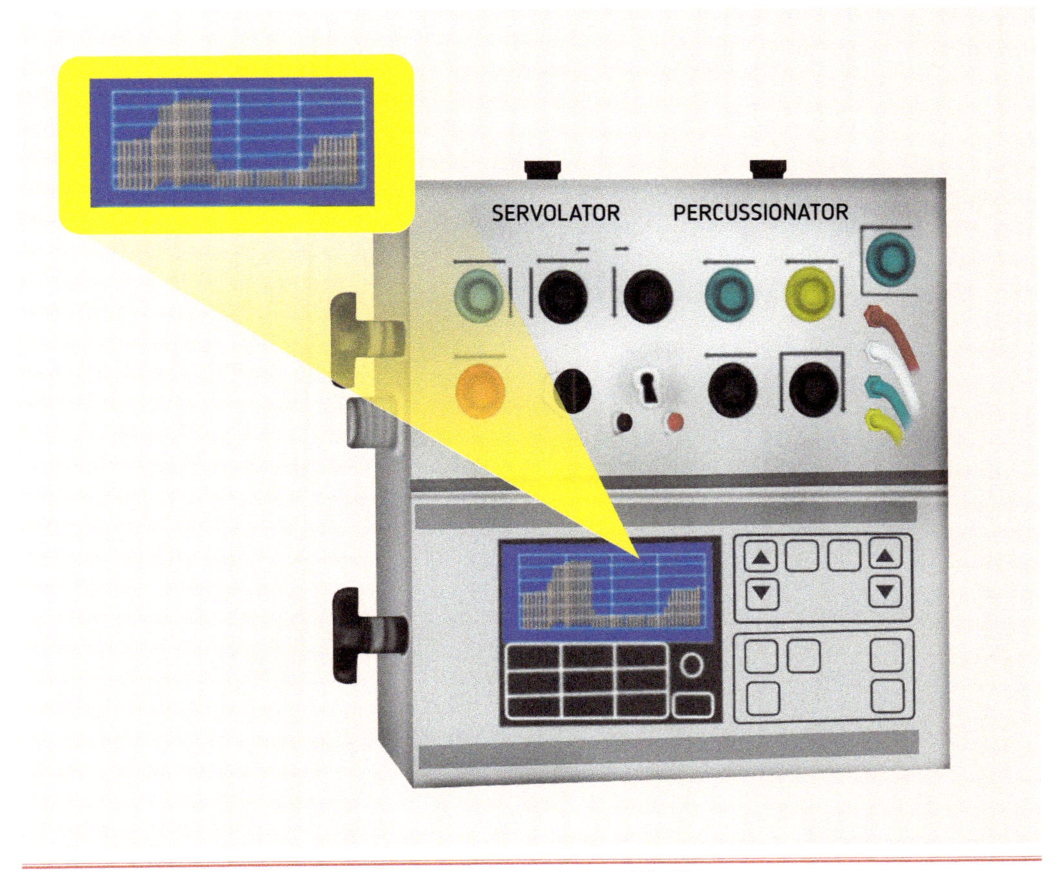

FIGURA 8.6. Aparelho para ventilação percussiva de alta frequência – VDR-4®.
Fonte: Disponível em: https://issuu.com/percussionaire/docs/vdr_manual. Acesso em: 28 ago. 2019.

De acordo com a experiência clínica, sugerem-se as seguintes diretrizes em relação aos parâmetros iniciais da ventilação percussiva de alta frequência em pediatria (Tabela 8.2).

Tabela 8.2. Diretrizes para ventilação percussiva de alta frequência	
Variável	**Parâmetros**
Taxa de fluxo pulsátil (PIP)	20 cmH_2O
Frequência de pulso (taxa alta)	500-600
Taxa respiratória baixa	15-20
Relação ins:exp	1:1 ou 2:1
PEEP oscilatória	3 cmH_2O
PEEP de demanda	2 cmH_2O

Fonte: Adaptado de Mlcak RP, et al., 2018.

Os parâmetros do aparelho são ajustados de acordo com a condição clínica e os dados da gasometria arterial do paciente. Para melhorar a oxigenação, deve-se mudar o modo para uma condição mais difusiva (aumentar a frequência de pulso), e, para eliminar mais dióxido de carbono, mudar para um modo mais convectivo (diminuir a frequência de pulso). Na ventilação percussiva de alta frequência são fornecidos volumes inferiores aos volumes correntes e um passo a passo progressivo até que um equilíbrio pré-selecionado seja atingido, sendo que a exalação é passiva. Deve-se adequar a umidificação dos gases respiratórios inalados, pois pode ocorrer traqueobronquite necrotizante grave.

A ventilação com oscilação e alta frequência (VOAF) fornece frequências respiratórias altas com volumes correntes muito baixos, criando um alto fluxo de oxigênio sem um aumento acentuado das pressões nas vias aéreas. A eficácia da VOAF foi estudada em crianças queimadas, indicando que essa modalidade pode melhorar significantemente a oxigenação (RITACCA FV, et al., 2003).

A oxigenação de membrana extracorpórea (OMEC) oferece suporte respiratório e cardíaco, podendo ser utilizada com canulação venovenosa ou venoarterial. Esta última fornece suporte ventilatório e hemodinâmico. A OMEC é utilizada como "resgate" nas hipoxemias refratárias (ASKEGARD-GIESMANN, et al., 2010). Os resultados de uma revisão sistemática utilizando OMEC em pacientes com lesão inalatória foram imprecisos (ASMUSSEN S, et al., 2013).

Extubação traqueal

Os critérios padrões para extubação traqueal incluem índices fisiológicos para dar suporte ao processo de desmame. Alguns índices mais utilizados estão relacionados no Quadro 8.8.

Quadro 8.8. Paciente queimado: critérios de extubação traqueal (índices incluídos)
• Relação PaO_2/FO_2 > 250
• Pressão inspiratória máxima > 60 cmH_2O
• Capacidade vital de pelo menos 15-20 ml/kg
• Volume corrente espontâneo de pelo menos 5-7 ml/kg

(continua)

Quadro 8.8. Paciente queimado: critérios de extubação traqueal (índices incluídos) (continuação)
• Ventilação voluntária máxima de pelo menos 2 vezes a ventilação-minuto
• Extravasamento audível ao redor do tubo intratraqueal

Fonte: Adaptado de Mlcak RP, et al., 2018.

Esses índices avaliam fundamentalmente a habilidade da criança para manter a ventilação espontânea. Eles não avaliam a habilidade em termos de proteção da via aérea.

A utilização de uma avaliação broncoscópica antes da extubação traqueal poderá ajudar na decisão quanto à tentativa da extubação. Nunca extubar esses pacientes sem todo o material de reintubação preparado e ao lado da criança. Caso o paciente apresente laringite pós-extubação com a presença de estridor inspiratório, utilizar adrenalina por via inalatória[48].

A indicação mais comum de traqueotomia nas crianças com queimadura ou com lesão inalatória grave são:

- necessidade de um tempo prolongado de ventilação mecânica;
- falha do desmame;
- necessidade de nova intubação traqueal.

A decisão de efetuar a traqueotomia deverá ser baseada na extensão, profundidade e localização da queimadura (SEN S, et al., 2015).

As práticas e os benefícios de mobilização precoce em pacientes gravemente enfermos são bem conhecidos, mas existe uma ausência de estudos relatando as práticas de mobilização e condição funcional em pacientes queimados. Uma pesquisa recente avalia essas práticas, incluindo a escala de mobilidade em pacientes adultos admitidos em uma UTI de queimados (FIGUEIREDO TB, et al., 2019).

CONCLUSÃO

A lesão por inalação de fumaça está associada a grandes queimaduras, sendo um desafio para a atuação multiprofissional. Problemas técnicos e fisiológicos que complicam o manejo respiratório necessitam de conhecimento prático e teórico para melhor abordagem do paciente. Recomenda-se que o cuidado respiratório fornecido à criança com inalação de fumaça seja bem estruturado a fim de se obter uma melhora da morbidade e mortalidade dos pacientes. O manejo respiratório inclui a terapêutica com aerossol, a utilização de cânula nasal de alto fluxo aquecida e umidificada, modos avançados de ventilação mecânica e várias terapêuticas adjuntas.

ORIENTAÇÃO DO AUTOR

Acessando o conteúdo deste QR code você ouvirá orientações do autor sobre este capítulo.

REFERÊNCIAS

- Alcorta R. Smoke inhalation & acute cyanide poisoning: hydrogen cyanide poisoning proves increasingly common in smoke-inhalation victims. JEMS. 2004;29(8):suppl 6-15; quiz suppl 16-7.
- Askegard-Giesmann JR, Besner GE, Fabia R, Caniano DA, Preston T, Kenney BD. Extracorporeal membrane oxygenation as a lifesaving modality in the treatment of pediatric patients with burns and respiratory failure. Journal of Pediatric Surgery. 2010;45(6):1330-5. doi:10.1016/j.jpedsurg.2010.02.106.
- Asmussen S, Maybauer DM, Fraser JF, Jennings K, George S, Keiralla A, Maybauer MO. Extracorporeal membrane oxygenation in burn and smoke inhalation injury. Burns. 2013;39(3):429-435. doi:10.1016/j.burns.2012.08.006.
- Baud FJ, Barriot P, Toffis V, et al. Elevated blood cyanide concentrations in victims of smoke inhalation. N Engl J Med. 1991;325(25):1761-6.
- Brown M, Desai M, Traber LD, et al. Dimethylsulfoxide with heparin in the treatment of smoke inhalation injury. J Burn Care Rehabil. 1988;9(1):22-5.
- Cancio LC. Airway management and smoke inhalation injury in the burn patient. Clin Plast Surg. 2009;36(4):555-67.
- Chung KK, Friedman BC. Critical care of the severely burned. In: Parrillo JE, Dellinger RP. Critical care medicine: principles of diagnosis and management in the adult. 5th ed. Elsevier; 2019. p.1074-92.e6.
- Cioffi W, Graves T, McManus W, et al. High-frequency percussive ventilation in patients with inhalation injury. J Trauma. 1989;29:350-4.
- Clark CJ, Campbell D, Reid WH. Blood carboxyhaemoglobin and cyanide levels in fire survivors. Lancet. 1981;1(8234):1332-5.
- Cui P, Xin HM, Zhan Q, et al. Mechanism of lung injury of rats induced by inhalation of white smoke from burning smoke pot. Zhonghua Shao Shang Za Zhi. 2018;34(7):476-80.
- da Silva PS, Fonseca MC, Iglesias SB, et al. Nebulized 0.5, 2.5 and 5 ml L-epinephrine for post-extubation stridor in children: a prospective, randomized, double-blind clinical trial. Intensive Care Med. 2012;38(2):286-93.
- Dai NT, Chen TM, Cheng TY, et al. The comparison of early fluid therapy in extensive flame burns between inhalation and non inhalation injuries. Burns. 1998;24(7):671-5.
- de Figueiredo TB, Utsunomiya KF, de Oliveira AMRR, et al. Mobilization practices for patients with burn injury in critical care. Burns. 2019. pii: S0305-4179(19)30058-0.
- Deutsch CJ, Tan A, Smailes S, et al. The diagnosis and management of inhalation injury: an evidence based approach. Burns. 2018;44(5):1040-1.
- Enkhbaatar P, Pruitt BA Jr, Suman O, et al. Pathophysiology, research challenges, and clinical management of smoke inhalation injury. Lancet. 2016 1;388(10052):1437-46.
- Faraklas I, Cochran A, Saffle J. Review of a fluid resuscitation protocol. Journal of Burn Care & Research. 2012;33(1):74-83. doi:10.1097/bcr.0b013e318234d949.

- Gigengack RK, van Baar ME, Cleffken BI, et al. Burn intensive care treatment over the last 30 years: improved survival and shift in case-mix. Burns. 2019;45(5):1057-65.
- Griscom NT, Wohl ME. Dimensions of the growing trachea related to age and gender. AJR Am J Roentgenol. 1986;146(2):233-7.
- Gupta K, Mehrotra M, Kumar P, et al. Smoke inhalation injury: etiopathogenesis, diagnosis, and management. Indian J Crit Care Med. 2018;22(3):180-8.
- Haponik E. Smonke inhalation injury: some priorities for respiratory care professionals. Resp Care. 1992;37:609.
- Hettiaratchy S, Dziewulski P. ABC of burns: pathophysiology and types of burns. BMJ. 2004 2;328(7453):1427-9.
- Hunt JL, Agee RN, Pruitt BA Jr. Fiberoptic bronchoscopy in acute inhalation injury. J Trauma. 1975;15(8):641-9.
- Kimura R, Traber LD, et al. Increasing duration of smoke exposure induces more severe lung injury in sheep. J Appl Physiol. 1988;64:1107-13.
- Linares HA. A report of 115 consecutive autopsies in burned children: 1966-80. Burns Incl Therm Inj. 1982;8(4):263-70.
- Mlcak RP, Cortiella J, Desai MH, et al. Lung compliance, airway resistance, and work of breathing in children after inhalation injury. J Burn Care Rehabil. 1997;18(6):531-4.
- Mlcak RP, Suman OE, Sousse LE, et al. Respiratory care. In: Herndon DN (ed.). Total burn care. 5th ed. Elsevier; 2018. p.195-204.e2.
- Moore SJ, Ho IK, Hume AS. Severe hypoxia produced by concomitant intoxication with sublethal doses of carbon monoxide and cyanide. Toxicol Appl Pharmacol. 1991;109(3):412-20.
- Morocco AP. Cyanides. Crit Care. 2005;21(4):691-705.
- Muehlberger T, Kunar D, Munster A, et al. Efficacy of fiberoptic laryngoscopy in the diagnosis of inhalation injuries. Arch Otolaryngol Head Neck Surg. 1998;124(9):1003-7.
- Müller Dittrich MH, Brunow de Carvalho W, Lopes Lavado E. Evaluation of the "early" use of albumin in children with extensive burns. Pediatric Critical Care Medicine. 2016;17(6), e280-e286. doi:10.1097/pcc.0000000000000728.
- Navar PD, Saffle JR, Warden GD. Effect of inhalation injury on fluid resuscitation requirements after thermal injury. Am J Surg. 1985;150(6):716-20.
- Newberry JA, Bills CB, Pirrotta EA, et al. Timely access to care for patients with critical burns in India: a prehospital prospective observational study. Emerg Med J. 2019;36(3):176-82.
- Palmieri TL. Inhalation injury: research progress and needs. J Burn Care Res. 2007;28(4):549-54.
- Prien T, Traber DL. Toxic smoke compounds and inhalation injury: a review. Burns. 1988;14:451-60.
- Purser DA, Grimshaw P, Berrill KR. Intoxication by cyanide in fires: a study in monkeys using polyacrylonitrile. Arch Environ Health. 1984;39(6):394-400.
- Ritacca FV, Stewart TE. Critical Care. 2003;7(5):385. doi:10.1186/cc2182.
- Rogers AD, Karpelowsky J, Millar AJW, Argent A, Rode H. (2009). Fluid creep in major pediatric burns. European Journal of Pediatric Surgery. 20(02):133-8. doi:10.1055/s-0029-1237355.
- Saffle JR, Sullivan JJ, Tuohig GM, et al. Multiple organ failure in patients with thermal injury. Crit Care Med. 1993;21(11):1673-83.
- Sen S. Pediatric inhalation injury. Burns & Trauma. 2017;5(1). doi:10.1186/s41038-017-0097-5.
- Sen S, Heather J, Palmieri T, Greenhalgh D. (2015). Tracheostomy in pediatric burn patients. Burns. 2015;41(2):248-51. doi:10.1016/j.burns.2014.10.005.
- Shirani KZ, Pruitt BA Jr, Mason AD Jr. The influence of inhalation injury and pneumonia on burn mortality. Ann Surg. 1987;205(1):82-7.
- Slutsky AS. Mechanical ventilation. American College of Chest Physicians' Consensus Conference. Chest. 1993;104(6):1833-59.

- Soejima K, Schmalstieg FC, et al. Pathophysiological analysis of combined burn and smoke inhalation injuries in sheep. Am J Physiol Lung Cell Mol Physiol. 2001;280:L1233-L41.
- Spano S, Hanna S, Li Z, Wood D, et al. Does bronchoscopic evaluation of inhalation injury severity predict outcome? J Burn Care Res. 2016;37(1):1-11.
- Tasaka S, Kanazawa M, Mori M, et al. Long-term course of bronchiectasis and bronchiolitis obliterans as late complication of smoke inhalation. Respiration. 1995;62(1):40-2.
- The acute respiratory distress syndrome network: ventilation with lower tidal volumes as compared with traditional tidal volumes for acute lung injury and the acute respiratory distress syndrome. N Engl J Med. 2000;342(181):1301-8.
- Toon MH, Maybauer MO, Greenwood JE, et al. Management of acute smoke inhalation injury. Crit Care Resusc. 2010;12(1):53-61.
- Woodson LC, Branski LK, Enkhbaatar P, et al. Diagnosis and treatment of inhalation injury. In: Herndon DN (ed.). Total burn care. 5th ed. Elsevier; 2018. p.184-94.e3.
- Woodson LC. Diagnosis and grading of inhalation injury. J Burn Care Res. 2009;30(1):143-5.

9 POSIÇÃO PRONA

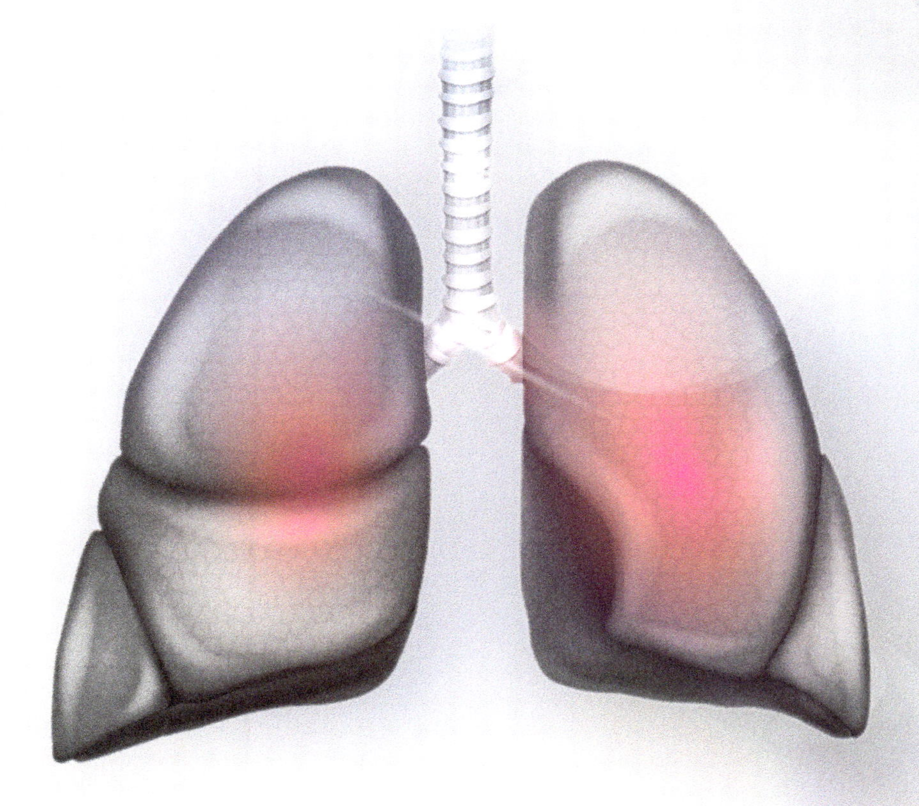

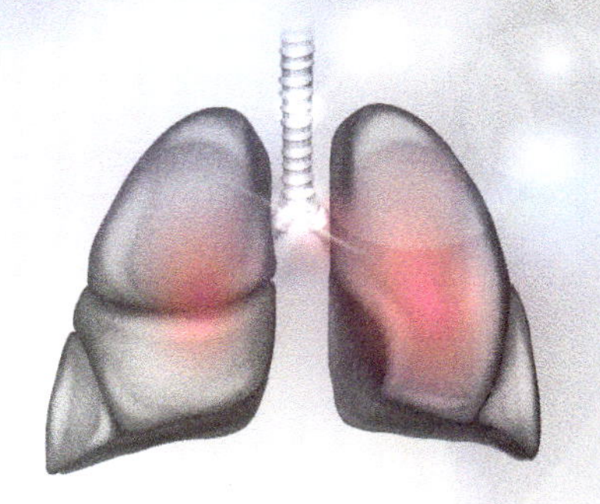

Posição Prona

INTRODUÇÃO

Posição prona significa o fornecimento de ventilação pulmonar mecânica (VPM) com a criança deitada na posição prona.

Para diminuir a atelectasia nos pulmões com lesão, Bryan propôs a colocação dos pacientes em posição prona, pois, teoricamente, ela pode diminuir o gradiente de pressão pleural e restaurar a aeração das regiões pulmonares dorsais (Bryan AC, 1974). Vários estudos sugerem que a posição prona melhora a oxigenação na maioria dos pacientes com síndrome do desconforto respiratório aguda (SDRA) (70-80%), aumentando a relação PaO_2/FiO_2 de 35 mmHg, segundo as pesquisas delineadas na Tabela 9.1.

Tabela 9.1. Posição prona: resumo das 5 maiores pesquisas

	1° Autor				
Características	**Gattinoni**	**Guerin**	**Mancebo**	**Taccone**	**Sud**
Nº de pacientes (PS/PP)	152/152	378/413	60/76	174/168	229/237
% da SDRA (PS/PP)	93,3/94,7	28/33,9	100/100	100/100	100/100
PaO_2/FiO_2 (mmHg)	127	150	147	113	100
Volume corrente (mL/kg)	10,3 MBW	8 MBW	8.4 PBW	8 PBW	6,1 PBW
Duração da sessão PP (média de horas por sessão)	7	8	17	18	17
Mortalidade (PS/PP) (%)	25/21,1	31,5/32,4	58/43	32,8/31	32,8/16

Alguns dos pacientes dessas pesquisas melhoraram a oxigenação durante a ventilação na posição prona, e uma parte deles continuou a apresentar melhora da oxigenação durante horas após o retorno para a posição supina.

O benefício relacionado à mortalidade foi relatado em alguns estudos. Uma pesquisa randomizada (PROSEVA) e várias metanálises relataram benefícios em relação à diminuição da mortalidade em uma superpopulação de pacientes com SDRA grave (definida como uma relação $PaO_2/FiO_2 < 150$ mmHg) (Sud S, et al., 2010; Munshi L, et al., 2017).

EFEITOS FISIOLÓGICOS NA POSIÇÃO PRONA

Sabe-se que existe, normalmente, uma diferença regional na pressão pleural, sendo mais subatmosférica no ápice e atmosférica nas áreas pulmonares não dependentes. A pressão transpulmonar (forças que distendem o pulmão) diminui através do eixo ventral-dorsal, e o tamanho das unidades alveolares diminui em direção às áreas dependentes.

Quando se coloca um paciente na posição prona devido a modificações na forma do tórax-pulmão, a pressão intrapleural torna-se menos negativa nas regiões não dependentes e menos positiva nas dependentes (GUÉRIN C, et al., 2014; TAWHAI MH, et al., 2009). Adicionalmente, a pressão intrapleural, a pressão transpulmonar e a distribuição regional da insuflação tornam-se mais homogêneas (Figura 9.1).

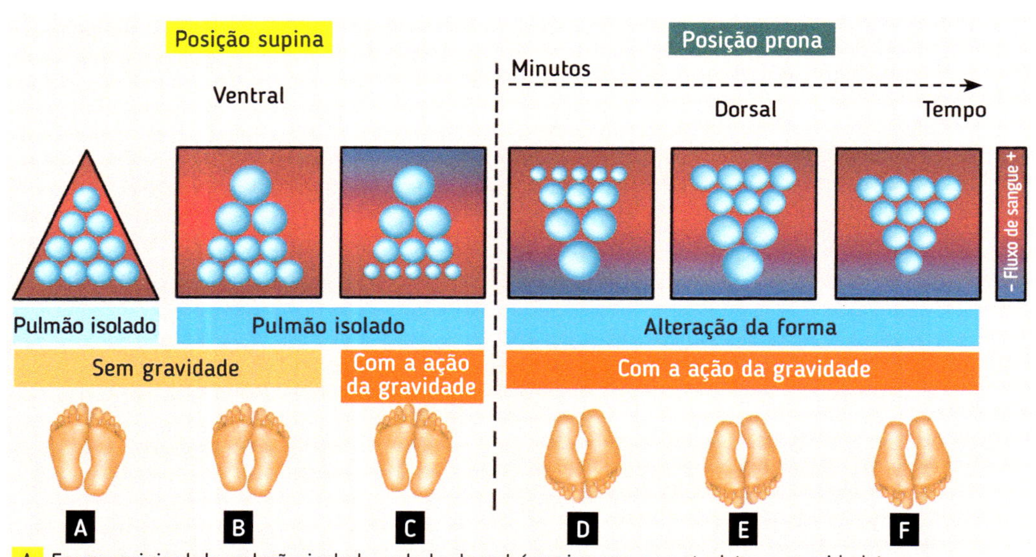

A Forma original do pulmão isolado; o lado dorsal é maior que o ventral (sem gravidade);
B O resultado da alteração da forma: as unidades alveolares têm maior tamanho ventralmente e menor dorsalmente (sem gravidade);
C O efeito aditivo da gravidade na ventilação e perfusão: o fluxo sanguíneo é, incialmente, dirigido para regiões dependentes, enquanto as unidades pulmonares dependentes se fecham;
D Imediatamente após a colocação na posição prona, o fluxo sanguíneo pulmonar nas regiões dorsais é mantido inalterado;
E Segue-se o recrutamento de pulmão dorsal (maior do que o de-recrutamento ventral); as forças gravitacionais comprimem a região ventral, mas esse efeito é tamponado pela expansão regional devido à alteração da forma;
F A pressão transpulmonar e a distribuição da insuflação regional tornam-se mais homogêneas através do pulmão, resultando, finalmente, em uma melhor oxigenação.

FIGURA 9.1. Resumo mostrando os efeitos sequenciais da posição prona na síndrome do desconforto respiratório agudo.
Fonte: Koulouras V, et al., 2016.

Em estudos em animais e humanos, tem-se demonstrado que a conversão da posição supina para a posição prona mantém o fluxo sanguíneo pulmonar nas regiões dorsais sem alterações, sendo este prevalente nessas áreas dorsais pulmonares.

Distribuição da ventilação

Uma analogia útil de representação do pulmão é uma mola de forma triangular suspensa a partir de seu ápice (análoga à posição supina) e a partir de sua base (análoga à posição prona). A combinação dos efeitos da gravidade e a maior massa de tecido suspensa a partir da maior área da parede torácica dorsal produzem uma distribuição igual ao estresse através do pulmão, ocasionando um tamanho alveolar mais uniforme (Figura 9.2).

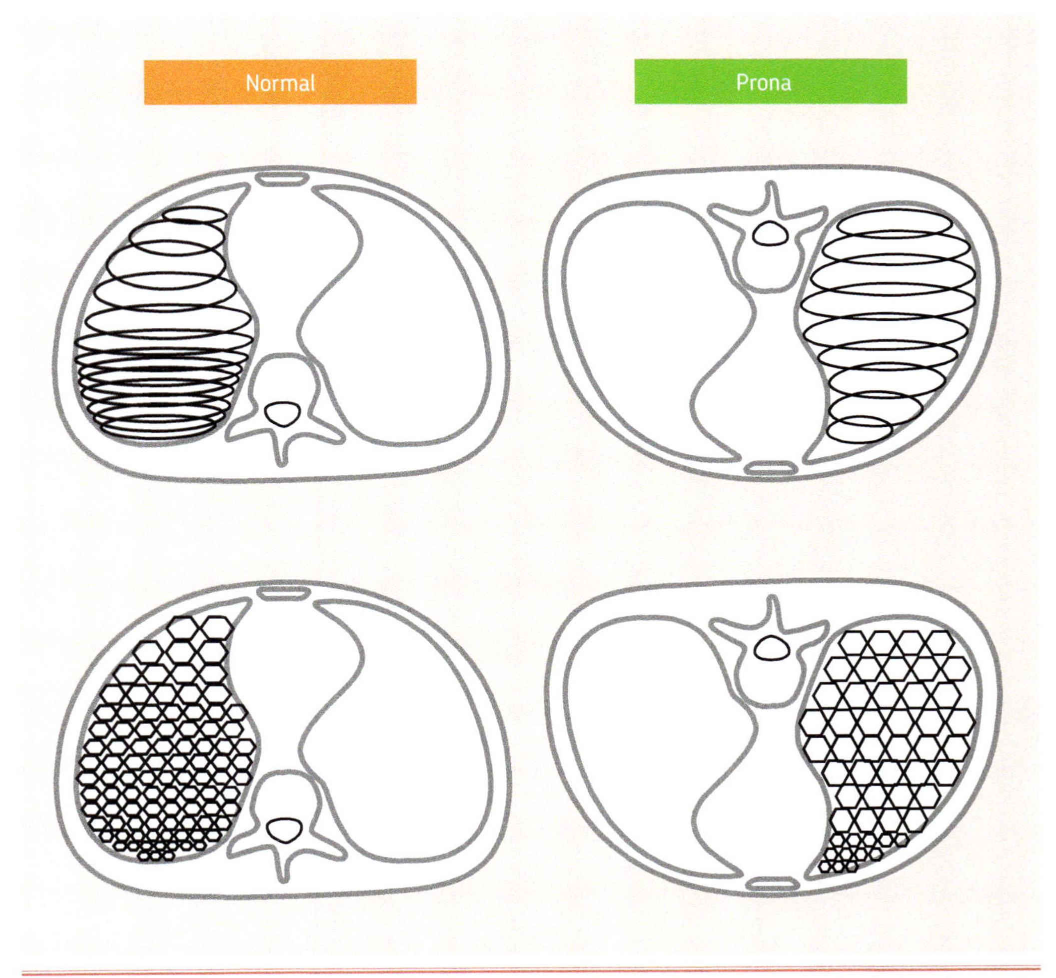

FIGURA 9.2. Representação esquemática da distribuição do estresse: tensão e seu impacto na distribuição do tamanho do alvéolo, avaliando-se as posições prona e supina.
Fonte: Adaptado de Kallet RH, et al., 2015.

Nos pulmões dos pacientes com SDRA, os alvéolos coexistem em situações em que estão normais e outros colapsados com possibilidade de recrutamento junto com outros não recrutáveis. Essa situação produz aumento no peso do pulmão, precipitando o colapso das regiões pulmonares dependentes (atelectasia por compressão) e o aumento da distensão das regiões não dependentes devido à tração (Gattinoni L, et al., 2016) (Figura 9.3).

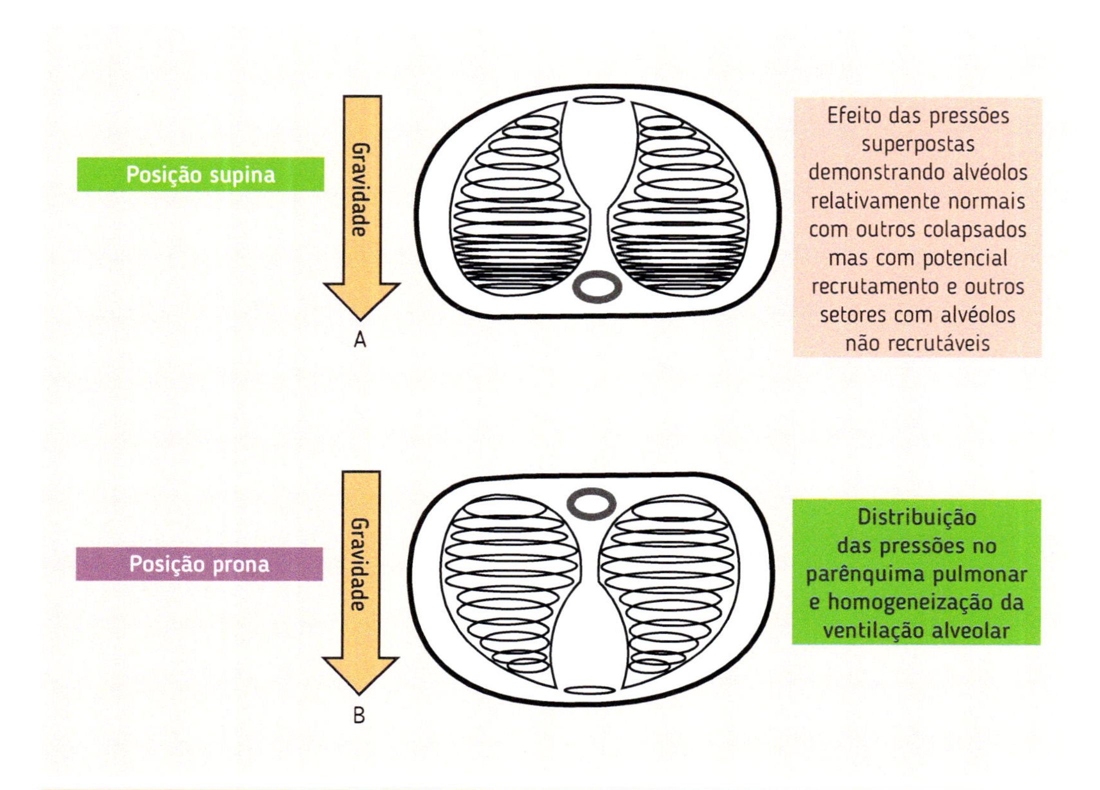

FIGURA 9.3. Modificações fisiológicas associadas com a posição prona.
Fonte: Adaptado de Setten M, et al., 2016.

Quando o paciente está na posição prona, existe um efeito na distribuição das pressões no parênquima pulmonar e na homogeneização da ventilação alveolar.

O esquema apresentado na Figura 9.4 explica a distribuição da ventilação e da perfusão do paciente nas posições supina e prona no final da inspiração e expiração.

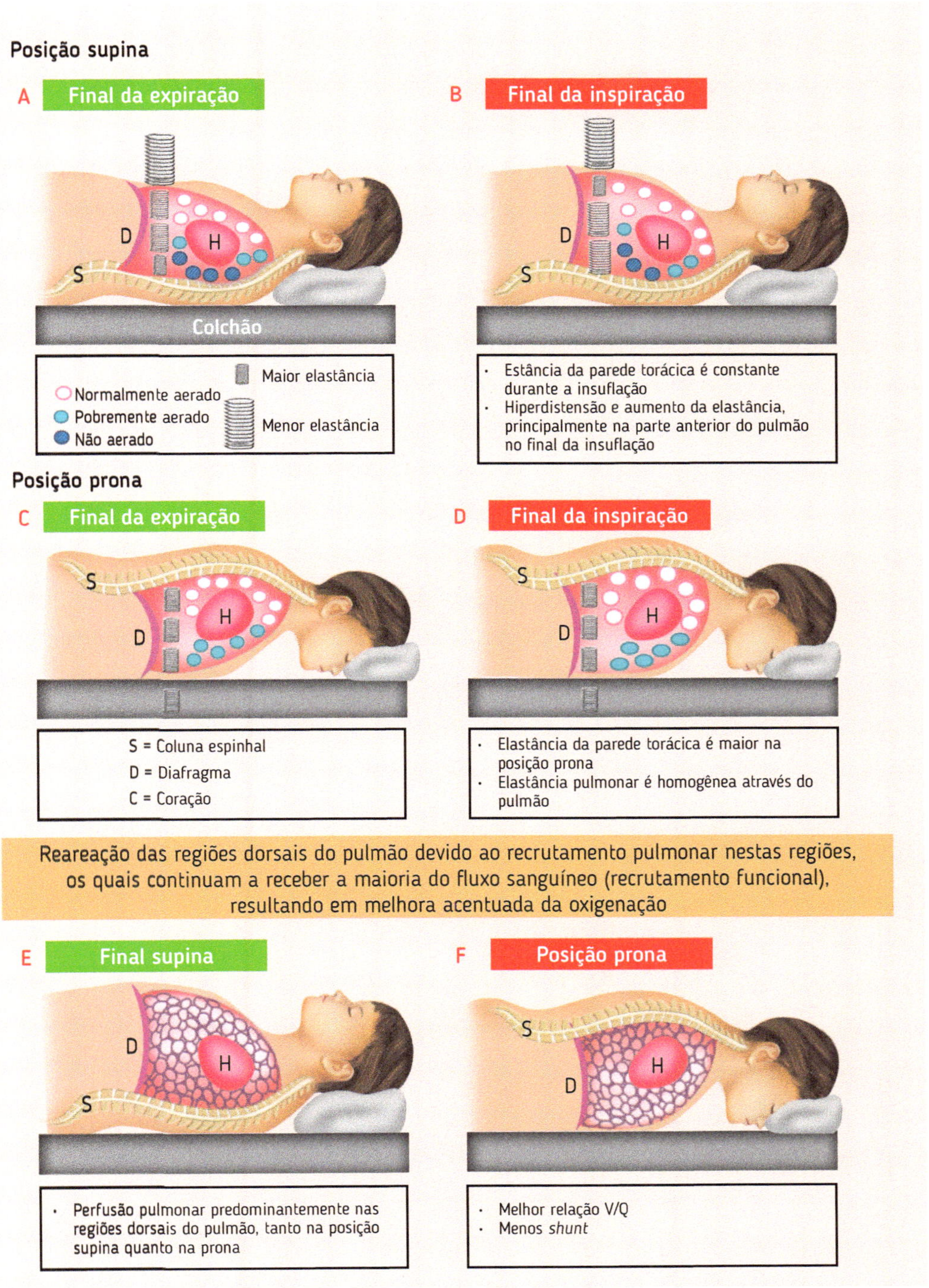

Posição supina

A Final da expiração

D
H
S
Colchão

Normalmente aerado
Pobremente aerado
Não aerado
Maior elastância
Menor elastância

B Final da inspiração

D
H
S

- Estância da parede torácica é constante durante a insuflação
- Hiperdistensão e aumento da elastância, principalmente na parte anterior do pulmão no final da insuflação

Posição prona

C Final da expiração

S
H
D

S = Coluna espinhal
D = Diafragma
C = Coração

D Final da inspiração

S
H
D

- Elastância da parede torácica é maior na posição prona
- Elastância pulmonar é homogênea através do pulmão

Reareação das regiões dorsais do pulmão devido ao recrutamento pulmonar nestas regiões, os quais continuam a receber a maioria do fluxo sanguíneo (recrutamento funcional), resultando em melhora acentuada da oxigenação

E Final supina

D
H
S

- Perfusão pulmonar predominantemente nas regiões dorsais do pulmão, tanto na posição supina quanto na prona

F Posição prona

S
H
D

- Melhor relação V/Q
- Menos *shunt*

FIGURA 9.4. Distribuição das regiões aeradas, pobremente aeradas e não aeradas no final da expiração e inspiração na posição supina e prona.
Fonte: Adaptado de Guérin C, 2018.

Existe uma reaeração das regiões dorsais devido ao recrutamento pulmonar nessas regiões, as quais continuam a receber a maioria do fluxo sanguíneo (recrutamento funcional), resultando em melhora acentuada da oxigenação, pois ocorre melhora da relação ventilação-perfusão e menor *shunt* intrapulmonar.

Mecânica torácica

As bases teóricas que suportam o uso da posição prona estão relacionadas ao modelo de compartimentos de tórax e abdômen, consistindo em órgãos com densidades muito diferentes, separados por uma membrana delgada (diafragma). A cavidade abdominal tem duas paredes rígidas (ancoradas pela pelve e pela coluna espinal) e duas paredes flexíveis (sua superfície ventral e o diafragma). Consequentemente, as alterações na pressão pleural e intra-abdominal devidas à posição do corpo são resultantes da distorção das porções flexíveis da parede abdominal (Figura 9.5). Esse fato influencia a forma e a posição do diafragma (Froese AB, 2006).

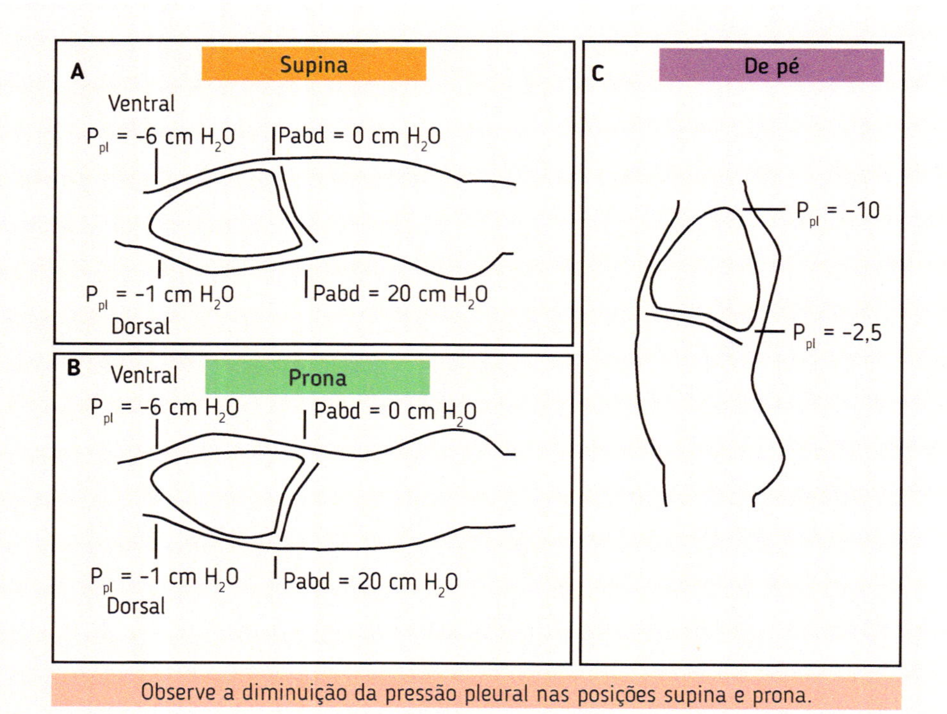

Ppl: pressão pleural / Pabd: pressão abdominal

FIGURA 9.5. Representação esquemática da distribuição vertical da pressão pleural do ápice para a base na posição de pé, supina e prona.
Fonte: Adaptado de Kallet RH, et al., 2015.

FISIOPATOLOGIA NA SDRA E POSIÇÃO PRONA

Os pacientes com SDRA que permanecem em posição supina apresentam as áreas deprimentes do pulmão com tendência a colapso, não apenas devido ao edema e ao aumento da pressão superposta, mas também a diferentes formas que existem entre o pulmão e a parede torácica, e à expansão resultante não homogênea nas unidades alveolares. Um pulmão isolado normalmente tem forma cônica, com o lado dependente inicialmente maior que o lado não dependente quando em posição supina, enquanto a parede torácica tem forma cilíndrica.

Na situação com SDRA na posição supina, as forças da gravidade, o aumento da pressão superposta e a alteração da forma do pulmão para a cavidade torácica agem na mesma direção, havendo efeitos prejudiciais nas unidades alveolares dependentes. Nos pacientes com SDRA que são colocados em posição prona, a alteração da forma contrabalança a gravidade e a pressão superposta, permitindo uma insuflação mais homogênea das áreas dependentes do pulmão (Figura 9.6).

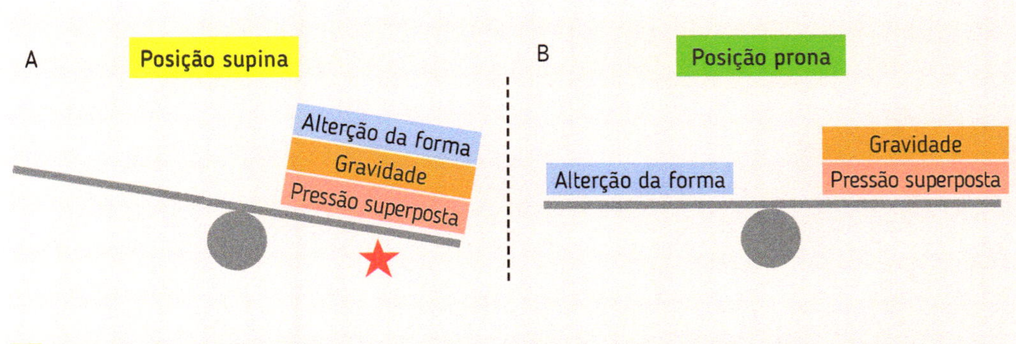

FIGURA 9.6. Relação entre gravidade, pressão sobreposta e correspondência de formas.
Fonte: Koulouras V, et al., 2016.

Adicionalmente, a posição prona elimina a compressão dos pulmões pelo coração (Malbouisson LM, et al., 2000) e alivia as áreas dependentes do pulmão em relação à pressão abdominal (Rouby JJ, et al., 2003).

PRÁTICA CLÍNICA DA POSIÇÃO PRONA

A posição prona é utilizada como estratégia para os pacientes que apresentam hipoxemia ameaçadora, objetivando evitar eventos adversos graves ou mesmo óbito, devido a hipoxemia grave. Uma metanálise realizada por Gattinoni L, et al., 2010 demonstrou que a posição prona estava associada com melhor taxa de sobrevida em pacientes com SDRA com $PaO_2/FiO_2 \leq 100$ mmHg. Abaixo são apresentados alguns critérios de inclusão, entre eles a disfunção respiratória com uma relação $PaO_2/FiO_2 < 150$ mmHg, segundo o estudo PROSEVA:

- Raio X de tórax com infiltrado bilateral difuso consistente com lesão pulmonar aguda ou SDRA:
    - ventilação pulmonar mecânica;
    - $FiO_2 \geq 0{,}6$ por 48 horas;
    - PEEP ≥ 15 cmH_2O por 48 horas (incluindo pressão controlada com relação inversa, autoPEEP);
- Aumento da disfunção respiratória evidenciada por:
    - $PaO_2/FiO_2 < 150$ mmHg.

Outra indicação seria a hipoxemia refratária ($PaO_2/FiO_2 \leq 100$ mmHg) devido a SDRA, conforme colocação do estudo de Gattinoni L, et al., 2010, com uma $PaO_2 \leq 60$ mmHg, independentemente da otimização dos parâmetros do aparelho de ventilação em uma FiO_2 de 100% (Taccone P, et al., 2009; Sud S, et al., 2010).

Em circunstâncias mais raras, a ventilação prona tem sido utilizada como uma "ponte" para oxigenação de membrana extracorpórea.

A utilização da posição prona não tem sido estudada em pacientes sem SDRA, sendo limitada a racionalização para sua utilização.

Na prática diária, a utilização ainda é limitada com o estudo LUNG SAFE, demonstrando o uso em 7% dos pacientes com SDRA e em 14% naqueles com SDRA grave.

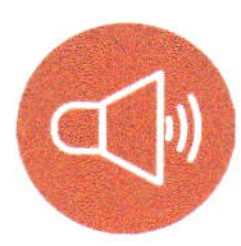

O risco de complicações, como acotovelamento ou perda da linha vascular e obstrução ou perda do tubo intratraqueal, pode explicar as barreiras para que não haja sua aplicação mais frequente, embora a pesquisa PROSEVA não tenha observado que a taxa dessas complicações era significantemente diferente entre os dois grupos contrários em pesquisas prévias.

Em relação às contraindicações para a ventilação prona, temos as absolutas (instabilidade espinal, fraturas instáveis, queimaduras na face anterior, choque e cirurgia traqueal recente) e as relativas (instabilidade hemodinâmica, cirurgias torácicas e abdominais).

No Quadro 9.1 são apresentadas sugestões de contraindicações para a ventilação prona.

Quadro 9.1. Lista sugerida de contraindicações para a intervenção (podem variar de acordo com a experiência particular de cada UTI)	
Contraindicações absolutas	• Queimaduras graves • Feridas abertas na superfície corpórea ventral • Instabilidade espinhal • Fraturas pélvicas • Gravidez • Arritmias cardíacas com risco de vida
Contraindicações relativas	• Pacientes com pressão intracraniana aumentada • Tubos de traqueotomia • Diálise contínua • Choque com altos níveis de medicações vasoativas

Fonte: Adaptado de Roche-Campo F, et al., 2011.

Recentemente foi realizada uma análise comparativa em várias pesquisas que utilizaram a posição prona, verificando-se que existe uma única contraindicação absoluta: a fratura instável de coluna espinal (Quadro 9.2).

Quadro 9.2. Posição prona: contraindicações de acordo com as pesquisas clínicas

Gattinoni	Guérin	Mancebo	Taccone
Edema cerebral ou hipertensão intracraniana	• PIC > 30 mmHg ou PPC < 60 mmHg • Hemoptise maciça, necessitando de cirurgia imediata ou procedimento radiológico intervencionista • Cirurgia traqueal ou esternotomia nos últimos 15 dias, exceto para acesso às vias aéreas • Trauma facial grave ou cirurgia facial nos últimos 15 dias • Trombose venosa profunda tratada por, pelo menos, 2 dias • Marcapasso cardíaco inserido nos últimos 2 dias	Trauma de crânio e/ou suspeita de pressão intracraniana elevada	Hipertensão intracraniana
Fratura de coluna espinal	Coluna instável, fêmur ou fraturas pélvicas	Fraturas pélvicas e/ou de coluna espinal	Fratura pélvica ou de coluna
Instabilidade hemodinâmica grave	• PAM < 65 mmHg • Gravidez • Tubo torácico anterior único com vazamentos de ar		

Fonte: Adaptado de Bein T, et al., 2016.

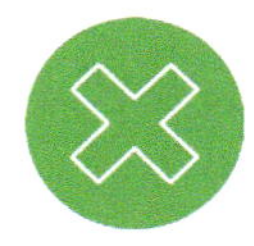

Outras contraindicações incluem a presença de ferida abdominal aberta, fratura pélvica instável, instabilidade e lesões da coluna espinal e lesão cerebral com monitoração da PIC.

Todas as outras contraindicações são relativas, sendo necessário balancear o risco-benefício, que geralmente favorece o procedimento de pronação. O Quadro 9.3 apresenta uma lista de pontos de maior atenção no uso prático da posição prona.

Quadro 9.3. Destaques sobre o uso da posição prona

1. **Quando colocar o paciente na posição prona: PRESSÃO**
   (deve-se ter os olhos voltados para o contato da pele do paciente no leito, checando todas as áreas onde os tubos e sistemas de monitoração podem ter contato com a pele)
2. **Quando está mantido na posição prona: ACESSO**
   (o acesso é limitado, e, caso haja uma intercorrência importante, como deslocamento do tubo intratraqueal, parada respiratória, chamar por ajuda - preferencialmente 2 ou 3 pessoas)
3. **Quando está mantido na posição prona: FALTA DE EXPERIÊNCIA**
   (deve-se ter um aprendizado adequado e intenso)
4. **Quando está na posição prona: COMPROMETIMENTO HEMODINÂMICO**
   (principalmente devido a dois componentes: retorno venoso e função cardíaca)

Resumo das recomendações para a utilização da posição prona na SDRA

O Quadro 9.4 sintetiza as recomendações para a utilização da posição prona, itemizando: quem deve ser colocado em posição prona; como colocar um paciente na posição prona; quanto tempo o paciente deve permanecer na posição prona por dia; quem não deve ser colocado na posição prona; potenciais complicações e quando interromper a manobra.

Quadro 9.4. Posição prona: resumo das recomendações

Quem deve ser colocado em posição prona?	Quem não deve ser colocado em posição prona?
• Pacientes com SDRA grave (PaO_2/FiO_2 < 150 mmHg) • No início da evolução (idealmente dentro de 48 horas) • Melhores resultados relatados quando o posicionamento prono é usado em combinação com ventilação com baixo volume corrente (6 ml/kg) e bloqueio neuromuscular	• Pacientes com trauma facial/pescoço ou instabilidade espinhal • Pacientes com esternotomia recente ou grande queimadura da superfície ventral • Pacientes com pressão intracraniana elevada • Pacientes com hemoptise maciça • Pacientes com alto risco de necessitar de RCP ou desfibrilação

(continua)

Quadro 9.4. Posição prona: resumo das recomendações (continuação)	
Como colocar o paciente em posição prona?	**Potenciais complicações**
• Requer 3-5 pessoas, muita atenção ao tubo intratraqueal (TIT) e linhas centrais • Preparação: pré-oxigenação, estômago vazio, aspiração de TIT/cavidade oral. Remover as derivações de ECG e recolocá-las nas costas, zeragem repetida dos transdutores hemodinâmicos • Apoiar e reposicionar frequentemente os pontos de pressão: face, ombro, pelve anterior	• Aumento temporário das secreções orais e traqueais que ocluem as vias aéreas • Migração ou torção de TIT • Cateter vascular torção • Pressão intra-abdominal elevada • Aumento de resíduos gástricos • Úlceras de pressão facial, edema facial, trauma labial devido ao TIT, lesão do plexo braquial (extensão do braço)
Quanto tempo por dia deve ficar o paciente em posição prona?	**Quando parar?**
• Testes bem-sucedidos usam pelo menos 16 horas de pronação diária • Sessões de posicionamento longas e propensas a evitar o derrecrutamento	• No PROSEVA, o posicionamento prono foi interrompido quando PaO_2/FiO_2 permaneceu > 150 mmHg 4 horas após a supinação (com PEEP < 10 cmH_2O e FiO_2 < 0,6) • A estratégia ideal não é clara: considerar a continuação do posicionamento prono até uma clara melhora nas trocas gasosas, na mecânica respiratória e na evolução clínica geral

Fonte: Adaptado de Scholten EL, et al., 2017.

PROCEDIMENTOS PARA A VENTILAÇÃO PRONA

Existem várias barreiras operacionais para a realização desse procedimento, entretanto vários centros possuem protocolos e uma prática que possibilita a realização do procedimento de maneira segura. Para os pacientes que preenchem os critérios de indicação para ventilação prona, a implementação desta deve seguir os seguintes passos:

- tempo para início;
- posicionamento;
- estratégias ventilatórias;
- monitoração;
- alimentação;
- sedação;
- procedimentos;
- duração.

Após 12-24 horas de um período de estabilização do paciente na ventilação supina, deve-se avaliar temporalmente a possibilidade do início precoce da ventilação prona, pois o recrutamento das unidades pulmonares colapsadas é mais fácil de ser realizado durante a fase exsudativa da SDRA.

Em relação ao posicionamento, não existe um método padrão para sua realização. Algumas camas podem facilitar o procedimento e minimizar o risco da rotação do paciente, independentemente da técnica. A movimentação para a posição prona necessita de um trabalho intensivo e de uma coordenação realizada por fisioterapeuta e enfermeiros. O fisioterapeuta mantém a estabilidade do tubo intratraqueal, enquanto o enfermeiro tem a função de proteger as linhas de acesso vascular (Quadro 9.5); pelo menos outras duas pessoas da equipe realizam a rotação do paciente.

Um intensivista experiente deve estar presente caso haja necessidade de reintubação do paciente.

Quadro 9.5. Posição prona: ABCDEFG

		Antes da posição prona	Após a posição prona
A	**Conexões (*attachments*)**	Desconecte os acessórios como eletrodos de ECG, probe da saturação de oxigênio, probe do dióxido de carbono, probe da temperatura e manguito de pressão arterial não invasivo	Recoloque os acessórios desconectados
B	**Roupa de cama (*bedding*)**	Mantenha outro lençol pronto para substituição	Verifique a roupa de cama quanto a qualquer item que possa machucar, por exemplo, uma dobra inadequada no lençol, tampas de agulha
C	**Cateteres**	O movimento horizontal deve ser para o lado com os cateteres venosos centrais. Se necessário, desligar as infusões. Cuidado com a diálise e cateteres arteriais. Assegure uma folga adequada na linha de infusão.	Verifique a posição; reconecte as infusões.
D	**Regiões dependentes**	Regiões dependentes estão relacionadas ao uso de almofadas, que são locais comuns de úlceras por pressão, como fronte, queixo e joelho, com almofadas adesivas.	O preenchimento pode ficar deslocado durante a rotação. Garantir a posição após o posicionamento prono.
E	**Tubo intratraqueal**	Marque a posição do tubo intratraqueal. Fixe e segure o tubo durante todo o movimento. Assegure folga adequada nos circuitos do aparelho de VPM.	Confirme a posição anotando a marca no tubo intratraqueal.
F	**Cateter de Foley**	O cateter de Foley com a bolsa de urina deve ser retirado da posição ao lado da cama, devendo ser mantido entre as pernas do paciente.	Anexar em qualquer um dos lados.
G	**Genitais**	Os órgãos genitais precisam de atenção especial, pois podem ser um local despercebido em relação a úlceras de pressão.	

O fornecimento de VPM na posição prona é similar ao empregado quando o paciente está na posição supina. O pico e o platô de pressão podem aumentar imediatamente após a colocação do paciente na posição prona, mas apresentam uma evolução típica de declínio com o tempo. Esse aumento inicial é, provavelmente, relacionado à diminuição da complacência da parede torácica e à mobilização de secreções.

A ventilação prona não requer monitoração adicional, embora a avaliação de aspiração intratraqueal deva ser realizada com maior frequência após o procedimento, pois grandes quantidades de secreção podem drenar através do tubo. Os eletrodos de ECG devem ser colocados na face posterior.

A alimentação do paciente na ventilação prona pode ser complicada por vômitos e aumento dos volumes residuais (Reignier J, et al., 2004; Saez de la Fuente I, et al., 2016). Deve-se manter uma pequena elevação da cabeça e utilizar de maneira judiciosa agentes procinéticos.

Os pacientes na ventilação prona geralmente necessitam de aumento de sedação.

Muitos procedimentos que são realizados com pacientes na posição supina podem ser, também, feitos no paciente na ventilação prona (broncoscopia, transporte do paciente para estudo de imagens).

Até o momento não se conhece a duração ótima para manter o paciente na posição prona. Os períodos variam de 12-18 horas, procurando-se manter, no mínimo, 16 horas.

A avaliação da resposta deve ser realizada observando-se se existe melhora sustentada na troca gasosa (aumento $\geq$ 10 mmHg na PaO_2), sem que haja alterações dos parâmetros do aparelho de ventilação ou evidência de recrutamento alveolar (melhora na complacência pulmonar, baseada na queda da pressão de platô para um dado volume corrente).

Habitualmente a resposta é observada na primeira hora após o procedimento, mas períodos maiores (12 horas) são apropriados para se assegurar a melhora da resposta. Caso haja falha na ventilação prona, sem melhora de nenhum dos dados colocados acima, deve-se recolocar o paciente na posição supina e verificar outra estratégia para melhorar a oxigenação.

RECOMENDAÇÕES

A Figura 9.7 delineia as recomendações para a utilização da posição prona de acordo com a definição de SDRA (Berlim).

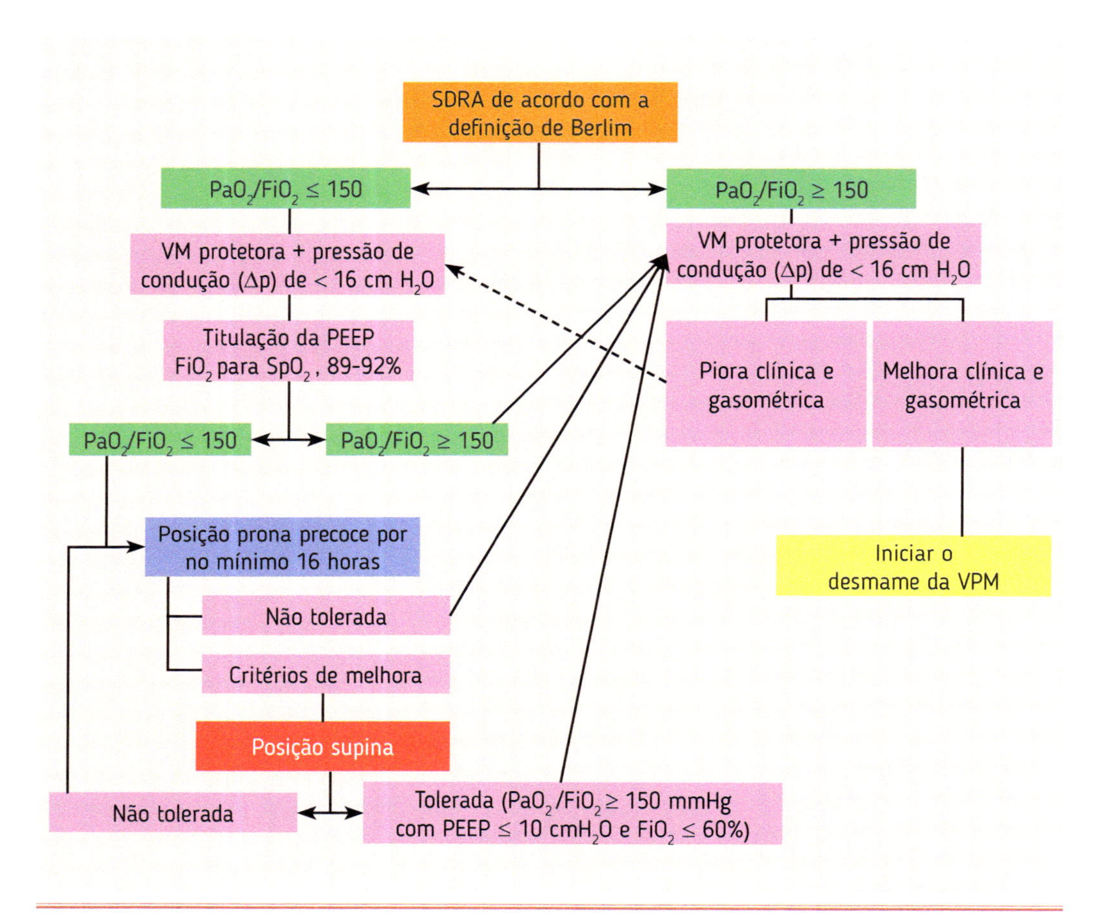

FIGURA 9.7. Fluxograma de decisão para implementação da posição prona nos pacientes com SDRA.
Fonte: Adaptado de Setten M, et al., 2016.

Deve-se considerar as seguintes possibilidades de ocorrer eventos durante a realização da manobra, fazendo com que esta seja interrompida:

- extubação acidental;
- dessaturação de O_2 mantida mesmo com uso de FiO_2 = 100% por um período maior do que 5 minutos;
- parada cardíaca ou manutenção de bradicardia (por 1 minuto);
- hipotensão de acordo com a faixa etária (mantida por 5 minutos);
- qualquer outra situação que, de acordo com os critérios da equipe, seja considerada de risco para o paciente.

COMPLICAÇÕES

A colocação em posição prona aumenta o risco de certas complicações, de acordo com os seguintes quesitos:

- deslocamento ou obstrução do tubo intratraqueal;
- deslocamento de tubo torácico e drenagem abdominal;
- aumento da pressão intra-abdominal;
- aumento da pressão intracraniana;
- dificuldade de monitoração (colocação dos eletrodos de ECG);
- maior carga de trabalho;
- dificuldades de realizar procedimentos ou reintubar;
- edema facial;
- trauma devido à pressão (ocular, de ponte nasal, de mento, da cabeça umeral, dos genitais masculinos).

Entretanto, a frequência dessas complicações tem sido variável (Beitler JR, et al., 2014; Curley MA, 1999).

CONCLUSÕES

A colocação do paciente na posição prona é um adjunto terapêutico importante atualmente no suporte do paciente com SDRA, pois apresenta impacto significante na fisiologia respiratória, sendo uma manobra factível na maioria dos cenários clínicos em unidade de terapia intensiva. Atualmente possui uma evidência embasada, devendo ser considerado no grupo de pacientes mais graves com uma relação $PaO_2/FiO_2 < 150$ mmHg, pois esses pacientes podem se beneficiar em termos da mortalidade. A aplicação da posição prona deve ser realizada apenas após a instituição de um protocolo e, adicionalmente, realizada por cuidadores da saúde (médicos, enfermeiros, fisioterapeutas) treinados.

ORIENTAÇÃO DO AUTOR

Acessando o conteúdo deste QR code você ouvirá orientações do autor sobre este capítulo.

REFERÊNCIAS

- Bein T, Grasso S, Moerer O, et al. The standard of care of patients with ARDS: ventilatory settings and rescue therapies for refractory hypoxemia. Intensive Care Med. 2016;42(5):699-711.
- Beitler JR, Shaefi S, Montesi SB, et al. Prone positioning reduces mortality from acute respiratory distress syndrome in the low tidal volume era: a meta-analysis. Intensive Care Med. 2014;40(3):332-41.
- Bryan AC. Conference on the scientific basis of respiratory therapy. Pulmonary physiotherapy in the pediatric age group. Comments of a devil's advocate. Am Rev Respir Dis. 1974;110(6 Pt 2):143-4.
- Curley MA. Prone positioning of patients with acute respiratory distress syndrome: a systematic review. Am J Crit Care. 1999;8(6):397-405.
- Froese AB. Gravity, the belly, and the diaphragm. Anesthesiology. 2006;104(1):193-6.
- Gattinoni L, Carlesso E, Taccone P, et al. Prone positioning improves survival in severe ARDS: a pathophysiologic review and individual patient meta-analysis. Minerva Anestesiol. 2010;76:448-54.
- Gattinoni L, Marini JJ, Pesenti A, et al. The "baby lung" became an adult. Intensive Care Med. 2016;42(5):663-73.
- Gattinoni L, Taccone, Carlesso E, et al. Prone position in acute respiratory distress syndrome. rationale, indications, and limits. Amer J Respir Crit Care Med. 2013;188(11):1286-93.
- Guérin C, Baboi L, Richard JC. Mechanisms of the effects of prone positioning in acute respiratory distress syndrome. Intensive Care Med. 2014;40:1634-42.
- Guérin C, Beuret P, Constantin JM, et al. A prospective international observational prevalence study on prone positioning of ARDS patients: the APRONET (ARDS Prone Position Network) study. Intensive Care Med. 2018;44(1):22-37
- Guérin C, Reignier J, Richard JC, et al. Prone positioning in severe acute respiratory distress syndrome. N Engl J Med. 2013;368(23):2159-68.
- Guérin C. Prone ventilation in acute respiratory distress syndrome. Eur Respir Rev. 2014;23(132):249-57.
- Kallet RH. A comprehensive review of prone position in ARDS. Respir Care. 2015;60(11):1660-87.
- Koulouras V, Papathanakos G, Papathanasiou A, et al. Efficacy of prone position in acute respiratory distress syndrome patients: a pathophysiology-based review. World J Crit Care Med. 2016;5(2):121-36.
- Malbouisson LM, Busch CJ, Puybasset L, et al. Role of the heart in the loss of aeration characterizing lower lobes in acute respiratory distress syndrome. CT Scan ARDS Study Group. Am J Respir Crit Care Med.2000;161(6):2005-12.
- Mancebo J, Fernández R, Blanch L, et al. A multicenter trial of prolonged prone ventilation in severe acute respiratory distress syndrome. Am J Respir Crit Care Med.2006;173(11):1233-9.
- Munshi L, Del Sorbo L, Adhikari NKJ, et al. Prone position for acute respiratory distress syndrome: a systematic review and meta-analysis. Ann Am Thorac Soc. 2017;14(Suppl4):S280-S288.
- Reignier J, Thenoz-Jost N, Fiancette M, et al. Early enteral nutrition in mechanically ventilated patients in the prone position. Crit Care Med. 2004;32(1):94-9.

- Roche-Campo F, Aguirre-Bermeo H, Mancebo J. Prone positioning in acute respiratory distress syndrome (ARDS): when and how? Presse Med. 2011;40(12 Pt 2):e585-94.
- Rouby JJ, Puybasset L, Nieszkowska A, et al. Acute respiratory distress syndrome: lessons from computed tomography of the whole lung. Crit Care Med. 2003;31:S285-S295.
- Saez de la Fuente I, Saez de la Fuente J, Quintana Estelles MD, et al. Enteral nutrition in patients receiving mechanical ventilation in a prone position. JPEN J Parenter Enteral Nutr. 2016;40(2):250-5.
- Scholten EL, Beitler JR, Prisk GK, et al. Treatment of ARDS with prone positioning. Chest. 2017;151(1):215-24.
- Setten M, Plotnikow GA, Accoce M. Prone position in patients with acute respiratory distress syndrome. Rev Bras Ter Intensiva. 2016;28(4):452-62.
- Sud S, Friedrich JO, Taccone P, et al. Prone ventilation reduces mortality in patients with acute respiratory failure and severe hypoxemia: systematic review and meta-analysis. Intensive Care Med. 2010;36(4):585-99.
- Taccone P, Pesenti A, Latini R, et al. Prone positioning in patients with moderate and severe acute respiratory distress syndrome: a randomized controlled trial. JAMA. 2009;302(18):1977-84.
- Tawhai MH, Nash MP, Lin CL, et al. Supine and prone differences in regional lung density and pleural pressure gradients in the human lung with constant shape. J Appl Physiol (1985). 2009;107:912-20.

10 SUPORTE VENTILATÓRIO: UTILIZANDO A MISTURA HÉLIO-OXIGÊNIO EM PEDIATRIA/ NEONATOLOGIA

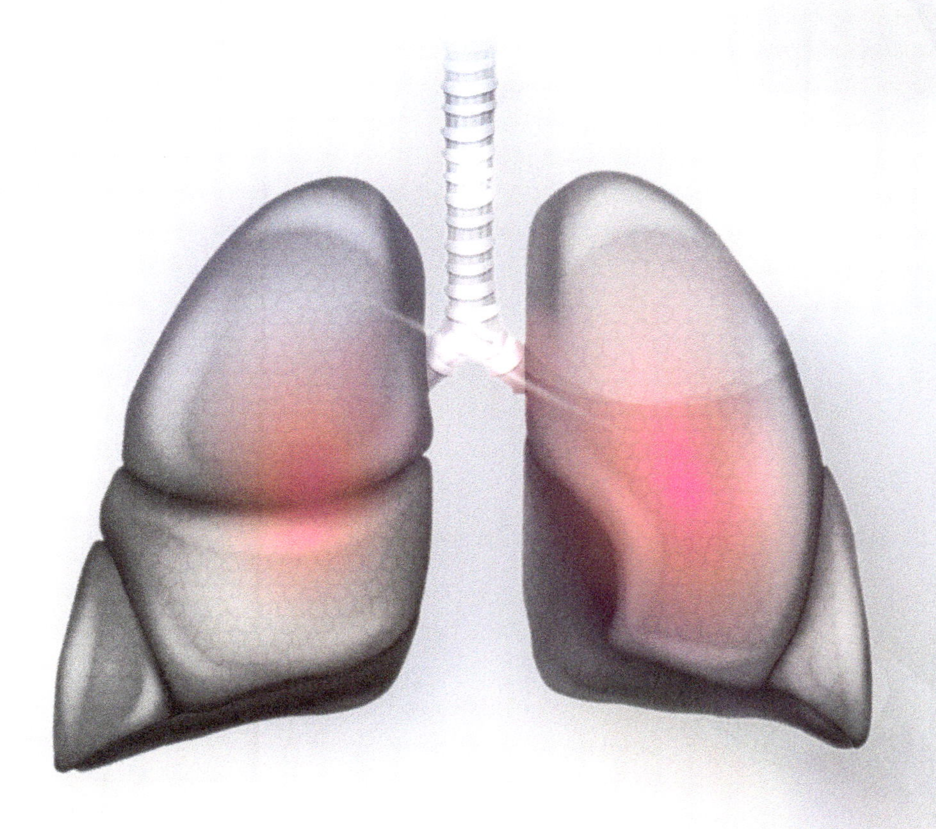

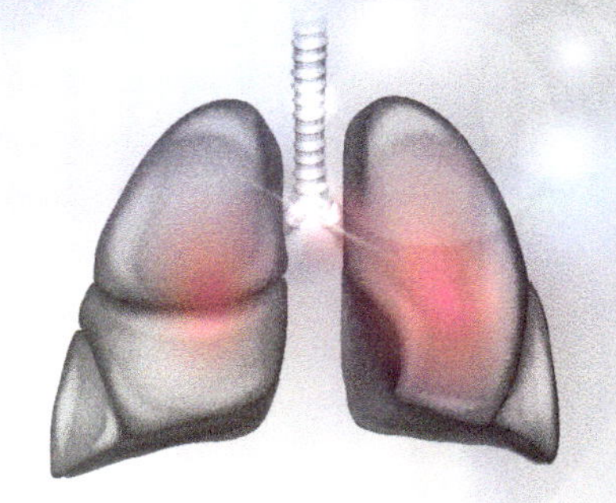

Suporte Ventilatório: Utilizando a Mistura Hélio-Oxigênio em Pediatria/Neonatologia

INTRODUÇÃO

O gás hélio é o segundo gás mais disponível no universo em termos quantitativos, atrás apenas do gás hidrogênio. Foi descoberto para o uso clínico por Charles Cook em 1923. Em 1943, Barach descreveu a fisiologia da respiração com a utilização do hélio-oxigênio e defendeu seu emprego em algumas condições médicas ((BARACH AL, 1935).

O hélio-oxigênio é a denominação da mistura de hélio e oxigênio (O_2):

- 80/20 (21% oxigênio em hélio);
- 70/30 (30% oxigênio em hélio).

O hélio é um gás inerte, incolor, inodoro e com densidade muito baixa (Tabela 10.1), com perfil de segurança adequado e múltiplas aplicações clínicas. Entre as características químicas e físicas desse gás, constam:

- é biologicamente inerte;
- possui baixo peso molecular;
- possui baixa densidade;
- possui alta taxa de difusão.

Tabela 10.1. Alguns gases e suas densidades relativas

Gás	Densidade relativa a 70 °F (Ar = 1)
Oxigênio	1,33
Hélio 80:20	0,40
Hélio 70:30	0,52

Fonte: Adaptado de Corcoran, et al., 2004.

CARACTERÍSTICAS DA MISTURA HÉLIO-OXIGÊNIO

O gás hélio não possui propriedades intrínsecas broncodilatadoras ou anti-inflamatórias. Entre as afirmações respiratórias de benefícios para a utilização da mistura hélio-oxigênio estão (HESS DR, 2006):

- diminuição da pressão transpulmonar;
- aumento do volume corrente;
- melhora da homogeneidade da distribuição de gás;
- melhora na eliminação de gás carbônico;
- melhora do fornecimento de aerossol.

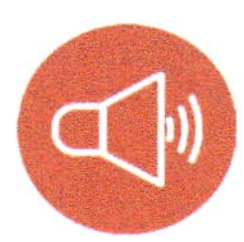

A mistura hélio-oxigênio deve ser considerada apenas para o tratamento sintomático e utilizada para "ganhar tempo" ou como "terapêutica de apoio" enquanto se aguardam os efeitos do tratamento dirigido para a etiologia (corticoides, broncodilatador, antibioticoterapia). Devido às dificuldades práticas e à ausência de evidências claras, a aplicação da mistura hélio-oxigênio em cuidados respiratórios permanece controversa.

O único gás que apresenta densidade menor que a do hélio é o hidrogênio, mas este é capaz de produzir fogo nas misturas com gás. O hélio (0,179 g/L) é 86% menos denso que o ar ambiente (1,293 g/L) e 8 vezes menos denso do que o oxigênio (1,429 g/L) (Figura 10.1).

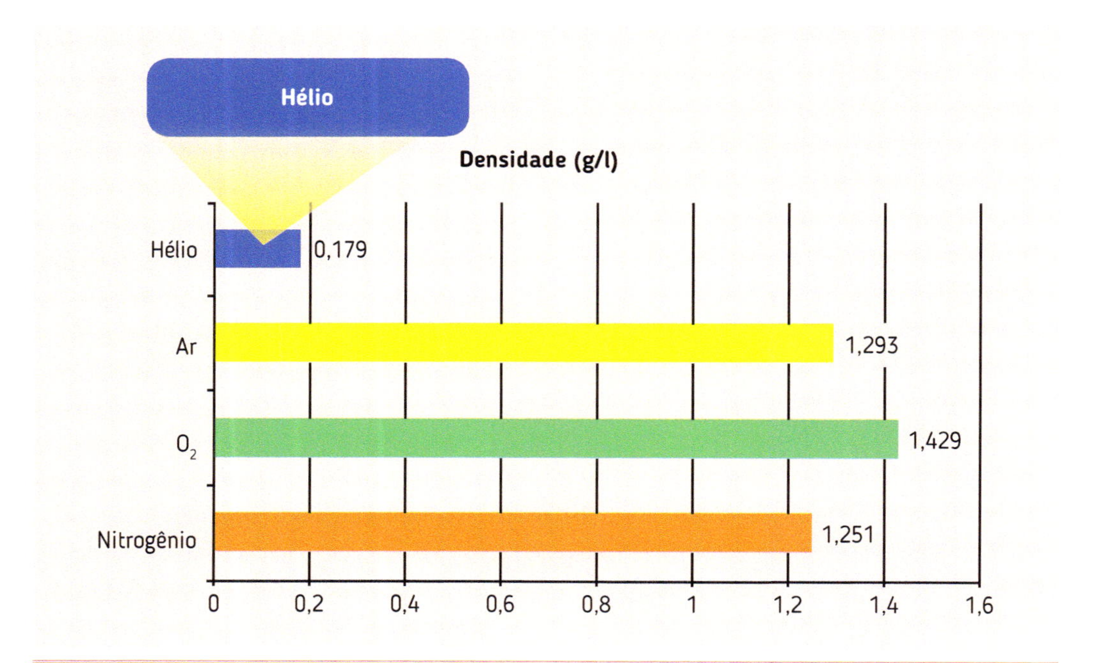

FIGURA 10.1. A densidade do gás hélio é substancialmente menor que a dos outros gases, determinando que tenha múltiplas aplicações em relação à terapêutica respiratória.
Fonte: Adaptado de Berganza CJ, et al., 2013.

A Figura 10.2 demonstra as diferenças na densidade relativa entre a mistura hélio-oxigênio e o ar enriquecido com oxigênio em várias concentrações.

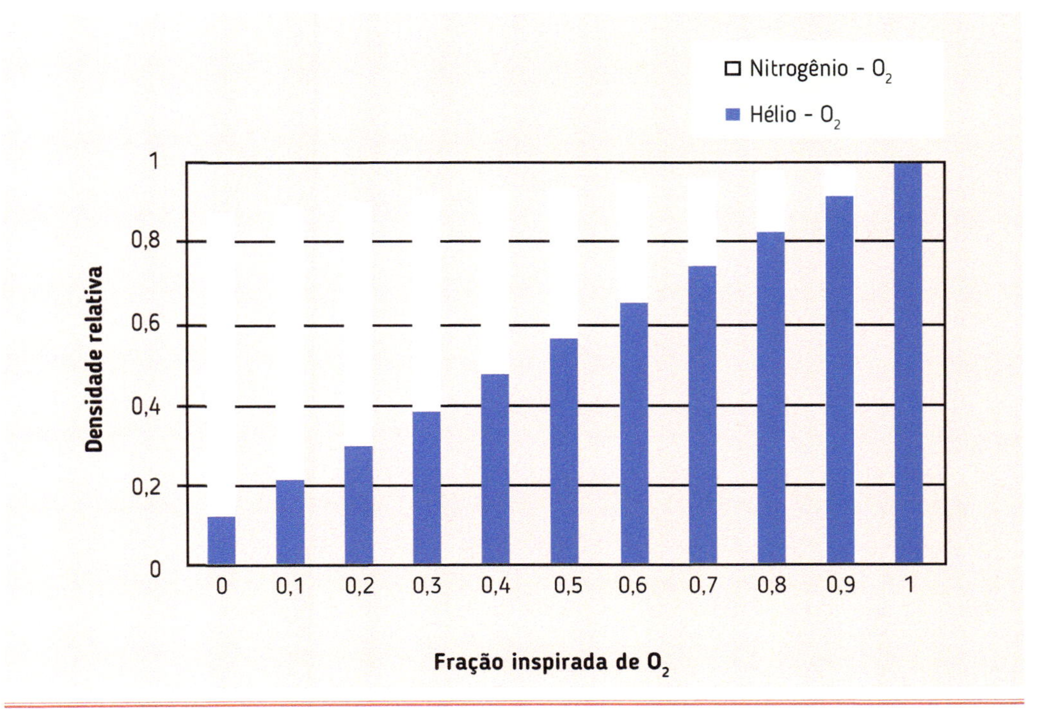

FIGURA 10.2. Diferenças na densidade relativa entre a mistura hélio-oxigênio e o ar enriquecido com oxigênio em várias concentrações.
Fonte: Adaptado de Gupta VK, et al., 2005.

A densidade e a viscosidade do hélio estão demonstradas na Tabela 10.2, comparativamente ao ar e ao oxigênio a 100%.

Tabela 10.2. Misturas hélio-oxigênio têm densidade menor que o ar e o oxigênio

Gás	Densidade (kg/m³)	Viscosidade (μ poise)
Ar	1,20	183
100% oxigênio	1,33	204
Mistura hélio-oxigênio 70/30	0,52	199
Mistura hélio-oxigênio 80/20	0,40	198

Fonte: Adaptado de Hess DR, 2006.

O ar inspirado tem características de fluxo turbulento nos quadros de obstrução da via aérea.

Por reduzir a densidade do gás inspirado, a mistura hélio-oxigênio diminui a resistência ocasionada pelo fluxo turbulento, tornando o fluxo laminar. Durante o fluxo de gás turbulento, quando a pressão através da via aérea é mantida constante, a mistura hélio-oxigênio poderá determinar maior fluxo através das vias aéreas do que a mistura ar-oxigênio. Conforme aumenta a concentração do gás hélio, maior é o fluxo (comparativamente ao ar ou à mistura ar-oxigênio para dada pressão) (Figura 10.3).

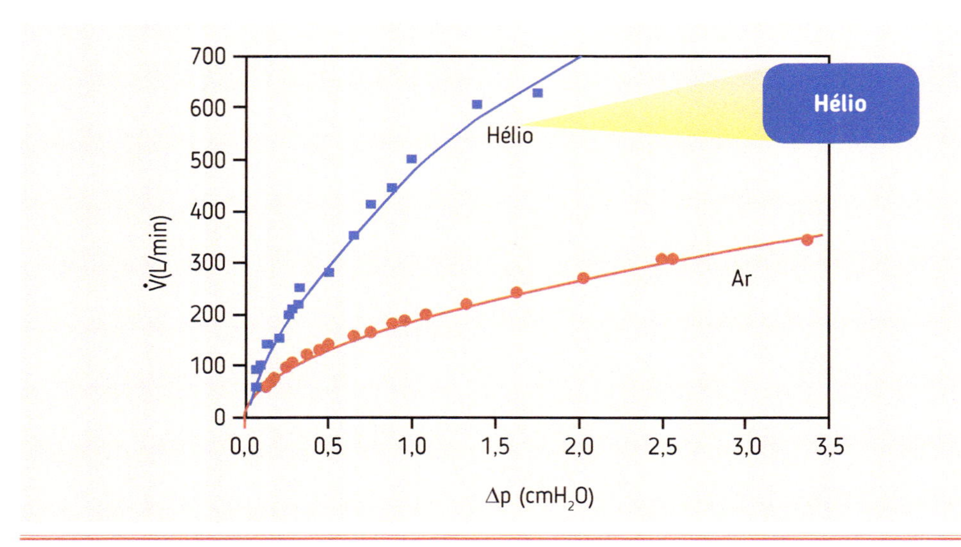

FIGURA 10.3. Fluxo (V) vs. alteração na pressão (Δp) com ar e gás hélio em modelo pulmonar.
Fonte: Adaptado de Papamoschou D, 1995.

Em altas concentrações do gás hélio, a pressão diminui. Respirando a mistura hélio-oxigênio ocorre diminuição do acúmulo de ar (e a hiperinsuflação) dos pulmões (ocasionada pela obstrução da via aérea inferior), diminuindo desse modo a presença de autopressão expiratória final positiva (PEEP). O emprego da mistura hélio-oxigênio diminui a dispneia e o trabalho respiratório, além de melhorar a deposição de partículas de aerossol na via aérea distal (Figura 10.4).

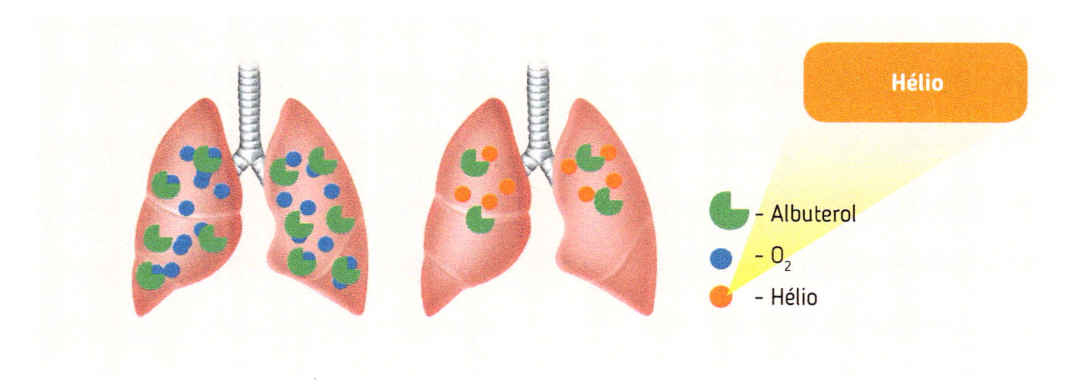

FIGURA 10.4. Devido à baixa densidade do gás hélio, existe melhor fornecimento de albuterol por via inalatória quando associado ao hélio (A), comparativamente ao albuterol associado com oxigênio (B).
Fonte: Adaptado de Berganza CJ, et al., 2013.

Tradicionalmente, os broncodilatadores beta-2 agonistas têm sido utilizados por nebulização com ar ou oxigênio. A mistura hélio-oxigênio tem o benefício potencial de carrear o aerossol mais profundamente na via aérea distal, quando comparado ao ar ou ar oxigênio, podendo determinar maior deposição do beta agonista no sítio de ação, ocasionando broncodilatação. Para crianças com asma grave, duas pesquisas pediátricas encontraram resultados diferentes com a utilização de hélio-oxigênio (KUDUKIS TM, et al., 1997; CARTER, et al., 1996). Kudukis, et al., (1997) avaliaram 18 crianças tratadas com albuterol contínuo e randomizaram estas para receberem uma mistura hélio-oxigênio 80:20 ou ar ambiente durante 15 minutos. Encontraram melhora significante no pulso paradoxal, pico de fluxo e dispneia no grupo que recebeu a mistura hélio-oxigênio. Carter, et al. (1996) avaliaram a função pulmonar em 11 crianças hospitalizadas com diagnóstico de asma aguda, que eram randomizadas para receber a mistura hélio-oxigênio 70:30 ou ar ambiente. Não encontraram diferença no volume inspiratório forçado no primeiro segundo, e o pico de fluxo foi levemente melhor no grupo que recebeu o hélio-oxigênio.

A inalação da mistura hélio-oxigênio pode influenciar na mecânica respiratória por alterar a convecção do gás nas vias aéreas. O qual permite a convecção deste e renova o gás alveolar. A convecção do gás é altamente dependente da resistência nas vias aéreas. Essa resistência resulta principalmente da configuração anatômica da vias aéreas (diâmetro, número de conexões e comprimento) (Figura 10.5), das propriedades físicas do gás inalado e da taxa de fluxo.

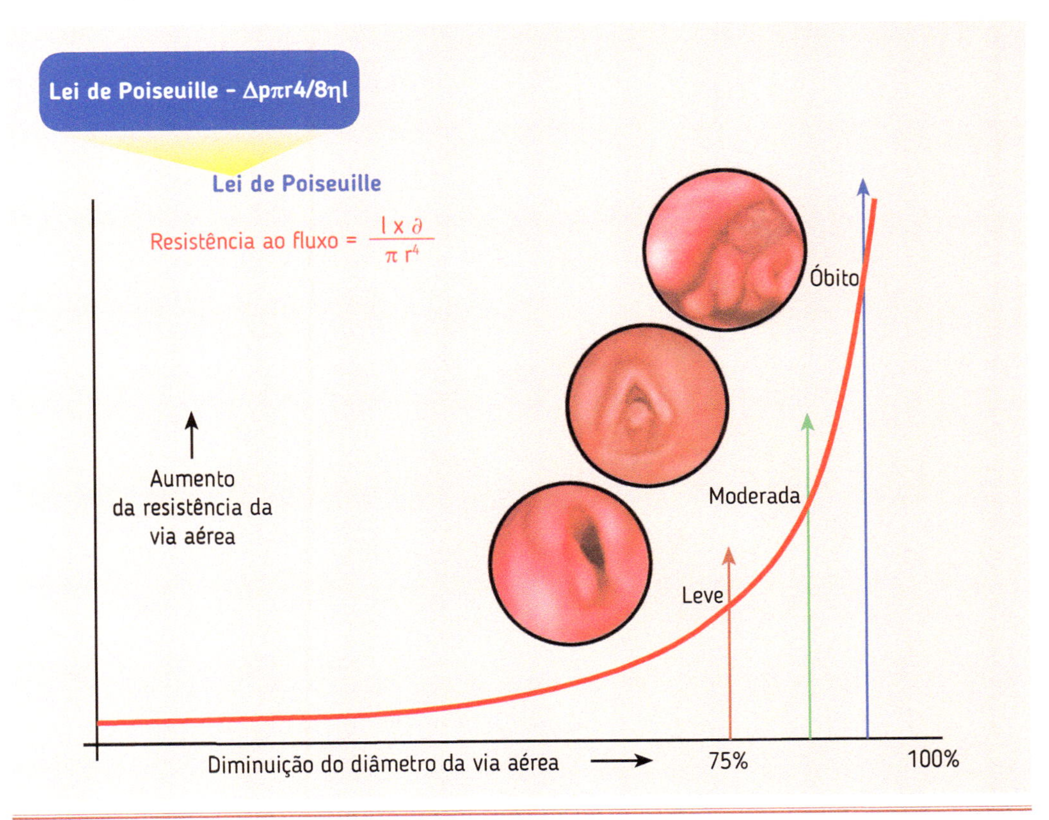

FIGURA 10.5. Aumento rápido da resistência de vias aéreas com a diminuição do diâmetro.
Fonte: Adaptado de Bruce IA, et al., 2009.

VIAS AÉREAS SUPERIORES

As vias aéreas nos seres humanos apresentam dois tipos de padrão de fluxo, que podem ser distintos: laminar e turbulento (Figura 10.6).

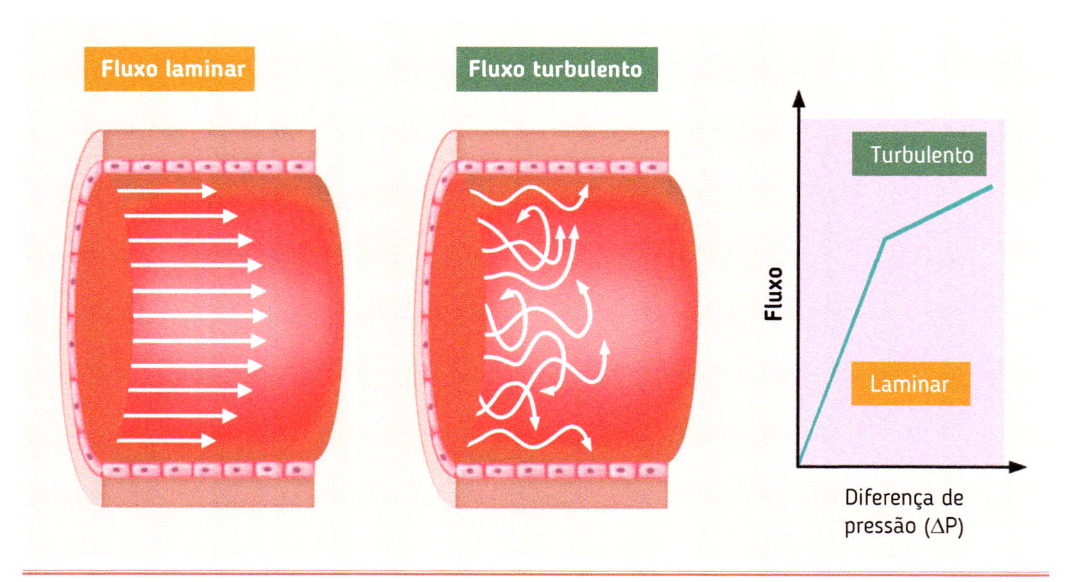

FIGURA 10.6. Diagrama ilustrando os fluxos laminar e turbulento.
Fonte: *Netter's Essential Physiology*, 2009.

A passagem de um tipo de fluxo para outro não é instantânea, ocorrendo progressivamente. O fluxo que ocorre entre os dois tipos de fluxo é referido como "transicional" (PAPAMOSCHOU D, 1995). O fluxo de gás pode variar de laminar no final de um espectro para turbulento no final de outro espectro. O tipo de fluxo pode ser determinado de acordo com a equação de Hagen-Poiseuille.

$$Q = \Delta p \pi r4/8\eta l$$

Onde:

Δp = diferença de pressão

r = raio

η = viscosidade do gás

L = comprimento

Devido ao fato de a viscosidade dos gases ser similar, a velocidade do fluxo laminar é independente da densidade. A mistura hélio-oxigênio não tem efeito nas áreas de fluxo laminar.

Conforme a velocidade de fluxo diminui e/ou aumenta, dependendo da resistência da via aérea, existe um nível crítico no qual o padrão de fluxo se altera de turbulento para laminar. Essa zona de transição é definida pelo número de Reynolds (Re).

Número de Reynolds: Re = 2 Fluxo x d / $\pi r \mu$

Onde:

fluxo = fluxo (ml/s)

d = densidade do gás (g/L)

r = raio (cm)

μ = viscosidade do gás (micropoises)

Um número de Re > 4.000 sugere fluxo turbulento, enquanto um número de Re ≤ 2.000 sugere fluxo laminar.

Nos casos de fluxo transicional ou turbulento, a resistência ao fluxo torna-se dependente da densidade do gás (PAPAMOSCHOU, 1995). A mistura hélio-oxigênio é mais viscosa que o ar, mas, devido a sua baixa densidade, proporciona fluxo com características laminares.

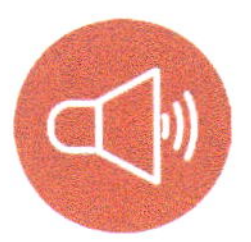

A mistura hélio-oxigênio é efetiva clinicamente com altas concentrações de hélio (> 70%), limitando a concentração de oxigênio que pode ser administrado simultaneamente.

Em várias situações clínicas em pediatria e neonatologia a mistura hélio-oxigênio pode diminuir a resistência das vias aéreas durante a inspiração e expiração, reduzindo o trabalho resistivo respiratório e o gasto de energia durante a ventilação. As indicações para o uso da mistura hélio-oxigênio incluem, portanto, as síndromes obstrutivas. Como colocado anteriormente, a mistura hélio-oxigênio melhora a convecção gasosa nos casos de síndromes obstrutivas. Desse modo, a mistura também pode ser utilizada para melhorar o fornecimento de aerossol.

INDICAÇÕES CLÍNICAS

O interesse do uso clínico da mistura hélio-oxigênio tem aumentado nas duas últimas décadas, e o número de publicações para sua utilização em medicina tem sido significante, assim como o número de pesquisas em pediatria e neonatologia. Citamos a seguir algumas das aplicações da mistura hélio-oxigênio em pediatria/neonatologia.

- Bronquiolite aguda (CAMBONIE G, et al., 2006; CHOWDHURY MM, et al., 2013; KIM IK, et al., 2008; MARTINON-TORRES, 2006).

- Insuficiência respiratória alta pós-extubação (MCGARVEY JM, et al., 2008).
- Insuficiência respiratória após cirurgia da via aérea (IGLESIAS FERNANDEZ C, et al., 2007).
- Crupe (VORWEK C, et al., 2008; MORAA I, et al., 2018).
- Laringotraqueomalácia (IGLESIAS FERNANDEZ, et al., 2007).
- Após a extubação em RNs de muito baixo peso ventilados a longo prazo (MIGLIORI C, et al., 2009).
- Episódios de agudização da asma (GLUCK EH, et al., 1990; KIM IK, et al., 2009; REUBEN AD, et al., 2004; RIVERA MI, et al., 2006).
- Falência respiratória aguda na doença pulmonar obstrutiva crônica (HESS DR, 2006).
- Fornecimento de aerossol (ANDERSON M, et al., 1993).
- Utilização da mistura hélio-oxigênio em combinação com a ventilação não invasiva (ALLAN PF, et al., 2009).
- Durante o emprego de cânula nasal de alto fluxo e lactentes com bronquiolite aguda (SELIEM W, et al., 2018).
- Durante a VPM (CHOWDHURY MM, et al., 2006; BERKENBOSCH JW, et al., 2003; DANI C, et al., 2013).
- Utilização durante a VPM com desmame prolongado (DIEHL JL, 2003. Flynn G, 2010).
- Síndrome do desconforto respiratório agudo (YILMAZ S, et al., 2013; COLNAGHI M, et al., 2014).
- Ventilação não invasiva com hélio-oxigênio na síndrome do desconforto respiratório agudo em RN pré-termo (LONG C, et al., 2016).
- Teste de função pulmonar (WIGMORE T, et al., 2006).

A mistura hélio-oxigênio também foi utilizada em conjunto com a pressão positiva contínua nasal (CPAPn) em vias aéreas em RNs pré-termo com síndrome do desconforto respiratório, utilizando uma mistura 80% hélio e 20% oxigênio. Concluiu-se que a utilização da mistura hélio-oxigênio aumentou a efetividade da CPAPn no tratamento da síndrome do desconforto respiratório em RN pré-termo. Foi um estudo-piloto, podendo extrapolar conclusões definitivas.

Posteriormente, realizou-se uma revisão sistemática e uma metanálise com a utilização da mistura hélio-oxigênio em ventilação não invasiva para síndrome do desconforto respiratório em RN pré-termo (LONG C, et al., 2016). Concluiu-se que a estratégia diminui a incidência de intubação traqueal em RN pré-termo com síndrome do desconforto respiratório. No entanto, os dados da evolução clínica são limitados.

Uma revisão da Cochrane (LIET JM, et al., 2015) avaliou a efetividade da terapêutica com hélio-oxigênio no manejo de crianças menores que 2 anos de idade que apresentavam bronquiolite aguda, concluindo-se que existe evidência insuficiente para recomendar o uso rotineiro da terapêutica com hélio-oxigênio no manejo de crianças com bronquiolite aguda.

Um relato de dois casos de estridor pós-extubação analisou a terapêutica com hélio-oxigênio fornecida com pressão positiva com 2 níveis em via aérea (BiPAP) após a falha da terapêutica medica padrão, concluindo que essa estratégia é uma opção quando existe falha da terapêutica medicamentosa padrão (PUNJ P, et al., 2017).

Um estudo avaliou a hipótese de que o uso de hélio-oxigênio pode determinar melhora da troca gasosa quando utilizado com cânula nasal de alto fluxo em crianças com bronquiolite aguda devido ao vírus sincicial respiratório. Os resultados demonstraram melhora transitória da oxigenação durante a fase inicial da terapêutica, podendo ser um tempo precioso para que outros agentes terapêuticos possam ter sua ação ou para que a doença se resolva naturalmente, evitando outras intervenções agressivas.

Uma revisão sistemática da Cochrane examinou os efeitos da mistura hélio-oxigênio comparativamente ao uso do oxigênio ou outras intervenções ativas em diminuir os sinais e sintomas de crianças com croupe, concluindo que existe uma evidência muito limitada acerca da efetividade e segurança da mistura hélio-oxigênio na croupe moderada para grave.

Uma revisão sistemática da literatura analisou a utilização de hélio-oxigênio em pacientes com disfunção da corda vocal, entretanto a análise concluiu que há ausência de boa qualidade das pesquisas para concluir que a terapêutica seja favorável (SLINGER C, et al., 2019).

O gás hélio apresenta novas aplicações para a utilização em medicina, considerando-se a imagem pulmonar na ressonância magnética e a imagem microscópica, conforme a Figura 10.7, que resume os principais efeitos e aplicações do gás hélio em medicina.

Efeitos neuroprotetores:
- Indução de hipotermia
- Diminuição do volume do infarto
- Melhora dos déficits neurológicos
- Neuroproteção da lesão traumática

Aplicações respiratórias:
- Obstrução das vias aéreas superiores
- Estridor pós-extubação
- Desconforto respiratório alto
- Bronquiolite
- Síndrome do desconforto respiratório agudo
- Agudização dos episódios de asma

Cuidados na primeira hora de vida pós-natal:
- Sinalização das cinases
- Espécies reativas de O_2 (incluindo o óxido nítrico)
- ATP mitocondrial regulando os canais de potássio
- Receptores de opioide
- Desacoplamento mitocondrial
- Ativação dos canais de potássio pelo Ca^{++}

Hélio

Outras aplicações:
- Insuflação na cirurgia laparoscópica abdominal
- Melhora da motilidade gastrintestinal pós-cirurgia abdominal laparoscópica
- Ressonância magnética pulmonar
- Submersão em altas profundidades

FIGURA 10.7. Resumo de vários efeitos e aplicações do gás hélio em medicina.
Fonte: Adaptado de Berganza CJ, et al., 2013.

SISTEMAS DE FORNECIMENTO DA MISTURA HÉLIO-OXIGÊNIO

A implementação e o início da terapêutica com a mistura hélio-oxigênio não requer qualquer equipamento adicional além dos equipamentos-padrão para cuidados respiratórios existentes na maioria dos hospitais pediátricos. Comercialmente, o hélio é disponível em cilindros, e, se o paciente necessita de suplementação com oxigênio, pode-se limitar a concentração de hélio administrado. Atualmente, dispõe-se de cilindros-padrão com hélio contendo misturas hélio-oxigênio 80:20; 70:30 e 60:40.

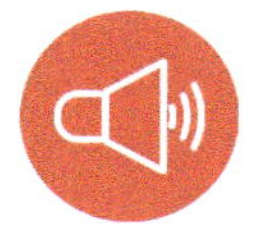

Se o paciente necessita de uma fração inspirada de oxigênio acima de 40%, é pouco provável que haja benefício clínico, pela quantidade limitada de hélio na mistura (MCGEE DL, et al., 1997).

A baixa densidade da mistura hélio-oxigênio determina leituras erroneamente elevadas dos fluxômetros calibrados para o ar e/ou oxigênio. Quando se utilizam fluxômetros de oxigênio para o fornecimento de hélio-oxigênio, o fator de correção de fluxo-litro é baseado na densidade da mistura hélio-oxigênio inicialmente administrada (Tabela 10.3).

Tabela 10.3. Fatores de correção do hélio-oxigênio para fluxômetros de oxigênio

Relação hélio-oxigênio	Fator de correção
80:20	1,8 x O fluxo por litro
70:30	1,6 x O fluxo por litro
60:40	1,4 x O fluxo por litro

Fonte: Adaptado de Myers TR, 2006.

A habilidade de fornecer a mistura hélio-oxigênio na criança respirando espontaneamente ou submetida a VPM pode ser um problema clínico, uma vez que o fornecimento do gás durante o suporte ventilatório mecânico (invasivo e não invasivo) é um desafio. Vários sistemas de suporte ventilatório não possuem a possibilidade de uso da mistura hélio-oxigênio (HESS DR, 2006; VENKATARAMAN ST, 2006).

Com a criança respirando espontaneamente, o fornecimento é mais eficaz com a utilização de um sistema fechado, que não seja suscetível ao extravasamento ou aprisionamento de ar.

A administração através de uma máscara não reinalante, bem fixada, diminui a chance de a mistura estar diluída no ar ambiente. Uma configuração clínica típica para a administração da mistura hélio-oxigênio consiste em uma máscara facial e em uma bolsa-reservatório ou um sistema não reinalante, como temos utilizado nas crianças no setor de emergência e na UTI pediátrica, conforme a Figura 10.8.

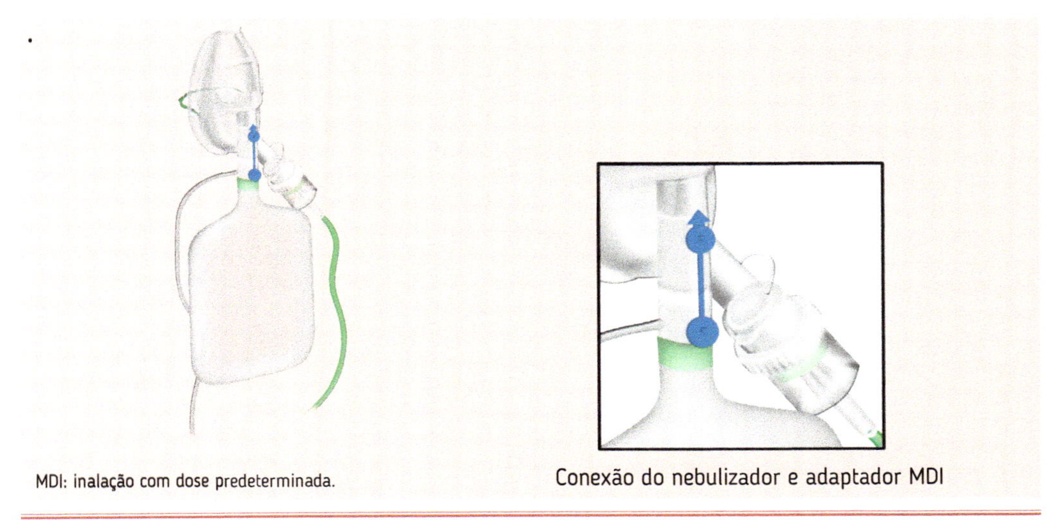

FIGURA 10.8. Sistemas NEB-U-Mask: permitem o fornecimento de medicações por aerossol e altas concentrações de oxigênio ou mistura hélio-oxigênio.
Fonte: Acervo do autor.

Pode-se também fornecer o hélio-oxigênio com um circuito semifechado durante a respiração espontânea. Essa ideia foi proposta para minimizar o consumo de hélio-oxigênio e, portanto, diminuir os custos da terapêutica, embora o circuito semifechado por si esteja associado a aumentos dos custos de acordo com Jurickova I, et al., 2015. A comparação entre o circuito semifechado e o circuito aberto está ilustrada na Figura 10.9.

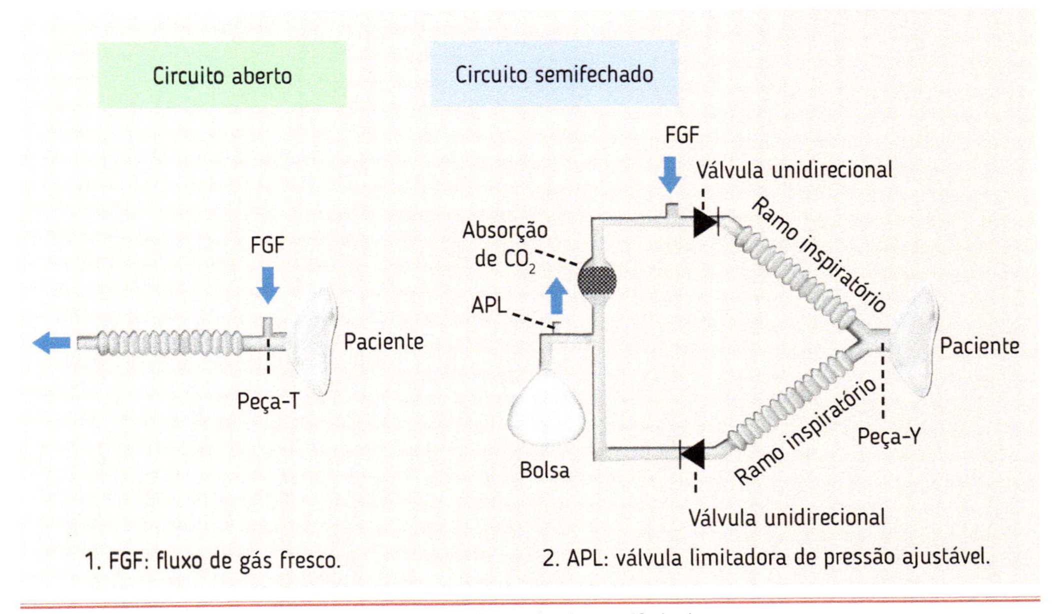

FIGURA 10.9. Os esquemas de um circuito aberto e de um circuito semifechado.
Fonte: Adaptado de Jurickova I, et al., 2015.

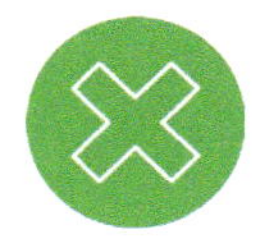

Outros métodos tradicionais de fornecimento de oxigênio utilizados em pediatria, como cânulas nasais, capacetes de oxigênio, tendas de oxigênio e máscaras do tipo Venturi, não são recomendados para o fornecimento da mistura hélio-oxigênio devido ao fato de serem propensos à entrada de quantidades desconhecidas de ar ambiente.

CUSTOS E PROBLEMAS TÉCNICOS NA UTILIZAÇÃO DA MISTURA HÉLIO-OXIGÊNIO

O maior risco na utilização do hélio é o emprego por pessoas não capacitadas e sem conhecimento sobre as implicações relacionadas à aplicação do gás. O primeiro cuidado que se deve ter é verificar se os sistemas disponíveis no hospital são bons e adequados. Alguns não são bons e outros são até mesmo perigosos quando da aplicação da mistura hélio-oxigênio.

Existem no mercado reguladores da mistura hélio-oxigênio e fluxômetros, que devem ser utilizados quando disponíveis, objetivando diminuir ou prevenir perdas relacionadas ao consumo. É difícil estimar o consumo diário de uma criança utilizando a mistura hélio-oxigênio, além da previsão da duração do uso. Existem pesquisas em adultos que estimam o custo diário (U$ 69 ± 46) da utilização da mistura hélio-oxigênio durante a ventilação não invasiva com pressão positiva (JOLLIET P, et al., 2003).

As propriedades físicas do hélio podem interferir nas funções mecânicas do aparelho de VPM, tais como: mistura dos gases, acurácia da válvula inspiratória e expiratória, medidas do fluxo, fornecimento do volume, gatilho *trigger* inspiratório e compensação automática do extravasamento de gás (BROWN MK, *et al.*, 2005; OPPENHEIM-EDEN A, *et al.*, 2001; BERKENBOSCH JW, *et al.*, 2003).

Alguns aparelhos disponíveis atualmente permitem a utilização segura da mistura hélio-oxigênio tanto para ventilação não invasiva como para ventilação invasiva (Avea, BiPAPVision, Aptaér).

O gás hélio tem alta condutividade térmica, podendo interferir nos sensores de fluxo que empregam fio aquecido. Isso explica por que a umidificação e o aquecimento podem ter problemas durante a VPM e o emprego da mistura hélio-oxigênio.

A hipotermia tem sido associada à administração da mistura hélio-oxigênio quando esta se faz através de capacete em crianças que apresentam bronquiolite. O risco de hipotermia pode ser evitado com aquecimento e umidificação adequados da mistura hélio-oxigênio com base em sistemas-padrão (MARTINÓN-TORRES F, et al., 2002). Outro risco está relacionado à possibilidade de fornecer uma mistura gasosa que contenha menos de 21% de oxigênio, determinando a possibilidade de anóxia. A utilização de um analisador de oxigênio em linha com a saída do gás fornece a segurança de que uma quantidade de oxigênio está presente na mistura de gás fornecida para o paciente. Relata-se a presença de hipóxia em RN pré-termo com história de displasia broncopulmonar e estenose subglótica, no qual se utilizou hélio-oxigênio (BUTT W, et al., 1985). Nos aparelhos de VPM que não foram desenhados para a possibilidade de administração de hélio-oxigênio pode haver o fornecimento de um volume maior que o pré-selecionado, determinando o risco de lesão pulmonar induzida ou hipocapnia.

Em termos práticos, a maioria dos problemas associados ao uso da mistura hélio-oxigênio é devida a aspectos técnicos, conforme descrito a seguir.

- A mistura hélio-oxigênio pode ser difícil de obter. Pode haver atraso significante, desde a prescrição até a chegada do sistema com o gás para seu uso.
- Para se obter um benefício real de diminuição da densidade é necessário fornecer um máximo de FiO_2 de 30%, portanto uma mistura hélio-oxigênio 70:30.
- O hélio conduz 6 vezes mais rapidamente o calor do que o nitrogênio, portanto as crianças com utilização prolongada podem necessitar de circuitos umidificados aquecidos.
- A diferença de densidade do hélio tem um efeito importante na função das valvas dos aparelhos de VPM que controlam o fluxo.
- A mistura hélio-oxigênio tem custo mais elevado que o do ar e do oxigênio. Entretanto, quando se compara o custo de outros tratamentos em UTI pediátrica/ neonatal, o valor da mistura hélio-oxigênio não é tão elevado.

CONCLUSÕES

A administração da mistura hélio-oxigênio em crianças gravemente enfermas é baseada em racionalização teórica e em várias pesquisas observacionais, realizadas principalmente em pacientes com comprometimento respiratório devido a aumento da resistência da via aérea, como asma, bronquiolite, obstrução da via aérea superior, laringotraqueobronquite. A utilização segura da mistura hélio-oxigênio em UTI necessita de equipamento específico e manejo por pessoal treinado e experiente. A administração da mistura é mais efetiva durante condições clínicas que envolvam aumento da resistência das vias aéreas, especialmente quando utilizada precocemente durante o processo de evolução aguda da doença. As pesquisas, até o momento, suportam que a utilização da mistura hélio-oxigênio diminui o desconforto respiratório, o trabalho respiratório e melhora a troca gasosa. Os efeitos adversos da mistura são pouco relevantes, mas esta deve ser administrada com vigilância e monitoração contínua, para evitar complicações técnicas.

ORIENTAÇÃO DO AUTOR

Acessando o conteúdo deste QR code você ouvirá orientações do autor sobre este capítulo.

REFERÊNCIAS

- Allan PF, Thomas KV, Ward MR, et al. Feasibility study of noninvasive ventilation with helium-oxygen gas flow for chronic obstructive pulmonary disease during exercise. Respir Care. 2009;54(9):1175-82.

- Anderson M, Svartengren M, Bylin G, et al. Deposition in asthmatics of particles inhaled in air or in helium-oxygen. Am Rev Respir Dis. 1993;147(3):524-8.
- Barach AL. The use of helium in the treatment of asthma and obstructive lesions in the larynx and trachea. Ann Intern Med. 1935;9:739.
- Berganza CJ, Zhang JH. The role of helium gas in medicine. Med Gas Res. 2013;3(1):18.
- Berkenbosch JW, Grueber RE, Dabbagh O, et al. Effect of helium-oxygen (heliox) gas mixtures on the function of four pediatric ventilators. Crit Care Med. 2003;31(7):2052-8.
- Brown MK, Willms DC. A laboratory evaluation of 2 mechanical ventilators in the presence of helium-oxygen mixtures. Respir Care. 2005;50(3):354-60.
- Butt WW, Koren G, England S, et al. Hypoxia associated with helium-oxygen therapy in neonates. J Pediatr. 1985;106(3):474-6.
- Bruce IA, Rothera MP. Upper airway obstruction in children. Paediatr Anaesth. 2009;19(Suppl 1):88-99.
- Cambonie G, Milési C, Fournier-Favre S, et al. Clinical effects of heliox administration for acute bronchiolitis in young infants. Chest. 2006;129(3):676-82.
- Chowdhury MM, Brown MK, Habibi P. Heliox and ventilator support: what does it mean for the future of infant care? Infant. 2006;2:194-203.
- Chowdhury MM, McKenzie SA, Pearson CC, et al. Heliox therapy in bronchiolitis: phase III multicenter double-blind randomized controlled trial. Pediatrics. 2013;131(4):661-9.
- Colnaghi M, Pierro M, Migliori C, et al. Nasal continuous positive airway pressure with heliox in preterm infants with respiratory distress syndrome. Pediatrics. 2012;129(2):e333-8.
- Corcoran TE, Gamard S. Development of aerosol drug delivery with helium oxygen gas mixtures. J Aerosol Med. 2004 Winter;17(4):299-309.
- Dani C, Fontanelli G, Lori I, et al. Heliox non-invasive ventilation for preventing extubation failure in preterm infants. J Matern Fetal Neonatal Med. 2013;26(6):603-7.
- Diehl JL, Mercat A, Guérot E, et al. Helium/oxygen mixture reduces the work of breathing at the end of the weaning process in patients with severe chronic obstructive pulmonary disease. Crit Care Med. 2003;31(5):1415-20.
- Flynn G, Mandersloot G, Healy M, et al. Helium-oxygen reduces the production of carbon dioxide during weaning from mechanical ventilation. Respir Res. 2010;11:117.
- Gluck EH, Onorato DJ, Castriotta R. Helium-oxygen mixtures in intubated patients with status asthmaticus and respiratory acidosis. Chest. 1990;98(3):693-8.
- Gupta VK, Cheifetz IM. Heliox administration in the pediatric intensive care unit: an evidence-based review. Pediatr Crit Care Med. 2005;6(2):204-11.
- Hess DR, Fink JB, Venkataraman ST, et al. The history and physics of heliox. Respir Care. 2006;51(6):608-12.
- Hess DR. Heliox and noninvasive positive-pressure ventilation: a role for heliox in exacerbations of chronic obstructive pulmonary disease? Respir Care. 2006;51(6):640-50.
- Iglesias Fernández C, López-Herce Cid J, Mencía Bartolomé S, et al. Efficacy of heliox therapy in respiratory insufficiency in infants and children. An Pediatr (Barc). 2007;66(3):240-7.
- Jolliet P, Tassaux D, Roeseler J, et al. Helium-oxygen versus air-oxygen noninvasive pressure support in decompensated chronic obstructive disease: a prospective, multicenter study. Crit Care Med. 2003;31(3):878-84.
- Jurickova I, Roubík K, Muller M. Delivery of heliox with a semi-closed circuit during spontaneous breathing: a comparative economic theoretical study. BMC Pulm Med. 2015;15:65.
- Kim IK, Pharampus E, Sikes KL, et al. Helium/oxygen improves clinical scores in the treatment of children with bronchiolitis. Pediatr Emerg Care. 2008;24:724.

- Kim IK, Corcoran T. Recent developments in heliox therapy for asthma and bronchiolitis. Clin Ped Emerg Med. 2009;10:68-74.
- Kudukis TM, Manthous CA, Schmidt GA, et al. Inhaled helium-oxygen revisited: effect of inhaled helium-oxygen during the treatment of status asthmaticus in children. J Pediatr. 1997;130(2):217-24.
- Liet JM, Ducruet T, Gupta V, et al. Heliox inhalation therapy for bronchiolitis in infants. Cochrane Database Syst Rev. 2015;(9):CD006915.
- Long C, Li W, Wanwei L, Jie L, et al. Noninvasive ventilation with heliox for respiratory distress syndrome in preterm infant: a systematic review and meta-analysis. Can Resp J. 2016;2016(9092871):1-8.
- Martinón-Torres F, Rodríguez-Núñez A, Martinón-Sánchez JM. Heliox therapy in infants with acute bronchiolitis. Pediatrics. 2002;109(1):68-73.
- Martinón-Torres F, Rodríguez-Núñez A, Martinón-Sánchez JM. Nasal continuous positive airway pressure with heliox in infants with acute bronchiolitis. Respir Med. 2006;100(8):1458-62.
- McGarvey JM1, Pollack CV. Heliox in airway management. Emerg Med Clin North Am. 2008;26(4):905-20.
- McGee DL, Wald DA, Hinchliffe S. Helium-oxygen therapy in the emergency department. J Emerg Med. 1997;15(3):291-6.
- Migliori C, Gancia P, Garzoli E, et al. The Effects of helium/oxygen mixture (heliox) before and after extubation in long-term mechanically ventilated very low birth weight infants. Pediatrics. 2009;123(6):1524-8.
- Moraa I, Sturman N, MGuire TM, et al. Heliox for croup in children. Cochrane Database Syst Rev. 2018;(10):CD006822.
- Mulroney S, Myers A. Netter's essential physiology. 1st ed. Saunders (Elsevier); 2009.
- Myers TR. Use of heliox in children. Respir Care. 2006;51(6):619-31.
- Oppenheim-Eden A, Cohen Y, Weissman C, et al. The effect of helium on ventilator performance: study of five ventilators and a bedside Pitot tube spirometer. Chest. 2001;120(2):582-8.
- Papamoschou D. Theoretical validation of the respiratory benefits of helium-oxygen mixtures. Respir Physiol. 1995;99(1):183-90.
- Punj P, Nattanmai P, George P, et al. Successful Extubation Using Heliox BiPAP in two patients with postextubation stridor. Case Rep Pulmonol. 2017;2017(1253280):1-2.
- Reuben AD, Harris AR. Heliox for asthma in the emergency department: a review of the literature. Emerg Med J. 2004;21(2):131-5.
- Rivera ML, Kim TY, Stewart GM, et al. Albuterol nebulized in heliox in the initial ED treatment of pediatric asthma: a blinded, randomized controlled trial. Am J Emerg Med. 2006;24(1):38-42.
- Seliem W, Sultan AM. Heliox delivered by high flow nasal cannula improves oxygenation in infants with respiratory syncytial virus acute bronchiolitis. J Pediatr (Rio J). 2018;94(1):56-61.
- Slinger C, Slinger R, Vyas A, et al (2019). Heliox for inducible laryngeal obstruction (vocal cord dysfunction): a systematic literature review. Laryngoscope Investigative Otolaryngology.
- Venkataraman ST. Heliox during mechanical ventilation. Respir Care. 2006;51(6):632-9.
- Wigmore T, Stachowski E. A review of the use of heliox in the critically ill. Crit Care Resuscitation. 2006;8:64-72.
- Yilmaz S, Daglioglu K, Yildizdas D, et al. The effectiveness of heliox in acute respiratory distress syndrome. Ann Thorac Med. 2013;8(1):46-52.

11

MANEJO DA SOBRECARGA FLUÍDICA: IMPLICAÇÕES NO SUPORTE VENTILATÓRIO

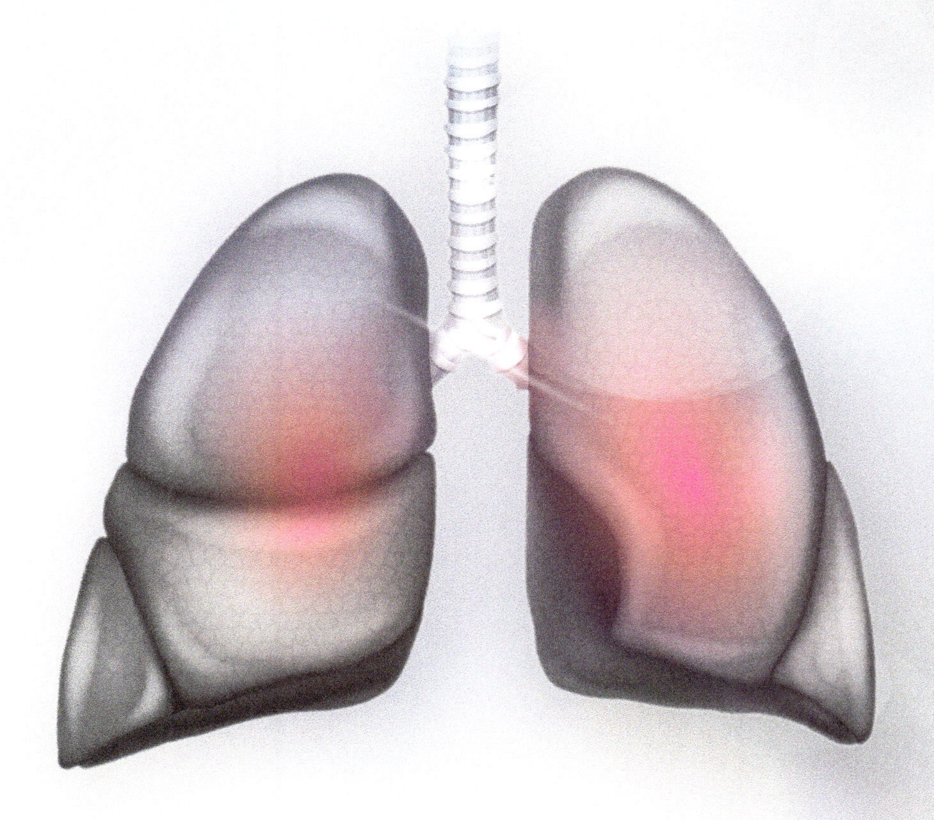

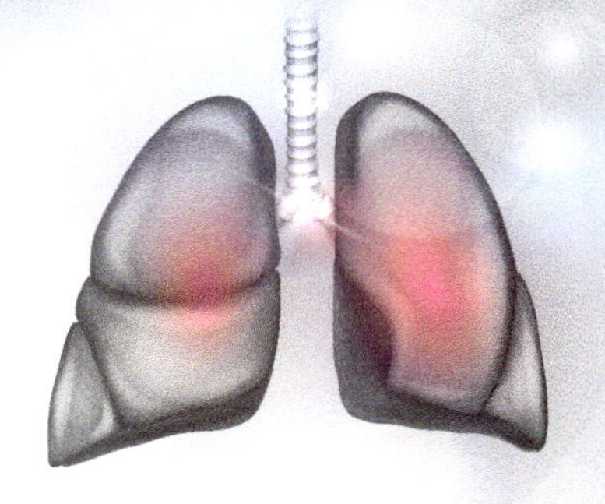

11 Manejo da Sobrecarga Fluídica: Implicações no Suporte Ventilatório

INTRODUÇÃO

No manejo da criança criticamente enferma, há grande variabilidade na prática clínica quanto à opção e à administração de fluidos intravenosos (IV), mesmo se considerados profissionais da saúde de uma mesma especialidade, o que reflete mais uma preferência clínica do que escolha e administração raciocinadas orientada por bases fisiológicas.

Atualmente, várias questões são colocadas, não apenas relacionadas à composição adequada e à administração dos fluidos (incluindo dose, tempo e taxa), mas também ao desfecho de morbidade, determinado pelo excesso de fluidos. Essas dúvidas causam certo temor e cautela quanto à prescrição e à administração de fluidos IV. Portanto, a grande variabilidade dos cenários clínicos, quando se consideram as variáveis clínicas, remete-nos a um desafio considerável relacionado à padronização da administração de fluidos na criança com instabilidade hemodinâmica (sepse, trauma, choque hipovolêmico, disfunção renal e lesão cerebral aguda).

RESSUSCITAÇÃO FLUÍDICA

Os pacientes criticamente enfermos recebem grandes quantidades de cristaloides, independentemente de sua condição hemodinâmica. Entretanto, evidências atuais sugerem que a ressuscitação fluídica agressiva ocasiona edema tecidual grave, o que compromete a função orgânica e aumenta a morbidade e a mortalidade. Atualmente a prática e a avaliação do manejo fluídico em pacientes graves são arbitrárias, não baseadas em evidência e podem ser de risco.

As evidências atuais orientam, consensualmente, para um processo dinâmico do manejo fluídico, que se divide em quatro etapas, e com os objetivos da administração fluídica dependentes da fase da doença (Figuras 11.1 e 11.2)

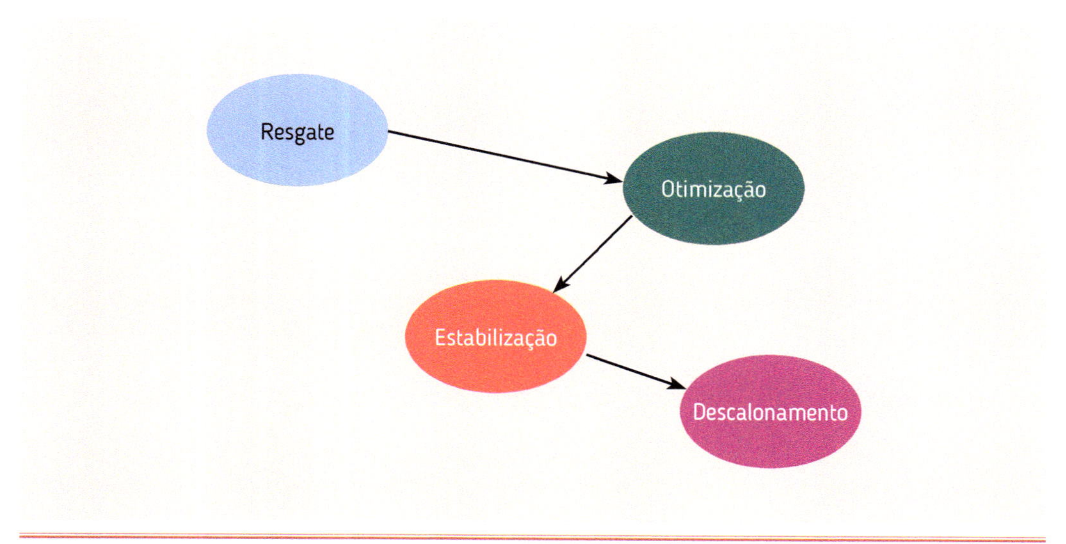

FIGURA 11.1. Relações entre os diferentes estágios durante a ressuscitação fluídica.
Fonte: Adaptado de Hoste EA, et al., 2014.

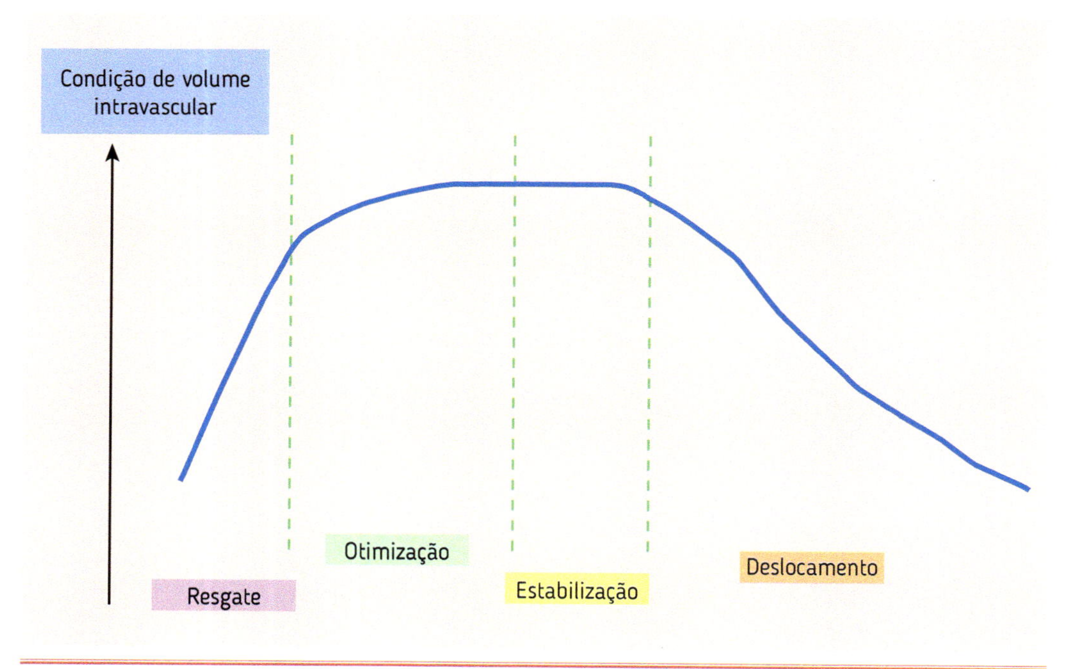

FIGURA 11.2. Condição de volume intravascular em diferentes estágios durante a ressuscitação fluídica.
Fonte: Adaptado de Hoste EA, et al., 2014.

Cada uma dessas fases depende de vários fatores, decorrentes da grande variação das necessidades de resposta à ressuscitação fluídica durante a evolução da doença, embora vários pacientes apresentem progressão linear, ou seja, passem por cada fase da ressuscitação. Importante ressaltar que nem todos os pacientes iniciam sua condição clínica no mesmo estágio (ponto) e podem não seguir um padrão evolutivo temporal (Quadro 11.1). Essa variabilidade em relação à evolução temporal e à condição intravascular representam um desafio para a implementação de protocolos padrão relacionados ao manejo fluídico.

Quadro 11.1. Considerações na fluidoterapia dependentes do tempo

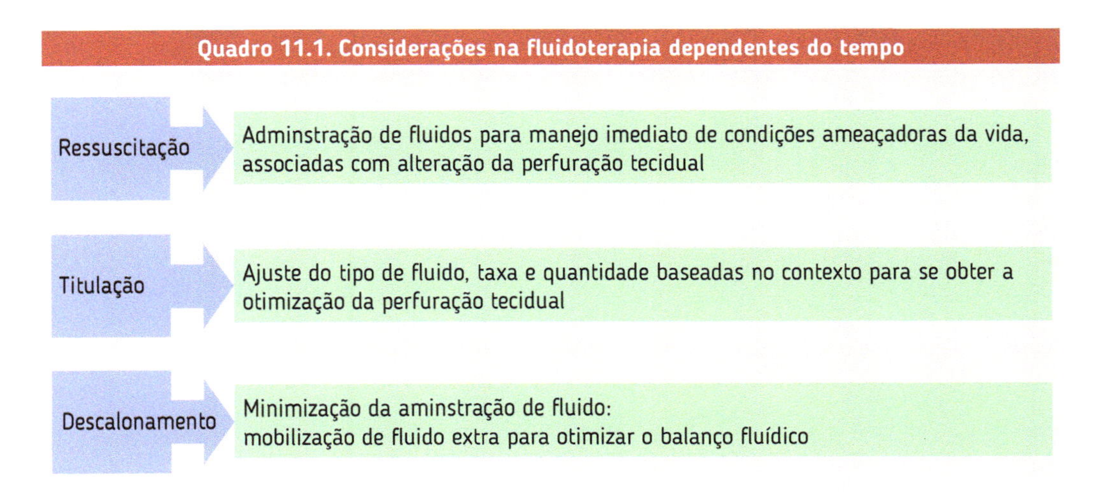

Fonte: Adaptado de Hoste EA, et al., 2014.

No paciente em choque capaz de ameaçar a vida (pressão arterial baixa, sinais de alteração da perfusão ou associação de ambos), a fase de resgate antecede a escala imediata da terapêutica fluídica e caracteriza-se por terapêutica com "bolo de fluido" (Quadro 11.2).

Quadro 11.2. Terminologias da fluidoterapia

"Bolo de fluidos"	Infusão rápida para corrigir o choque com hipotensão. Tipicamente inclui uma infusão de uma alíquota de fluido em um período máximo de 15-20 minutos
Desafio fluídico	Uma quantidade preestabelecida de fluidos infundidos em 5-10 minutos com reavaliação para otimizar a perfuração tecidual
Infusão fluídica	Fornecimento contínuo de fluidos IV para manter a homeostase, repor perdas ou prevenir a lesão de órgãos, p. ex.: pré-hidratação antes da realização de contraste em pacientes nefropatas

(continua)

Quadro 11.2. Terminologias da fluidoterapia (continuação)

Termo	Definição
Manutenção	Administração de fluido para pacientes que não podem preencher suas necessidades utilizando a via oral. Deve-se titular de acordo com a necessidade do paciente e o contexto
Balanço fluídico diário	Somatória diária de todas as ofertas e débitos
Balanço fluídico cumulativo	Somatória diária do fluido total acumulado em um período de tempo pré-selecionado
Sobrecarga fluídica	Balanço fluídico cumulativo expresso como uma proporção em relação ao peso corpóreo basal. Um valor de 10% está associado com pior evolução

Fonte: Adaptado de Hoste EA, et al., 2014.

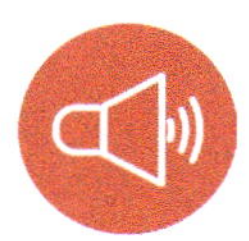

No paciente com otimização da terapêutica fluídica, mas em choque compensado (e alto risco de descompensação), deve-se fornecer qualquer terapêutica fluídica adicional com cautela e titulada, objetivando otimizar a função cardíaca, melhorar a perfusão tecidual e impedir a disfunção orgânica.

Responsividade e ressuscitação fluídica

Na Figura 11.3, descreve-se um manejo fisiológico racional para a ressuscitação fluídica, com base em 6 princípios fundamentais. Caso se considere administrar um "bolo de fluido", recomenda-se utilizar as medidas dinâmicas comparativamente às estáticas para avaliar o paciente.

"Bolo de fluido" consiste na infusão de grande quantidade de volume, que é oferecido rapidamente para resgate, e "desafio fluídico" é o teste em que são avaliados os efeitos de um volume moderado, administrado de maneira mais lenta para prevenir sobrecarga fluídica inadvertida.

1) Responsividade à fluidoterapia: a base da ressuscitação fluídica

A única razão para se indicar um desafio volêmico é para aumentar o seu volume de ejeção (VE), e este é considerado responsivo quando o VE aumenta pelo menos 10%

Apenas 50% dos pacientes hemodinamicamente instáveis são fluidorresponsivos

Um desafio volêmico deve compreender 4 ordens separadas: o tipo de fluido a ser administrado, o volume do fluido, a taxa de infusão e as regras para se interromper se forem observados efeitos adversos

2) Sinais clínicos, raio X de tórax, pressão venosa central e ultrassonografia não podem ser utilizados para determinar a responsividade à fluidoterapia

Embora estes dados sejam úteis para identificar uma perfusão inadequada, não têm a condição de determinar o status de volume ou a responsividade fluídica

A PVC ou a sua alteração após o desafio fluídico deve ser abandonada

Reconhece-se também que a alteração da pressão arterial médica após o desafio fluídico tem uma predição pobre da responsividade fluídica

Ecocardiografia tem uma utilidade limitada para avaliar o status de volume e a responsividade fluídica

3) A resposta hemodinâmica ao desafio fluídico é usualmente pequena e de curto prazo

Os dados das pesquisas indicam que o bolo de fluidos é geramente uma estratégia inefetiva para o tratamento da hipotensão, choque circulatório e olegúria

4) A responsividade fluídica não se equipara à necessidade de bolos de fluidos

Os pacientes gravemente enfermos não necessitam ser colocados para cima em relação à sua curva de Frank-Starling e devem continuar a receber bolos de fluidos, se os benefícios hemodinâmicos sobrepujam os riscos relacionados ao balanço fluídico positivo

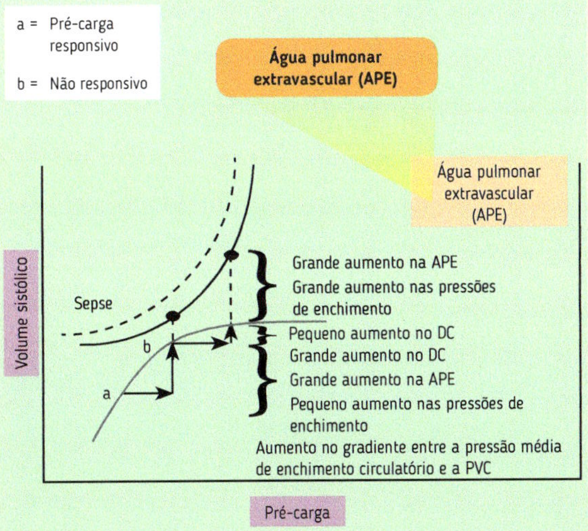

5) Uma PVC elevada é o principal fator de comprometimento da perfusão dos órgãos

A PAM - PVC é a força de condução do fluxo sanguíneo para os órgãos, entretanto, quando a PAM está dentro de um valor autorregulatório, a PVC torna-se o principal fator determinante do órgão e da microcirculação

O rim é particularmente acometido pelo aumento da pressão venosa, ocasionando aumento da pressão subcapsular renal e um fluxo sanguíneo renal diminuído, assim como a taxa de filtração glomerular

Portanto, uma sobrecarga de fluido em pacientes oligúricos objetivando um maior valor da PVC pode, paradoxalmente, aumentar o risco de disfunção renal aguda

FIGURA 11.3. Seis princípios para orientação da ressuscitação fluídica.
Fonte: Adaptada de Marik PE, 2016.

Boa parte dos intensivistas pediátricos que prescrevem fluidos ainda tem um entendimento não adequado desses princípios fundamentais, o que ocasiona um tratamento potencialmente perigoso para os pacientes.

A administração de fluido deve ser orientada por uma avaliação da responsividade fluídica combinada com a determinação dos potenciais benefícios e eventos adversos dessa ação.

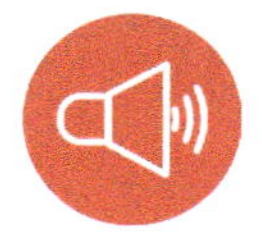

Deve-se evitar administrar grandes "bolos de fluido" para diminuir a ocorrência de eventos adversos e evitar perigos potenciais.

Monitoramento

Durante o manejo da ressuscitação fluídica, objetivando a reversão da condição de choque, é fundamental a avaliação contínua da responsividade à infusão de fluidos, utilizando parâmetros físicos, bioquímicos e/ou de imagem na avaliação das variáveis dinâmicas e estáticas.

Quando se utilizam essas variáveis estáticas de modo associado (pressão venosa central [PVC], pressão arterial média, frequência cardíaca, débito urinário, pressão capilar pulmonar), avalia-se a pré-carga, e, quando se utilizam as variáveis dinâmicas (variação do volume de ejeção, variação da pressão de pulso, elevação passiva das pernas em crianças maiores [habitualmente acima de 6 anos]), avalia-se a responsividade da pré-carga, podendo ajudar o intensivista a evitar a sobrecarga de fluidos (Figura 11.4).

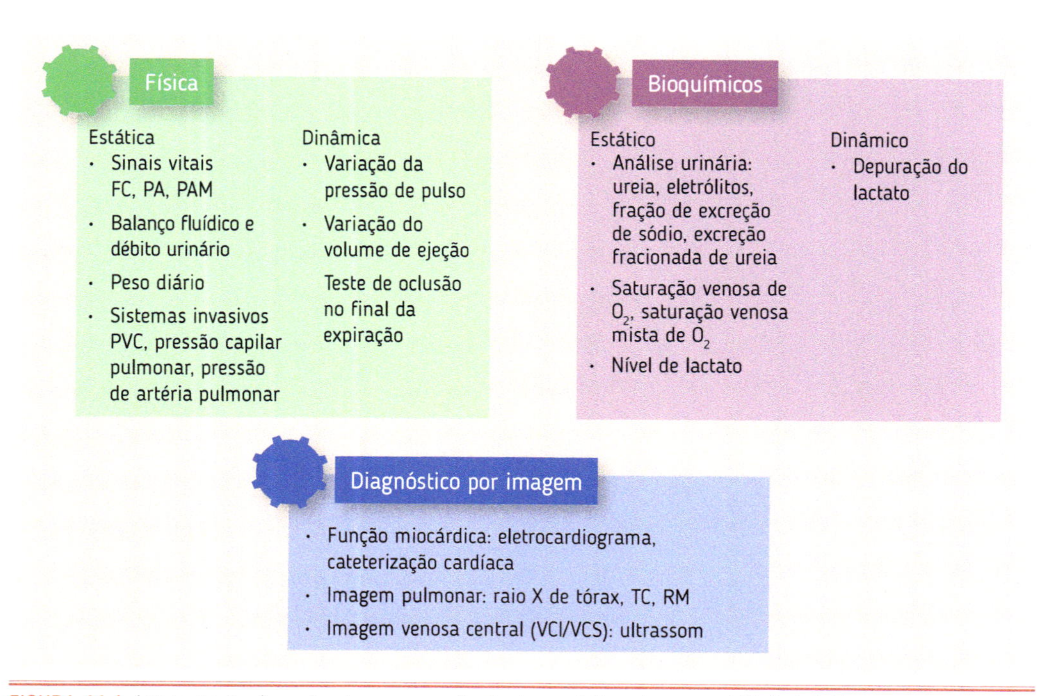

FIGURA 11.4. Interpretação de parâmetros para avaliação da condição e da responsividade à fluidoterapia.
Fonte: Adaptado de Srivastava A, 2017.

INTERAÇÕES CARDIORRESPIRATÓRIAS

Mecanismo de Frank-Starling

A curva de Frank-Starling descreve uma relação linear entre a distensão diastólica miocárdica, que é a pré-carga, e a função cardíaca sistólica. Um aumento na distensão miocárdica determina aumento no débito cardíaco.

Na prática, "o enchimento diastólico" é habitualmente usado como sinônimo para "pré-carga cardíaca", e a fluidoterapia no contexto de otimização hemodinâmica é baseada no mecanismo de Frank-Starling (Figura 11.5A). Os pacientes que se apresentam com ou sem reserva da pré-carga são chamados "respondedores" e "não respondedores" (Figura 11.5B). Os respondedores têm um aumento do volume de ejeção para um aumento da pré-carga, enquanto os não respondedores não apresentam esse efeito. Entretanto, a função cardíaca individual de cada paciente preclui uma curva de Frank-Starling também individual, de acordo com a Figura 11.5C.

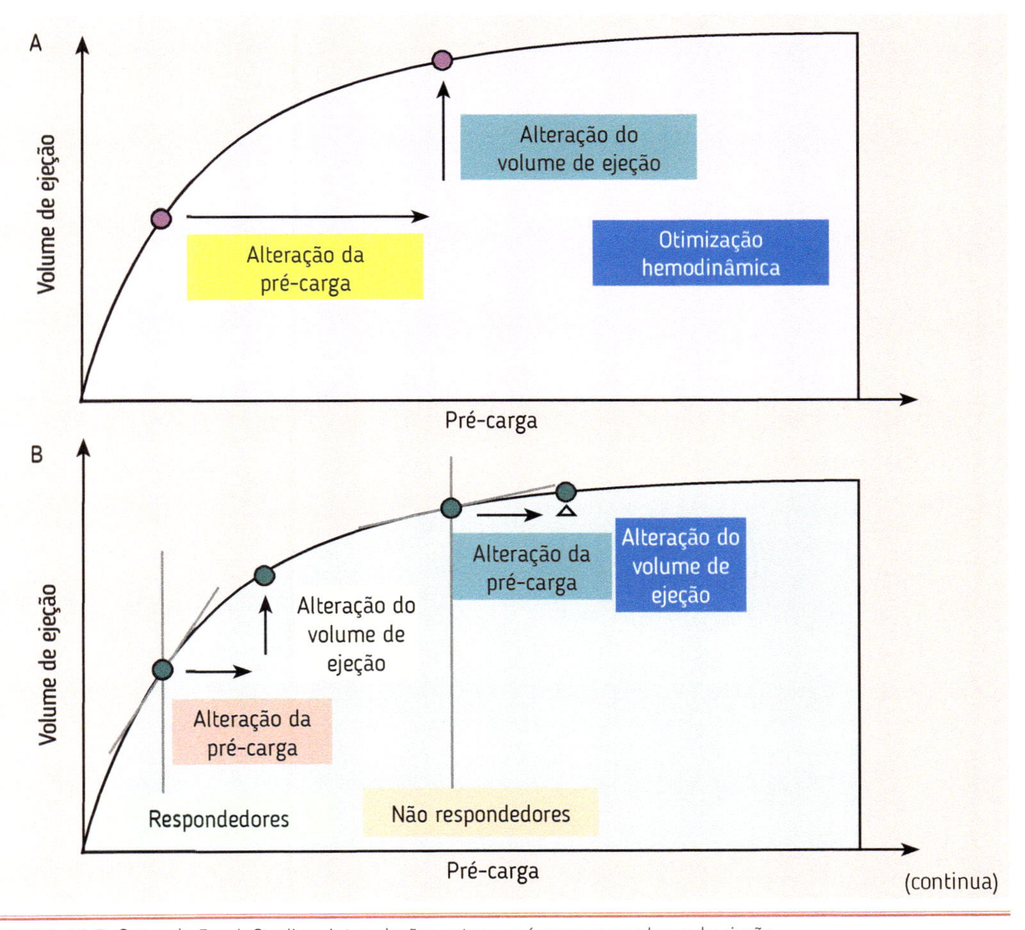

FIGURA 11.5. Curva de Frank-Starling: interrelações entre a pré-carga e o volume de ejeção.
Fonte: Adaptada de Hofer CK, et al., 2011.

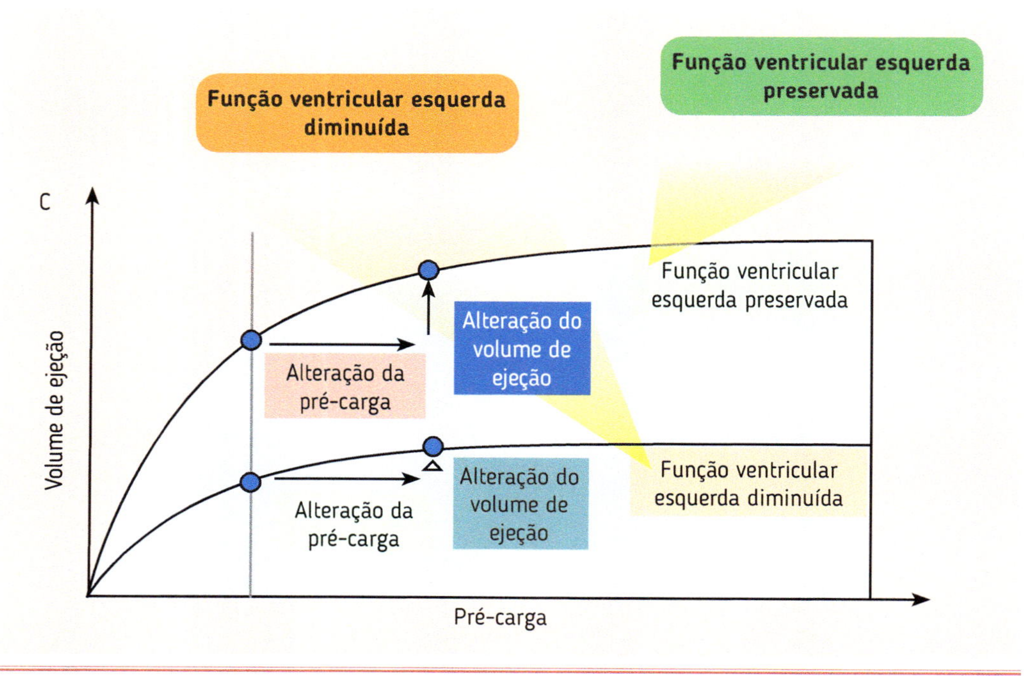

FIGURA 11.5. Curva de Frank-Starling: interrelações entre a pré-carga e o volume de ejeção. (continuação)
Fonte: Adaptada de Hofer CK, et al., 2011.

As variáveis de pré-carga padrões, como pressão venosa central, não possibilitam distinguir pacientes respondedores e não respondedores à fluidoterapia.

A variação da pressão intratorácica interfere no retorno venoso e no enchimento cardíaco diastólico. Durante a respiração espontânea do paciente existe expansão pulmonar e aumento da pressão pleural negativa, ocasionando melhora do retorno venoso e, por consequência, aumento do volume de ejeção.

Durante a expiração, a pressão intratorácica aumenta, e a magnitude desse efeito é menor. No paciente submetido a VPM, a inspiração ocasiona aumento da pressão intratorácica e diminuição do retorno venoso. A pré-carga e o volume de ejeção diminuem (após 3 batimentos cardíacos consecutivos, que representam o tempo de trânsito pulmonar – Figura 11.6). Esse efeito pode ser clinicamente observado durante a expiração. Na prática clínica diária observa-se uma forma de onda arterial ondulante, e o grau de hipovolemia pode estar correlacionado com essa "movimentação da onda".

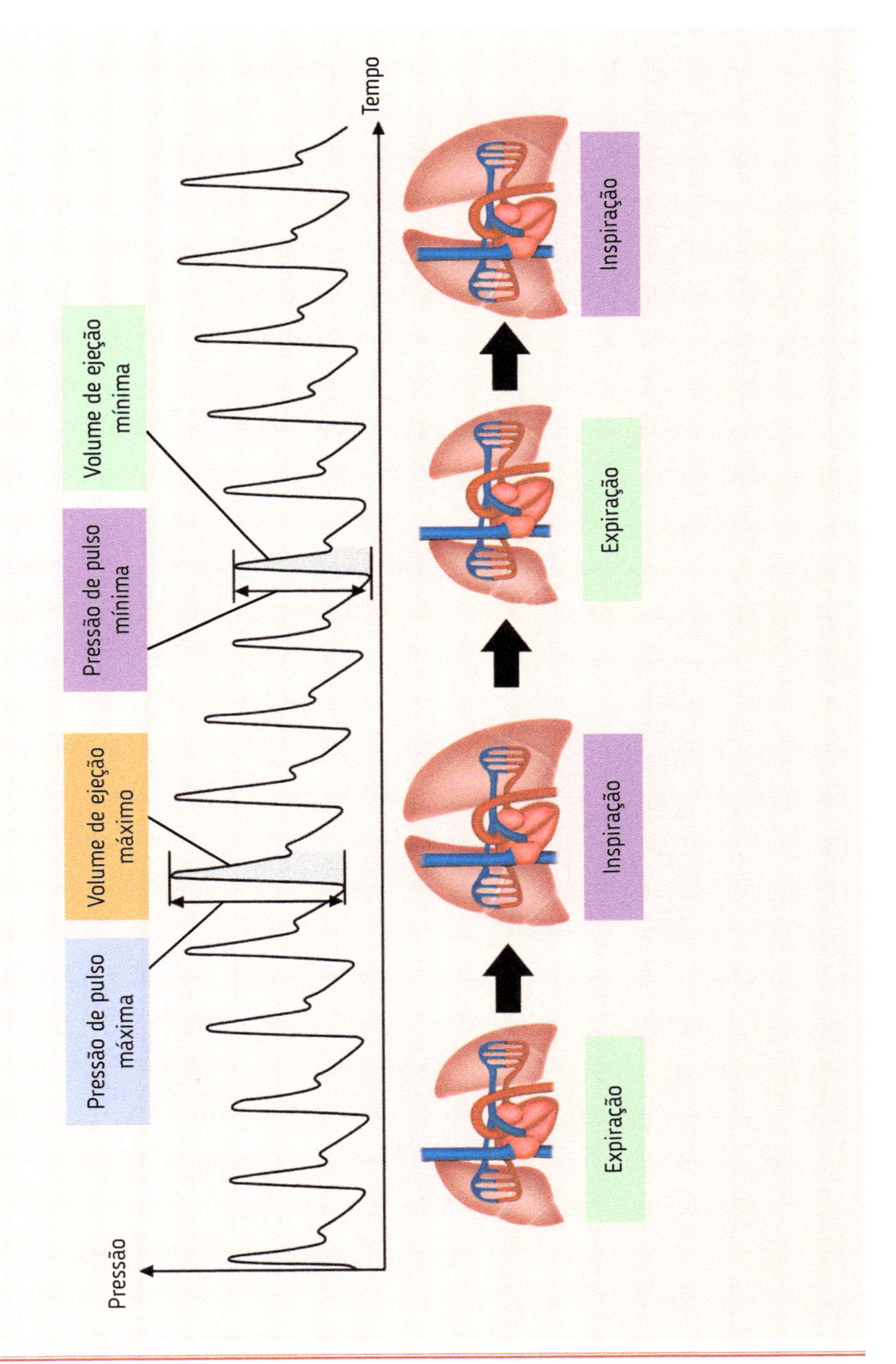

FIGURA 11.6. Avaliação hemodinâmica funcional. A inspiração durante a ventilação pulmonar mecânica com pressão positiva ocasiona aumento da pressão intratorácica e diminuição do retorno venoso. Em consequência, diminui a pré-carga e subsequentemente o volume de ejeção, bem como existe uma diminuição da pressão de pulso. Contrariamente, durante a expiração, o volume de ejeção e a pressão de pulso aumentam.

Fonte: Adaptado de Hofer CK, et al., 2011.

Existe duplo interesse em realizar o teste de responsividade fluídica à beira do leito (Figura 11.7); primeiramente, o teste pode ajudar os intensivistas a conhecer quando iniciar, continuar, mas também interromper a administração de fluido, particularmente nos pacientes sem mais sinais de falência circulatória (MONNET X, et al., 2016); o teste também pode ajudar na decisão relacionada ao manejo da remoção de fluidos.

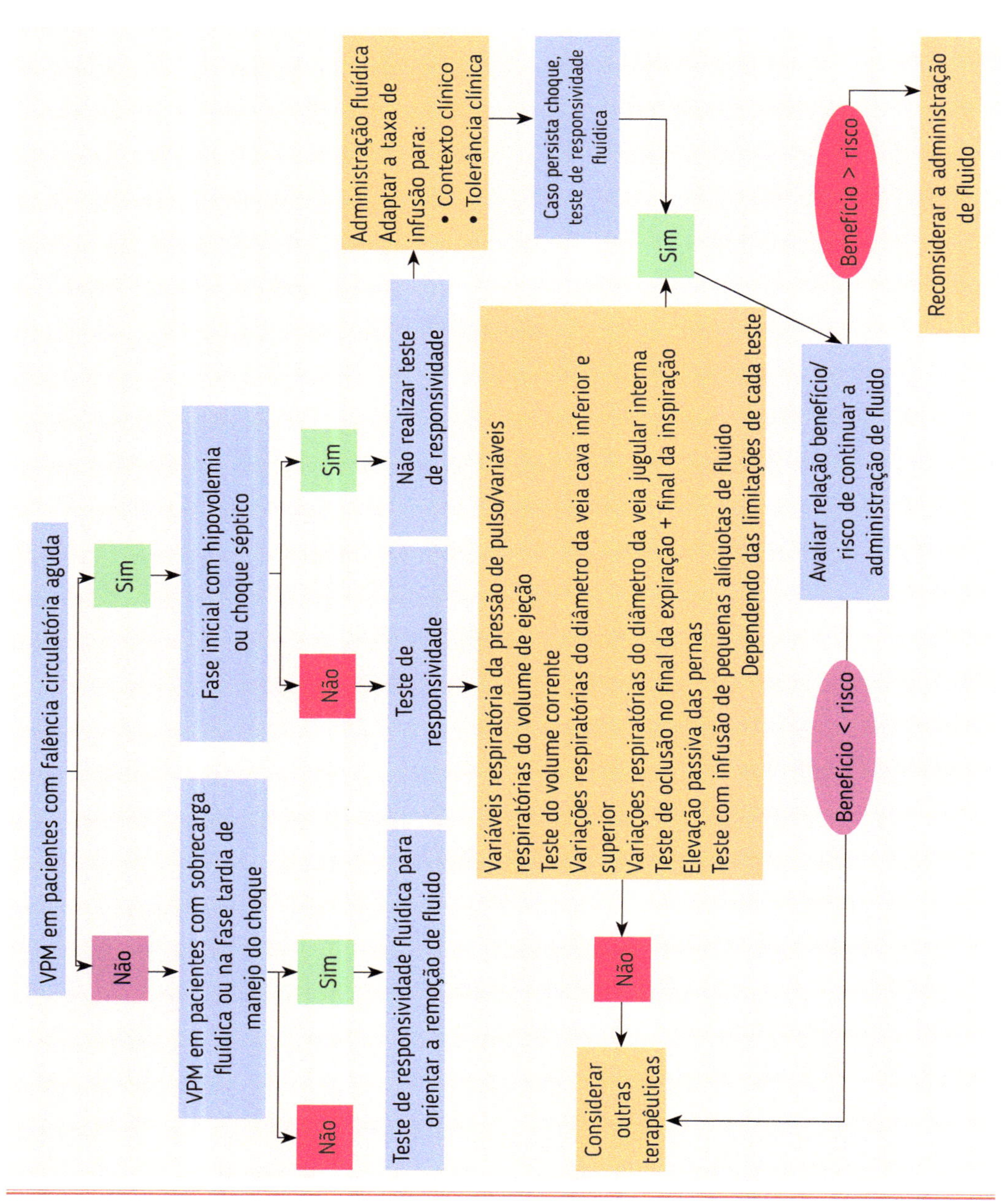

FIGURA 11.7. Fluxograma utilizando o conceito de responsividade fluídica à beira do leito
Fonte: Adaptada de Jozwiak M, et al., 2018.

A sobrecarga fluídica pode causar falha no desmame da VPM, e a remoção de fluido pode diminuir a duração do processo de desmame (MEKONTSO DA, et al., 2012).

Avaliação da eficácia da infusão de fluido na falência circulatória

Na falência circulatória aguda, o objetivo da administração de fluido é aumentar a oxigenação tecidual e, desse modo, a função orgânica. Entretanto, entre a expansão de volume e a melhora da falência orgânica, processam-se múltiplos passos (Figura 11.8).

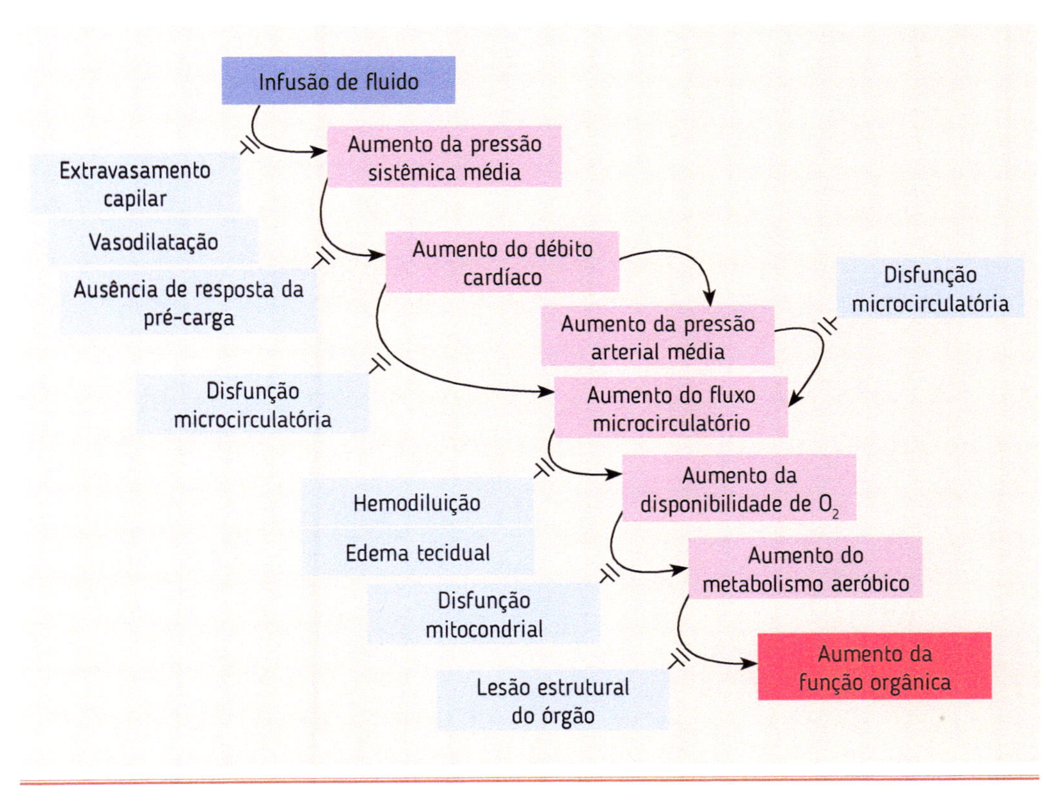

FIGURA 11.8. Esquema das vias através das quais a administração de fluido determina uma melhora da função orgânica e as questões que podem interromper essa cadeia.
Fonte: Adaptada de Monnet X, et al., 2018.

A administração de fluidos é realizada para aumentar a pressão arterial média sistêmica, mas o extravasamento capilar e a vasodilatação podem impedir que esse fluido eleve o volume sanguíneo que está sob pressão.

Durante a infusão de fluidos, deve-se avaliar se houve melhora ou não da oxigenação tecidual, pois as estratégias que sistematicamente maximizam o fornecimento de oxigênio e o débito cardíaco têm se mostrado deletérias.

A melhora da oxigenação tecidual necessita de índices já apresentados na Figura 11.7. Portanto, os efeitos da administração de volume na oxigenação tecidual são múltiplos e devem ser monitorados conforme a Figura 11.9.

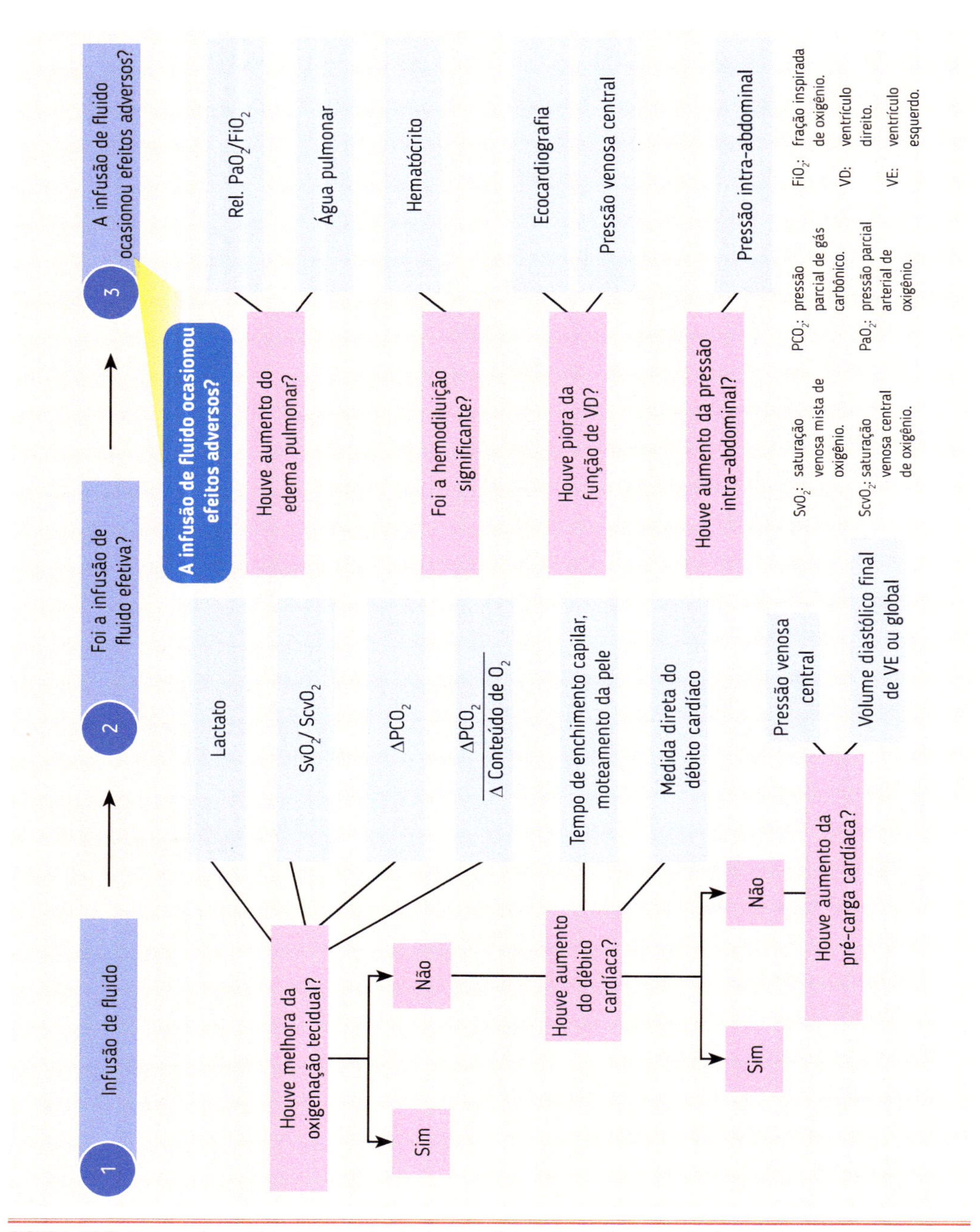

FIGURA 11.9. Resumo dos critérios para avaliação dos benefícios e riscos da expansão de volume.
Fonte: Adaptada de Monnet X, et al., 2018.

Deve-se utilizar a saturação venosa central ou mista de oxigênio, procurando associá-la com vários outros parâmetros e índices bioquímicos, como o lactato, o delta de PCO_2 e a relação do delta de PCO_2/conteúdo de O_2.

Os marcadores bioquímicos podem ser úteis na avaliação da melhora da oxigenação tecidual, pois diminuirão caso haja aumento no fornecimento de oxigênio devido à infusão de fluidos.

Diminuição na diferença venoarterial de dióxido de carbono poderá indicar melhora do débito cardíaco; entretanto, não deve ser considerada um marcador do metabolismo anaeróbico.

A diminuição da hipóxia tecidual pode melhorar a função orgânica, mas é impossível saber se a função orgânica tem estrutura para suportar hipoperfusão prolongada (p. ex., a necrose tubular explica por que a lesão renal aguda persiste apesar da resolução da fase aguda do choque).

Mecanismos de perda e acúmulo de fluidos

A administração de volume em pacientes gravemente enfermos, como parte da ressuscitação, frequentemente causa acúmulo de fluido e balanço fluídico positivo (Figura 11.10).

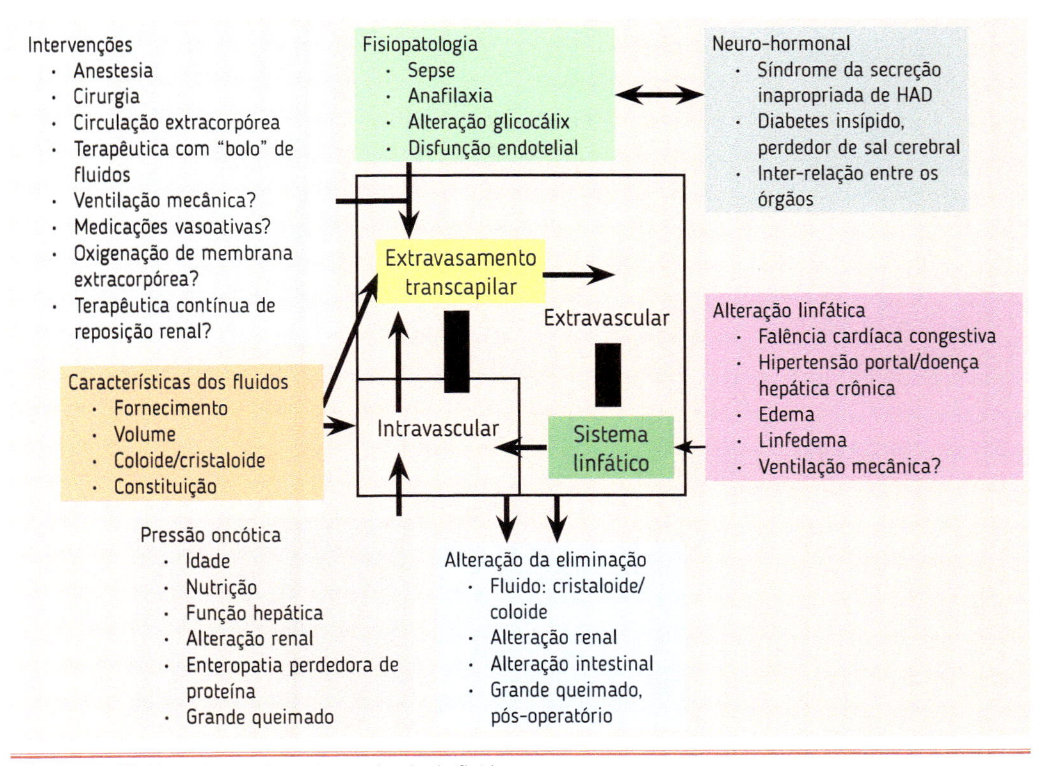

FIGURA 11.10. Mecanismos de perda e acúmulo de fluidos.
Fonte: Adaptado de Glassford NJ, 2016.

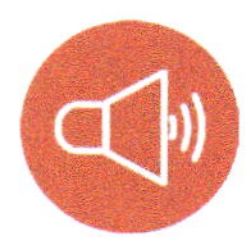

Em decorrência da combinação de extravasamento capilar e do aumento da pressão venosa central, a administração de volume fluídico pode causar congestão venosa, inclusive nos órgãos, principalmente quando existem comorbidades, como doença cardíaca, hepática ou renal.

O glicocálix tem o papel fundamental de modular a troca de fluido transvascular; contudo, a administração de fluido está associada com sua lesão (Figura 11.11).

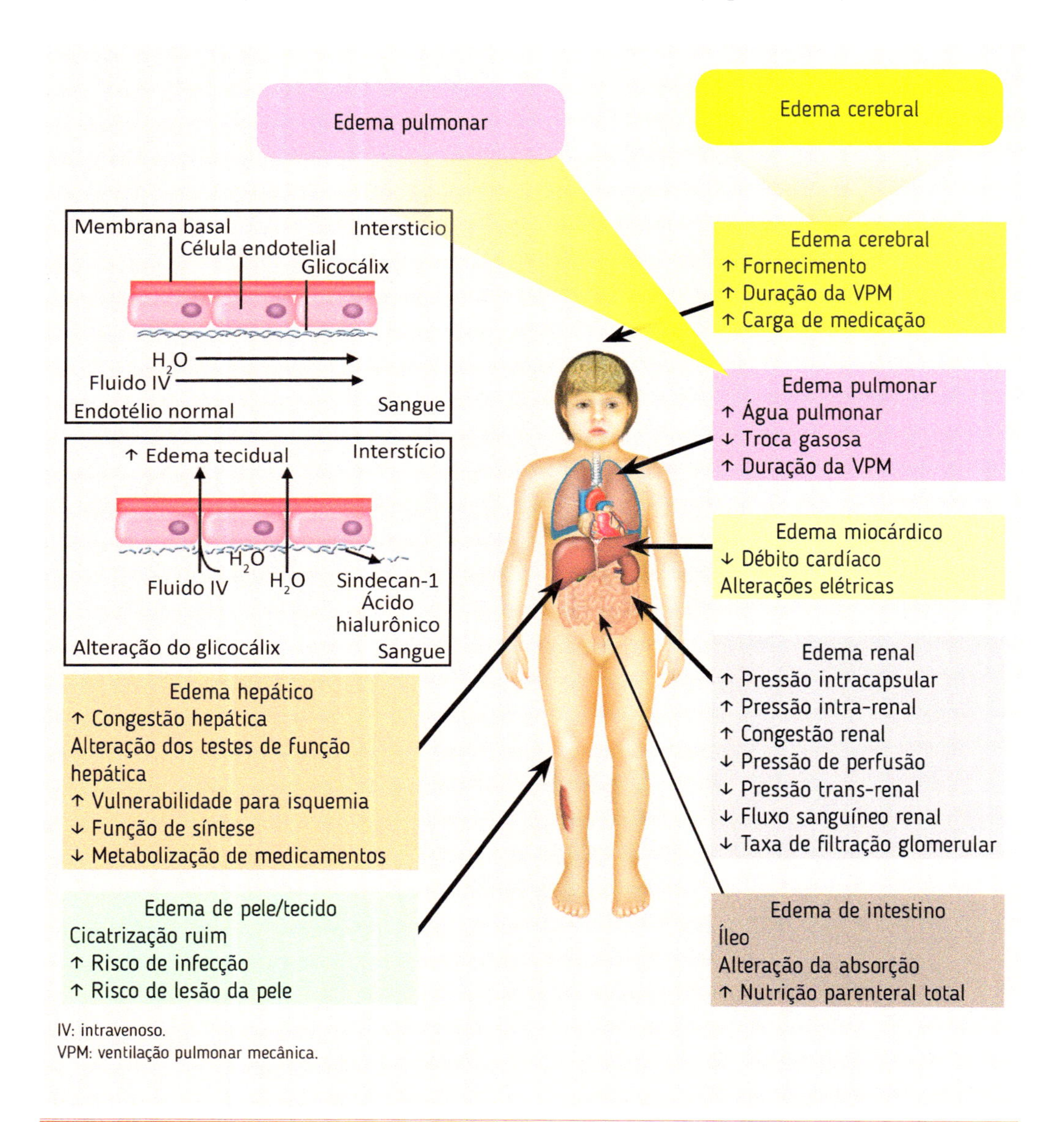

FIGURA 11.11. Consequências do acúmulo de fluidos e edema nos órgãos.
Fonte: Adaptado de Glassford NJ, 2016.

A restauração ou proteção do glicocálix pode, portanto, constituir um novo alvo terapêutico, com o syndecan-1 e o ácido hialurônico despontando como potenciais biomarcadores da ruptura do glicocálix.

A depuração tecidual e orgânica em relação ao edema com volta do fluido para o espaço intravascular é realizada pelo sistema linfático, sobre o qual temos um entendimento pobre em relação à integridade e função durante a doença grave.

BALANÇO FLUÍDICO

Impacto nos recém-nascidos e na pediatria

Em recém-nascidos graves admitidos em UTI, o balanço fluídico inadequado pode ocasionar sobrecarga fluídica. Uma pesquisa recente de Selewski DY, et al., 2018, analisou 645 crianças com idade gestacional ± 36 semanas e o balanço fluídico, como alteração do percentual de peso a partir do peso de nascimento. O desfecho de avaliação primária foi a utilização de VPM no 7º dia de nascimento. Concluiu-se que um pico de balanço fluídico maior durante a 1ª semana de vida pós-natal e um balanço fluídico maior no 7º dia de vida estavam independentemente associados com a utilização de ventilação mecânica no 7º dia.

Um fator que tem contribuído para a sobrecarga fluídica em pacientes das UTIs pediátrica e neonatal é o uso de medicações. Esse risco deve ser sempre bem considerado pelo médico antes de uma decisão terapêutica.

Em 2015, nosso grupo publicou um artigo relacionado aos fatores de risco em pacientes com lesão pulmonar/SDRA em pacientes pediátricos, no qual as práticas de ventilação iatrogênica (gradiente da pressão média de via aérea elevada) e sua influência na mortalidade foram avaliadas, mas é de esperar que o risco do balanço fluídico positivo não tenha sido tão bem interpretado em uma população tão heterogênea.

Recentemente, Hassinger AB, et al., 2018, publicaram a condição atual para a prática de balanço fluídico no contexto da síndrome do desconforto respiratório agudo (SDRA) pediátrico. Sua pesquisa teve como objetivo estabelecer as bases para outras pesquisas prospectivas futuras.

Uma investigação de Alobaidi R, et al., 2018, analisou a associação entre o balanço fluídico e a evolução de crianças graves, realizando uma revisão sistemática e metanálise. A metanálise incluiu 44 estudos e 7.507 crianças, demonstrando uma evidência forte e consistente da associação entre sobrecarga fluídica e pior evolução em crianças criticamente enfermas, inclusive piora da função respiratória, desenvolvimento de lesão renal aguda, maior tempo de permanência na UTI pediátrica e óbito.

Sepse

Os cuidados padrões relacionados à ressuscitação fluídica têm como senso comum uma conduta centrada no paciente, de acordo com as características específicas do quadro clínico, avaliando-se os benefícios e os riscos da administração de fluidos, conforme ilustra a Figura 11.12.

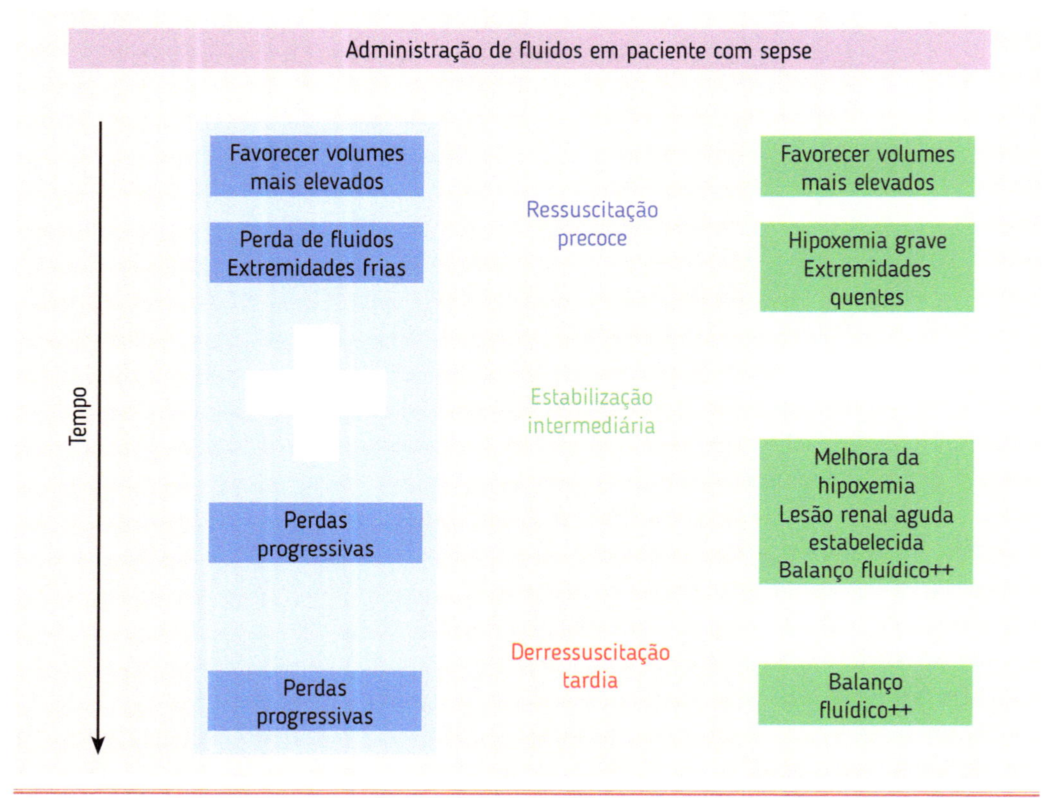

FIGURA 11.12. Características do paciente que modificam a possibilidade de benefício vs. risco da fluidoterapia durante a evolução da ressuscitação precoce para estabilização e fase tardia de ressuscitação.
Fonte: Adaptado de Perner A, 2017.

A hipovolemia é um achado constante na fase inicial do choque séptico, e os fluidos devem ser prontamente infundidos. Entretanto, a ressuscitação precoce deve ser individualizada, e seus efeitos imediatos (após 30-60 minutos) devem ser reavaliados de modo repetitivo.

Atualmente, não se recomenda mais a chamada terapêutica precoce dirigida por metas no choque séptico, que consiste em estratégia de ressuscitação hemodinâmica obtida pela readequação da oferta de oxigênio aos tecidos antes que se desenvolva a disfunção de múltiplos órgãos.

A hipovolemia é frequente nos pacientes com sepse e pode piorar a evolução clínica. O manejo adequado desses pacientes baseia-se em evidências de baixa qualidade para muitos dos componentes específicos dos cuidados, existindo questões não respondidas e sugestões para pesquisa futura (grandes pesquisas avaliando diferentes volumes, tipos e taxas de infusão).

Lesão cerebral

O objetivo é manter um fluxo sanguíneo cerebral e oxigenação adequados. Entretanto, esses pacientes têm várias particularidades comparativamente aos pacientes graves sem lesão cerebral:

- A tonicidade do fluido é uma questão relevante.
- O edema tecidual resulta não apenas em alteração da difusão, mas também em impacto no fluxo sanguíneo cerebral e em um volume-pressão do conteúdo intracraniano desfavorável.
- As ferramentas de monitoração do fluxo sanguíneo e oxigenação cerebrais são geralmente menos empregadas do que em outros pacientes gravemente enfermos, nos quais o manejo fluídico é orientado pela monitoração hemodinâmica.

Esses aspectos distintos do manejo fluídico no paciente com lesão cerebral podem impactar na evolução, além de o próprio manejo fluídico ser variável à beira do leito em pacientes adultos.

Com a intervenção de vários fatores, torna-se complexa a influência da administração de líquidos ou a condição do volume intravascular em relação ao fluxo sanguíneo e à oxigenação cerebral (Figura 11.13).

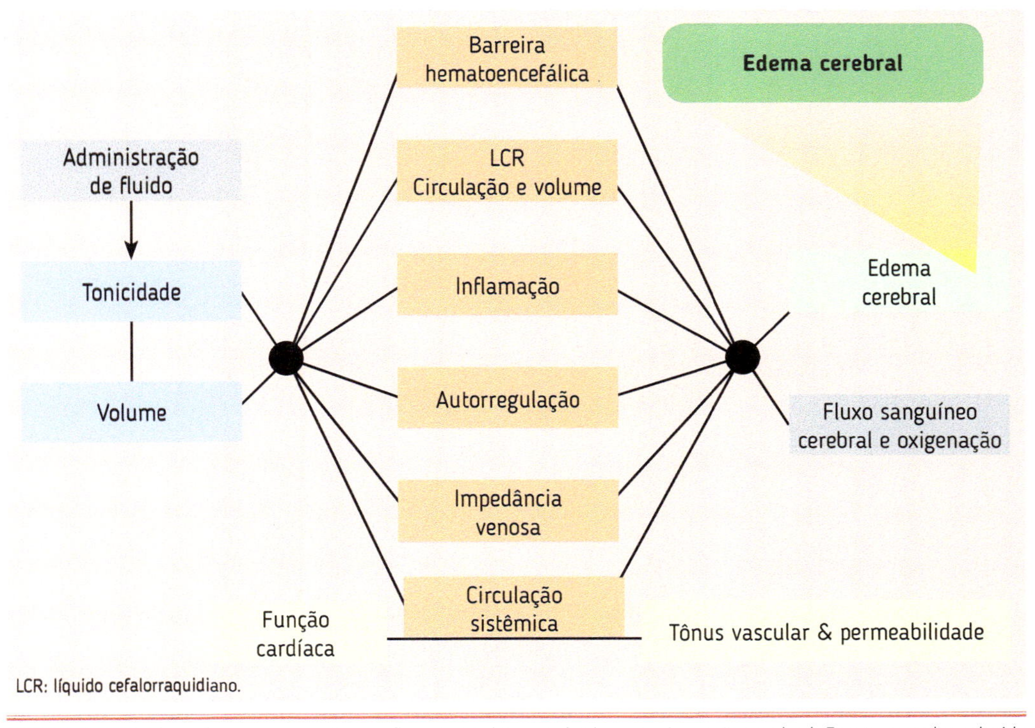

FIGURA 11.13. Efeito do manejo fluídico no fluxo sanguíneo cerebral e na oxigenação cerebral. Evento complexo devido às muitas variáveis intermediárias com relação de causa e efeito.
Fonte: Adaptado de van der Jagt M, 2016.

No manejo fluídico, os pacientes com lesão cerebral são particularmente suscetíveis a alterações do volume intravascular, eletrolíticas e osmóticas, em decorrência das mudanças neuroendócrinas cerebrais e de terapêuticas que interferem na homeostase da água e do sódio, o que constitui fator complicador para a terapêutica.

As evidências indicam que o manejo fluídico no paciente com lesão cerebral deva objetivar a condição de euvolemia e a utilização de fluidos isotônicos, de maneira que a hipovolemia ou a hipervolemia não produza eventos adversos (Figura 11.14).

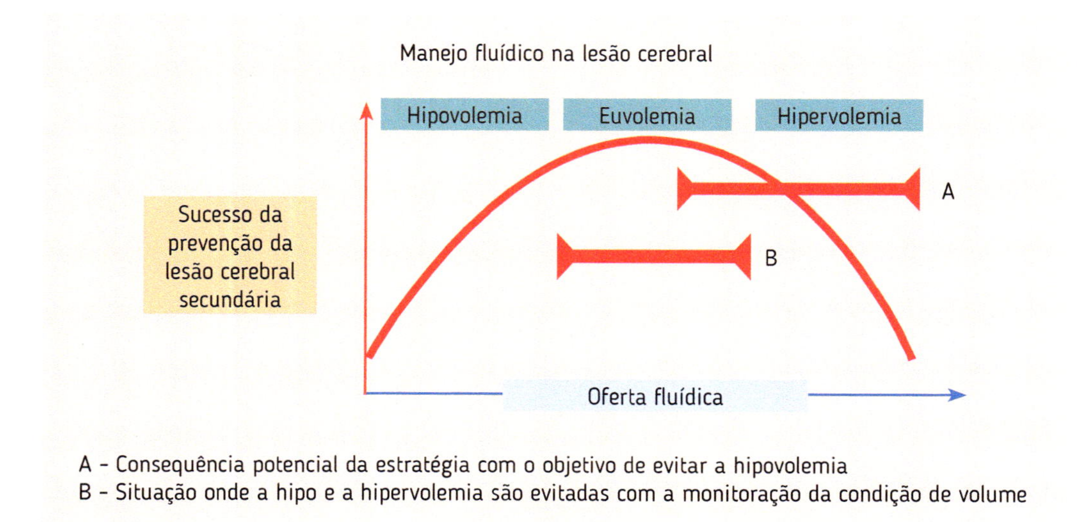

FIGURA 11.14. Relação entre a condição de volume, oferta fluídica e risco de lesão cerebral secundária em pacientes graves com lesão cerebral. Tanto a hipovolemia quanto a hipervolemia podem contribuir para a lesão cerebral secundária.
Fonte: Adaptado de van der Jagt M, 2016.

Mais pesquisas são necessárias para confirmar esse conceito e estabelecer sua significância clínica, tanto em pacientes adultos quanto na pediatria.

Doenças renais

Lesão renal aguda e pós-operatório

A lesão renal aguda acomete vários sistemas e órgãos, incluindo coração, cérebro, sistema nervoso central, sistema hematológico, fígado e intestino.

Embora a fisiopatologia exata dessas interações não esteja totalmente esclarecida, os mecanismos gerais, através dos quais a lesão renal aguda induz efeitos em órgãos distantes, incluem inflamação, ativação de fatores celulares e solúveis, bem como alterações hemodinâmicas e neuro-humorais, que ocasionam a apoptose celular e a lesão orgânica.

O sucesso da prevenção da lesão renal aguda consiste na correção dos fatores que contribuem para a lesão e que, no caso do período pós-operatório, estão delineados na Figura 11.15.

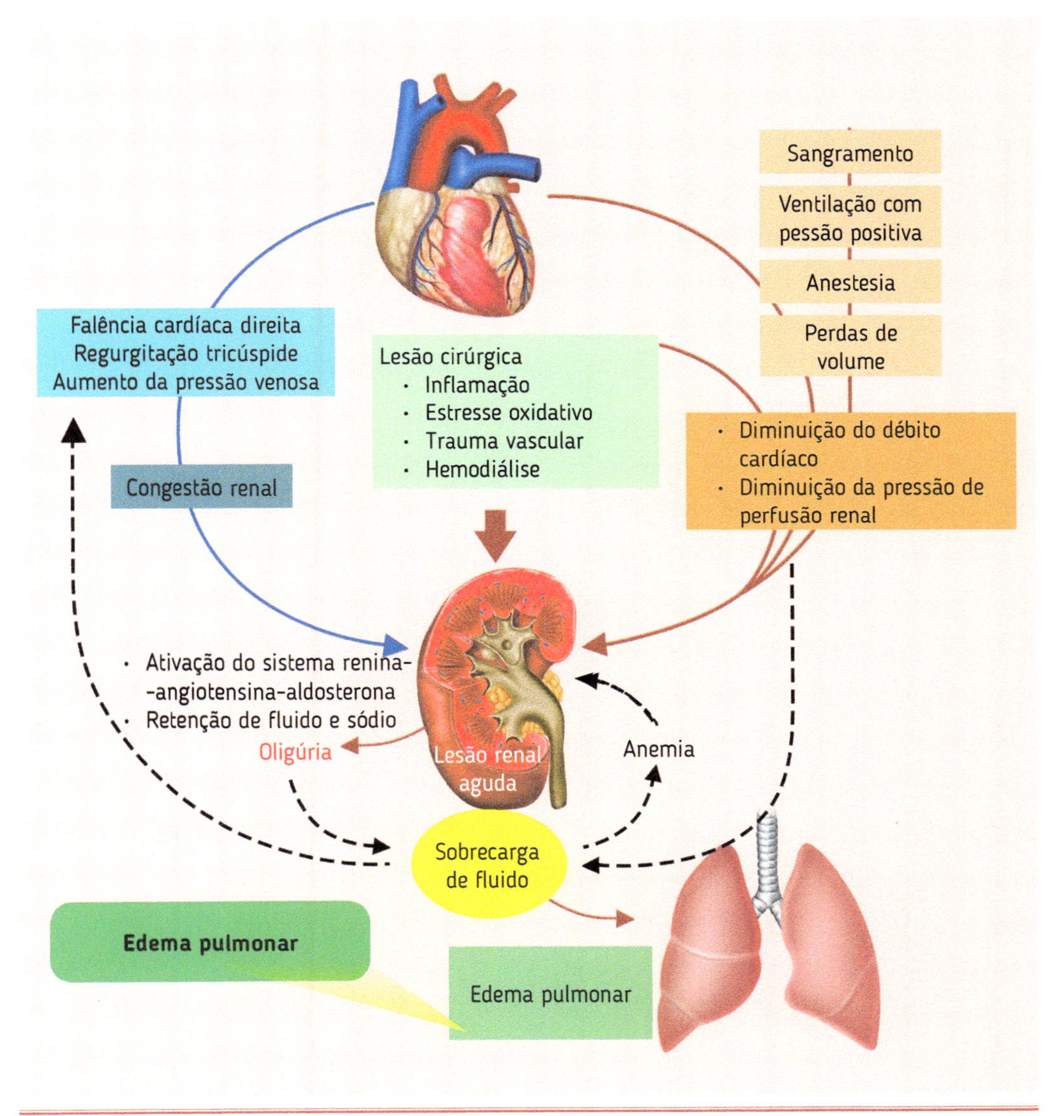

FIGURA 11.15. Fatores que contribuem para o desenvolvimento de lesão renal aguda no período perioperatório e o risco associado com sobrecarga de volume.
Fonte: Adaptado de Legrand M, et al., 2013.

Reconhecer os fatores que contribuem para a lesão renal aguda no pós-operatório permanece um desafio para o intensivista e para o anestesista porque, com frequência, são multifatoriais.

Embora existam diversos fatores que contribuem para a lesão renal aguda no pós-operatório, os principais são: inflamação, alterações hemodinâmicas sistêmicas e agentes nefrotóxicos.

Função renal e adequação das funções cardíaca e pulmonar

A função renal é um pré-requisito para a adequação da função cardíaca e pulmonar. O rim tem papel central no fornecimento de oxigênio, de acordo com:

- Balanço fluídico: pré-carga, influenciando a curva de Starling, relacionando o volume e o débito cardíaco.
- Tônus vascular: regulação hormonal por meio da renina-angiotensina e pós-carga, determinada pela tensão sistólica da parede ventricular esquerda, de acordo com a lei de LaPlace, relacionando a pressão e a tensão da parede.
- Balanço eletrolítico e acidobásico: regulação da extração de oxigênio a nível tecidual e função enzimática celular.
- Produção de eritropoietina: interferindo na concentração de hemoglobina e, portanto, na capacidade de transporte de oxigênio.

O rim, como órgão central "motor", está envolvido na regulação homeostática de vários órgãos extrarrenais:

- cardiorrenal: pré-carga/pós-carga, apoptose miocárdica;
- hepatorrenal: aumento da hiperamoniemia, aumento da inflamação;
- hematorrenal: coagulopatia, diminuição da adesão plaquetária;
- renopulmonar: sobrecarga fluídica, aumento da inflamação;
- neurorrenal: desregulação da pressão intracraniana, apoptose glial;
- imunorrenal: aumento da infecção, alteração do tráfico das células-T.

A função pulmonar influencia a função renal por três mecanismos homeostáticos, os quais podem estar alterados durante a lesão pulmonar: troca gasosa (PaO_2 e $PaCO_2$), liberação de citocinas inflamatórias e interações cardiopulmonares.

Um dos achados importantes na SDRA, por exemplo, é a resposta inflamatória, ocasionando alterações em órgãos extrapulmonares. Pacientes com SDRA têm aumento da taxa de lesão renal aguda, e os que apresentam SDRA associado à lesão renal aguda têm aumento da mortalidade.

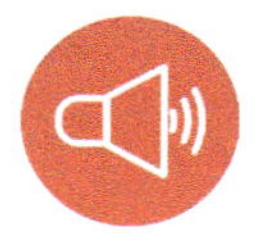

A perfusão renal pode estar alterada durante a falência respiratória, com necessidade de VPM em decorrência de interações cardiopulmonares, com alteração do débito cardíaco e estimulação das vias simpáticas.

A função pulmonar é regulada pela condição renal de balancear três sistemas metabólicos distintos (excreção nitrogenada, movimento fluídico e equilíbrio acidobásico), os quais podem estar negativamente acometidos durante a lesão renal aguda.

A uremia altera a troca gasosa e a mecânica pulmonar. Na criança com sobrecarga fluídica vai ocorrer grande diferença entre as forças hidrostáticas e oncóticas, determinando um fluxo de fluido do leito capilar para o espaço alveolar. A integridade da barreira alvéolo epitelial requer que haja uma drenagem do edema pulmonar, que está comprometido na lesão renal aguda.

O sistema linfático tem alta capacidade e fluxo para retirar o excesso de fluido do interstício. Entretanto, em condições com excesso de água pulmonar, como o edema pulmonar, existe alteração do equilíbrio entre a pressão oncótica e a hidrostática, favorecendo a saída de fluido para o espaço alveolar (Figura 11.16).

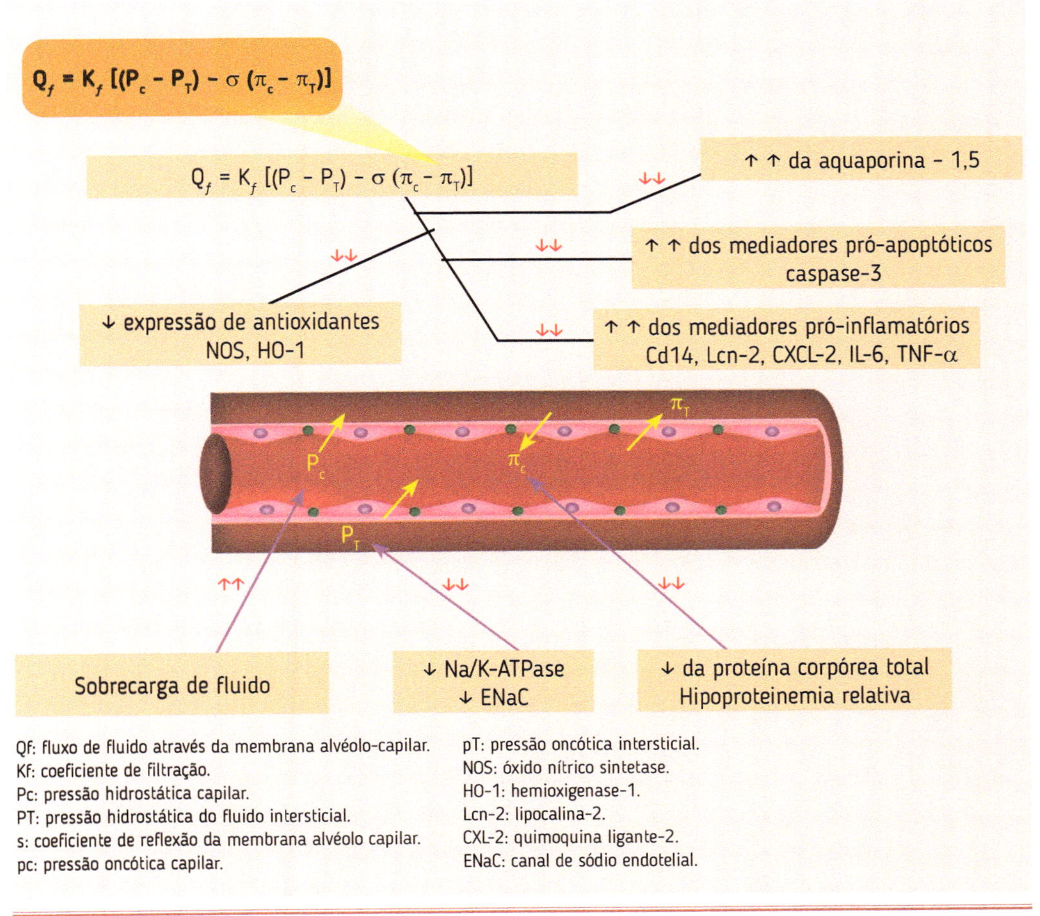

FIGURA 11.16. Edema pulmonar nefrogênico. A lesão renal aguda desencadeia vários mecanismos que alteram a homeostase intersticial e alveolar em relação ao balanço fluídico.
Fonte: Adaptado de Basu RK, et al., 2011.

Pacientes com lesão renal aguda menos grave têm melhor evolução, portanto se recomenda utilizar biomarcadores para identificar estágios precoces.

Edema pulmonar piora a morbidade e aumenta a mortalidade nos pacientes com doença grave. A sobrecarga fluídica e a uremia podem ser reguladas pelas terapêuticas extracorpóreas, como a diálise, pois a habilidade do pulmão para regular o balanço fluídico é limitada.

As crianças gravemente enfermas apresentam associação entre sobrecarga fluídica e piora da oxigenação quando se mede o índice de oxigenação. Com isso, tais pacientes apresentam alteração relacionada aos dias livres da VPM.

A fluidoterapia é um componente-chave no manejo desses pacientes, especialmente no cenário de lesão renal aguda por sepse.

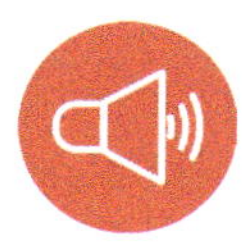

A sobrecarga de fluido nos pacientes com lesão renal aguda pode estar associada com pior evolução; portanto, as crianças devem passar por avaliação cuidadosa da condição fluídica, e os pediatras intensivistas devem unir a fisiopatologia da sobrecarga fluídica e a da enfermidade ao tratamento.

Interações da ventilação com pressão positiva/PaO_2 e $PaCO_2$

Vários estudos experimentais em humanos e animais têm analisado os mecanismos fisiopatológicos das interações pulmões-rins (Figura 11.17).

A ventilação com pressão positiva pode alterar o retorno venoso, pós-carga cardíaca e diminuir o débito cardíaco, com consequente redução do fluxo sanguíneo renal, da taxa de filtração glomerular e da depuração osmolar e de água.

Tanto a pressão expiratória final positiva quanto o volume corrente parecem alterar o débito cardíaco. A ativação do sistema simpático e da renina-angiotensina, além da liberação do peptídeo natriurético atrial com a aplicação de ventilação com pressão positiva, parece ter papel limitado. As alterações dos gases sanguíneos relacionadas à $PaCO_2$ e PaO_2 influenciam a perfusão renal e a depuração de água e sódio. A hipoxemia aumenta a diurese e a natriurese, mantendo-se preservada a taxa de filtração glomerular.

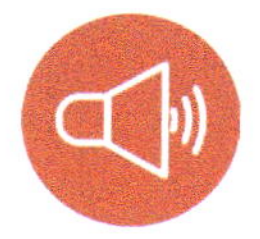

A diminuição da PaO_2 e a elevação da $PaCO_2$ têm sido associadas com aumento da resistência vascular, mesmo em pacientes criticamente enfermos, com hipoxemia moderada.

Uma pesquisa recente, analisando a lesão renal aguda em crianças que apresentam falência respiratória aguda, concluiu que a lesão renal aguda está associada com a síndrome do desconforto respiratório e com um tempo de permanência mais prolongado na UTI e no hospital, além do fato de a pressão positiva expiratória final e o nível de creatinina estarem associados de modo independente com a lesão renal aguda.

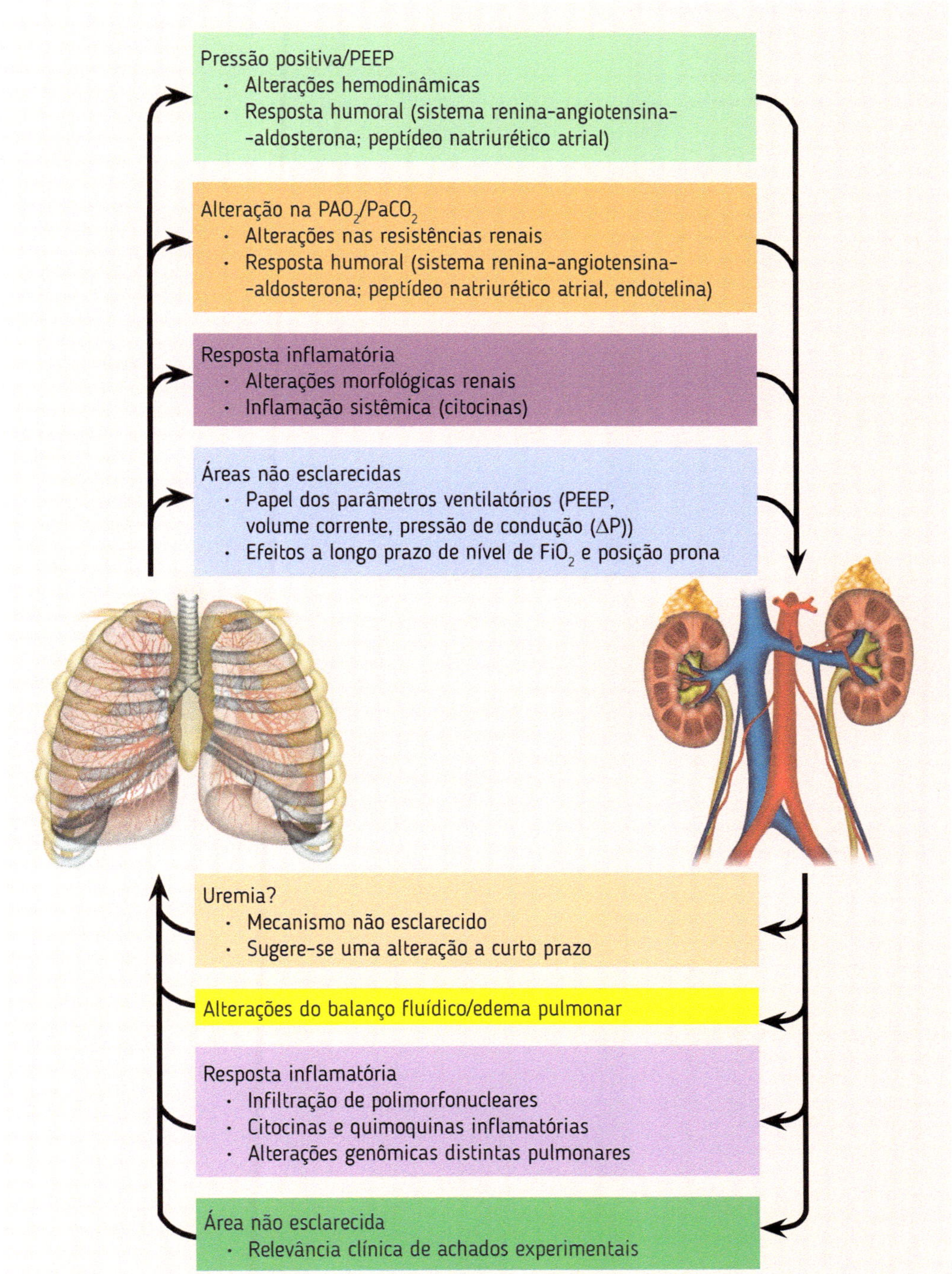

Pressão positiva/PEEP
- Alterações hemodinâmicas
- Resposta humoral (sistema renina-angiotensina--aldosterona; peptídeo natriurético atrial)

Alteração na $PAO_2/PaCO_2$
- Alterações nas resistências renais
- Resposta humoral (sistema renina-angiotensina--aldosterona; peptídeo natriurético atrial, endotelina)

Resposta inflamatória
- Alterações morfológicas renais
- Inflamação sistêmica (citocinas)

Áreas não esclarecidas
- Papel dos parâmetros ventilatórios (PEEP, volume corrente, pressão de condução (ΔP))
- Efeitos a longo prazo de nível de FiO_2 e posição prona

Uremia?
- Mecanismo não esclarecido
- Sugere-se uma alteração a curto prazo

Alterações do balanço fluídico/edema pulmonar

Resposta inflamatória
- Infiltração de polimorfonucleares
- Citocinas e quimoquinas inflamatórias
- Alterações genômicas distintas pulmonares

Área não esclarecida
- Relevância clínica de achados experimentais

FIGURA 11.17. Mecanismos envolvidos nas interações pulmão-rim.
Fonte: Adaptado de Darmon M, et al., 2017.

COMO PROCEDER COM A RESSUSCITAÇÃO

A água extravascular pulmonar correlaciona-se com a função orgânica e a sobrevida. O manejo fluídico objetiva a diminuição da água extravascular pulmonar, ocasionando balanço fluídico negativo e melhora da evolução (Figura 11.18).

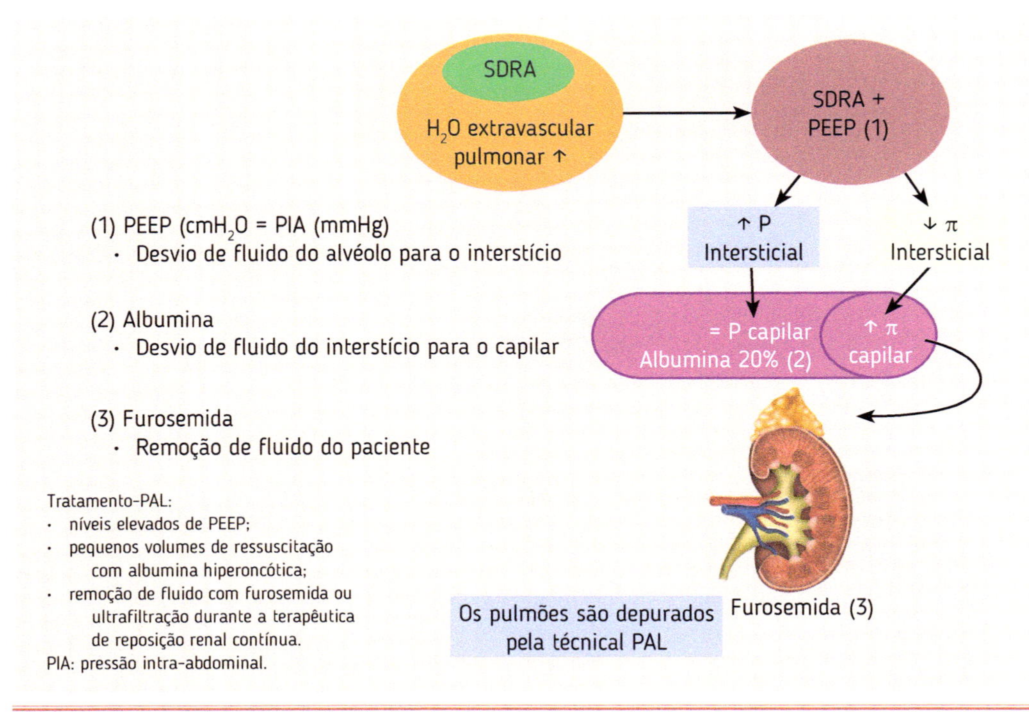

FIGURA 11.18. Racionalização e mecanismos envolvidos no tratamento PAL.
Fonte: Adaptado de Malbrain MLNG, et al., 2014.

Inicialmente, a PEEP é titulada para contrabalançar os efeitos do aumento da PIA (a melhor PEEP em cmH_2O = PIA em mmHg). A seguir, administra-se uma solução hiperoncótica de albumina com controle do nível de albumina sérica, tendo-se como objetivo 3 g/dl. Finalmente, 30 minutos após a primeira dose de albumina, inicia-se uma infusão de furosemida com uma dose em "bolo" seguida por uma infusão contínua, de acordo com a tolerância hemodinâmica do paciente. Em pacientes anúricos pode ser adicionada uma terapêutica com ultrafiltração, objetivando obter um balanço fluídico diário neutro para negativo.

ORIENTAÇÕES PARA A REMOÇÃO DE FLUIDOS

O balanço fluídico positivo tem sido associado com uma evolução ruim em pacientes criticamente enfermos, e a depleção de volume (utilizando diuréticos ou ultrafiltração) é uma parte importante do tratamento da congestão dos órgãos (pulmões, rins, fígado e intestino), bem como a sobrecarga fluídica, após a fase inicial de ressuscitação do choque. O objetivo nesses pacientes é limitar o edema intersticial e a pressão compartimental.

Quando se analisa a questão fisiológica associada às forças de Starling, a pressão hidrostática intravascular, a pressão oncótica e a permeabilidade vascular são os três fatores que conduzem à filtração capilar e à possibilidade de edema. A depleção de volume pode alterar a filtração transcapilar através da diminuição da pressão intravenosa e capilar e pela possibilidade de aumentar a pressão oncótica intravascular (Figura 11.19).

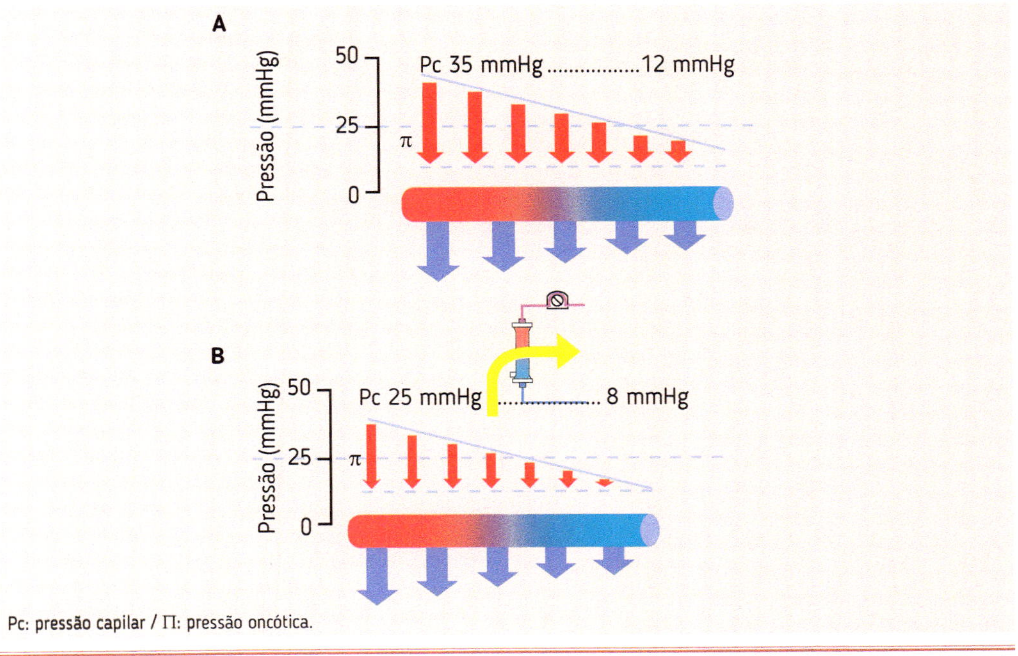

FIGURA 11.19. Representação teórica das forças de Starling, depleção de volume, podendo ocasionar diminuição da pressão hidrostática intravascular (pressão hidrostática do painel A para o B); B: associado com o aumento da pressão oncótica (ϖ) determinando diminuição da filtração transcapilar e da geração de edema intersticial.
Fonte: Adaptado de Legrand M, et al., 2018.

A estratégia de depleção de volume pode comprometer o retorno venoso e consequentemente o débito cardíaco, tendo impacto na perfusão e na recuperação da função dos órgãos. O objetivo de depleção de volume sem monitoração hemodinâmica pode determinar uma evolução para hipo ou hipertratamento, com risco hemodinâmico de hipoperfusão.

O equilíbrio em relação a esse balanço é atingir eficácia (diminuição da pressão hidrostática intravascular) sem diminuir o retorno venoso e, consequentemente, o volume de ejeção ou o débito cardíaco.

Sabemos que o retorno venoso depende do gradiente entre a pressão sistêmica média (Pms) e a PVC, devendo-se ter como objetivo uma taxa de depleção de fluido com diminuição da Pms e PVC na mesma magnitude, não havendo, desse modo, comprometimento do retorno venoso (Figura 11.20).

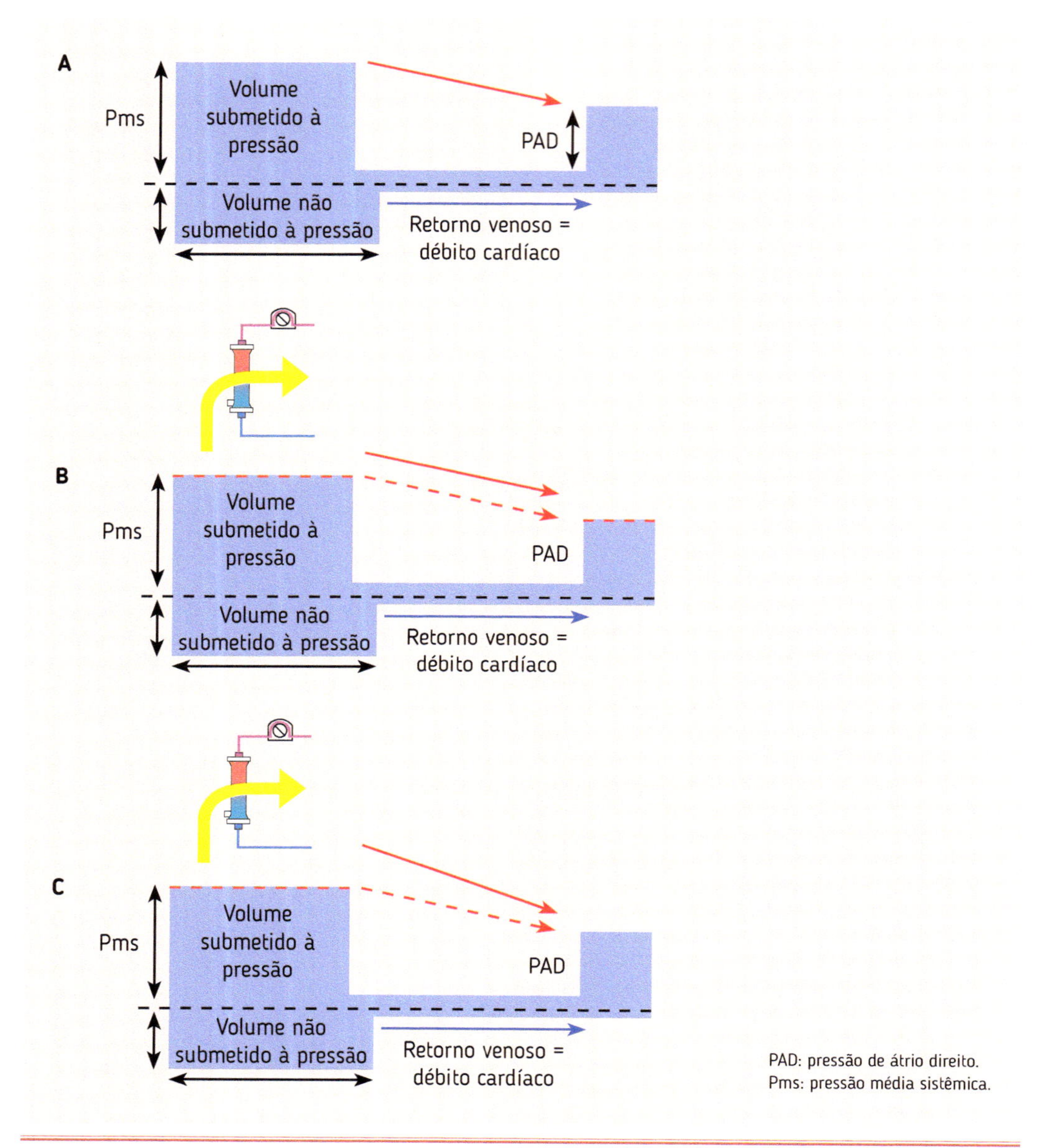

FIGURA 11.20. Monitoração hemodinâmica durante a depleção de volume, permitindo avaliar a eficácia (diminuição da pressão intravascular através da monitoração da pressão venosa central) e tolerância através de um volume de ejeção estável.
Fonte: Adaptado de Legrand M, et al., 2018.

A depleção de volume (de A para B) deve ser tentada objetivando diminuição da pressão venosa intravascular sem comprometimento do gradiente entre a pressão média sistêmica (Pms) e a pressão de átrio direito (PAD) ou PVC, mantendo desse modo o retorno venoso e o débito cardíaco. A remoção excessiva ou inadequada de fluidos pode ocasionar maior diminuição da Pms do que da PVC, comprometendo o retorno venoso e o débito cardíaco (C).

CONCLUSÕES

Nos pacientes com perda fluídica (trauma, sepse, choque hemorrágico), deve-se iniciar a terapêutica com uma ressuscitação fluídica. Entretanto, dependendo da condição, pode haver desvio de fluido para o interstício, além de acúmulo deste, o que deve alertar o médico para priorizar a prevenção com uma conduta baseada na restrição de fluidos de acordo com a responsividade que o paciente apresente a sua infusão.

Neste capítulo, chamou-se a atenção para a associação entre a sobrecarga de fluidos e a evolução adversa em várias condições agudas. Entretanto, são necessárias mais pesquisas clínicas para avaliar o papel da sobrecarga de fluidos na mortalidade e morbidade de crianças gravemente enfermas.

ORIENTAÇÃO DO AUTOR

Acessando o conteúdo deste QR code você ouvirá orientações do autor sobre este capítulo.

REFERÊNCIAS

- Alobaidi R, Morgan C, Basu RK, et al. Association between fluid balance and outcomes in critically ill children: a systematic review and meta-analysis. JAMA Pediatr. 2018;172(3):257-68.
- Aya HD, Rhodes A, Chis Ster I, et al. Hemodynamic effect of different doses of fluids for a fluid challenge: a quasi-randomized controlled study. Crit Care Med. 2017;45(2):e161-e168.
- Basu RK, Wheeler D. Effects of ischemic acute kidney injury on lung water balance: nephrogenic pulmonary edema? Pulm Med. 2011;2011:414253.
- Berg S, Golster M, Lisander B. Albumin extravasation and tissue washout of hyaluronan after plasma volume expansion with crystalloid or hypooncotic colloid solutions. Acta Anaesthesiol Scand. 2002;46(2):166-72.
- Berger EY, Galdston M, et al. The effect of anoxic anoxia on the human kidney. J Clin Invest. 1949;28(4):648-52.
- Bersten AD. Fluid management in the ventilated patient. In: Tobin MJ. Principles and practice of mechanical ventilation. 3rd ed. McGraw-Hill; 2013. p.1459-70.
- Brienza N, Giglio MT, Marucci M, et al. Does perioperative hemodynamic optimization protect renal function in surgical patients? A meta-analytic study. Crit Care Med. 2009;37(6):2079-90.
- Bruegger D, Schwartz L, Chappell D, et al. Release of atrial natriuretic peptide precedes shedding of the endothelial glycocalyx equally in patients undergoing on- and off-pump coronary artery bypass surgery. Basic Res Cardiol. 2011;106(6):1111-21.
- Colléti Júnior J, Carvalho WB. Fluid overload in the PICU: still a challange. J Pediatr Intensive Care. 2018;7:67.
- Cordemans C, De Laet I, Van Regenmortel N, et al. Aiming for a negative fluid balance in patients with acute lung injury and increased intra-abdominal pressure: a pilot study looking at the effects of PAL-treatment. Ann Intensive Care. 2012;2 Suppl 1:S15.

- Darmon M, Legrand M, Terzi N. Understanding the kidney during acute respiratory failure. Intensive Care Med. 2017;43(8):1144-7.
- Darmon M, Schortgen F, Leon R, et al. Impact of mild hypoxemia on renal function and renal resistive index during mechanical ventilation. Intensive Care Med. 2009;35(6):1031-8.
- Fuhrman D, Crowley K, Vetterly C et al. Medication use as a contributor to fluid overload in the picu: a prospective observational study. J Pediatr Intensive Care. 2018;07(02):69-74.
- Glassford NJ, Bellomo R. The complexities of intravenous fluid research: questions of scale, volume, and accumulation. Korean J Crit Care Med. 2016;31(4):276-299.
- Hassinger AB, Valentine SL. Self-reported management of IV fluid and fluid accumulation in children with acute respiratory failure. Pediatr Crit Care Med. 2018;19(10):e551-e554.
- Herrler T, Tischer A, Meyer A, et al. The intrinsic renal compartment syndrome: new perspectives in kidney transplantation. Transplantation. 2010;89(1):40-6.
- Hofer CK, Cannesson M. Monitoring fluid responsiveness. Acta Anaesthesiologica Taiwanica. 2011;49:59-65.
- Hoste EA, Maitland K, Brudney CS, et al. Four phases of intravenous fluid therapy: a conceptual model. Br J Anaesth. 2014;113(5):740-7.
- Jacob LP, Chazalet JJ, Payen DM, et al. Renal hemodynamic and functional effect of PEEP ventilation in human renal transplantations. Am J Respir Crit Care Med. 1995;152(1):103-7.
- Jozwiak M, Monnet X, Teboul JL. Prediction of fluid responsiveness in ventilated patients. Ann Transl Med. 2018;6(18):352.
- Kalkwarf KJ, Cotton BA. Resuscitation for hypovolemic shock. Surg Clin North Am. 2017;97(6):1307-21.
- Legrand M, Payen D. Case scenario: hemodynamic management of postoperative acute kidney injury. Anesthesiology. 2013;118(6):1446-54.
- Legrand M, Soussi S, Depret F. Cardiac output and CVP monitoring… to guide fluid removal. Crit Care. 2018;22(1):89.
- Malbrain MLNG, Marik PE, Witters I, et al. Fluid overload, de-resuscitation, and outcomes in critically ill or injured patients: a systematic review with suggestions for clinical practice. Anestezjologia Intensywna Terapia. 2014, tom XLVI, nr 5, 377-96.
- Marik PE, Baram M, Vahid B. Does central venous pressure predict fluid responsiveness? A systematic review of the literature and the tale of seven mares. Chest. 2008;134(1):172-8.
- Marik PE. Fluid responsiveness and the six guiding principles of fluid resuscitation. Crit Care Med. 2016;44(10):1920-2.
- Mekontso Dessap A, Roche-Campo F, Kouatchet A, et al. Natriuretic peptide-driven fluid management during ventilator weaning: a randomized controlled trial. Am J Respir Crit Care Med. 2012;186(12):1256-63.
- Mesquida J, Kim HK, Pinsky MR. Effect of tidal volume, intrathoracic pressure, and cardiac contractility on variations in pulse pressure, stroke volume, and intrathoracic blood volume. Intensive Care Med. 2011;37(10):1672-9.
- Mitchell JP, Schuller D, Calandrino FS, et al. Improved outcome based on fluid management in critically ill patients requiring pulmonary artery catheterization. Am Rev Respir Dis. 1992;145(5):990-8.
- Monnet X, Marik PE, Teboul JL. Prediction of fluid responsiveness: an update.
- Ann Intensive Care. 2016;6(1):111.
- Monnet X, Teboul JL. My patient has received fluid: how to assess its efficacy and side effects? Ann Intensive Care. 2018;8(1):54.

- Muench E, Horn P, Bauhuf C, et al. Effects of hypervolemia and hypertension on regional cerebral blood flow, intracranial pressure, and brain tissue oxygenation after subarachnoid hemorrhage. Crit Care Med. 2007;35(8):1844-51.
- Myburgh JA, Mythen MG. Resuscitation fluids. N Engl J Med. 2013;369(13):1243-51.
- Noble MI. The Frank-Starling curve. Clin Sci Mol Med. 1978;54(1):1-7.
- Orfanakis A, Brambrink AM. Long-term outcome call into question the benefit of positive fluid balance and colloid treatment after aneurysmal subarachnoid hemorrhage. Neurocrit Care. 2013;19(2):137-9.
- Panico FF, Troster EJ, Oliveira CS, et al. Risk factors for mortality and outcomed in the pediatric acute injury/acute respiratory distress syndrome. Pediatr Crit Care Med. 2015;16(7):e194-200.
- Payen DM, Farge D, Beloucif S, et al. No involvement of antidiuretic hormone in acute antidiuresis during PEEP ventilation in humans. Anesthesiology. 1987;66(1):17-23.
- Perner A, Singer M. Fixed minimum fluid volume for resuscitation: Con Intensive Care Med. 2017;43(11):1681-2.
- Phillips Cr, Chesnut MS, Smith SM. Extravascular lung water in sepsis-associated acute respiratory syndrome: indexing with predicted body weight correlation with severity of illness and survival. Crit Care Med. 2008;36-69-73.
- Pinsky MR. Heart-lung interactions. Curr Opin Crit Care. 2007;13(5):528-31.
- Raghunathan K, Shaw AD, Bagshaw SM. Fluids are drugs: type, dose and toxicity. Curr Opin Crit Care. 2013;19(4):290-8.
- Selewski DT, Akcan-Arikan A, Bonachea EM, et al. The impact of fluid balance on outcomes in critically ill near-term/term neonates: a report from the AWAKEN study group. Pediatr Res. 2018 Sep 20. doi: 10.1038/s41390-018-0183-9. [Epub ahead of print]
- Semler MW, Kellum JA. Balanced crystalloid solutions. Am J Respir Crit Care Med. 2018 Nov 8.
- Srivastava A. Fluid resuscitation: principles of therapy and "kidney safe" considerations. Adv Chronic Kidney Dis. 2017;24(4):205-212.
- Vally LJ, Bilotta F, Fabregas N et al. Anaesthetic and ICU management of aneurysmal subarachnoid haemorrhage: a survey of European practice. Eur J Anaesthesiol. 2015;32(3):168-76.
- Van der Jagt M. Fluid management of the neurological patient: a concise review. Crit Care. 2016;20(1):126.
- Villacrés SM, Medar SS, Aydin SI. Acute Kidney Injury in children with acute respiratory failure. Clin Pediatr (Phila). 2018 Jun 1:9922818779222.
- Woodcock TE, Woodcock TB. Revised starling equation and the glycocalyx model of transvascular fluid exchange: an improved paradigm for prescribing intravenous fluid therapy. Br J Anaesth. 2012;108(3):384-94.

12 SUPORTE NUTRICIONAL/ METABÓLICO DURANTE A VENTILAÇÃO PULMONAR MECÂNICA

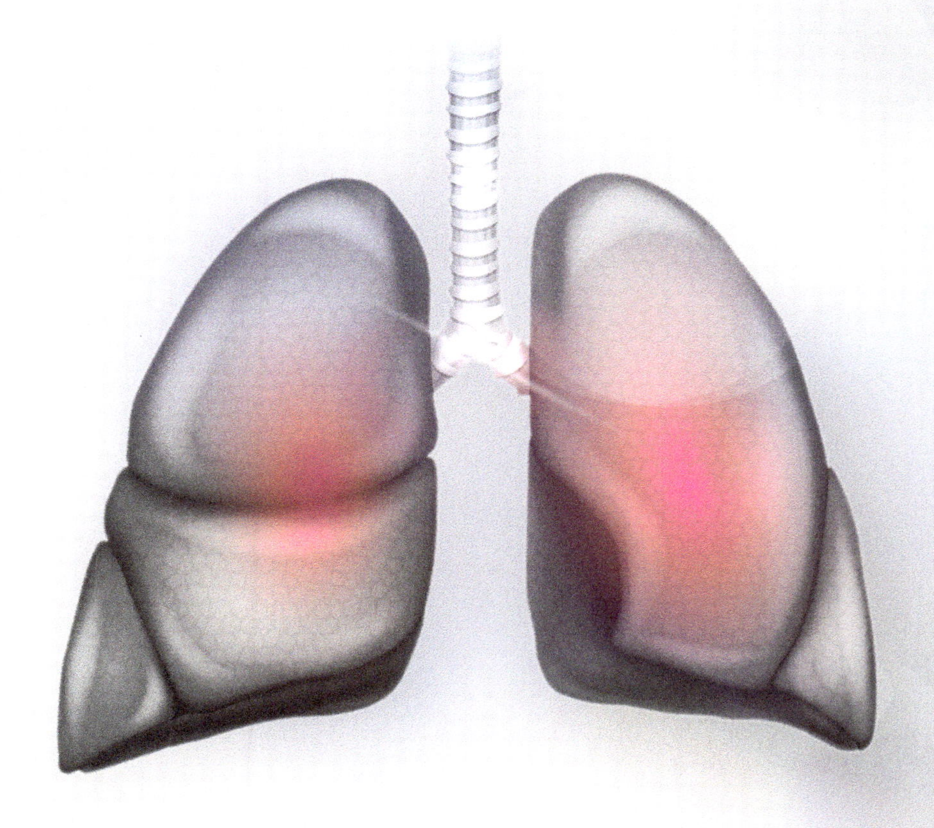

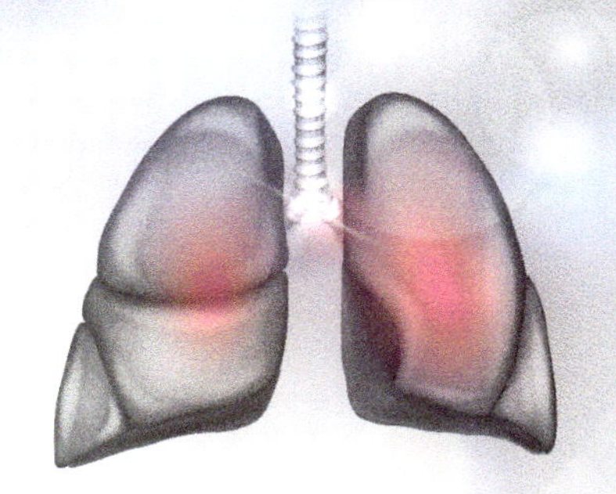

Suporte Nutricional/Metabólico Durante a Ventilação Pulmonar Mecânica

INTRODUÇÃO

Os pacientes gravemente enfermos apresentam vários desafios nutricionais como consequência de sua doença grave, enfermidade preexistente e dificuldades relacionadas ao manejo.

No momento da admissão, muitas crianças são cronicamente desnutridas em decorrência de sua condição social ou de doenças cardíacas e pulmonares crônicas. Algumas, previamente sadias, pela gravidade de sua enfermidade, podem apresentar quadros de pouca aceitação da oferta oral por vários dias, antes de dar entrada na UTI.

METABOLISMO DA CRIANÇA EM ESTADO GRAVE

Durante a doença grave, existe uma demanda por energia, preenchida pela quebra de proteínas, o que determina perda muscular significativa (Figura 12.1), alteração da imunidade e morte da célula.

A inatividade também contribui para esse achado clínico na doença grave, mesmo em pacientes que estejam sendo alimentados. A gastroparesia e o íleo são muito comuns e diminuem a absorção dos alimentos.

Gastroparesia consiste em alteração caracterizada pelo atraso no esvaziamento gástrico sem evidência de obstrução mecânica, com sintomas que incluem náusea, vômito, dor abdominal, eructação e distensão.

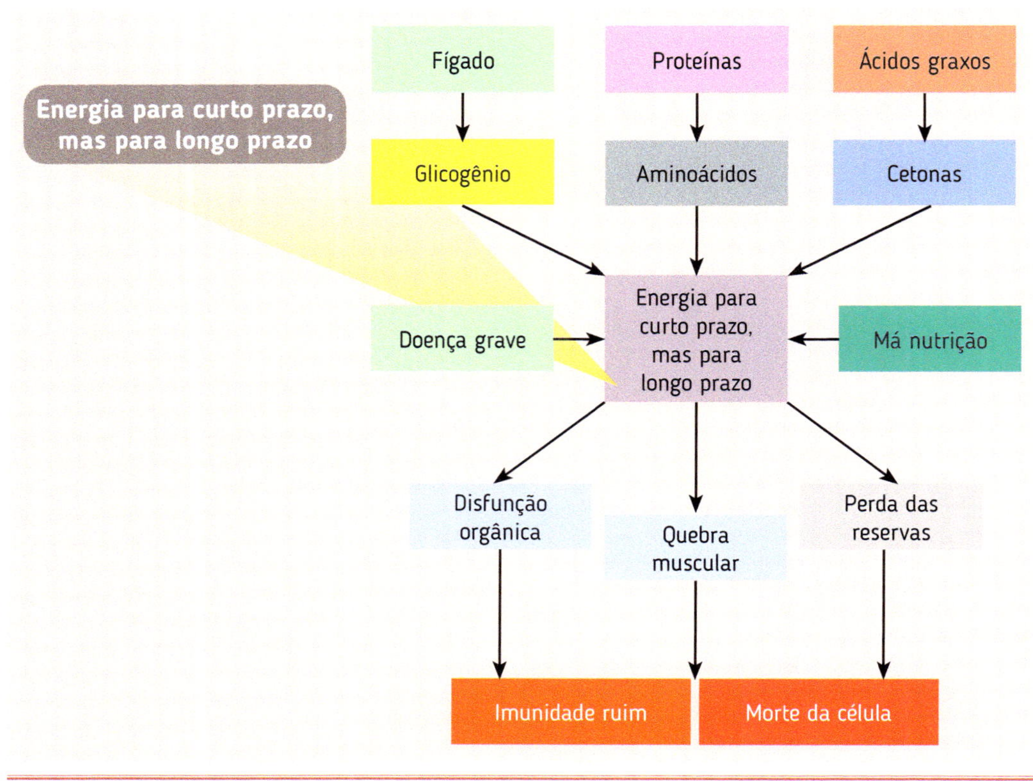

FIGURA 12.1. Metabolismo da criança grave na unidade de terapia intensiva.
Fonte: Adaptado de McDougall M, 2011.

Além disso, o manejo farmacológico da criança grave contribui para a condição de déficit nutricional, fato que se associa às interrupções da alimentação, bastante comuns no cenário da UTI.

Os opioides e as catecolaminas tendem a diminuir o esvaziamento gástrico (gastroparesia) na criança enferma, já os antibióticos e outras medicações causam diarreia e, muitas vezes, má absorção alimentar (CAMILLERI, M et al., 2018).

Aminoácidos e metabolismo proteicomuscular

A perda proteica nos estados catabólicos graves é muito importante e pode ser visível por meio do exame físico da criança. Existem vários aspectos-chave do metabolismo proteicomuscular envolvidos na resposta catabólica da criança gravemente enferma. As taxas de síntese proteica muscular e seção determinam a perda ou o ganho de proteína muscular. Outra taxa de importância regulando o metabolismo proteicomuscular refere-se à taxa de transporte de aminoácidos do sangue para o espaço intracelular e às taxas de movimento de aminoácidos do *pool* intracelular para o sangue (Figura 12.2).

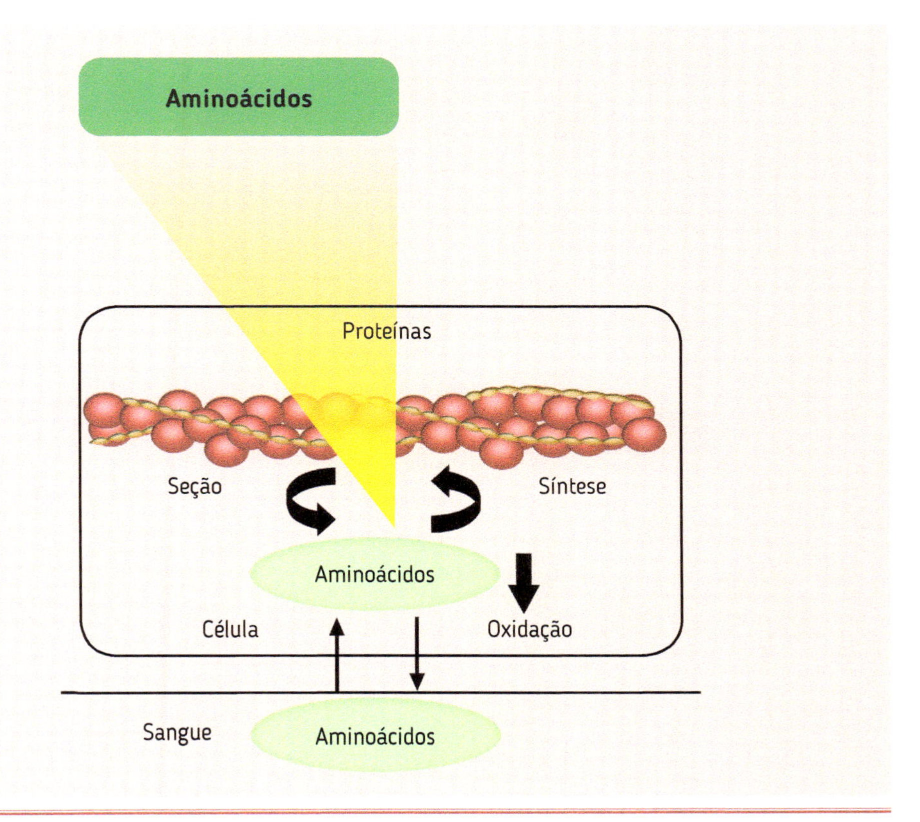

FIGURA 12.2. Representação esquemática relacionada à cinética e oxidação dos aminoácidos em relação à síntese proteica muscular e seção do músculo.
Fonte: Adaptado de Wolfe RR, 2018.

Mecanismos de perda de peso e consumo muscular

A má nutrição é uma condição prevalente que resulta da ausência de oferta ou aproveitamento de nutrientes (proteínas, vitaminas e minerais), ocasionando alteração da composição corpórea (diminuição da massa muscular) e da massa celular corpórea (CADERHOLM T, et al., 2017).

Adicionalmente, o músculo tem papel-chave no metabolismo orgânico e de homeostase através de uma inter-relação entre os órgãos do corpo (ARGILÉS JM, et al., 2016). A massa magra é importante durante a doença grave, e sua perda está associada com fraqueza muscular e de maneira importante com a morbidade e a mortalidade (Figuras 12.3 e 12.4).

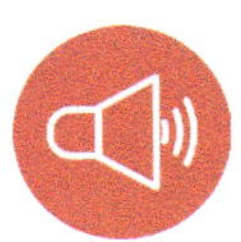

Em decorrência da perda de massa muscular e de sua função, a má nutrição pode resultar em alteração da mobilidade/disabilidade, doenças e infecções, aumento do tempo de recuperação, qualidade de vida ruim e mortalidade (STRATTON R, et al., 2003).

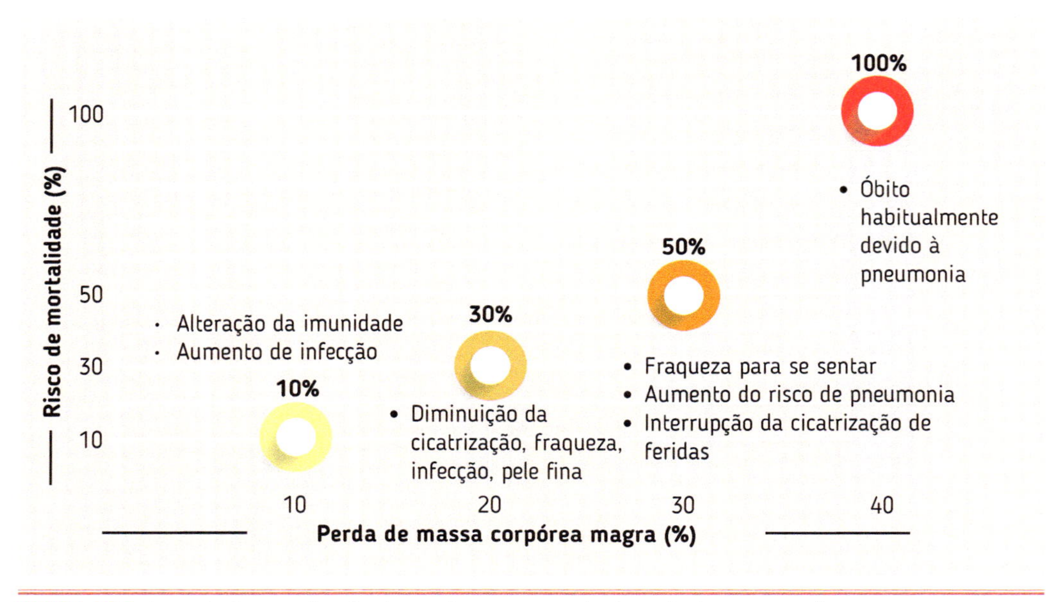

FIGURA 12.3. Aumento das complicações de acordo com o aumento da perda da massa corpórea magra.
Fonte: Adaptado de Landi F, et al., 2018.

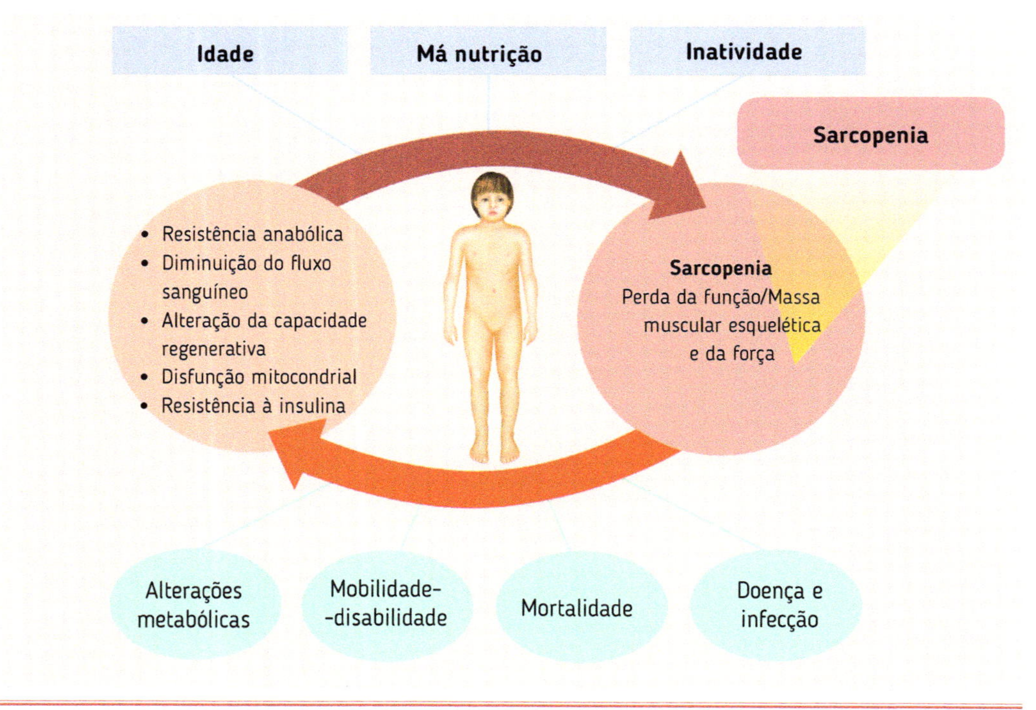

FIGURA 12.4. Inter-relações entre a má nutrição e a perda de massa muscular esquelética e sua função.
Fonte: Adaptado de Landi F, et al., 2018.

Nos pacientes em terapia, existe prevalência elevada de deficiência de vitamina D por várias razões, inclusive intervenções terapêuticas, como ressuscitação fluídica, diálise, cirurgia, oxigenação de membrana extracorpórea e troca plasmática. Vários estudos observacionais demonstram associação entre níveis baixos de vitamina D e evolução clínica ruim em crianças e adultos criticamente enfermos. Entre os desfechos estão falência respiratória e aumento da duração da ventilação pulmonar mecânica. A Figura 12.5 delineia a síntese da vitamina D e as possíveis ações nos ossos, músculo, sistema imunológico, pulmões e coração.

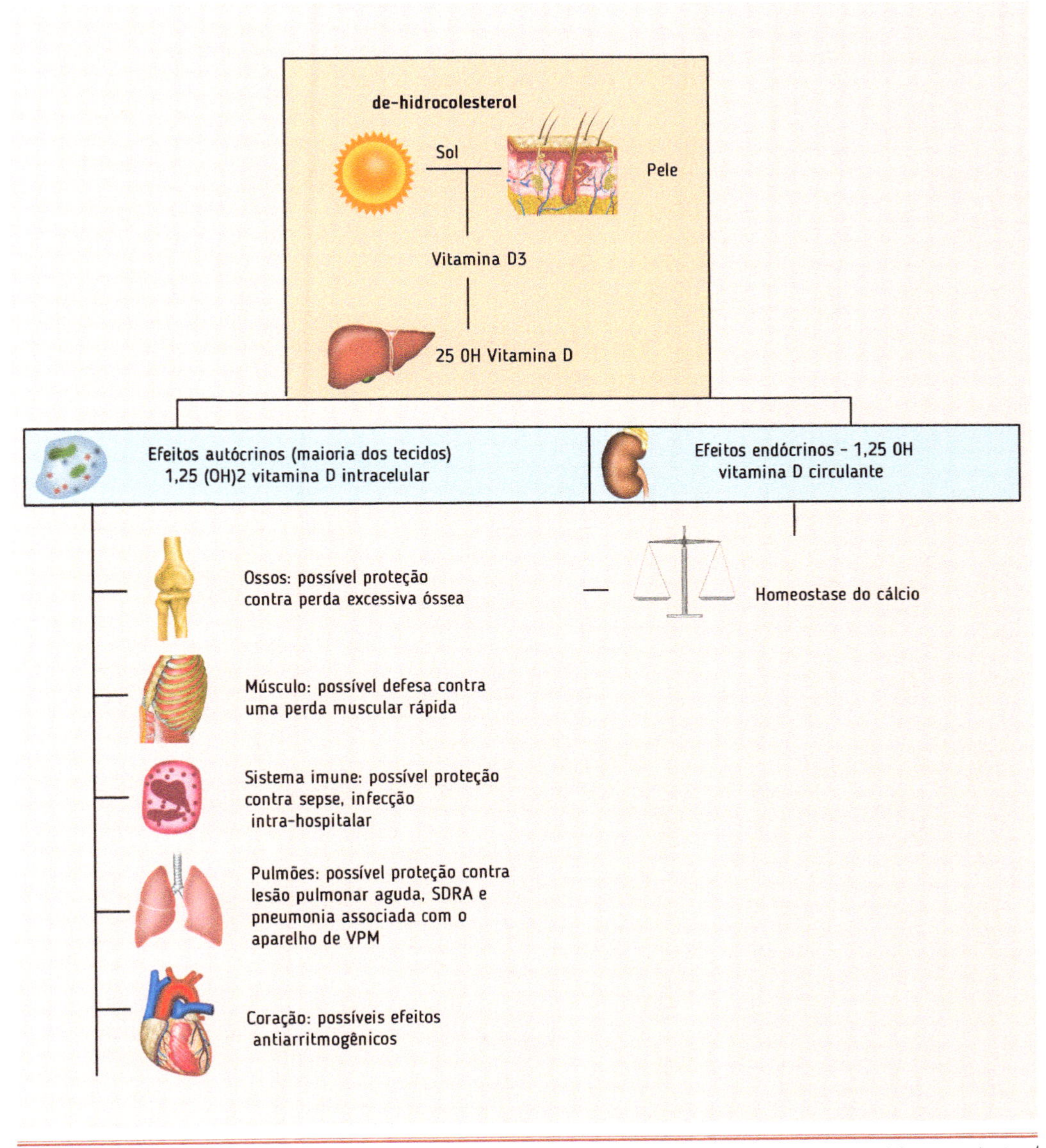

FIGURA 12.5. Visão do metabolismo da vitamina D e seus efeitos clássicos e não clássicos em diferentes órgãos/sistemas alvos.
Fonte: Adaptado de Amrein K, et al., 2018.

Embora a suplementação de vitamina D seja de custo baixo, além de ser simples e ter perfil de segurança, atualmente não existem indicações para avaliar e tratar a deficiência de vitamina D de maneira rotineira, embora várias pesquisas demonstrem os efeitos benéficos de sua suplementação.

A má nutrição causa perda de tecido corpóreo e pode resultar em perda do tecido pulmonar e diminuição do tamanho e função dos músculos associados com a respiração, como o diafragma. A má nutrição pode acelerar o progresso da doença, pois o consumo dos músculos respiratórios tem como consequência alterar a habilidade da tosse, predispor ao aumento da frequência das agudizações infecciosas e associar-se a maior declínio da condição nutricional.

A diminuição da massa muscular e da força e/ou da função pode ser tanto causa como consequência da disfunção metabólica e do desenvolvimento da doença. Reconhecer a má nutrição e administrar cuidados nutricionais melhora, portanto, as condições do paciente, diminui os custos de saúde e evita o risco de sarcopenia (NORMAN K, et al., 2008).

A etiologia da má nutrição nas doenças cardiopulmonares é complexa, e seu desenvolvimento na doença pulmonar crônica, assim como na falência cardíaca congestiva, têm várias similaridades (Figura 12.6).

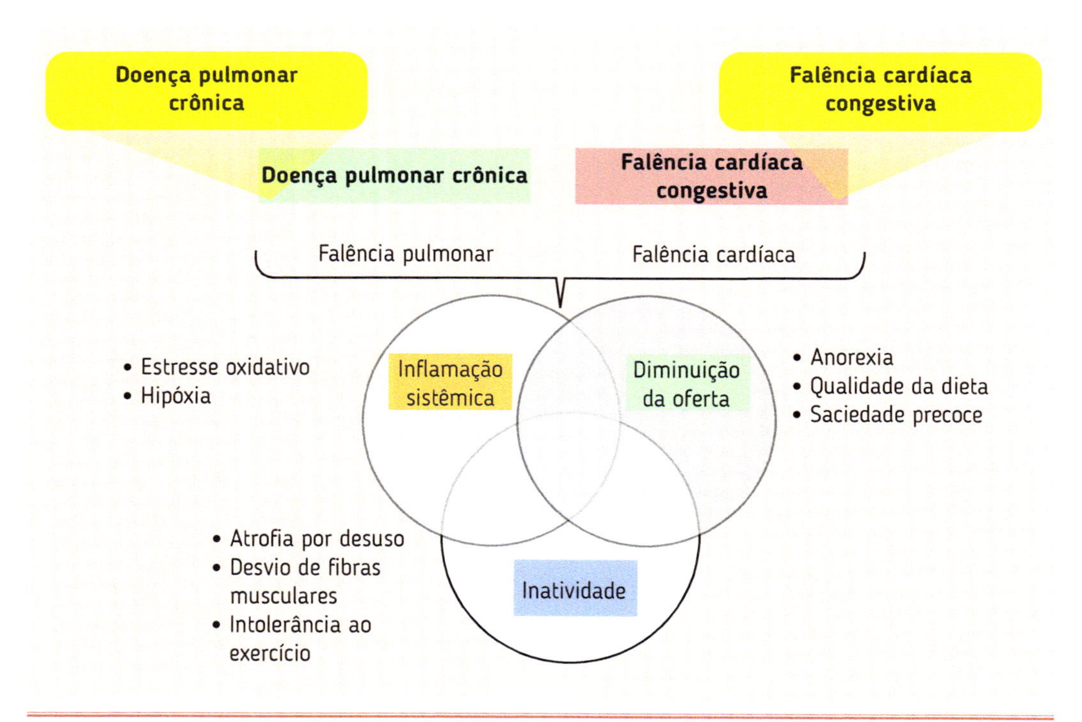

FIGURA 12.6. Má nutrição relacionada à doença pulmonar e cardíaca.
Fonte: Adaptado de Collins PF, 2018.

A perda muscular não está restrita ao músculo esquelético das extremidades, que, comparativamente ao diafragma, pode apresentar até perda maior de volume. Essa perda de músculo aumenta dramaticamente caso não se forneça uma quantidade adequada de proteínas, determinando catabolismo e a perda muscular durante a hospitalização (Figura 12.7).

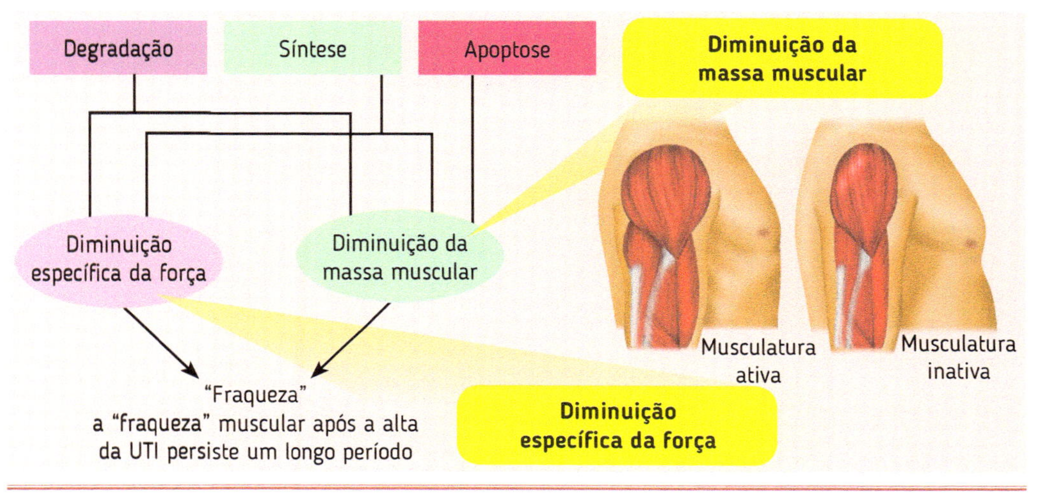

FIGURA 12.7. Fraqueza muscular na UTI.
Fonte: Adaptado de Amrein K, et al., 2018.

Durante a permanência na terapia intensiva, a imobilidade e o fornecimento mínimo de energia e proteínas são as condições que mais causam perda da massa muscular. Nutrição enteral e fornecimento contínuo de proteínas, portanto, têm papel benéfico e são medidas a serem adotadas sempre que possível.

Vários estudos têm demonstrado que a infusão de aminoácidos pode melhorar o balanço proteico corpóreo se aumentar as taxas de oxidação em pacientes graves. Portanto, uma oferta proteica maior geralmente está associada com melhor balanço nitrogenado. O fornecimento de proteína também pode influenciar o balanço de autofagia. Já fornecimento de nutrientes inibe a autofagia, mas ativa a síntese proteica celular.

Os mecanismos envolvidos na má nutrição cardiopulmonar estão relacionados com significância dos sintomas associados (dispneia, saciedade precoce, distensão abdominal e fadiga). Esses sintomas podem ocorrer devido à própria doença, quando um processo obstrutivo pulmonar, que resulta, por exemplo, em hiperinsuflação dos pulmões e aplainamento do diafragma em decorrência do aumento da pressão intratorácica, impacta no volume gástrico e na percepção da saciedade.

VIAS PARA ALIMENTAÇÃO DA CRIANÇA GRAVE

Uma das vias mais utilizadas em neonatologia e pediatria é o fornecimento do alimento através do estômago, duodeno ou jejuno em pacientes que não conseguem ter aceitação por via oral ou quando não se consegue preencher todas as demandas utilizando a via oral (Figura 12.8).

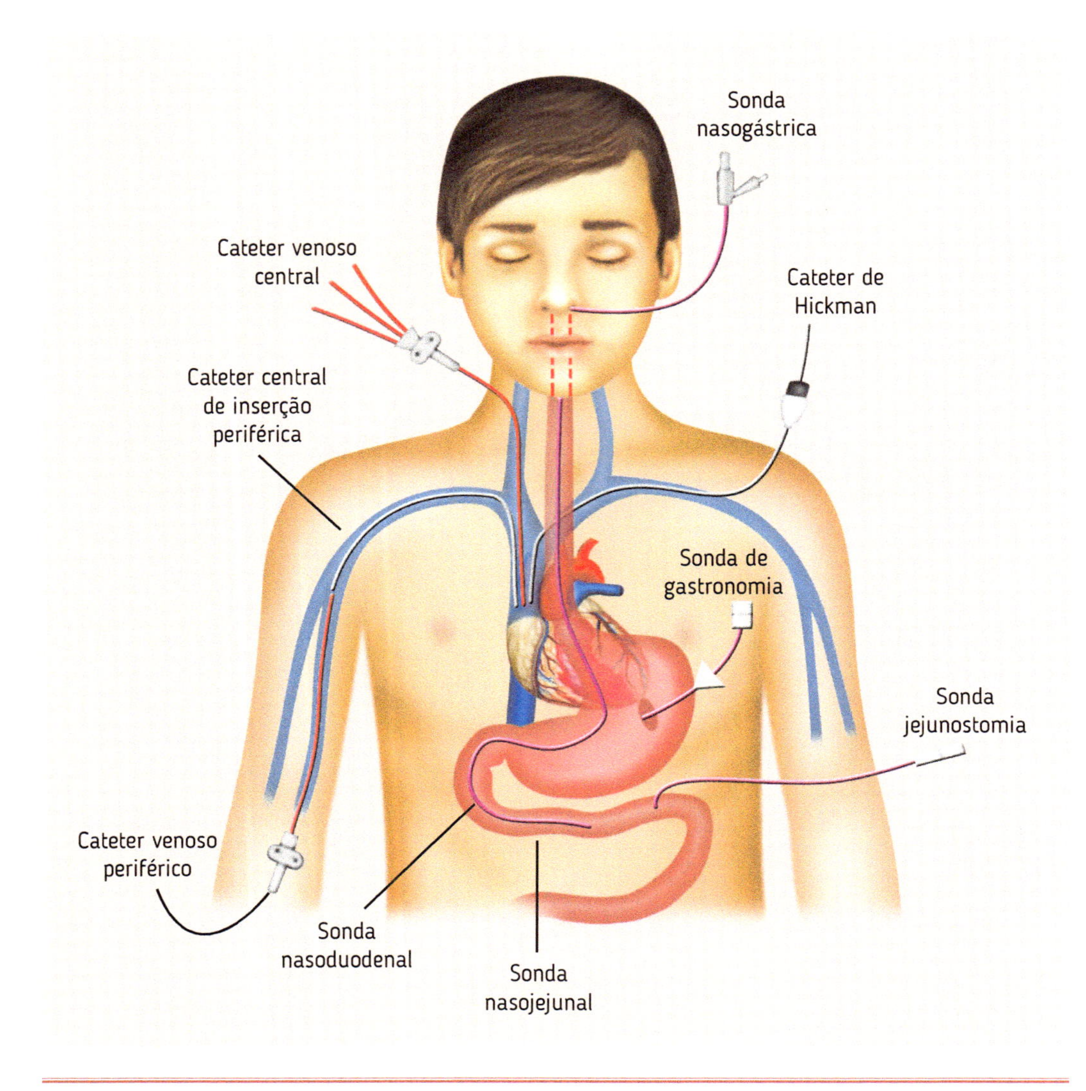

FIGURA 12.8. Vias venosas e digestivas para alimentação da criança grave.
Fonte: Adaptado de McDougall M, 2011.

Para determinar um método mais apropriado de administração da nutrição enteral, o intensivista clínico deve considerar vários fatores, como idade do paciente, patologia preexistente, condição nutricional, necessidades nutricionais, tolerância gastrintestinal, tipo de fórmula utilizada, mobilidade do paciente, disponibilidade tecnológica e custos.

A gastrostomia endoscópica percutânea é indicada quando os pacientes necessitarem de nutrição enteral prolongada.

Existem quatro métodos de administração de nutrição enteral (Figura 12.9):

- Contínua: melhora a tolerância, diminui o risco de aspiração e aumenta o tempo de absorção dos nutrientes.
- Cíclica: facilita a transição do suporte para dieta oral e encoraja o paciente a comer refeições normais.
- Intermitente: não necessita de bomba de alimentação, pode melhorar a qualidade de vida, permite maior mobilidade entre as alimentações, é mais fisiológica e melhor tolerada do que a alimentação em "bolo".
- "Bolo": é mais fisiológica, não necessita de bomba de alimentação, a administração é fácil e com custo baixo, tem tempo limitado para alimentação, possibilita ao paciente estar livre para se movimentar, participar de sessões de reabilitação e viver uma vida relativamente normal.

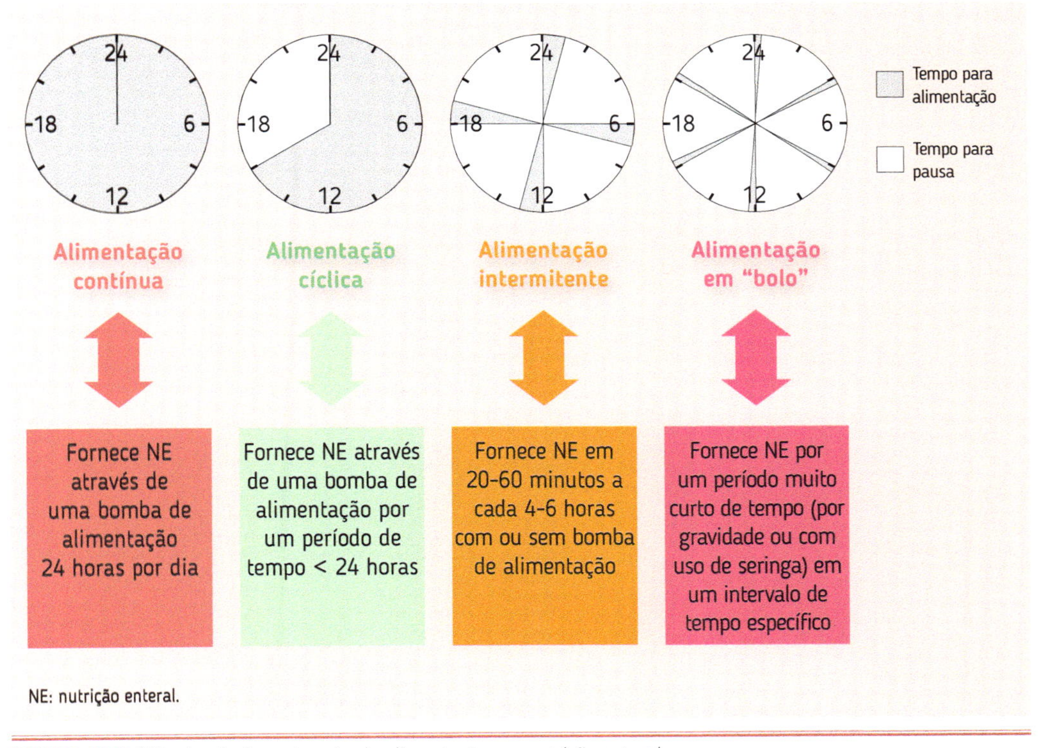

FIGURA 12.9. Métodos de fornecimento de alimentação por nutrição enteral.
Fonte: Adaptado de Ichimaru S, 2018.

Ainda não se sabe se a alimentação intermitente ou em "bolo" é benéfica para pacientes criticamente enfermos. A intermitente pode causar distensão, atrasar o esvaziamento gástrico e, como a alimentação em "bolo", aumentar o risco de aspiração.

Uma pesquisa recente de 2018 (BROWN AM) analisou a alimentação nasogástrica contínua vs. em "bolo" em pacientes pediátricos submetidos a ventilação pulmonar mecânica (VPM), visto que existem poucos dados na literatura sobre qual o melhor método para utilizar a NE de maneira segura e eficiente em pacientes pediátricos. A pesquisa concluiu que a alimentação gástrica em "bolo" foi associada com o fornecimento superior de NE quando comparada ao perfil de segurança da alimentação gástrica contínua.

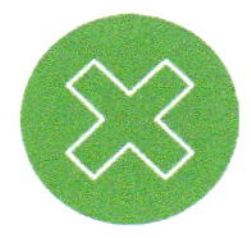

As fórmulas hipertônicas, com alto teor de gordura ou fibras, podem atrasar o esvaziamento do estômago ou causar diarreia osmótica.

As diretrizes de suporte nutricional na criança criticamente enferma (Sociedade Americana de Nutrição Parenteral e Enteral) recomendam a NE por via gástrica nas crianças que não têm contraindicação para alimentação (MEHTA NM, et al., 2017). Um consenso clínico é utilizar a alimentação gástrica contínua, porque pode diminuir o risco de intolerância e episódios de aspiração, além de ajudar a atingir objetivos relacionados com o fornecimento de energia e proteína.

COMPLICAÇÕES GASTRINTESTINAIS DO PACIENTE EM VENTILAÇÃO PULMONAR MECÂNICA

As complicações gastrintestinais no paciente grave podem estar diretamente relacionadas com a VPM, mas, na maioria das vezes, são consequências da gravidade da doença de base que determinou a necessidade de terapia intensiva.

As interações entre a doença grave de base e a VPM com o sistema digestivo são complexas e podem se apresentar através de vários quadros clínicos, como:

- esofagite;
- lesão da mucosa relacionada ao estresse;
- diarreia;
- diminuição dos ruídos hidroaéreos;
- aumento dos resíduos gástricos;
- obstipação;
- íleo.

Dentre os vários mecanismos sugeridos para explicar a influência da VPM na alteração do trato gastrintestinal, a hipoperfusão esplâncnica apresenta uma particularidade importante, conforme mostra a Figura 12.10.

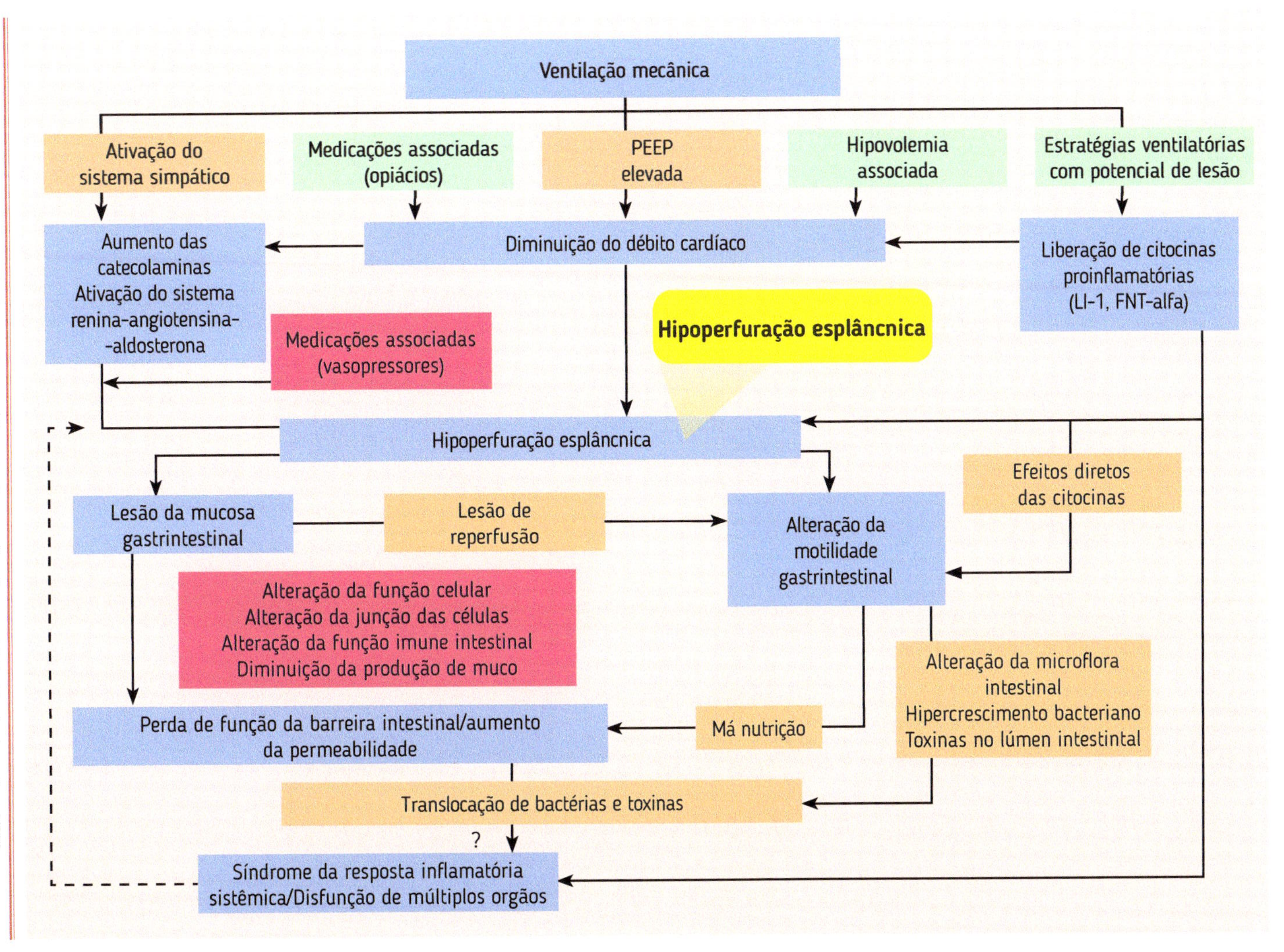

FIGURA 12.10. Mecanismos envolvidos no desenvolvimento de complicações gastrintestinais durante a VPM.
Fonte: Adaptado de Mutlu GM, et al., 2001.

Nessa fisiopatologia relacionada ao papel fundamental da hipoperfusão da mucosa gástrica está envolvida também a ulceração da mucosa relacionada ao estresse (Figura 12.11).

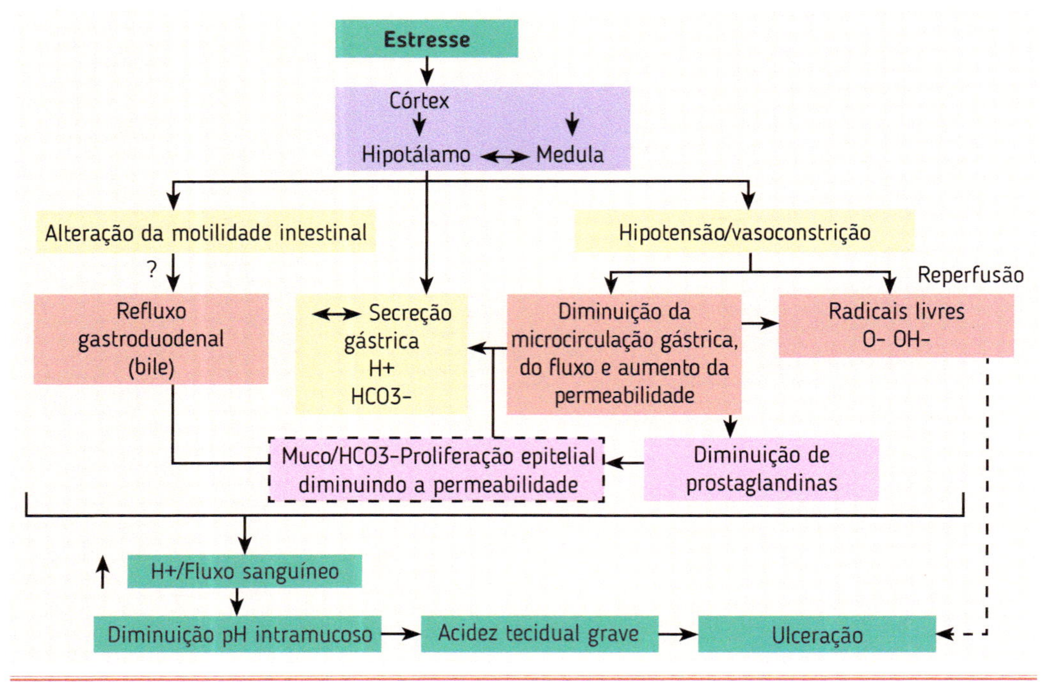

FIGURA 12.11. Mecanismos envolvidos no desenvolvimento da úlcera de estresse durante a VPM.
Fonte: Adaptado de Bresalier RS, 1991.

O espectro de lesões da mucosa gastroduodenal pode determinar a evolução clínica para hemorragia mucosa com subsequente morbidade e mortalidade, apesar das hemorragias ameaçadoras de vida serem muito baixas. Naturalmente, essas complicações gastrintestinais nas crianças recebendo VPM interferem na possibilidade de nutrição parcial ou total utilizando a via digestiva.

Um protocolo com uma proposta de estudo de tolerância da nutrição enteral e suporte respiratório (ENTARES) em recém-nascidos pré-termo foi publicado recentemente (CRESI F, et al., 2019) para identificar a técnica mais adequada (pressão positiva contínua nasal em vias aéreas vs. cateter nasal de alto fluxo umidificado e aquecido) para reduzir complicações gastrintestinais, melhorar o crescimento e diminuir o tempo de permanência hospitalar, visando à melhora da evolução clínica e à redução dos custos. Aguardamos os resultados do momento da alimentação oral e a influência que suas técnicas de suporte respiratório podem exercer no desenvolvimento da coordenação sucção-deglutição.

NUTRIÇÃO ENTERAL NA VENTILAÇÃO NÃO INVASIVA

Existe uma recomendação pragmática no sentido de utilizar nutrição enteral nos pacientes recebendo ventilação não invasiva (VNI). Entretanto, o ideal é dicotomizar esse manejo conforme a indicação de VNI, seja ela curativa ou profilática (Figura 12.12).

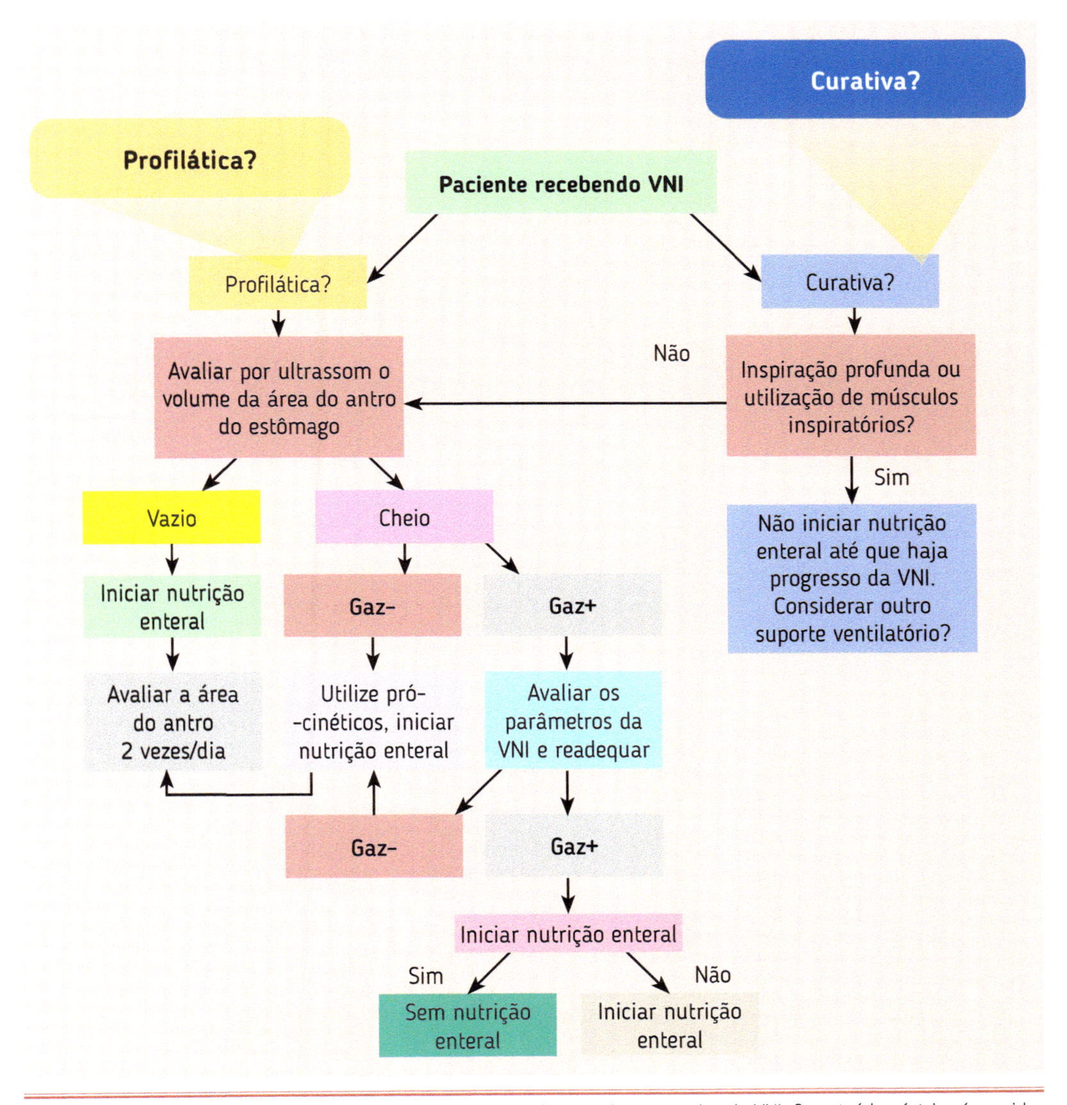

FIGURA 12.12. Fluxograma para o manejo da nutrição enteral em pacientes recebendo VNI. O conteúdo gástrico é considerado vazio se a área de secção transversal do antro for < 300 mm² se vazio e > 400 mm² se cheio para pacientes adultos.
Fonte: Adaptada de Constantin JM, et al., 2018.

Se a VNI for utilizada para suporte profilático, evitando a possibilidade de falência respiratória aguda, propõe-se avaliar o conteúdo gástrico, 2 vezes ao dia, por meio de ultrassonografia ou da aspiração do conteúdo gástrico. Caso o conteúdo esteja vazio, é possível iniciar a nutrição enteral. Se houver insuflação de ar, verificar também os parâmetros do aparelho de VPM para diminuir o suporte de pressão e/ou a pressão expiratória final positiva (PEEP) de acordo com o volume corrente, reavaliando o conteúdo gástrico. Se não houver gás, iniciar procinéticos e, então, nutrição enteral (Figura 12.13).

Caso a insuflação gástrica persista, não é seguro iniciar a nutrição enteral. Os médicos devem considerar outro aporte nutricional ou alterar o suporte ventilatório para ventilação com pressão positiva contínua ou uso de cateter nasal com alto fluxo de oxigênio.

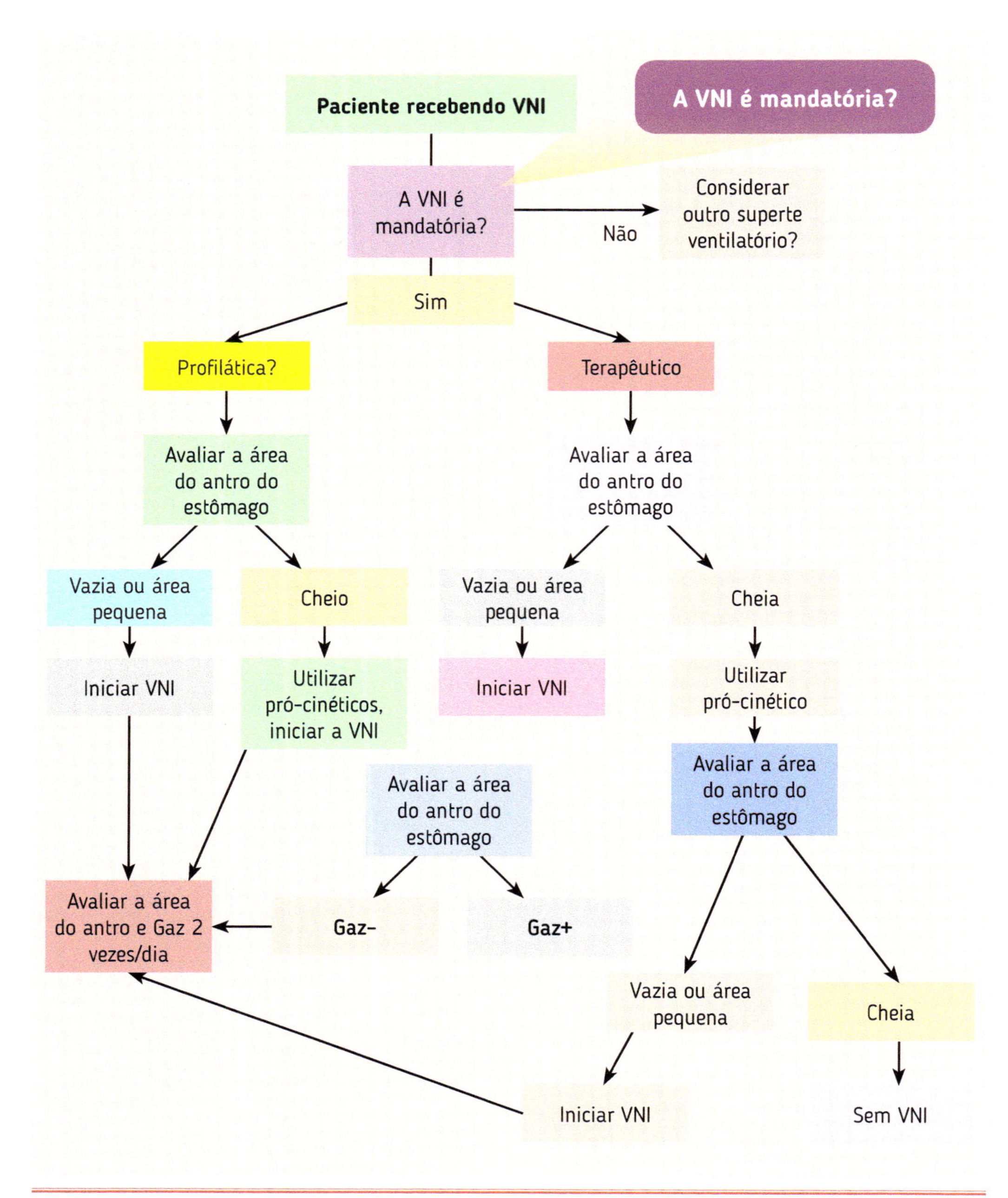

FIGURA 12.13. Fluxograma para o manejo da ventilação não invasiva em pacientes recebendo nutrição enteral.
Fonte: Adaptado de Constantin JM, et al., 2018.

Se a VNI não for para fins curativos, recomenda-se não iniciar a nutrição enteral até que sejam resolvidos os sinais de desconforto grave, para evitar intubação traqueal e sinais respiratórios de inspiração profunda com o uso de musculatura respiratória acessória e altas pressões transpulmonares.

SUPORTE NUTRICIONAL

Mecanismos envolvidos na ausência de efeitos benéficos da alimentação total precoce

Vários mecanismos podem explicar por que a alimentação precoce falha em beneficiar os pacientes graves e pode até mesmo aumentar a fraqueza adquirida na UTI e a dependência da terapia intensiva (Figura 12.14).

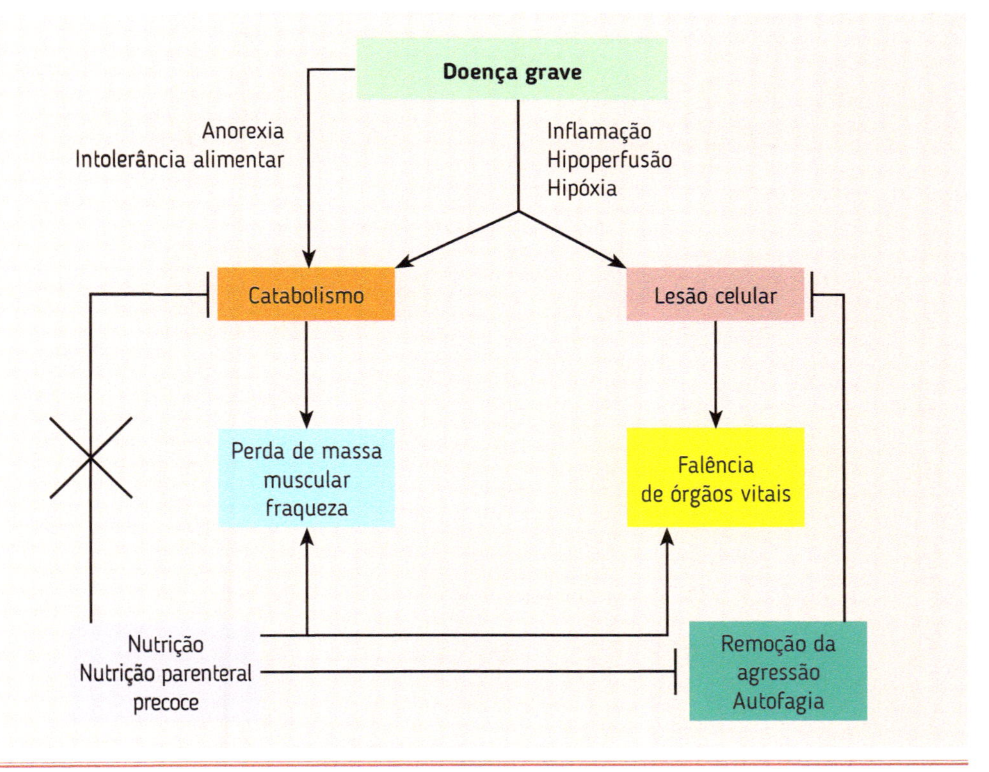

FIGURA 12.14. Mecanismos que podem induzir falha da nutrição total precoce em beneficiar os pacientes com doença grave.
Fonte: Adaptado de Gunst J, et al., 2018.

Existe uma inabilidade para suprimir o catabolismo muscular e a autofagia induzida pela alimentação. Várias pesquisas randomizadas controladas demonstram que o aumento da suplementação de aminoácidos na fase aguda da doença grave aumenta a ureagênese (ALLINGSTRUP MJ, et al., 2017; VANHOREBEEK I, 2017). Estudos em animais e em humanos demonstram que a suplementação precoce de nutrição parenteral suprime a autofagia nos músculos e órgãos vitais de pacientes criticamente enfermos e animais (HERMANS G, et al., 2013; DERDE S. et al., 2012).

A utilização de VPM controlada, mesmo sem o uso de bloqueadores neuromusculares, determina fraqueza diafragmática significante, mesmo em período curto de tempo em várias espécies animais (VASSILAKOPOULOS T., et al, 2004). A contração diafragmática também se recupera em tempo rápido após se reassumir a respiração espontânea normal em animais previamente sadios (THOMAS D, et al., 2013; BRUELLS CS, et al., 2014).

Não existe determinação em relação ao tempo de recuperação da disfunção diafragmática induzida por aparelho de VPM em cenários com doenças preexistentes, como sepse ou lesão pulmonar aguda. Nos estágios precoces da disfunção diafragmática induzida por VPM existe um problema primário de "qualidade" do diafragma com diminuição da contratilidade intrínseca do músculo. Essa evolução é seguida por uma redução superimposta na "quantidade" evidenciada por atrofia significante de todas as fibras (Figura 12.15).

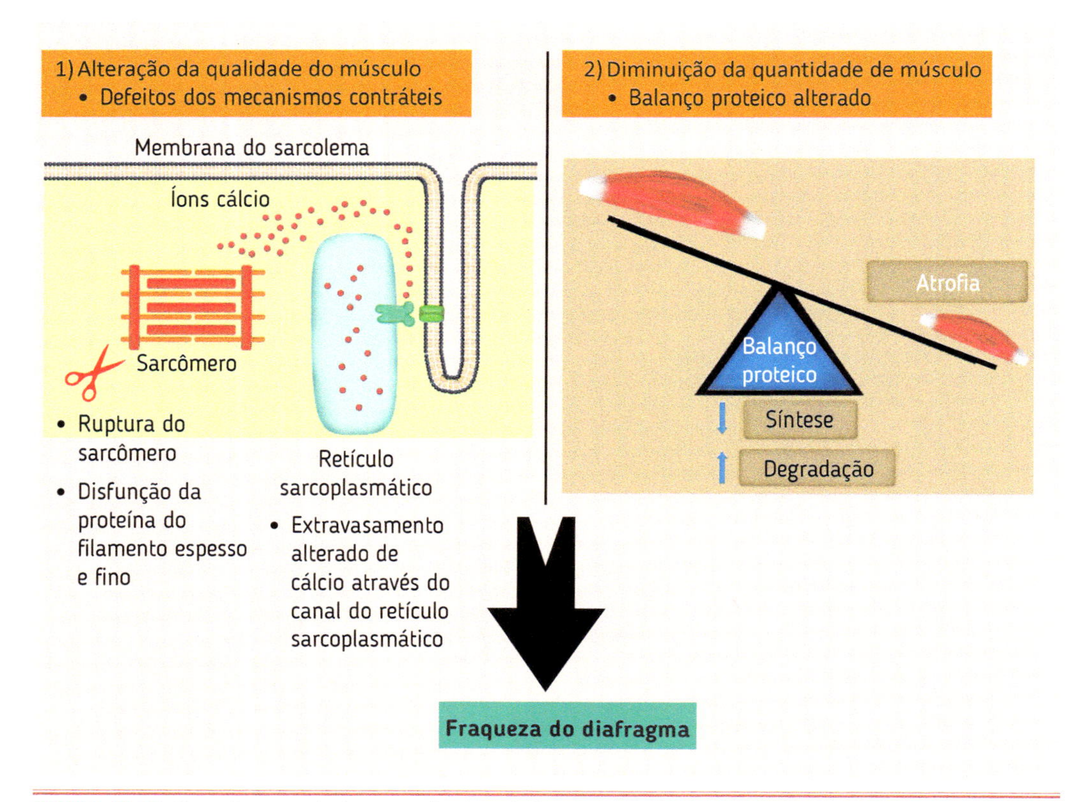

FIGURA 12.15. Alterações quantitativas e qualitativas da função da fibra muscular contribuindo para fraqueza diafragmática na doença grave.
Fonte: Adaptado de Petrof BJ, 2018.

Várias investigações em humanos corroboram as observações de estudos em animais documentando fraqueza muscular intrínseca (WELVAART WN, et al., 2011; HUSSAIN

SNA, et al., 2016), bem como atrofia das fibras musculares (HOOIJMAN PE, et al., 2015; LEVINE S, et al., 2008; JABER S, et al., 2011) em pacientes submetidos a VPM na UTI. Os dados tanto em animais quanto em humanos sugerem maior vulnerabilidade do diafragma aos efeitos da inatividade comparativamente a outros músculos esqueléticos. A VPM pode representar uma potente forma de desuso da musculatura.

A princípio, a alimentação padrão estaria indicada nos pacientes com comprometimento respiratório submetidos a VPM, objetivando diminuir a má nutrição e o desenvolvimento de complicações pulmonares no paciente gravemente enfermo, fornecendo-se um suporte proteico/calórico adequado. Entretanto, uma análise *post-hoc* do *PermiT trial* (AL-DORZI HM, et al., 2019), estudando o impacto da hipoalimentação permissiva comparativamente à alimentação padrão em vários desfechos de pacientes criticamente enfermos com falência respiratória aguda hipercápnica, evidenciou que não houve relação com a mortalidade e dias livres de VPM comparando a hipoalimentação permissiva e a alimentação padrão.

Nutrição na lesão pulmonar aguda

As evidências que embasam a utilização de nutrição enteral e parenteral nos pacientes com lesão pulmonar aguda são extremamente limitadas em pacientes agudos. Em pediatria essas pesquisas são ausentes em termos da análise de evoluções clínicas relevantes.

A hiperalimentação pode estimular maior produção de CO_2 e ser um fator limitante para a capacidade de excreção de CO_2 pelos pulmões, assim como aumentar a lipogênese, propiciar a hiperglicemia e comprometer a possibilidade do desmame do aparelho de VPM.

Não se recomenda utilizar fórmulas com alto teor de gordura e baixo teor de carboidrato na falência pulmonar para prevenir a produção excessiva de CO_2. A recomendação continua a ser somente evitar a hiperalimentação.

A síndrome do desconforto respiratório agudo (SDRA) é uma condição inflamatória com alto estresse oxidativo. Como os sobreviventes precisam de mais de uma semana no suporte ventilatório, frequentemente requerem suporte nutricional.

Os pacientes com SDRA têm níveis plasmáticos diminuídos de ácidos graxos ômega 3 (isto é, ácido eicosapentaenoico e ácido docosa-hexaenoico) e proporcionalmente maiores de ácido aracdônico ômega 6. Esse dado é de interesse porque a via metabólica do ácido aracdônico produz condição inflamatória, enquanto o metabolismo dos ácidos graxos ômega 3 produz menos inflamação.

Estudos têm sido realizados para avaliar a evolução clínica de pacientes com SDRA submetidos a dieta enteral com perfil lipídico anti-inflamatório (rico em ácidos graxos ômega 3) e antioxidantes. Os resultados das pesquisas são conflitantes.

Uma pesquisa clínica (INTACT) (BRAUNSCHWEIG CA, et al., 2015) realizada de modo prospectivo e randomizado avaliou o impacto na evolução da terapêutica nutricional em pacientes clínicos com diagnóstico de lesão pulmonar aguda, comparando o fornecimento de uma oferta > 75% das necessidades de energia estimada e proteína por dia com o suporte nutricional padrão (nutrição enteral padrão e alimentação por livre demanda). A pesquisa foi interrompida precocemente devido às diferenças que ocorreram em relação ao tempo de VPM, hospitalar ou permanência na UTI ou infecções, devido à mortalidade significantemente maior nos pacientes que receberam a terapêutica nutricional intensiva, comparativamente à terapêutica padrão (40% vs 16%, p = 002). Algumas cartas ao editor foram enviadas analisando a metodologia utilizada na pesquisa e indicando várias fraquezas.

Nutrição no paciente em posição prona

Grande parte dos estudos com o objetivo de verificar a administração de nutrição enteral em pacientes com SDRA submetidos à posição prona não avalia as evoluções relacionadas com a nutrição enteral. Os volumes residuais gástricos não parecem diferir em magnitude quando se comparam as posições prona e supina em pacientes recebendo nutrição enteral. Além disso, a posição prona não aumenta substancialmente o risco de vômito ou pneumonia quando comparada à posição supina.

A elevação da cabeça e o uso de medicações procinéticas podem ser efetivos e aumentar o volume de nutrição enteral quando administrados em pacientes na posição prona.

Síndrome da realimentação

Uma complicação do suporte nutricional em cuidados intensivos que pode causar considerável morbidade e mortalidade é a síndrome da realimentação. A alimentação de pacientes malnutridos causa um desvio do metabolismo dos ácidos graxos para o metabolismo de carboidratos, com aumento da necessidade de fosfato e tiamina, o que leva à deficiência aguda de tiamina, à liberação de insulina e a um desvio intracelular de potássio, magnésio e fosfato, determinando a possibilidade de vários efeitos adversos (Quadro 12.1).

Quadro 12.1. Achados e causas relacionados à síndrome de realimentação

Achados	Causas
• Falência cardíaca, arritmias e hipotensão • Fraqueza dos músculos respiratórios	Hipofosfatemia, magnesemia e calemia
Convulsões e lesão neurológica	Deficiência de tiamina e alterações eletrolíticas
Aumento do fluido extracelular: edema periférico e pulmonar	Retenção de sódio devido à liberação de insulina
• Diarreia • Disfunção imune • Acidose lática	Combinação das causas acima

Fonte: Adaptado de McDougall M, 2011.

Com a finalidade de evitar a instalação da síndrome da realimentação, deve-se realizar uma suplementação cuidadosa de fósforo e outros eletrólitos no paciente em cuidado intensivo.

A síndrome da realimentação pode não estar presente como entidade independente, mas contribuir para a doença grave do paciente ter uma evolução não reconhecida.

Os suportes nutricionais parenteral e enteral estão associados com complicações mecânicas, metabólicas e infecciosas, sendo estas mais comuns durante a nutrição parenteral quando não administrados de acordo com os padrões atuais.

A hiperalimentação (*overfeeding*; administração em excesso de glicose, gordura ou calorias) e a síndrome da realimentação (alimentação rápida de pacientes com má nutrição preexistente) podem induzir a um número de complicações metabólicas durante a nutrição parenteral (Figura 12.16).

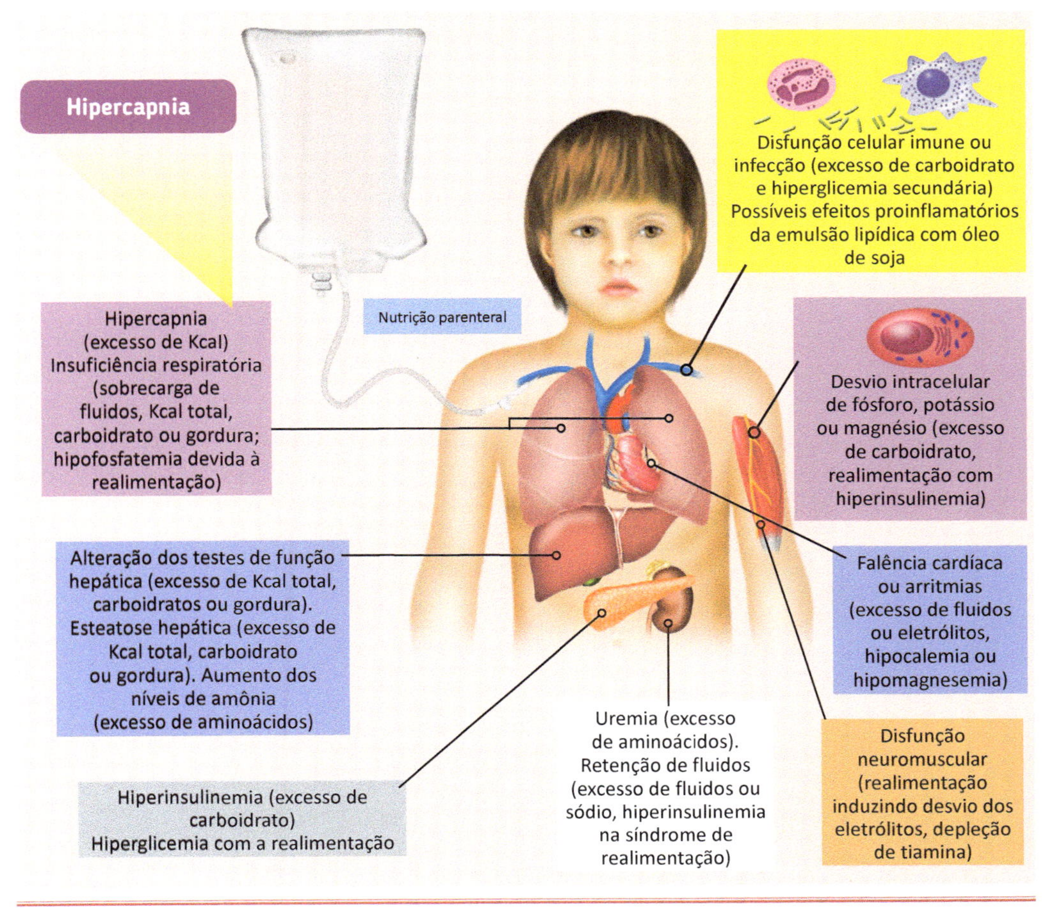

FIGURA 12.16. Potenciais consequências clínicas e metabólicas da hiperalimentação e da síndrome da realimentação durante a administração de nutrição parenteral total em pacientes com doença grave.
Fonte: Adaptado de Ziegler TR, 2009.

A insulina tem efeito antinatriurético que, associado ao aumento de fluidos e de sódio durante a realimentação, pode causar expansão do volume do fluido extracelular (SOLOMON SM, et al., 1990). Diminuição dos níveis de eletrólitos pode causar arritmias cardíacas. Em casos raros, essas respostas determinam falência cardíaca particularmente nos pacientes com disfunção cardíaca preexistente (STANGA Z, et al., 2008). Outros efeitos metabólicos incluem hipercapnia, esteatose hepática, disfunção neuromuscular e defeitos imunológicos.

Prioridades relacionadas À pesquisa e suporte terapêutico na falência respiratória/ suporte ventilatório

Uma comunicação original recente (TUME LN, et al., 2018) teve como objetivo desenvolver uma lista de tópicos a serem priorizados na pesquisa de nutrição em cuidado intensivo pediátrico nos próximos 10 anos. Em termos de terapêutica nutricional para populações específicas e em especial para a criança com falência respiratória e necessidade de suporte ventilatório, destacam-se os seguintes tópicos:

- Identificar indicadores válidos de "prontidão para alimentação" em grupos de alto risco na UTI pediátrica.
- Determinar as necessidades de energia e proteicas e a via de alimentação ótima para crianças em ventilação não invasiva.
- Determinar nas crianças com SDRA grave se a terapêutica nutricional alvo (energia e suplementação de proteína) melhora a evolução clínica e funcional.
- Determinar se as crianças utilizando medicação vasoativa têm maior risco de complicações durante a NE e se existe uma "dose segura" para NE.

CONCLUSÕES

A má nutrição é um fator de risco para o desenvolvimento de complicações pulmonares na criança gravemente enferma, e a presença de falência respiratória pode piorar a condição nutricional do paciente, caso não se forneça um suporte proteico/calórico adequado.

O fornecimento adequado de calorias é importante na criança com falência respiratória, assim como a hipoalimentação pode diminuir a força do músculo e prolongar o desmame da VPM. A hiperalimentação estimula a produção de CO_2, podendo limitar a capacidade de excreção de CO_2 pelos pulmões. Também aumenta a lipogênese e a possibilidade de hiperglicemia com potencial comprometimento da habilidade para realizar o desmame da VPM. O emprego de dietas ou fórmulas enterais que previnam a produção excessiva de CO_2 foi realizado, mas não existe recomendação atual para a utilização destas. Na SDRA os resultados da utilização da alimentação com perfil lipídico anti-inflamatório e com antioxidantes são conflitantes.

ORIENTAÇÃO DO AUTOR

Acessando o conteúdo deste QR code você ouvirá orientações do autor sobre este capítulo.

BIBLIOGRAFIA

- Al-Dorzi HM, Aldawood AS, Tamim H, et al. Caloric intake and the fat-to-carbohydrate ratio in hypercapnic acute respiratory failure: Post-hoc analysis of the PermiT trial. Clin Nutr ESPEN. 2019;29:175-82.
- Allingstrup MJ, Kondrup J, Wiis J, et al. Early goal-directed nutrition versus standard of care in adult intensive care patients: the single-centre, randomised, outcome assessor-blinded EAT-ICU trial. Intensive Care Med. 2017;43(11):1637-47.
- Amin R, Vresk L, Cohen E. Nutritional and metabolic assessment for children receiving long-term ventilation at home: a call to action for clinicians? J Pediatr. 2015 Feb;166(2):228-9.
- Amrein K, Papinutti A, Mathew E, et al. Vitamin D and critical illness: what endocrinology can learn from intensive care and vice versa. Endocr Connect, 2018;7(12):R304-R315
- Argilés JM, Campos N, Lopez-Pedrosa JM, et al. Skeletal Muscle Regulates Metabolism via Interorgan Crosstalk: Roles in Health and Disease. J Am Med Dir Assoc. 2016;17(9):789-96.
- Baltz JE. Nutrition assessment. In: Kacmarek RM, Stoller JK, Heuer AJ, et al. (eds). Egan's fundamentals of respiratory care. 11th edition. Library of Congress Cataloging-in-Publication Data, 2013, p. 474-92.
- Berger MM, Reintam-Blaser A, Calder PC, et al. Monitoring nutrition in the ICU. Clin Nutr, 2018;38(2):584-593
- Boot R, Koekkoek KWAC, van Zanten ARH. Refeeding syndrome: relevance for the critically ill patient. Curr Opin Crit Care. 2018;24(4):235-40.
- Braunschweig CA, Sheean PM, Peterson SJ, et al. Intensive nutrition in acute lung injury: a clinical trial (INTACT). JPEN J Parenter Enteral Nutr. 2015;39(1):13-20.
- Bresalier RS. The clinical significance and pathophysiology of stress-related gastric mucosal hemorrhage. J Clin Gastroenterol. 1991;13 Suppl 2:S35-43.
- Brown AM, Fisher E, Forbes ML. Bolus vs Continuous Nasogastric Feeds in Mechanically Ventilated Pediatric Patients: A Pilot Study. JPEN J Parenter Enteral Nutr, 2018;43(6):750-758
- Bruells CS, Bergs I, Rossaint R, et al. Recovery of diaphragm function following mechanical ventilation in a rodent model. PLoS One. 2014;9(1):3-10.
- Bulloch MN. The effectiveness of enteral nutrition as stress ulcer prophylaxis remains uncertain. J Crit Care. 2018;45:251.
- Calder PC, Adolph M, Deutz NE, et al. Lipids in the intensive care unit: Recommendations from the ESPEN Expert Group. Clin Nutr. 2018;37(1):1-18.
- Camilleri M, Chedid V, Ford AC, et al. Gastroparesis. Nat Rev Dis Primers. 2018;4(1):41.
- Carmona TG, Martínez JL, García BV. Guidelines for specialized nutritional and metabolic support in the critically-ill patient. Consensus SEMICYUC-SENPE: Respiratory failure. Nutr Hosp 2011; 26(Supl.2):37-40.
- Casaer MP, Van den Berghe G. Nutrition in the acute phase of critical illness. N Engl J Med. 2014;370(13):1227-36.
- Cederholm T, Barazzoni R, Austin P, et al. ESPEN guidelines on definitions and terminology of clinical nutrition. Clin Nutr 2017;36:40-64.
- Collins PF. Nutrition support in pulmonary and cardiac disease. In: Hickson M, Smith S. Advanced Nutrition and Dietetics in Nutrition Support, First Edition. John Wiley & Sons Ltd., 2018, p. 270-7.
- Constantin JM, Bouvet L, Perbet S. Enteral feeding and noninvasive ventilation. In: Berger MM (ed.). Critical Care Nutrition Therapy for Non-nutritionists. Springer International Publishing AG, 2018, p. 111-21.

- Cooper AS. Postpyloric Versus Gastric Tube Feeding for Preventing Pneumonia and Improving Nutritional Outcomes in Critically Ill Adults. Crit Care Nurse. 2018;38(6):75-6.
- Cresi F, Maggiora E, Borgione SM, et al. Enteral Nutrition Tolerance And REspiratory Support (ENTARES) Study in preterm infants: study protocol for a randomized controlled trial. Trials. 2019;20(1):67.
- Derde S, Vanhorebeek I, Güiza F, et al. Early parenteral nutrition evokes a phenotype of autophagy deficiency in liver and skeletal muscle of critically ill rabbits. Endocrinology. 2012;153(5):2267-76.
- Dickerson RN. Metabolic support challenges with obesity during critical illness. Nutrition, 2019;57:24-31.
- Gonzalez-Granda A, Schollenberger A, Haap M, et al. Optimization of Nutrition Therapy with the Use of Calorimetry to Determine and Control Energy Needs in Mechanically Ventilated Critically Ill Patients: The ONCA Study, a Randomized, Prospective Pilot Study. JPEN J Parenter Enteral Nutr, 2018;43(4):481-489
- Gunst J, Van den Berghe G. Intensive Care Nutrition and Post-Intensive Care Recovery. Crit Care Clin. 2018;34(4):573-83.
- Hermans G, Casaer MP, Clerckx B, et al. Effect of tolerating macronutrient deficit on the development of intensive-care unit acquired weakness: a subanalysis of the EPaNIC trial. Lancet Respir Med. 2013;1(8):621-9.
- Heyland DK, Dhaliwal R, Drover JW, et al. Canadian clinical practice guidelines for nutrition support in mechanically ventilated, critically ill adult patients. JPEN J Parenter Enteral Nutr. 2003;27(5):355-73.
- Hooijman PE, Beishuizen A, Witt CC, et al. Diaphragm muscle fiber weakness and ubiquitin-proteasome activation in critically ill patients. Am J Respir Crit Care Med. 2015;191(10):1126-38.
- Hussain SNA, Cornachione AS, Guichon C, et al. Prolonged controlled mechanical ventilation in humans triggers myofibrillar contractile dysfunction and myofilament protein loss in the diaphragm. Thorax. 2016;71(5):436-45.
- Ichimaru S. Methods of Enteral Nutrition Administration in Critically Ill Patients: Continuous, Cyclic, Intermittent, and Bolus Feeding. Nutr Clin Pract. 2018;33(6):790-5.
- Jaber S, Petrof BJ, Jung B, et al. Rapidly progressive diaphragmatic weakness and injury during mechanical ventilation in humans. Am J Respir Crit Care Med. 2011;183(3):364-71.
- Khalid I, Doshi P, DiGiovine B. Early enteral nutrition and outcomes of critically ill patients treated with vasopressors and mechanical ventilation. Am J Crit Care. 2010;19(3):261-8.
- Kreymann KG, Heyland DK, de Heer G, et al. Intravenous fish oil in critically ill and surgical patients - Historical remarks and critical appraisal. Clin Nutr. 2018;37(3):1075-81.
- Landi F, Camprubi-Robles M, Bear DE, et al. Muscle loss: The new malnutrition challenge in clinical practice. Clin Nutr, 2019;38(5):2113-2120
- Langlois PL, Szwec C, D'Aragon F, et al. Vitamin D supplementation in the critically ill: A systematic review and meta-analysis. Clin Nutr. 2018;37(4):1238-46.
- Lee ZY, Noor Airini I, Barakatun-Nisak MY. Relationship of energy and protein adequacy with 60-day mortality in mechanically ventilated critically ill patients: A prospective observational study. Clin Nutr. 2018;37(4):1264-70.
- Levine S, Nguyen T, Taylor N, et al. Rapid disuse atrophy of diaphragm fibers in mechanically ventilated humans. N Engl J Med. 2008;358(13):1327-35.
- Linn DD, Beckett RD, Foellinger K. Administration of enteral nutrition to adult patients in the prone position. Intensive Crit Care Nurs. 2015;31(1):38-43.
- McDougall M. Nutrition in the ICU. In: Nimmo GR, Singer M. ABC of intensive Care, 2th Edition. Blackwell Publishing Ltda, 2011, p. 62-5.

- Mehta NM, Skillman HE, Irving SY, et al. Guidelines for the Provision and Assessment of Nutrition Support Therapy in the Pediatric Critically Ill Patient: Society of Critical Care Medicine and American Society for Parenteral and Enteral Nutrition. Pediatr Crit Care Med. 2017;18(7):675-715.
- Mutlu GM, Mutlu EA, Factor P. GI complications in patients receiving mechanical ventilation. Chest. 2001 Apr;119(4):1222-41.
- Norman K, Pichard C, Lochs H, et al. Prognostic impact of disease-related malnutrition. Clin Nutr. 2008;27(1):5-15.
- O'Meara D, Mireles-Cabodevila E, Frame F et al. Evaluation of delivery of enteral nutrition in critically ill patients receiving mechanical ventilation. AJCC 2008;17(1):53-61.
- Patel JJ, Martindale RG, Heyland DK. Unraveling Methodology to Ensure the Search for Optimal Nutrition Quantity in Acute Respiratory Distress Syndrome Remains INTACT. JPEN J Parenter Enteral Nutr. 2019;43(1):8-9.
- Peterson SJ, Lateef OB, Freels S, et al. Author Response to "Unraveling Methodology to Ensure the Search for Optimal Nutrition Quantity in Acute Respiratory Distress Syndrome Remains INTACT". JPEN J Parenter Enteral Nutr. 2019;43(1):10-2.
- Petrof BJ. Diaphragm Weakness in the Critically Ill: Basic Mechanisms Reveal Therapeutic Opportunities. Chest, 2018;154(6):1395-1403
- Preston W, Kelly C. Nutrition and hydration. In: Preston W, Kelly C (eds.). Respiratory nursing at a glance.(Oxford, England). Wiley Blackwell, 2017, p. 22-3.
- Reignier J, Dimet J, Martin-Lefevre L, et al. Before-after study of a standardized ICU protocol for early enteral feeding in patients turned in the prone position. Clin Nutr. 2010;29(2):210-6.
- Reintam B A, Starkopf J, Alhazzani W, et al. Early enteral nutrition in critically ill patients: ESICM clinical practice guidelines. Intensive Care Med. 2017;43(3):380-398.
- Rivas-Fernandez M, Figuls M RI, Diez-Izquierdo A, et al. Infant position in neonates receiving mechanical ventilation. Cochrane Database Syst Rev. 2016 Nov 7;11:CD003668.
- Schleder JC, Suzumura DN, Matioski AC et al. Relation between nutritional status and dependency on mechanical ventilation in critical oncologic patients. Fisioter Pesq 2013;19(4):1-6.
- Schols AMWJ. Nutrition as a metabolic modulator in COPD. Chest. 2013;144(4):1340-5.
- Solomon SM, Kirby DF. The refeeding syndrome: a review. JPEN J Parenter Enteral Nutr. 1990;14(1):90-7.
- Stanga Z, Brunner A, Leuenberger M, et al. Nutrition in clinical practice-the refeeding syndrome: illustrative cases and guidelines for prevention and treatment. Eur J Clin Nutr. 2008;62(6):687-94.
- Stratton R, Green C, Elia M. Disease-related malnutrition: an evidence-based approach to treatment. Wallingford, UK: CABI Publishing:2003.
- TARGET Investigators, for the ANZICS Clinical Trials Group, Chapman M, et al.
- Energy-Dense versus Routine Enteral Nutrition in the Critically Ill. N Engl J Med. 2018;379(19):1823-34.
- Thomas D, Maes K, Agten A, et al. Time course of diaphragm function recovery after controlled mechanical ventilation in rats. J Appl Physiol. 2013;115(6):775-84.
- Tume LN, Valla FV. A review of feeding intolerance in critically ill children. Eur J Pediatr. 2018 Nov;177(11):1675-1683
- Tume LN, Valla FV, Floh AA, et al. Priorities for Nutrition Research in Pediatric Critical Care. JPEN J Parenter Enteral Nutr, 2019;43(7):853-862
- van der Voort PH, Zandstra DF. Enteral feeding in the critically ill: comparison between the supine and prone positions: a prospective crossover study in mechanically ventilated patients. Crit Care. 2001;5(4):216-20.

- van Schijndel SRJ, Weijs PJ, Koopmans RH, et al. Optimal nutrition during the period of mechanical ventilation decreases mortality in critically ill, long-term acute female patients: a prospective observational cohort study. Crit Care. 2009;13(4):R132.
- van Zanten ARH. Changing paradigms in metabolic support and nutrition therapy during critical illness. Curr Opin Crit Care. 2018;24(4):223-7.
- Vanhorebeek I, Verbruggen S, Casaer MP, et al. Effect of early supplemental parenteral nutrition in the paediatric ICU: a preplanned observational study of post-randomisation treatments in the PEPaNIC trial. Lancet Respir Med. 2017;5(6):475-483.
- Vassilakopoulos T, Petrof BJ. Ventilator-induced diaphragmatic dysfunction. Am J Respir Crit Care Med. 2004;169(3):336-41.
- Wathen B, Peyton C. Pediatric nasogastric tube placement. Nursing 2014 Critical Care;9(3):14-8.
- Welvaart WN, Paul MA, Stienen GJM, et al. Selective diaphragm muscle weakness after contractile inactivity during thoracic surgery. Ann Surg. 2011;254(6):1044-49.
- Wolfe RR. The 2017 Sir David P Cuthbertson lecture. Amino acids and muscle protein metabolism in critical care. Clin Nutr. 2018;37(4):1093-100.
- Yatabe T, Egi M, Sakaguchi M, et al. Influence of Nutritional Management and Rehabilitation on Physical Outcome in Japanese Intensive Care Unit Patients: A Multicenter Observational Study. Ann Nutr Metab. 2018;74(1):35-43.
- Ziegler TR. Parenteral Nutrition in the Critically Ill Patient. N Engl J Med 2009;361(11):1088-97.

13 DISFUNÇÃO DIAFRAGMÁTICA INDUZIDA NA CRIANÇA GRAVE

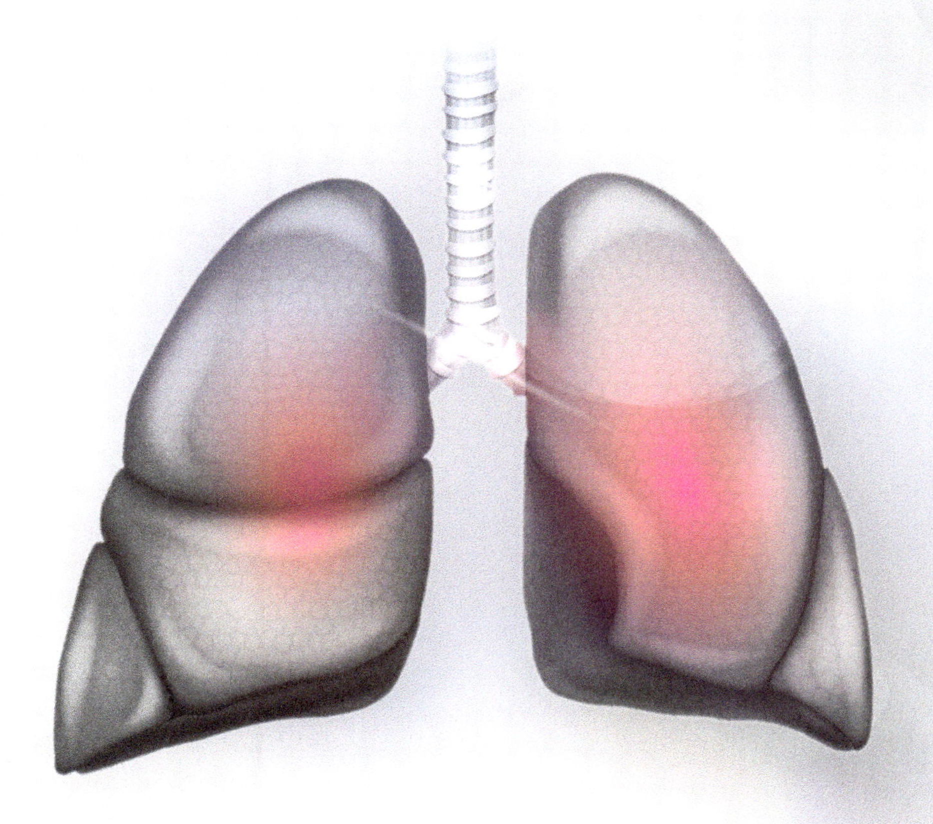

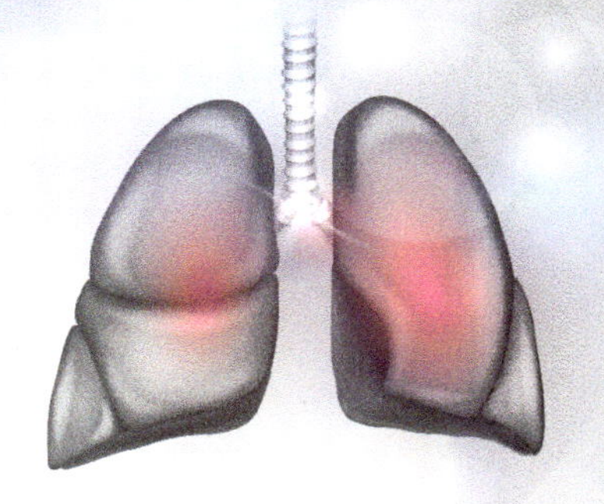

Disfunção Diafragmática Induzida na Criança Grave

INTRODUÇÃO

A ventilação pulmonar mecânica (VPM) é empregada clinicamente para proporcionar troca gasosa adequada em crianças e recém-nascidos (RN) que não podem manter uma ventilação alveolar adequada. O número de pacientes recebendo VPM depende da estrutura da unidade de cuidados intensivos (UCI) da gravidade da criança enferma, além das indicações mais comuns relacionadas à condição respiratória (síndrome do desconforto respiratório, displasia broncopulmonar, síndrome da aspiração de mecônio, asma aguda, bronquiolite aguda, episódios de agudização no paciente com doença pulmonar crônica), cardíaca (insuficiência cardíaca, pós-operatório de cirurgia cardíaca), neurológica (trauma de crânio, estado de mal epiléptico), infecciosa (sepse) e durante o procedimento cirúrgico e a manutenção da criança no pós-operatório.

A VPM não é terapêutica, mas sim usada para sustentação de vida, e a grande maioria dos pacientes é extubada após a resolução da condição de base que determinou a instalação do suporte respiratório; entretanto, em um percentual de crianças é difícil realizar a retirada gradual da VPM em decorrência de diversos fatores que serão apresentados neste capítulo, e o prolongamento desta pode determinar um desenvolvimento rápido de fraqueza diafragmática, devida à atrofia e disfunção contrátil.

O impacto adverso da VPM no músculo diafragmático é conceituado como disfunção diafragmática induzida pela VPM (DDIVPM), sendo atualmente um dos grandes problemas relacionados à retirada gradual da VPM. Nos últimos anos, houve um considerável avanço nos mecanismos responsáveis pela DDIVPM, sendo identificados mecanismos celulares e moleculares, além de se delinear estratégias terapêuticas potenciais, que recentemente têm sido testadas em humanos (intervenção farmacológica e “treinamento” diafragmático).

FUNÇÃO DO DIAFRAGMA

O diafragma possui uma estrutura com o formato em cúpula separando a cavidade torácica da abdominal (Figura 13.1). É o músculo mais importante da respiração, sendo inervado pelos nervos frênicos e composto por miofibrilas do tipo I (resistentes à fadiga) e IIa (responsáveis pela força).

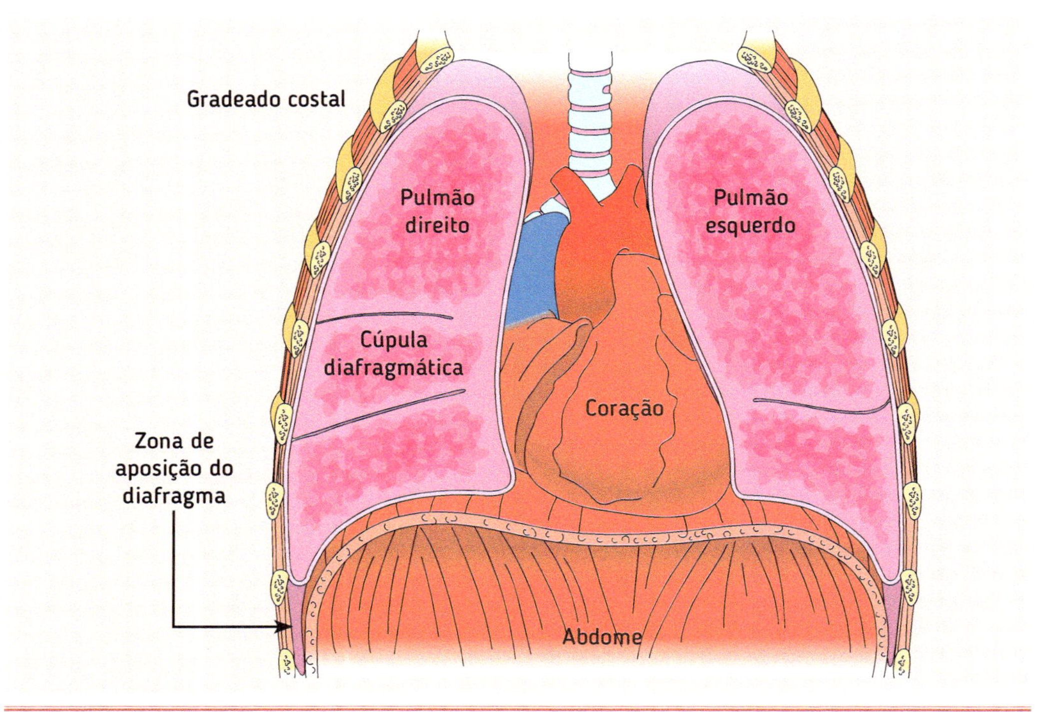

FIGURA 13.1. Anatomia do diafragma e suas relações com o gradeado costal e abdome. A região cilíndrica do diafragma que se apõe ao gradeado costal inferior é conhecida como zona de aposição do diafragma.
Fonte: Adaptado de McCool DF, et al., 2012.

Conforme a contração do diafragma, o conteúdo abdominal é deslocado em sentido caudal, com aumento da pressão abdominal na zona de aposição e consequente expansão do gradeado costal inferior.

O processo de ventilação tem como efetor primário a contratilidade do diafragma, mas outros músculos acessórios, como intercostal externo, esternocleidomastoideo e escalenos, ajudam o diafragma durante a inspiração, fase considerada um processo ativo em que há expansão da cavidade torácica durante a contração dos músculos diafragmáticos. Essa condição é obtida pela geração de uma pressão intratorácica negativa, que facilita a entrada de ar para os pulmões. Quando o diafragma relaxa, ocorre a exalação, que é um processo passivo.

O diafragma também possui funções não respiratórias, podendo auxiliar no processo de vômito, ato de urinar e evacuar por aumentar a pressão intra-abdominal. Ele também tem a função de prevenir o refluxo gastroesofágico, por exercer pressão ao nível do hiato esofágico.

DEFINIÇÃO

Conceitua-se disfunção diafragmática como o impacto adverso da VPM no músculo diafragmático. Na maioria dos pacientes admitidos na UCI, a disfunção diafragmática pode ocorrer na admissão ou durante sua permanência na unidade (DEMOULE A, et al., 2016; JUNG B, et al., 2016). Existem evidências clínicas de que a DDIVPM agrava a pneumonia associada à VPM, a falha da extubação, a mortalidade intra-hospitalar, a dependência do aparelho de VPM e os custos de saúde. Na Figura 13.2 estão listados os processos patológicos que interferem na inervação diafragmática, nas propriedades contráteis ou no acoplamento mecânico com a parede torácica, o que pode contribuir para o desencadeamento dessa condição.

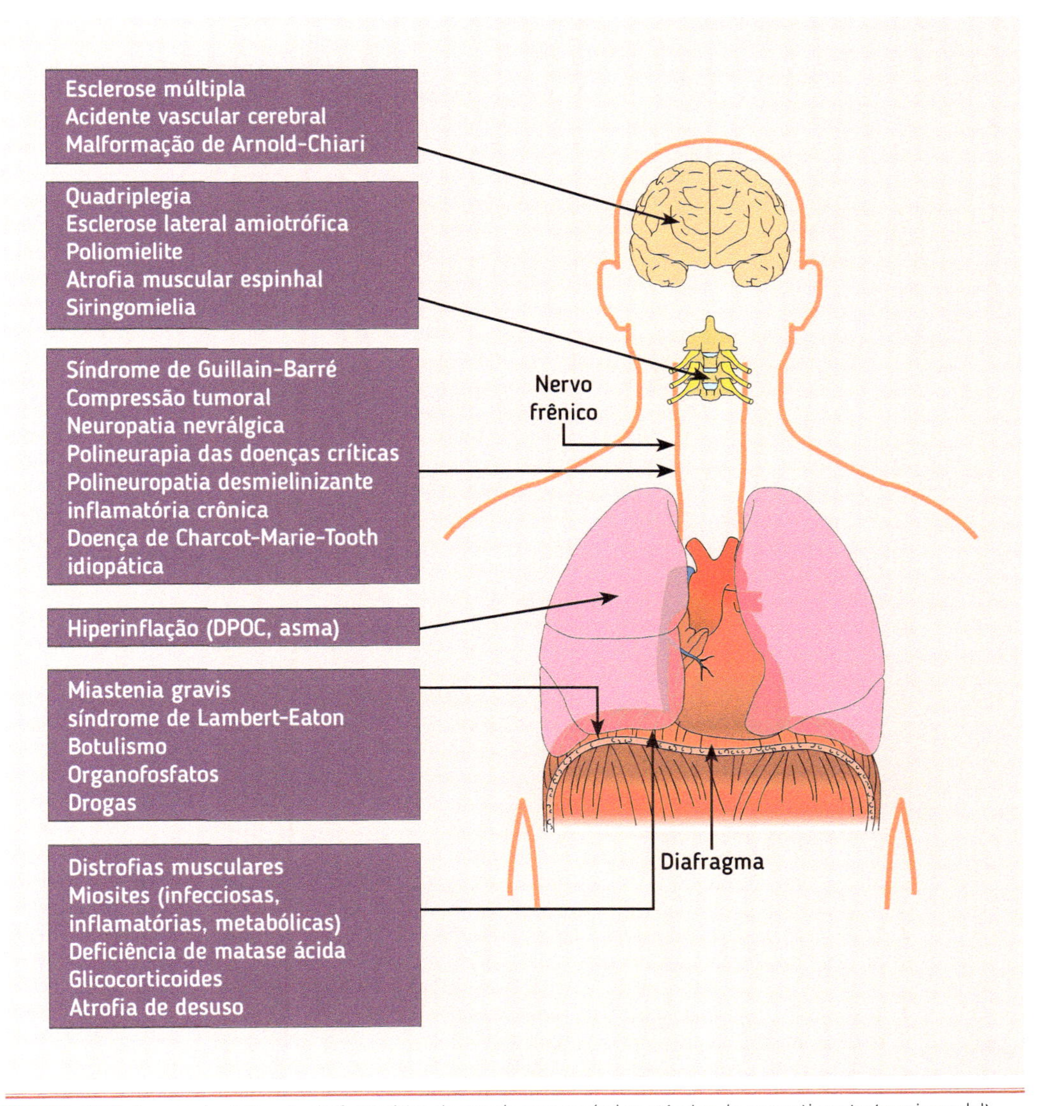

FIGURA 13.2. Causas de disfunção diafragmática de acordo com o nível anatômico do acometimento (craniocaudal).
Fonte: Adaptado de McCool DF, et al., 2012.

Algumas enfermidades podem acometer mais de um nível anatômico (p. ex., a polineuropatia do doente criticamente enfermo pode ser causada por neuropatia periférica e miopatia). Além disso, grande número de alterações neuromusculares e doenças crônicas não miopáticas, como doença pulmonar obstrutiva crônica e insuficiência cardíaca congestiva, pode causar fraqueza dos músculos respiratórios (Figura 13.3).

Desnutrição e medicamentos, como esteroides, sedativos e analgésicos, também podem precipitar disfunção muscular periférica e respiratória.

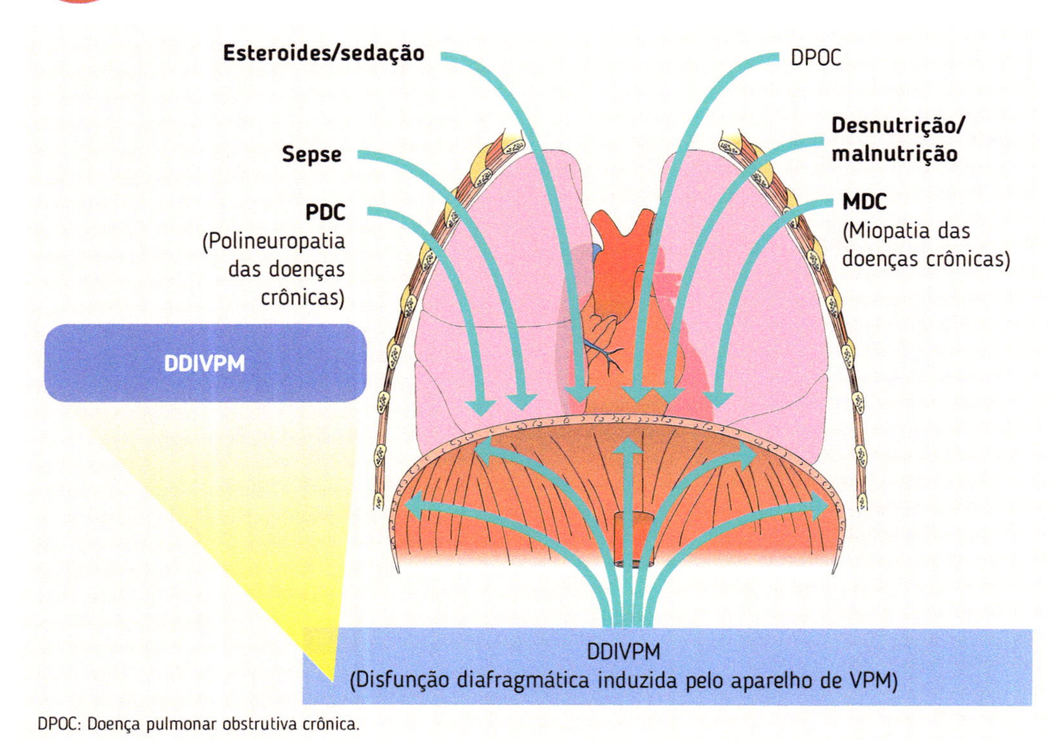

FIGURA 13.3. Fatores envolvidos na disfunção diafragmática induzida por aparelho de VPM.
Fonte: Adaptado de Kabitz, HJ et al., 2013.

Algumas crianças podem apresentar dificuldade no processo de retirada gradual da VPM ou de extubação traqueal. Isso pode decorrer de vários fatores intervenientes, como resolução incompleta da patologia de base que indicou a instituição da VPM, ocorrência de um novo problema durante a evolução clínica, avaliação clínica equivocada ou não observação de um fator importante coexistente.

A combinação de fraqueza diafragmática com qualquer outro processo que aumente o trabalho respiratório (pneumonia aguda, atelectasia, edema pulmonar ou broncoespasmo), mesmo em caso de acometimento leve, pode sobrepor a capacidade muscular do diafragma e contribuir para o prolongamento da VPM.

Os mecanismos fisiopatológicos que determinam falha do desmame (Figura 13.4) incluem:

- insuficiência da bomba respiratória (impactada pelos itens controle da respiração, músculos respiratórios – principalmente o diafragma –, mecânica da parede torácica/pulmonar e raramente troca gasosa);
- disfunção cardiovascular;
- alterações neuromusculares;
- fatores psicológicos;
- doenças endócrinas e metabólicas (Figura 13.4).

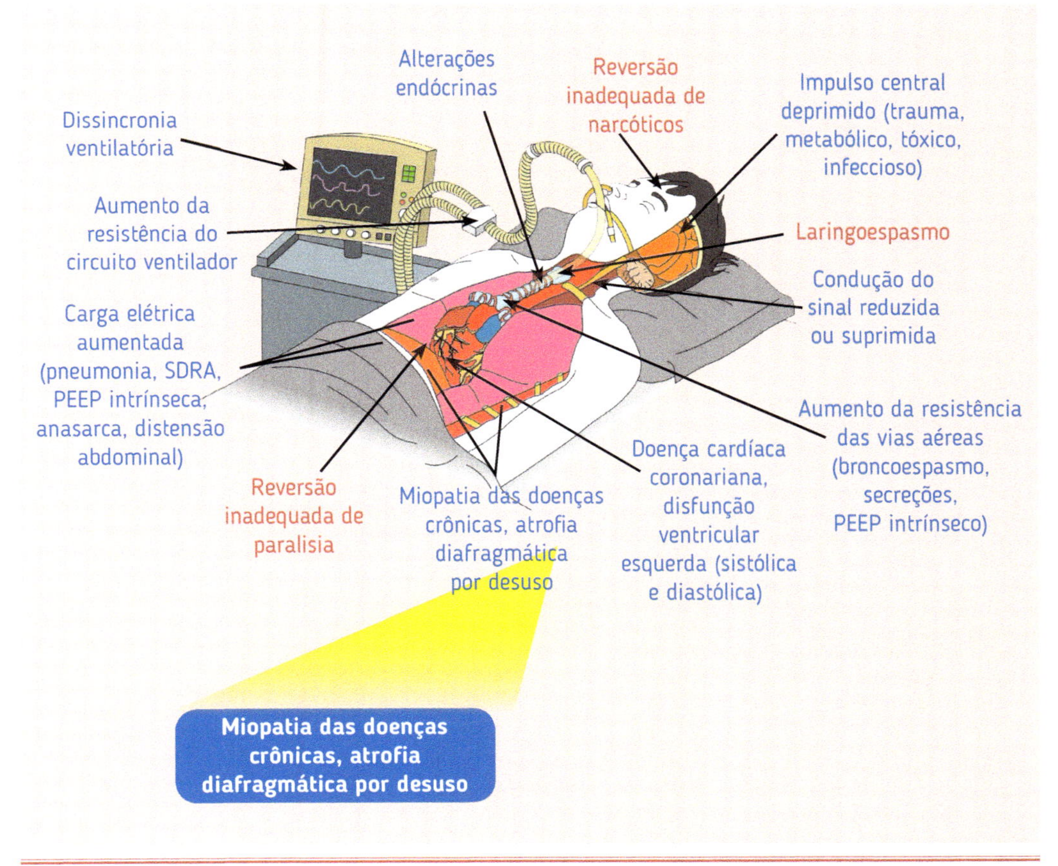

FIGURA 13.4. Ilustração dos fatores que contribuem para a falha no desmame/extubação em pacientes submetidos a anestesia e nos criticamente enfermos. Verde: anestesiado; laranja: criticamente enfermo.
Fonte: Adaptado de Perren A, et al., 2013.

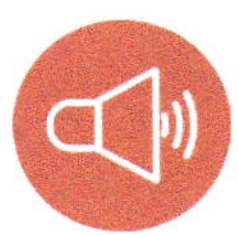

Crianças com dificuldade no processo de retirada gradual da ventilação ou de extubação traqueal precisam ser automaticamente categorizadas dentro do grupo "retirada gradual difícil" para acompanhamento adequado.

FATORES DE RISCO

Vários fatores de risco associam-se com a disfunção diafragmática nas UCI. Os pacientes mais acometidos costumam apresentar múltiplos fatores que agem simultaneamente, alguns presentes antes mesmo da admissão (choque, sepse), enquanto outros se desenvolvem durante a permanência do paciente na unidade (causados pela exposição à ventilação mecânica; Figura 13.5).

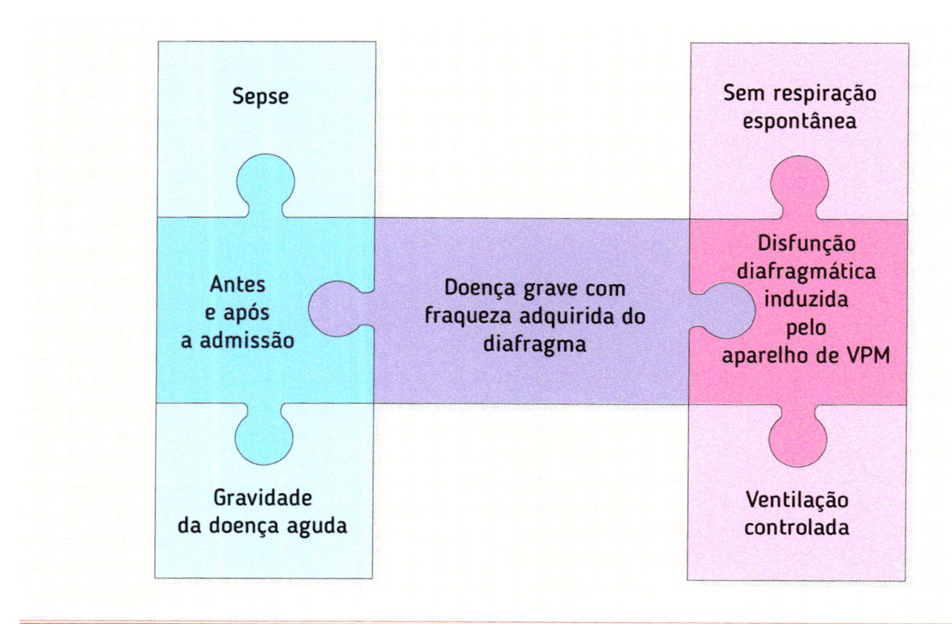

FIGURA 13.5. Principais fatores que contribuem para a fraqueza do diafragma antes da admissão na UTI e após a exposição a VPM.
Fonte: Adaptado de Dres M, et al., 2018

A doença grave influencia sobremaneira a fraqueza adquirida do diafragma, assim como a presença de VPM controlada e a presença de fatores de risco como a sepse.

Consideram-se, por si sós, fatores de risco para a disfunção diafragmática a sepse e o choque, principalmente de etiologia cardíaca, visto que desbalanceiam o fornecimento e a demanda de oxigênio, o que contribui para o quadro de fadiga diafragmática.

ALTERAÇÕES ESTRUTURAIS DO DIAFRAGMA CAUSADOS PELA VPM

Atrofia muscular

Dados histológicos obtidos de 13 RNs, imediatamente após o óbito, e que receberam VPM por 12 dias, apontaram atrofia difusa das fibras diafragmáticas. Essas alterações não estavam presentes no diafragma ou em outros músculos extradiafragmáticos de pacientes ventilados nos 7 dias anteriores.

Levine S, et al., 2008, também demonstraram atrofia no diafragma de seres humanos após VPM controlada. As fibras de contração lenta e rápida mostravam-se menores do que aquelas obtidas de diafragmas controle. Na Figura 13.6, os painéis A e B (coloração por hematoxilina e eosina) mostram ausência de infiltrado inflamatório e necrose tanto no controle quanto no paciente submetido a VPM.

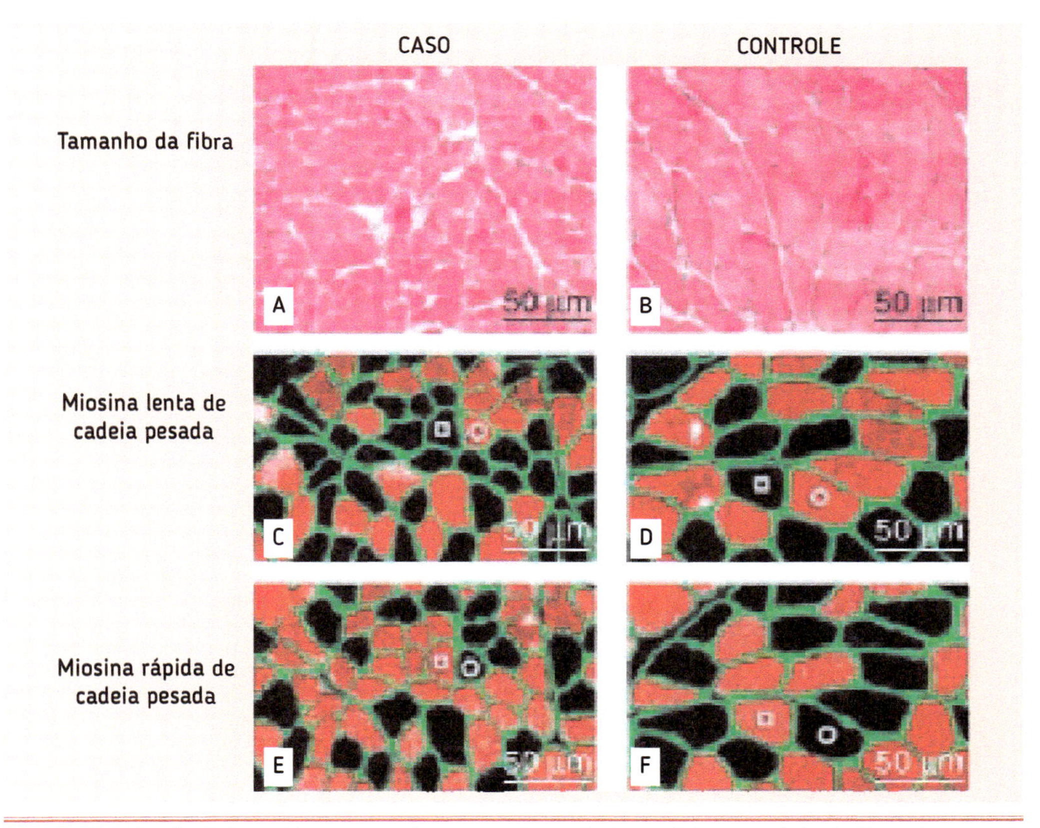

FIGURA 13.6. Atrofia diafragmática em seres humanos após ventilação mecânica controlada. As fibras de contração lenta e rápida dos pacientes submetidos a VPM (A, C e E) são menores que aquelas dos diafragmas controle (B, D e F). As figuras A e B não demonstram infiltrado inflamatório em necrose presentes nas espécimes controle ou no caso submetido a VPM. Nas figuras C, D e F uma fibra representando contração lenta está indicada por círculos aberto, e uma fibra de contração rápida, por um quadrado.
Fonte: Adaptado de Levine S, et al., 2008.

A atrofia pode ser o resultado de diminuição da síntese proteica pelo aumento da degradação ou por ambos. Em ratos, utilizar VPM durante 6 horas causa diminuição de 30% na produção da síntese proteica muscular mista e de 65% na taxa de síntese proteica de miosina de cadeia pesada; essa diminuição persiste durante um período de 18 horas de VPM controlada.

Estresse oxidativo

O estresse oxidativo no diafragma pode alterar a contratilidade diafragmática e é um evento fundamental, ocasionando a ativação da via proteolítica (JABER S, et al., 2011; MAES K, et al., 2014; SMUDER, AJ et al., 2012).

Com 6 horas de VPM controlada, existe estresse oxidativo no diafragma decorrente de aumento na proteólise e peroxidação lipídica, ambos marcadores de lesão oxidativa. Essa oxidação envolve as principais proteínas contráteis, como a actina e a miosina. O estresse oxidativo origina-se de um aumento na geração de espécies reativas de oxigênio (SRO) e da diminuição da capacidade antioxidante do diafragma. Evidências indicam que o estresse oxidativo pode acelerar a proteólise nas fibras musculares esqueléticas por diversas vias (Figura 13.7).

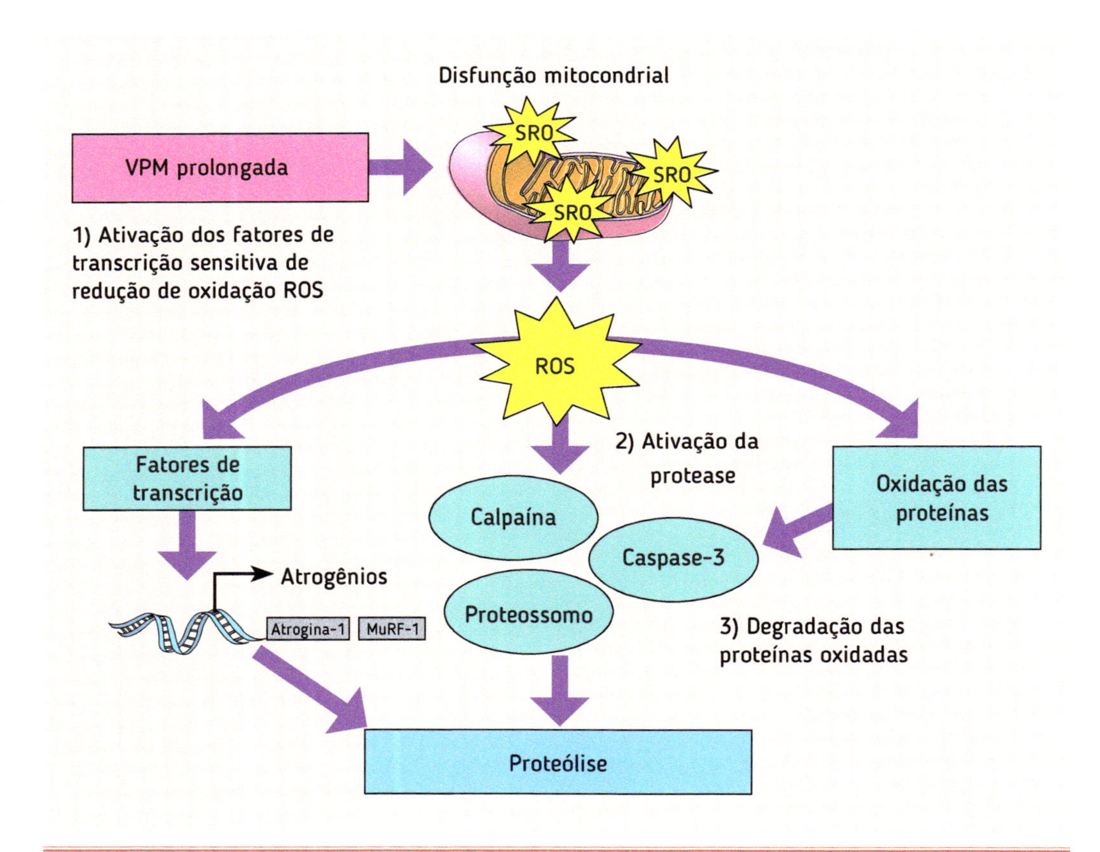

FIGURA 13.7. Esquema demonstrando a sinalização de eventos associada com as espécies reativas de oxigênio (SRO), que podem determinar o aumento da proteólise e atrofia diafragmática durante a VPM prolongada.
Fonte: Adaptado de Powers SK, et al., 2013.

O estresse oxidativo promove aumento da expressão gênica de proteínas envolvidas na autofagia e no sistema ubiquina-proteasoma. Essa expressão gênica mediada pela SRO provavelmente ocorre em virtude da ativação dos fatores sensíveis à transcrição pela redução/oxidação, que ativa os atrogenes.

Adicionalmente, o SRO no diafragma está associado com aumento da atividade da proteasoma 20S e com a ativação da calpaína e caspase-3 no diafragma. As vias responsáveis pela produção de SRO na VPM controlada não são totalmente esclarecidas, e a mitocôndria parece ser a principal fonte de produção de SRO no diafragma.

Os mecanismos exatos responsáveis pela DDI não estão totalmente esclarecidos, mas é provável que a causa seja múltipla, com modificações oxidativas nas proteínas contrateis, o que resulta em depressão da sensibilidade da fibra ao cálcio e na ativação de protease, determinando alteração do sarcômero e perda da proteína de cadeia pesada da miosina (Figura 13.8).

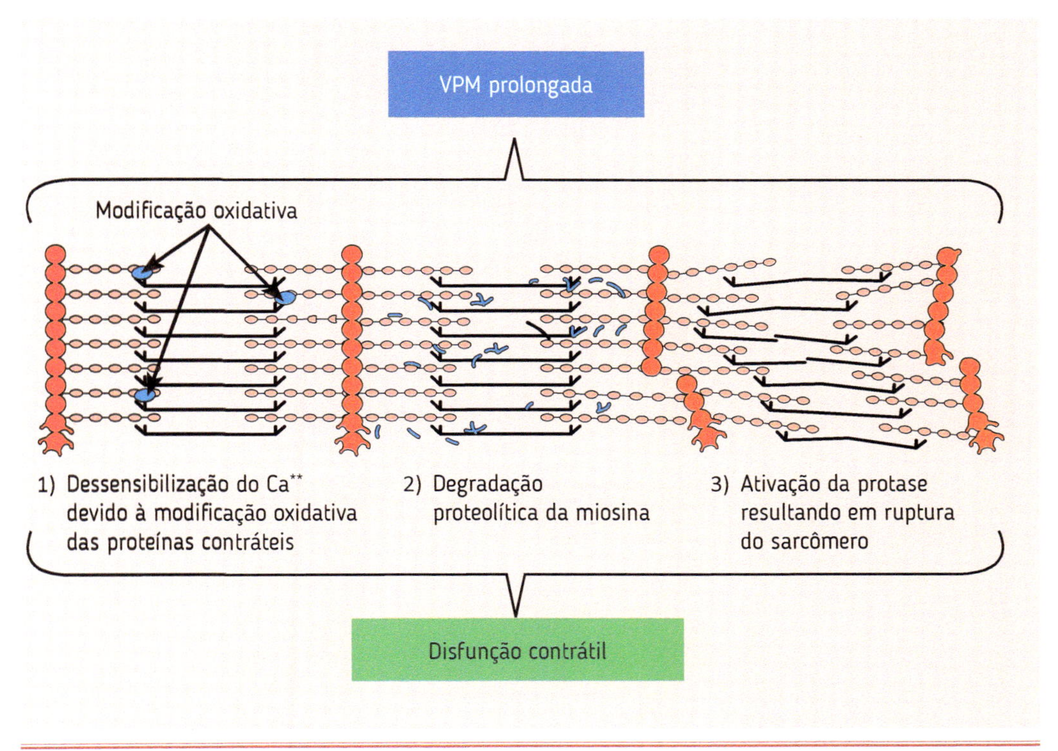

FIGURA 13.8. Mecanismos potenciais responsáveis pela disfunção contrátil do diafragma induzida pela VPM.
Fonte: Adaptado de Powers SK, et al., 2013

A Figura 13.9 resume os fatores que contribuem para a disfunção muscular respiratória no paciente gravemente enfermo submetido a VPM. Observam-se os mecanismos envolvidos na proteólise e/ou diminuição da síntese proteica, correspondente a cada um dos fatores.

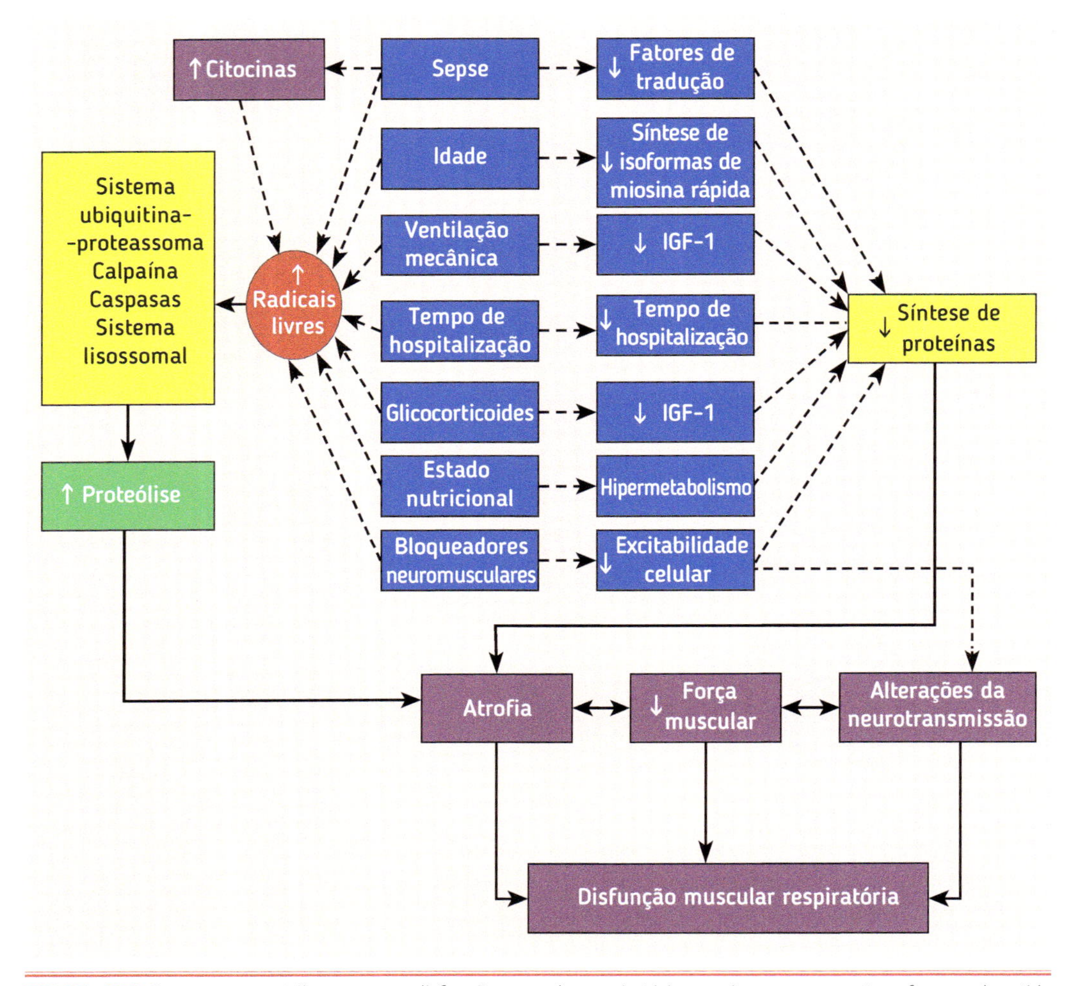

FIGURA 13.9. Fatores que contribuem para a disfunção muscular respiratória na criança gravemente enferma submetida a VPM.

Fonte: Adaptado de Díaz MC, et al., 2013.

DIAGNÓSTICO

Exame clínico

O exame clínico da criança pode revelar fraqueza muscular respiratória com recrutamento da musculatura respiratória acessória, principalmente do esternocleidomastoideo. Esse músculo, com a contração maior, pode tornar-se aparente em decorrência da sobrecarga inspiratória, determinando maior trabalho do diafragma.

Quando o músculo do diafragma está muito comprometido, observa-se respiração paradoxal abdominal na posição supina e maior trabalho dos músculos abdominais durante a expiração, características da disfunção muscular respiratória.

Diagnóstico por imagem

A partir do momento da suspeita clínica, a disfunção diafragmática pode ser confirmada com alguns exames de imagem. A radiografia de tórax pode revelar elevação do diafragma, muitas vezes o primeiro sinal da disfunção.

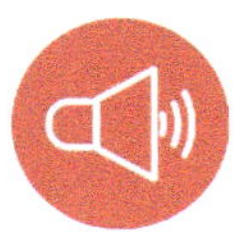

Em caso de fraqueza ou paralisia, o raio x de tórax costuma mostrar elevação total do hemidiafragma, diferentemente da eventração, na qual apenas uma parte dele está elevado.

A atrofia muscular e a diminuição de espessura do diafragma, uni ou bilateralmente, podem ser vistas em alguns casos de disfunção. No diagnóstico diferencial da elevação diafragmática bilateral, deve-se observar ao raio X se o diafragma apresenta inspiração inadequada, se há obesidade com diminuição da complacência da parede torácica, derrame pleural com coleção subpulmonar, adesões pleurais e processos subdiafragmáticos, como ascite, íleo e visceromegalia.

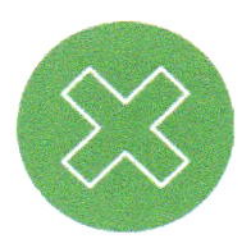

Embora a fluoroscopia possa fornecer dados mais dinâmicos do que a radiografia, ela é menos precisa quando o diafragma está fraco, mas não completamente paralisado. Além disso, não pode ser executada à beira do leito.

Outro exame utilizado de maneira crescente é a ultrassonografia, método diagnóstico precoce, de fácil disponibilidade, que utiliza técnica não invasiva para avaliar e clinicamente permite também realizar à beira do leito o seguimento relacionado à imagem do músculo diafragmático, o que permite fazer o diagnóstico da função e do esforço inspiratório (BALDWIN CE, et al., 2011).

Abaixo está evidenciado o fluxograma que ilustra o papel da imagem do ultrassom realizado na UCI com o propósito de avaliar a função ou disfunção do diafragma (Figura 13.10).

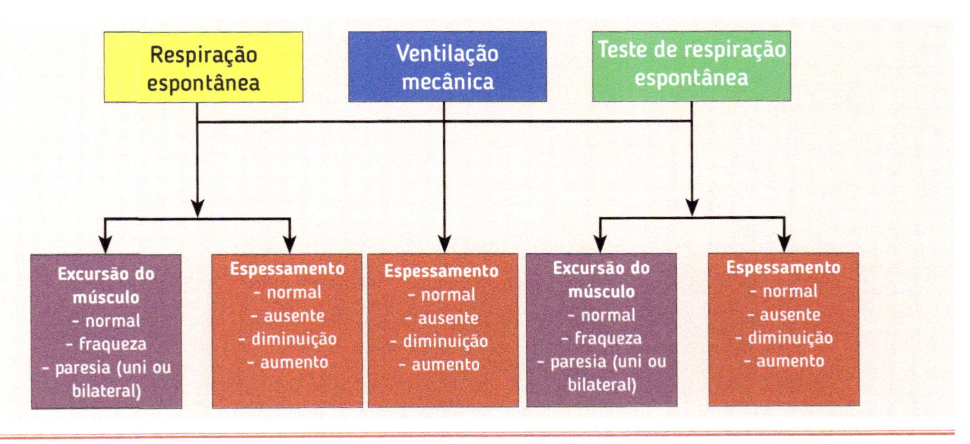

FIGURA 13.10. Fluxograma ilustrando o papel da obtenção de imagem por ultrassom para se avaliar a função e disfunção diafragmática.
Fonte: Adaptado de Vetrugno L, et al., 2019.

O diafragma pode demonstrar uma função normal, diminuição da mobilidade ou fraqueza ou ainda perda de função ou paralisia. Diferentes métodos de ultrassom podem ser utilizados para monitorar a função do diafragma: excursão e espessura. A utilização de um método não exclui a possibilidade da realização de outro (GOLIGHER EC, et al., 2015; LEROLLE N, et al., 2009.

O ultrassom no modo-B pode ser empregado para avaliar a espessura do diafragma na zona de aposição, uma camada ecogênica limitada pelas membranas pleural e peritoneal. Outro modo promissor é a avaliação não invasiva da mobilidade do diafragma utilizando o ultrassom no modo-M.

O ultrassom diafragmático poderá, portanto, nos fornecer uma informação útil à beira do leito durante o período de respiração não assistida, inclusive em crianças com paralisia diafragmática bilateral. Portanto, diante de um paciente com dificuldade no desmame, um período curto de ventilação não assistida permite a monitoração da função muscular, utilizando o ultrassom no modo-M.

As limitações da ultrassonografia inclui a variabilidade inter e intraobservador e o fato de que o estudo dinâmico (excursão diafragmática) pode ser realizado apenas em pacientes não submetidos a VPM (GROSU HB, et al., 2012). Contudo, vários estudos têm demonstrado boa acurácia e reprodutibilidade em termos da avaliação da função diafragmática em pacientes criticamente enfermos (BOUSSUGES A, et al., 2009, BERGER D, et al., 2016, SIGALA I, et al., 2017).

Durante a ultrassonografia, costuma-se avaliar a espessura do diafragma para buscar sinais de atrofia; além disso, para analisar a atividade do diafragma, avalia-se seu encurtamento e mobilidade (estudos de mobilidade).

A Tabela 13.1 sintetiza as vantagens e limitações relacionadas à avaliação da disfunção diafragmática utilizando-se o ultrassom.

Tabela 13.1. Resumo dos principais pontos da avaliação de imagem por ultrassom para a disfunção diafragmática

Vantagens	Limitações
Aprendizado fácil (curva de aprendizado progressiva passo a passo).	Pacientes com janela acústica ruim.
Fornece uma informação "point of care" (à beira do leito do paciente gravemente enfermo).	A avaliação do hemidiafragma esquerdo é um desafio nos casos de lesão muscular unilateral.
Fornece a possibilidade de exame seriado de maneira não invasiva.	A reprodutibilidade e a repetibilidade do espessamento muscular é baixa.
Representa o primeiro passo para melhorar a detecção e para se adotar estratégias de suporte e protetora.	A utilização da excursão diafragmática não pode ser empregada durante a VPM.

Fonte: Adaptado de Vetrugno L, et al., 2019.

Em relação às limitações, a ocorrência de uma janela acústica ruim pode acontecer em 2-10% dos casos (VIVIER E, et al., 2012; KIM WY, et al., 2011; UMBRELLO M, et al., 2016). A avaliação do espessamento do diafragma varia de um espaço intercostal em relação a outro, e a reprodutibilidade e a repetibilidade da fração de espessamento do diafragma podem variar acima de 18% e 8%, respectivamente (VIVIER E, et al., 2012), sendo o nível de experiência da pessoa que realiza o procedimento importante.

A utilização de ultrassom torácico para diagnóstico é uma área emergente que está sendo realizada por fisioterapeutas para diagnósticos relacionados tanto ao diafragma quanto ao pulmão (HAYWARD AS, et al., 2018). Esse fato indica a necessidade do treinamento desse profissional para a utilização dessa ferramenta, tornando-se proficiente em relação à aquisição de imagem e sua interpretação. O objetivo da aprendizagem é o de ter a informação clínica além do papel isolado de "técnico", sendo o diafragma a estrutura mais investigada atualmente pelo fisioterapeuta.

Outra ferramenta potencialmente promissora, mas ainda não estabelecida na rotina clínica, é a ressonância magnética dinâmica do tórax. Ela pode revelar alterações dinâmicas no diafragma durante a inspiração, e tem a grande vantagem de ser um exame livre de radiação ionizante, mas com grande limitação relacionada aos custos. Necessita de um especialista para a interpretação das imagens, o que não é uma realidade em muitos hospitais.

TRATAMENTO

Saber se os músculos respiratórios estão acometidos ou não tem importância clínica fundamental, pois permite o desenvolvimento de planos terapêuticos multidisciplinares que incluem a participação do fisioterapeuta para elencar manobras e mobilização do paciente.

O treinamento muscular inspiratório no período pré-operatório demonstrou diminuir a fraqueza do diafragma e melhorar a evolução clínica. Entretanto, mais pesquisas são necessárias para caracterizar os benefícios potenciais do condicionamento pré-cirúrgico na remodelação dos músculos respiratórios.

Assumindo que o diafragma e os músculos respiratórios acessórios são suscetíveis à atrofia e hipertrofia, com alterações na ativação e carga, o treinamento muscular inspiratório é um tratamento biológico possível para pacientes com falha da retirada gradual da VPM. Vários pesquisadores têm utilizado sistemas com limiares inspiratórios para treinar pacientes que apresentam falha de desmame, com relato de bons resultados, incluindo melhora da geração da pressão inspiratória e sucesso na retirada gradual da VPM.

Em decorrência do risco de lesão em músculos previamente frágeis, recomenda-se iniciar o treinamento muscular para reabilitação e fortalecimento do diafragma com muita cautela, utilizando baixas pressões e aumentando os valores gradativamente, conforme o músculo se adapte ao treinamento.

As estratégias terapêuticas disponíveis atualmente são limitadas, entretanto um artigo recente (KIM WY, et al., 2017) indica que a levosimendana, um sensibilizador dos canais de cálcio, melhora a eficiência neuromecânica e a função contrátil do diafragma humano. Em ratos submetidos a VPM, a utilização de um antioxidante, N-acetilcisteína, previne o estresse oxidativo e a proteólise e abole a disfunção contrátil do DDIVPM.

PREVENÇÃO

A prevenção do desbalanço proteólise-síntese proteica e do estresse oxidativo envolve três estratégias diferentes:

1. Permitir a manutenção da ventilação espontânea.
2. Bloquear os mecanismos bioquímicos e as vias responsáveis pela disfunção diafragmática induzida.
3. Evitar qualquer fator que possa piorar a disfunção diafragmática induzida (Figura 13.11).

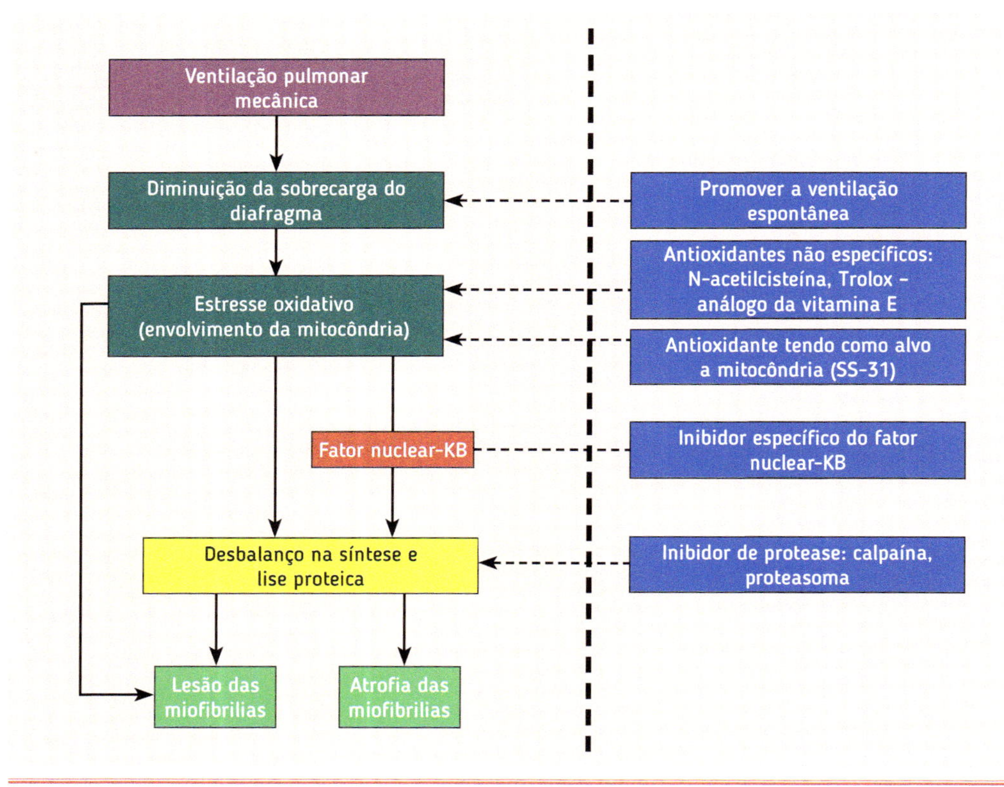

FIGURA 13.11. Vias envolvidas no desenvolvimento da DDIVPM e possíveis alvos terapêuticos.
Fonte: Adaptado de Demoule A, et al., 2012.

Utilizar modos ventilatórios assistidos para preservar a atividade diafragmática tem prevenido, em modelos animais, os efeitos deletérios da VPM controlada. A ventilação com pressão de suporte ou volume de suporte, modos de ventilação assistida utilizados em crianças, podem prevenir a diminuição da síntese proteica, mas parecem não melhorar completamente o aumento do estresse oxidativo no diafragma.

Ainda é desconhecido se a ventilação com pressão negativa tem efeito protetor contra a DDIVPM. Verificou-se que tanto o modelo respiratório com pressão negativa quanto o com pressão positiva promoveram níveis comparáveis de DDIVPM. Entretanto, até o momento, independentemente do modo escolhido, ainda não se tem resposta para uma questão fundamental: qual o grau de atividade diafragmática espontânea que deve ser mantido nos pacientes submetidos a VPM?

O fator-chave para a prevenção da DDI é a manutenção da atividade diafragmática. Os modos de VPM assistidos, mais do que a ventilação mandatória intermitente, são as melhores alternativas para o tratamento clínico.

INTERVENÇÕES PREVENTIVAS, TERAPÊUTICAS E DE RESGATE

De acordo com Schellekens WJ, et al., 2016, as intervenções a serem realizadas devem ter uma orientação fisiológica e ser baseadas em estudos clínicos. Essas recomendações estão resumidas na Figura 13.12.

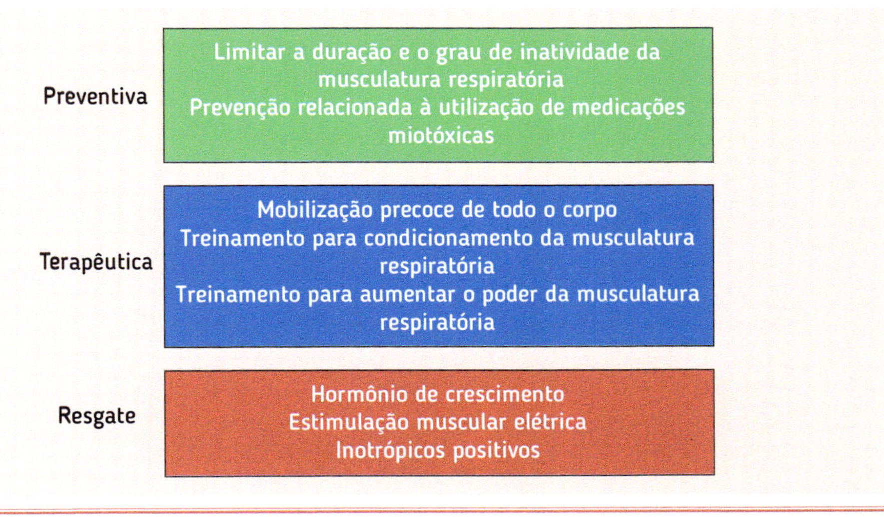

FIGURA 13.12. Três grupos de intervenções que se contrapõem a fraqueza muscular respiratória durante a doença grave.
Fonte: Adaptado de Schellekens WJ , 2016.

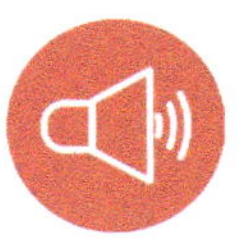

As intervenções de resgate devem ser usadas apenas em casos excepcionais e discutidas com outros especialistas e com os responsáveis pela criança antes da tomada de decisão.

CONCLUSÕES

Em modelos animais, a ventilação mecânica convencional induzindo a inatividade do diafragma mostrou diminuir a síntese proteica e determinar a degradação de proteínas contráteis, ocasionando uma diminuição na força do diafragma, o que pode causar disfunção diafragmática e, por consequência, falha no desmame.

A manutenção das contrações musculares no diafragma durante a VPM atenua o declínio da força do diafragma. Consequentemente, é aconselhável, quando possível, aplicar a VPM mantendo-se a respiração espontânea e a possibilidade do paciente desencadear o aparelho de VPM, iniciando a respiração. São necessários mais estudos com o objetivo de avaliar o desenvolvimento de agentes farmacológicos e estratégias de VPM, que poderão diminuir a incidência da DDIVPM.

ORIENTAÇÃO DO AUTOR

Acessando o conteúdo deste QR code você ouvirá orientações do autor sobre este capítulo.

BIBLIOGRAFIA

- Agten A, Maes K, Smuder A, et al. N-Acetylcysteine protects the rat diaphragm from the decreased contractility associated with controlled mechanical ventilation. Crit Care Med. 2011;39(4):777-82.
- Akca O, Bautista A. Hypercapnia and ventilator-induced diaphragmatic dysfunction. Crit Care. 2013;17(2):129.
- Ambler R, Gruenewald S, John E. Ultrasound monitoring of diaphragm activity in bilateral diaphragmatic paralysis. Arch Dis Child. 1985;60(2):170-2.
- Aubier M, Trippenbach T, Roussos C. Respiratory muscle fatigue during cardiogenic shock. J Appl Physiol Respir Environ Exerc Physiol. 1981;51(2):499-508.
- Baldwin CE, Paratz JD, Bersten AD. Diaphragm and peripheral muscle thickness on ultrasound: intra-rater reliability and variability of a methodology using non-standard recumbent positions. Respirology. 2011;16(7):1136-43.
- Berger D, Bloechlinger S, von Haehling S, et al. Dysfunction of respiratory muscles in critically ill patients on the intensive care unit. J Cachexia Sarcopenia Muscle. 2016;7(4):403-12.
- Bissett B, Leditschke IA, Green M. Specific inspiratory muscle training is safe in selected patients who are ventilator-dependent: a case series. Intensive Crit Care Nurs. 2012;28(2):98-104.
- Boussuges A, Gole Y, Blanc P. Diaphragmatic motion studied by m-mode ultrasonography: methods, reproducibility, and normal values. Chest. 2009;135(2):391-400.
- Bruells CS, Smuder AJ, Reiss LK, et al. Negative pressure ventilation and positive pressure ventilation promote comparable levels of ventilator-induced diaphragmatic dysfunction in rats. Anesthesiology. 2013;119(3):652-62.
- Bruells CS, Marx G, Rossaint R. Ventilator-induced diaphragm dysfunction: clinically relevant problem. Anaesthesist. 2014;63(1):47-53.
- Bruells CS, Marx G. Diaphragm dysfunction: facts for clinicians. Med Klin Intensivmed Notfmed. 2018;113(7):526-32.
- Callahan LA, Supinski GS. Rapid and complete recovery in ventilator-induced diaphragm weakness – problem solved? J Appl Physiol (1985). 2013;115(6):773-4.

- Chang AT, Boots RJ, Henderson R, et al. Case report: inspiratory muscle training in chronic critically ill patients – a report of two cases. Physiother Res Int. 2005;10(4):222-6.
- Daniel Martin A, Smith BK, Gabrielli A. Mechanical ventilation, diaphragm weakness and weaning: a rehabilitation perspective. Respir Physiol Neurobiol. 2013;189(2):377-83.
- Demoule A, Coirault C, Jaber S, et al. Relevance of ventilator-induced diaphragm dysfunction in ICU patients. Clin Pulm Med. 2012;19:276-81.
- Demoule A, Jung B, Prodanovic H, et al. Diaphragm dysfunction on admission to the intensive care unit: prevalence, risk factors, and prognostic impact-a prospective study. Am J Respir Crit Care Med. 2013;188(2):213-9.
- Demoule A, Molinari N, Jung B, et al. Patterns of diaphragm function in critically ill patients receiving prolonged mechanical ventilation: a prospective longitudinal study. Ann Intensive Care. 2016;6(1):75.
- Díaz MC, Ospina-Tascón GA, Salazar BC. Respiratory muscle dysfunction: a multicausal entity in the critically ill patient undergoing mechanical ventilation. Arch Bronconeumol. 2014;50(2):73-7.
- Doorduin J, Sinderby CA, Beck J, Stegeman DF, et al. The calcium sensitizer levosimendan improves human diaphragm function. Am J Respir Crit Care Med. 2012;185(1):90-5.
- Doorduin J, van Hees HW, van der Hoeven JG, et al. Monitoring of the respiratory muscles in the critically ill. Am J Respir Crit Care Med. 2013;187(1):20-7.
- Dot I, Pérez-Teran P, Samper MA, et al. Diaphragm dysfunction in mechanically ventilated patients. Arch Bronconeumol. 2017;53(3):150-6.
- Dres M, Demoule A. Diaphragm dysfunction during weaning from mechanical ventilation: an underestimated phenomenon with clinical implications. Crit Care. 2018;22(1):73.
- Falk DJ, Deruisseau KC, Van Gammeren DL, et al. Mechanical ventilation promotes redox status alterations in the diaphragm. J Appl Physiol. 2006;101(4):1017-24.
- Futier E, Constantin JM, Combaret L, et al. Pressure support ventilation attenuates ventilator-induced protein modifications in the diaphragm. Crit Care. 2008;12(5):R116.
- Gayan-Ramirez G. Ventilator-induced diaphragm dysfunction: time for (contr)action! Eur Respir J. 2013;42(1):12-5.
- Goligher EC, Fan E, Herridge MS, et al. Evolution of diaphragm thickness during mechanical ventilation: impact of inspiratory effort. Am J Respir Crit Care Med. 2015;192(9):1080-8.
- Grosu HB, Lee YI, Lee J, et al. Diaphragm muscle thinning in patients who are mechanically ventilated. Chest. 2012;142(6):1455-60.
- Gursel G, Inci K, Alasgarova Z. Can diaphragm dysfunction be reliably evaluated with pocket-sized ultrasound devices in intensive care unit? Crit Care Res Pract. 2018;2018(5192647):1-6.
- Haitsma JJ. Diaphragmatic dysfunction in mechanical ventilation. Curr Opin Anaesthesiol. 2011;24(2):214-8.
- Hayward SA, Janssen J. Use of thoracic ultrasound by physiotherapists: a scoping review of the literature. Physiotherapy. 2018;104(4):367-75.
- Hermans G, Agten A, Testelmans D, et al. Increased duration of mechanical ventilation is associated with decreased diaphragmatic force: a prospective observational study. Crit Care. 2010;14(4):R127.
- Holtzhausen S, Unger M, Lupton-Smith A, et al. An investigation into the use of ultrasound as a surrogate measure of diaphragm function. Heart Lung. 2018;47(4):418-24.
- Hulzebos EH, Helders PJ, Favié NJ, et al. Preoperative intensive inspiratory muscle training to prevent postoperative pulmonary complications in high-risk patients undergoing CABG surgery: a randomized clinical trial. JAMA. 2006;296(15):1851-7.

- Jaber S, Jung B, Matecki S, et al. Clinical review: ventilator-induced diaphragmatic dysfunction – human studies confirm animal model findings! Crit Care. 2011;15(2):206.
- Jaber S, Petrof BJ, Jung B, et al. Rapidly progressive diaphragmatic weakness and injury during mechanical ventilation in humans. Am J Respir Crit Care Med. 2011;183(3):364-71.
- Jung B, Constantin JM, Rossel N, et al. Adaptive support ventilation prevents ventilator-induced diaphragmatic dysfunction in piglet: an in vivo and in vitro study. Anesthesiology. 2010;112(6):1435-43.
- Jung B, Gleeton D, Daurat A, et al. Consequences of mechanical ventilation on diaphragmatic function. Rev Mal Respir. 2015;32(4):370-80.
- Jung B, Moury PH, Mahul M, et al. Diaphragmatic dysfunction in patients with ICU-acquired weakness and its impact on extubation failure. Intensive Care Med. 2016;42(5):853-61.
- Kabitz HJ, Windisch W, Schönhofer B. Understanding ventilator-induced diaphragmatic dysfunction (VIDD): progress and advances. Pneumologie. 2013;67(8):435-41.
- Kharma N. Dysfunction of the diaphragm: imaging as a diagnostic tool. Curr Opin Pulm Med. 2013;19(4):394-8.
- Kim WY, Suh HJ, Hong SB, et al. Diaphragm dysfunction assessed by ultrasonography: influence on weaning from mechanical ventilation. Crit Care Med. 2011;39(12):2627-30.
- Kim WY, Lim CM. Ventilator-induced diaphragmatic dysfunction: diagnosis and role of pharmacological agents. Respir Care. 2017;62(11):1485-91.
- Knisely AS, Leal SM, Singer DB. Abnormalities of diaphragmatic muscle in neonates with ventilated lungs. J Pediatr. 1988;113(6):1074-7.
- Kulkarni SR, Fletcher E, McConnell AK, et al. Pre-operative inspiratory muscle training preserves postoperative inspiratory muscle strength following major abdominal surgery: a randomised pilot study. Ann R Coll Surg Engl. 2010;92(8):700-7.
- Lerolle N, Guérot E, Dimassi S, et al. Ultrasonographic diagnostic criterion for severe diaphragmatic dysfunction after cardiac surgery. Chest. 2009;135(2):401-7.
- Levine S, Nguyen T, Taylor N, et al. Rapid disuse atrophy of diaphragm fibers in mechanically ventilated humans. N Engl J Med. 2008;358(13):1327-35.
- Liu YY, Li LF. Ventilator-induced diaphragm dysfunction in critical illness. Exp Biol Med (Maywood). 2018;243(17-18):1329-37.
- Maes K, Stamiris A, Thomas D, et al. Effects of controlled mechanical ventilation on sepsis-induced diaphragm dysfunction in rats. Crit Care Med. 2014;42(12):e772-82.
- Marin-Corral J, Dot I, Boguña M, et al. Structural differences in the diaphragm of patients following controlled vs assisted and spontaneous mechanical ventilation. Intensive Care Med. 2019;45(4):488-500.
- McCool FD, Tzelepis GE. Dysfunction of the diaphragm. N Engl J Med. 2012;366(10):932-42.
- Ortiz-Ruiz G. Diaphragmatic dysfunction in intensive care. In: Ortiz-Ruiz G, Perfán MA, Faist E, et al. (eds.). Sepsis. 2nd ed. Springer. p.47-54.
- Perren A, Brochard L. Managing the apparent and hidden difficulties of weaning from mechanical ventilation. Intensive Care Med. 2013 Jul 18. [Epub ahead of print]
- Petrof BJ, Hussain SN. Ventilator-induced diaphragmatic dysfunction: what have we learned? Curr Opin Crit Care. 2016;22(1):67-72.
- Petrof BJ. Diaphragm weakness in the critically ill: basic mechanisms reveal therapeutic opportunities. Chest. 2018. pii: S0012-3692(18)32242-6.
- Powers SK, Hudson MB, Nelson WB, et al. Mitochondria-targeted antioxidants protect against mechanical ventilation-induced diaphragm weakness. Crit Care Med. 2011;39(7):1749-59.

- Powers SK, Wiggs MP, Sollanek KJ, et al. Ventilator-induced diaphragm dysfunction: cause and effect. Am J Physiol Regul Integr Comp Physiol. 2013;305(5):R464-77.
- Qian Z, Yang M, Li L, et al. Ultrasound assessment of diaphragmatic dysfunction as a predictor of weaning outcome from mechanical ventilation: a systematic review and meta-analysis. BMJ Open. 2018;8(9):e021189.
- Ricoy J, Rodríguez-Núñez N, Álvarez-Dobaño JM, et al. Diaphragmatic dysfunction. Pulmonology. 2018 Nov 30. pii: S2531-0437(18)30162-4.
- Schellekens WJ, van Hees HW, Kox M, et al. Hypercapnia attenuates ventilator-induced diaphragm atrophy and modulates dysfunction. Crit Care. 2014;18(1):R28.
- Schellekens WJ, van Hees HW, Doorduin J, et al. Strategies to optimize respiratory muscle function in ICU patients. Crit Care. 2016;20(1):103.
- Schild K, Neusch C, Schönhofer B. Ventilator-induced diaphragmatic dysfunction (VIDD). Pneumologie. 2008;62(1):33-9.
- Shanely RA, Van Gammeren D, Deruisseau KC, et al. Mechanical ventilation depresses protein synthesis in the rat diaphragm. Am J Respir Crit Care Med. 2004;170(9):994-9.
- Sigala I, Vassilakopoulos T. Diaphragmatic ultrasound as a monitoring tool in the intensive care unit. Ann Transl Med. 2017;5(4):79.
- Smuder AJ, Hudson MB, Nelson WB, et al. Nuclear factor-κB signaling contributes to mechanical ventilation-induced diaphragm weakness. Crit Care Med. 2012;40(3):927-34.
- Supinski GS, Morris PE, Dhar S, et al. Diaphragm dysfunction in critical illness. Chest. 2018;153(4):1040-51.
- Tobin MJ, Laghi F, Jubran A. Narrative review: ventilator-induced respiratory muscle weakness. Ann Intern Med. 2010;153(4):240-5.
- Umbrello M, Formenti P. ultrasonographic assessment of diaphragm function in critically ill subjects. Respir Care. 2016;61(4):542-55.
- Valenzuela VJ, Pinochet UR, Escobar C M, et al. Ventilator-induced diaphragmatic dysfunction. Rev Chil Pediatr. 2014;85(4):491-8.
- Vassilakopoulos T, Petrof BJ. Ventilator-induced diaphragmatic dysfunction. Am J Respir Crit Care Med. 2004;169(3):336-41.
- Vassilakopoulos T, Petrof BJ. A stimulating approach to ventilator-induced diaphragmatic dysfunction. Am J Respir Crit Care Med. 2017;195(3):281-2.
- Vetrugno L, Guadagnin GM, Barbariol F, et al. Ultrasound imaging for diaphragm dysfunction: a narrative literature review. J Cardiothorac Vasc Anesth. 2019 Jan 4. pii: S1053-0770(19)30003-5.
- Vivier E, Mekontso Dessap A, Dimassi S, et al. Diaphragm ultrasonography to estimate the work of breathing during non-invasive ventilation. Intensive Care Med. 2012;38(5):796-803.

CONHEÇA OS SELOS EDITORIAIS DA 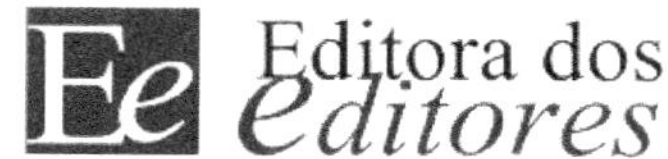

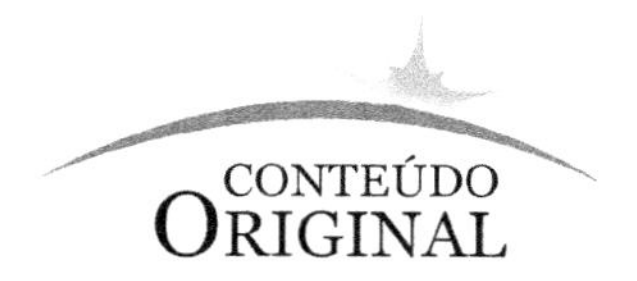

Conteúdo Original

Seleção de autores e conteúdos nacionais de excelência nas áreas científicas, técnicas e profissionais.

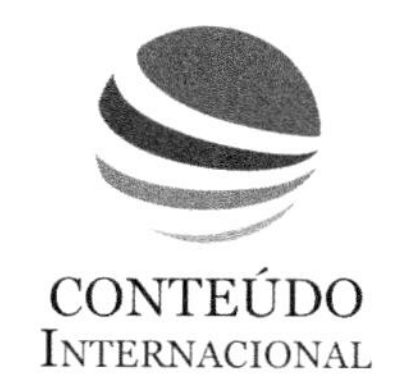

Conteúdo Internacional

Tradução de livros de editoras estrangeiras renomadas, cujos títulos são indicados pelas principais instituições de ensino do mundo.

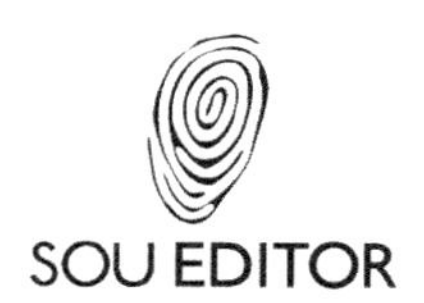

Sou Editor

Projetos especiais em que o autor é o investidor de seu projeto editorial. A definição do percentual de investimento é definida após a análise dos originais de seus livros, podendo ser parcial ou integral.